D1828450

Teubner Studienbücher der Geographie

W. Weischet
Einführung in die Allgemeine Klimatologie

# Teubner Studienbücher der Geographie

Herausgegeben von

Prof. Dr. W. D. Blümel, Stuttgart
Prof. Dr. Ch. Borcherdt, Stuttgart
Prof. Dr. E. Löffler, Saarbrücken
Prof. Dr. E. Wirth, Erlangen

Die Studienbücher der Geographie wollen wichtige Teilgebiete, Probleme und Methoden des Faches, insbesondere der Allgemeinen Geographie, zur Darstellung bringen. Dabei wird die herkömmliche Systematik der Geographischen Wissenschaft allenfalls als ordnendes Prinzip verstanden. Über Teildisziplinen hinweggreifende Fragestellungen sollen die vielseitigen Verknüpfungen der Problemkreise wenigstens andeutungsweise sichtbar machen. Je nach der Thematik oder dem Forschungsstand werden einige Sachgebiete in theoretischer Analyse oder in weltweiten Übersichten, andere hingegen in räumlicher Einschränkung behandelt. Der Umfang der Studienbücher schließt ein Streben nach Vollständigkeit bei der Behandlung der einzelnen Themen aus. Den Herausgebern liegt besonders daran, Problemstellungen und Denkansätze deutlich werden zu lassen. Großer Wert wird deshalb auf didaktische Verarbeitung sowie klare und verständliche Darstellung gelegt. Die Reihe dient den Studierenden zum ergänzenden Eigenstudium, den Lehrern des Faches zur Fortbildung und den an Einzelthemen interessierten Angehörigen anderer Fächer zur Einführung in Teilgebiete der Geographie.

# Einführung in die Allgemeine Klimatologie

## Physikalische und meteorologische Grundlagen

Von Dr. rer. nat. Wolfgang Weischet
em. o. Professor an der Universität Freiburg i. Br.

6., überarbeitete Auflage
Mit 77 Figuren und einer Falttafel

B. G. Teubner Stuttgart 1995

Prof. Dr. rer. nat. Wolfgang Weischet

Geboren 1921 in Solingen-Ohligs. 1940–1942 Studium der Meteorologie und Geophysik in Hamburg und Berlin. Diplom-Meteorologe, Assessor im Reichswetterdienst. 1945–1948 Studium der Geographie, Physik und Mathematik in Bonn. 1948 Promotion bei Prof. Troll in Bonn. Anschließend Wiss. Assistent von Prof. Louis, zunächst in Köln, ab 1951 in München. 1954 Habilitation für Geographie in München. 1955/56 Gastforscher Universidad de Chile, Santiago. 1959–1961 Prof. für Geographie und Direktor Instituto de Geografia y Geologia, Universidad Austral de Chile in Valdivia. Seit 1961 o. Prof. und Direktor Institut für Physische Geographie, Universität Freiburg/Br. 1969/70 Visiting Prof. University of Wisconsin, Milwaukee.
1982 Mitglied Deutsche Akademie der Naturforscher und Ärzte LEOPOLDINA. März 1989 Emeritierung. Apr./Mai 1991 Prof. invitado Fac. Latinamericano de Ciencias Sociales (FLACSO) Quito, Ecuador.

Die Deutsche Bibliothek – CIP-Einheitsaufnahme

**Weischet, Wolfgang:**
Einführung in die allgemeine Klimatologie : physikalische und meteorologische Grundlagen / von Wolfgang Weischet. –
6., überarb. Aufl. – Stuttgart : Teubner, 1995
(Teubner Studienbücher der Geographie)
ISBN 3-519-03432-8



Printed in Germany
Gesamtherstellung: Druckhaus Beltz, Hemsbach/Bergstraße
Umschlaggestaltung: W. Koch, Sindelfingen

## Auf ein (Vor-)Wort, lieber Leser!

Der vorliegende Text ist – über einige Jahre verteilt und wiederholt verändert – mit dem Ziel abgefaßt worden, auch all jenen Geographen, Geographiestudenten und anderen Interessenten, die von der Schule her keinen engeren Bezug zu den Naturwissenschaften mitbringen, den Einstieg in die physikalische Betrachtungsweise der Klimatologie zu ermöglichen. Mit dem klimageographischen Faktenwissen allein kommt man nämlich auf die Dauer nicht recht weiter. Der künftige Geographielehrer wird vielmehr im Zusammenhang mit Fragen der Umweltbelastung, den tatsächlichen oder behaupteten anthropogenen Klimabeeinflussungen und den ökologischen Schlüsselfunktionen des Klimas in den Lebensräumen der Erde zunehmend mehr auf gründliche Einsichten in die geophysikalischen Prozesse und deren entscheidende Einflußfaktoren angewiesen sein. Viele der Kurzschlüsse über die Dominanz sozio-ökonomischer Bezüge oder den geringen Stellenwert physisch-geographischer Gegebenheiten beruhen nämlich darauf, daß die naturwissenschaftlichen Zusammenhänge nicht genügend tief und genau erkannt werden und oberflächliches Faktenwissen einem gar nicht die Möglichkeit gibt, in eine echte kritische Prüfung der Alternativen einzutreten.

Natürlich ist der dargebotene Stoff nicht umfassend und vollständig. Da ich z.Z. gleichzeitig an einer Neuauflage der umfangreichen Klimageographie des verstorbenen Kollegen Blüthgen arbeite, glaube ich sogar ziemlich genau zu wissen, was alles fehlt. Jedoch, bevor ich eine Ableitung durch das Hinzufügen von allen möglichen Erscheinungen aus der klimageographischen Substanz belaste, die nicht in eine genetisch konzipierte Gedankenführung hineinpassen, lasse ich sie lieber weg. Mein Bemühen galt nicht der Vollständigkeit, sondern der konsequenten Herleitung von Einsichten in physikalische Grundlagen und atmosphärische Prozesse, welche bei der Genese des Klimas eines Raumes die entscheidende Rolle spielen. Damit soll die Basis geschaffen werden für das Verständnis der Klimadifferenzierung auf der Erde auf genetischer Grundlage. Diese regionalklimatologische Differenzierung wird in Verknüpfung von geographisch charakteristischen Klimaeffekten und dynamisch konzipierter Klimagenese in einem gesonderten Band behandelt. Am Schluß des vorliegenden Textes steht die Darstellung der Allgemeinen Zirkulation der Atmosphäre.

Es kann natürlich sein, daß manchen Leser die physikalische Materie zunächst hart angeht und daß er manche Sätze beim ersten Lesen nicht auf Anhieb versteht. Lassen Sie sich davon nicht gleich abschrecken. Die Sätze müssen zuweilen im Interesse der Eindeutigkeit konstruiert werden und wirken dann überladen, schwer verdaulich. Sie haben aber den Vorteil, daß sie letztlich rekonstruierbar sind und einen eindeutigen Sinn ergeben. Den benötigt man für eine konsequente Ableitung. Auch Formeln sind – richtig verstanden – keine Zumutung oder Belastung, sondern eine Erleichterung, stellen sie doch nichts weiter als eine verkürzte, auf Eindeutigkeit abgestellte Ausdrucksweise dar. Was sie aussagen, ist zudem jeweils in einfachen Worten noch hinzugefügt.

Die behandelte Materie gehört seit langem zum gesicherten Grundlagenwissen der Geowissenschaften. Dementsprechend sind im Text keine Literaturbezüge enthalten. Ich möchte aber meinen Lehrern und Autorenkollegen meinen herzlichen Dank für all das abstatten, was ich durch Wort und Schrift von ihnen gelernt habe und ich nun in meiner Sicht der Dinge und meiner Vorstellung von ihrer didaktisch adäquaten Präsentation weiterzugeben versuche. Die Bücher, aus denen ich gelernt habe, sind nachstehend aufgeführt.

Zu großem Dank verpflichtet bin ich auch meinen Mitarbeitern im Geographischen Institut I der Universität Freiburg: H. Goßmann und W. Nübler für manchen kritischen Hinweis, W. Hoppe für die sorgfältige kartographische Arbeit an den zahlreichen Figuren, Frau Beil und Frau Ohr für die stete Hilfe bei der Erstellung des Manuskriptes.

Der Deutschen Forschungsgemeinschaft verdanke ich eine finanzielle Unterstützung während eines Forschungssemesters in der University of Wisconsin, wo ich besonders von den Kollegen David H. Miller und Werner Schwerdtfeger dankenswerterweise manche Anregungen erhalten habe.

Als Vorwort zur zweiten, verbesserten Auflage kann ich mich glücklicherweise auf drei Sätze beschränken:

Ich freue mich sehr über die gute Aufnahme, die der Band sowohl bei Geographen als auch bei Meteorologen gefunden hat. Die notwendig gewordenen Verbesserungen halten sich in sehr bescheidenem Rahmen. Für sorgfältige Durchsicht und Verbesserungsvorschläge danke ich herzlich den Geographenkollegen Wilfried Nübler, Dieter Havlik und Hermann Goßmann sowie Hans Hinzpeter und insbesondere Max Diem von der Meteorologie.

Freiburg i. Br., im April 1979 — Wolfgang Weischet

## Anmerkung zur 3. Auflage

Daß die vergrößerte Auflage vom April 1979 nun auch vergriffen ist, scheint mir zu zeigen, daß es ein nützliches Buch für relativ viele Benutzer ist. Darüber kann sich ein Autor natürlich nur freuen. Die Überarbeitung für die dritte Auflage gab Gelegenheit, zunächst einige besonders zählebige Unstimmigkeiten in Text und Figuren auszubessern und die neueren Werte für die verschiedenen Terme der Strahlungsbilanz des Gesamtsystems Erde und Atmosphäre einzusetzen (Abschn. 10.1). Für entsprechende Hinweise danke ich besonders Kollegen Eberhard Wahl (Madison, Wisc.). Neu aufgenommen wurden Ausführungen über die Interpretation der Wolkenbilder in METEOSAT-Aufnahmen (Teile von Abschn. 16.2) sowie der in diesen manifestierten Zirkulationsvorgänge in der Atmosphäre (Abschn. 17.5).

Freiburg i. Br., Juli 1983 — Wolfgang Weischet

## Anmerkung zur 4. Auflage

Für die Neuauflage haben mich besonders zwei Probleme beschäftigt: die Frage der Übernahme der durch internationale Vereinbarung verordneten neuen Maßeinheiten und die Gültigkeit früherer Modellvorstellungen über den tropischen Zirkulationsmechanismus, insbesondere im Zusammenhang mit der innertropischen Konvergenzzone über den Kontinenten.

Bezüglich der neuen Maßeinheiten gibt es unterschiedliche Zweckmäßigkeiten, je nachdem ob man Physiker oder Geophysiker im Umgang mit genormtem Formel- und Rechenformalismus trainieren will, oder ob man „all jenen Interessenten, die von der Schule her keinen engeren Bezug zu den Naturwissenschaften mitbringen, den Einstieg in die physikalische Betrachtungsweise der Klimatologie“ ermöglichen will, wie es als Ziel dieses Buches im Vorwort zur ersten Auflage deklariert worden ist. Für das letztgenannte Ziel ist die vordringlichste aller Zweckmäßigkeitserwägungen die der Anschaulichkeit. Dementsprechend sind die anschaulichen Maßeinheiten als Grundlage der Ableitungen fortgeschrieben und die Umrechnungsprozeduren in die geforderten neuen Einheiten jeweils kritisch erläutert worden.

Im Zusammenhang mit dem tropischen Zirkulationsmodell hat die Beschäftigung mit den Aufnahmen geostationärer Satelliten (METEOSAT und GEOS) mehr und mehr zu der Überzeugung geführt, daß eine Revision bisheriger Vorstellungen über den Einfluß der ITC auf den Ablauf des Witterungsgeschehens über den tropischen Kontinenten notwendig war. Das Kap. 17.3 ist entsprechend umgeschrieben und erweitert, die Darstellung in den Figuren 71 und 72 verändert worden.

Ein paar Verbesserungsvorschläge habe ich Lesern zu verdanken, für anregende Diskussion des Für und Wider die neuen Maßeinheiten danke ich meinen Mitarbeitern Eberhard Parlow und Gunter Menz.

Freiburg im Januar 1988 Wolfgang Weischet

## Anmerkung zur 5. Auflage

In den vergangenen Jahren hat die Diskussion über mögliche Klimaveränderung unter dem Einfluß des Menschen weites Interesse außerhalb des Kreises der Fachleute gefunden. Fakten sowie naturwissenschaftliche Grundlagen der beteiligten Vorgänge sind in Erweiterungen der entsprechenden Abschnitte über das Ozon und den Einfluß von Spurengasen auf die Glashauswirkung der Atmosphäre eingefügt worden.

Freiburg im Februar 1991 Wolfgang Weischet

# Anmerkung zur 6. Auflage

Ein paar Unzulänglichkeiten gibt's im Rahmen des Gesamtkonzepts immer zu verbessern. Das ist geschehen. Rezensenten und Studierenden habe ich für Hinweise, dem Verlag für erfreuliche Zusammenarbeit zu danken. Verspäteter Dank gilt zudem Dieter Havlik und Wilfried Endlicher.

Freiburg im Oktober 1994 Wolfgang Weischet

## Literatur

Hann-Süring: Lehrbuch der Meteorologie. Leipzig 1939

Fortak, H.: Meteorologie. Berlin u. Darmstadt 1971

Sellers, W. D.: Physical Climatology. Chicago und London 1967

Flohn, H.: Zur Didaktik der Allgemeinen Zirkulation der Atmosphäre. Geographische Rundschau 12, Braunschweig 1960

Flohn, H.: Vom Regenmacher zum Wettersatelliten. Frankfurt 1974

Berg, H.: Allgemeine Meteorologie. Frankfurt 1974

Blüthgen, J. und Weischet, W.: Allgemeine Klimageographie. 3. Aufl. Berlin 1980.

Budyko, M. I.: The Heat Balance of the Earth's Surface. US-Department of Commerce. Weather Bureau. Washington 1958

Bohr, P., Hess, P., Meissner, Th., Pflugbeil, C.: Allgemeine Meteorologie. 2. erw. Auflage. Nr. 1 Deutscher Wetterdienst Offenbach a. Main 1971

Kondratyev, K. Ya.: Radiation in the Atmosphere. New York and London 1969

Kondratyev, K. Ya.: Radiation Processes in the Atmosphere. WMO Genève 1972

Estienne, P., u. Godard, A.: Climatologie. Paris 1970

Kessler, A.: Globalbilanzen von Klimaelementen. Inst. f. Meteorologie und Klimatologie der TU Hannover 1968

Neuberger, H. u. Cahir, J.: Principles of Climatology. New York 1969

Pédelaborde, P.: Introduction a l'Étude Scientifique du Climat Soc. d'Édition d'Enseignement Sup. Paris 1970

Chromow, S. P.: Einführung in die synoptische Wetteranalyse. Wien 1940

Linke, F.: Meteorologisches Taschenbuch. Leipzig 1939

Coulson, K. L.: Solar and Terrestrial Radiation. New York/London 1975

Raethjen, P.: Dynamik der Zyklonen. Leipzig 1953

Raethjen, P.: Einführung in die Physik der Atmosphäre. Bd. 1. Leipzig 1942

Geiger, R.: Das Klima der bodennahen Luftschicht. Braunschweig 1961

Devuyst, P.: La météorologie. Bruxelles 1972

Heyer, E.: Witterung und Klima. Leipzig 1963

Scherhag, R.: Einführung in die Klimatologie. Braunschweig 1960

Newell, R. E., Kidson, J. W., Vincent, D. C.: The General Circulation of the Tropical Atmosphere. I and II. Cambridge and London 1974

Diem, M.: Zur Struktur der Wolken III. Meteor. Rundschau 26, 1973

Louis, H.: Der Bestrahlungsgang als Fundamentalerscheinung der geographischen Klimaunterscheidung. Schlern-Schriften 190. 1958

Troll, C.: Klima und Pflanzenkleid der Erde. Vorlesungen und verschiedene Veröffentlichungen zu diesem Thema. Z.B. Naturwiss. 48, 1961

Anderson, R. K., N. F. Yeltischev et al: The Use of Satellite-Pictures in Weather Analysis and Forecasting. WMO Techn. Note 124. Geneva 1973

Griffiths, J.F.: Climates of Africa. In: World Survey of Climatology. Vol. 10, Amsterdam, New York 1972

Höflich, O.: Climat of the South Atlantic Ocean. In: van Loon, H. (ed.): Climates of the Oceans. World Survey of Climatology. Vol. 15, Amsterdam, New York, Tokyo 1984

Kessler, A.: Zur Klimatologie der Strahlungsbilanz an der Erdoberfläche. Tages- und Jahresgänge in den Klimaten der Erde. Erdkunde 27, Bonn 1973

Kessler, A.: Heat Balance Climatology. In: Essenwanger, D. (ed.), World Survey of Climatology. Vol. 1 A. General Climatology. Amsterdam, London 1985

Lockwood, J. G.: World Climatology. London 1976.

Nieuwolt, S.: Tropical Climatology. London, New York 1977

Nieuwolt, S.: The Climates of Continental Southeast Asia. In: Takahashi, K. and Arakawa, H. (eds.): Climates of Southern and Western Asia. World Survey of Climatology. Vol. 9, Amsterdam, Oxford, New York 1981

Ramage, C. S.: Climate of the Indian Ocean North of 35°S. In: van Loon, H. (ed.): Climates of the Oceans. World Survey of Climatology. Vol. 15, Amsterdam, New York, Tokyo 1984

Schwerdtfeger, W.: The atmospheric circulation over Central and South America. In: Schwerdtfeger, W.: Climates of Central and South America. World Survey of Climatology. Vol. 12. Amsterdam, New York 1976

Schönwiese, Chr.-D. u. Diekmann, B.: Der Treibhaus-Effekt. Der Mensch ändert das Klima. Rowohlt Taschenbuch. Hamburg 1989

Schönwiese, Chr.-D. et al.: Klimarelevante Spurenstoffe I und II. PROMET 4/85 und 1/86. Deutscher Wetterdienst. Offenbach 1985 und 1986

London, J. u. Angell K.: The observed distribution of ozone and its variations. In: Bower, F. A. u. Ward, R. B. (eds.): Stratospheric ozone and man 1, 1982

Stolarski, R. S.: Das Ozonloch über der Antarktis. Spektrum der Wissenschaft 3, S. 70–77. Heidelberg 1988

Attmanspacher, W. et al.: Ozon I und Ozon II u. III. In: PROMET 4/86 und 1-2/87. Deutscher Wetterdienst. Offenbach 1986 und 1987

Schönwiese, Chr.-D.: Klimatologie. UTB Ulmer, Stuttgart 1994

# Inhalt

## Verzeichnis der Figuren und Abbildungen

# 1 Erdmechanische Grundlagen

## 1.1 Erddimensionen

Atmosphäre ist die Gashülle der Erde: eine relativ dünne, zum Weltraum hin diffus auslaufende Schicht.

Auf einem Globus von 2 m Durchmesser lägen, maßgerecht aufgetragen, bereits in der untersten 3 mm dicken Schicht über der Globusoberfläche $^9/_{10}$ der Atmosphärenmasse. An vielen Weltraumbildern der Erde kann man die Atmosphäre als den dünnen Überzug ebenso gut wie die Tatsache zeigen, daß es keine Obergrenze gibt.

Die Gashülle hat, wie alle Materie, eine *Masse* und unterliegt damit dem *terrestrischen Kräftesystem*. Um dieses und seine Folgen für die Atmosphäre zu verstehen, ist die Kenntnis einiger erdmechanischer Grundlagen notwendig.

Im klimatologischen Ableitungszusammenhang kann die Erde mit hinlänglicher Genauigkeit als Kugel mit einem größten Radius (in der Äquatorebene) von $R =$ 6378 km angesehen werden.

In Wirklichkeit ist sie ein schwach abgeplattetes Rotationsellipsoid, bei welchem der Radius längs der Erdachse nur 6357 km mißt.

Nach den Gesetzen der Geometrie lassen sich berechnen (s. Fig. 1):

1. die Radien $r$ der Breitenkreisebenen durch Multiplikation des Äquatorradius $R$ mit dem Cosinus der jeweiligen geographischen Breite $\varphi$; also allgemein: $r = R \cdot \cos\varphi$
2. der Äquatorumfang zu $U_0 = 2R\pi = 2 \cdot 6378 \cdot 3{,}14 = 40071$ km
3. der Umfang jedes Breitenkreises zu $U_\varphi = 2r \cdot \pi = 2R \cdot \cos\varphi \cdot \pi$
4. die Oberfläche der Erdkugel zu $F_0 = 4R^2 \cdot \pi = 507794103$ km$^2$
5. die Oberfläche der Erdzone zwischen dem Äquator und dem Breitenkreis $\varphi$ zu $F = 2R \cdot \pi \cdot h = 2R\pi \cdot R\sin\varphi = 2\pi R^2 \cdot \sin\varphi$
6. die Oberfläche der Zone zwischen zwei Breitenkreisen (z. B. $\varphi$ und $\varphi'$ in der Fig. 1) zu $F\varphi = 2\pi R^2 \cdot (\sin\varphi - \sin\varphi')$.

Aufgabe: Wie groß ist a) der Radius des Breitenkreises 60°, b) der Anteil der Erdzone bis 30° ($23^1/_2$°) beiderseits des Äquators an der Gesamtoberfläche der Erde?
Die Werte für $\sin\varphi$ und $\cos\varphi$ finden sich in allen Tafeln trigonometrischer Funktionen.

Außerdem kann man auch die vereinfachte Annahme einer homogenen, kugelsymmetrischen Massenanordnung in der Erde machen und sich die Gesamtmasse (rund $6 \cdot 10^{21}$* Tonnen) im Zentrum der Erde vereinigt denken *(phys. Prinzip des Massenpunktes)*.

---

* $6 \cdot 10^{21}$ ist zu lesen als „sechs mal zehn hoch einundzwanzig". Es ist die in den Naturwissenschaften übliche Zahldarstellung mit Hilfe von Zehnerpotenzen. $10^{21}$ ist als Zahl eine 1 mit 21 Nullen. $10^3 = 1000$, $10^6 = 1000000 = 1$ Million, $4{,}3 \cdot 10^4 = 43000$ z. B. $10^{-3}$ (sprich: „zehn hoch minus 3") oder $10^{-6}$ ist 1/1000 bzw. 1/1000000 oder, in anderer Schreibweise, 0,001 bzw. 0,000001. $5{,}8 \cdot 10^{-4}$ bedeutet 0,00058.

Jedes Massenelement der Atmosphäre unterliegt der Anziehung durch die gewaltige Masse der Erde (Newtonsches Massenanziehungsgesetz). Die *Massenanziehung* ist eine gerichtete Kraft (dargestellt durch den Kraftvektor *a* in Fig. 1), die unter der o.g. Bedingung zum Erdmittelpunkt hin wirkt. Auf diese Weise werden die Bestandteile der Gashülle bei aller Beweglichkeit unter sich selbst an der Verflüchtigung in den Weltraum gehindert und gezwungen, die Rotation der Erde mitzumachen.

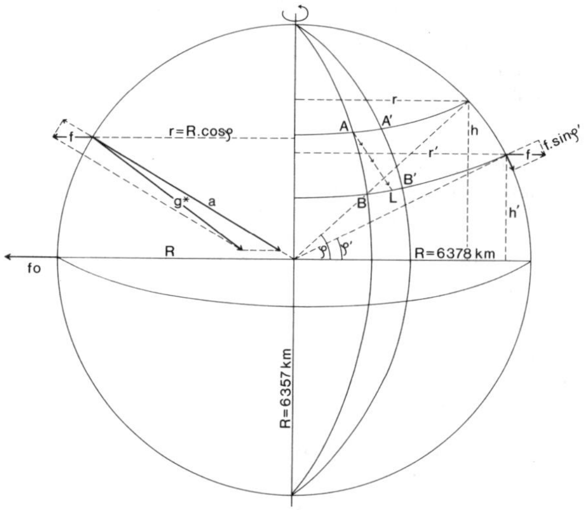


Fig. 1
Erde, Dimensionen, Schwerkraft, Corioliskraft

## 1.2 Bewegungen der Erde

Die *Erdrotation* als in der Zeit konstante Drehbewegung der Erde um eine den geographischen Nord- und Südpol verbindende (gedachte) Drehachse vollzieht sich von West nach Ost und vollendet den Vollkreis in 86164 Sekunden (s).

86164 s = 23 Stunden (h) 56 Minuten (min) 4 s = 1 *Sterntag* (d), abgelesen an zwei aufeinanderfolgenden Kulminationen eines Fixsternes. Ein *Sonnentag* ist wegen der Bewegung der Erde um die Sonne (s. Erdrevolution) im Jahresmittel um 4 min länger als ein Sterntag.

Die Größe $2\pi/86164$ s (d.i. – grob vorstellbar gemacht – also der Umfang eines im Erdmittelpunkt zentriert gedachten Einheitskreises vom Radius 1 cm, dividiert durch die Länge eines Sterntages) ist die *Winkelgeschwindigkeit* $\omega$ der Erde. Sie ist für alle Breiten und zeitlich konstant (Universalkonstante) und beträgt (im Bogenmaß ausgedrückt) $7{,}3 \cdot 10^{-5}\,s^{-1}$.

Unterschiedlich groß ist hingegen die Geschwindigkeit, mit welcher Punkte auf den verschiedenen Breitenkreisen den Rotationsumlauf vollziehen und mit der (durch die Massenanziehung) festgehaltene Massenteile der Lufthülle mitgeführt werden, da unterschiedlich große Breitenkreisumfänge ($U_\varphi = 2\pi R \cdot \cos\varphi$) in der gleichen Zeit von 86164 s zurückgelegt werden müssen. Die *Mitführungsgeschwindigkeit* $V_\varphi$ berechnet sich nach dem vorausgesagten $V_\varphi = 2\pi R \cdot \cos\varphi/86164$ oder $V_\varphi = \omega \cdot R \cdot \cos\varphi$. $V_0$ am Äquator ist rund 465 m/s, in 50° Breite $V_{50} = 299$ m/s und $V_{90}$ an den Polen selbstverständlich Null (cos 90° = 0).

Alle Massenelemente auf und über der Erdoberfläche unterliegen als Folge der auf dem jeweiligen Breitenkreisumfang mitgemachten Drehbewegung um die Erdachse der *Fliehkraft der Erdrotation f*. Sie ist ebenfalls (wie die Massenanziehung) eine gerichtete Kraft, nur wirkt sie vom Drehkreis radial nach außen, d.h. sie steht senkrecht auf der Erdachse. Wie bei allen (auch unabhängig von der speziellen Fliehkraft der Erdrotation bei kreisförmigen Bewegungen von Massen auftretenden) Fliehkräften nimmt ihre Stärke mit dem Quadrat der Drehgeschwindigkeit und umgekehrt proportional zum Drehradius zu. In physikalischer Formel ausgedrückt wirkt auf die Einheitsmasse (1) eine Fliehkraft $f = v_\varphi{}^2/r \cdot 1$. Da $v_\varphi{}^2 = \omega^2 \cdot r^2$ ist, gilt auch $f = \omega^2 \cdot r \cdot 1$.[1)]

Für die Wirkungsweise der Fliehkraft gibt es viele Demonstrationsmöglichkeiten aus der praktischen Erfahrung; z.B. Auto fliegt bei überhöhter Geschwindigkeit aus der Kurve, Gefahr ist um so größer, je enger die Kurve. Oder Kettenkarussel. Je schneller es sich dreht, um so größer wird die Fliehkraft, die am Befestigungspunkt der Kette am Karussel angreift und vom Karusselkreis radial nach außen wirkt. Daß beim Anlaufen des Karussels die vorher unter der alleinigen Einwirkung der Schwerkraft senkrecht nach unten hängenden Sitze gehoben werden und dabei um so höher und mehr nach außen steigen, je schneller sich das Karussel dreht, macht folgende drei Tatsachen einsichtig: 1. Die Fliehkraft überlagert sich mit der Schwerkraft (nach den Gesetzen vektorieller Addition) so, daß aus beiden eine neue, ebenfalls gerichtete *Wirkungsresultante* hervorgeht, deren Wirkungsrichtung im Raum durch die Richtung vom Aufhängepunkt der Ketten zum Sitz angezeigt wird). 2. Größere Fliehkraft gibt größere Ablenkung der Wirkungsresultante von der Schwerkraftrichtung. 3. Die Fliehkraft setzt, um wirksam werden zu können, zum Unterschied von der Schwerkraft, Bewegung der Masse, also eine Geschwindigkeit, voraus. Sie wird deshalb zu den sog. „*Scheinkräften*" gerechnet.

---

1) Im Umgang mit den Begriffen Kraft und Beschleunigung herrscht – nicht nur in der Umgangssprache, sondern auch in Teilen der Literatur – eine tief verwurzelte Ungenauigkeit. Physikalisch genau ist Kraft das Produkt aus der Masse eines Körpers und der Beschleunigung, die ihm erteilt wird. Wenn man beispielsweise eine Kugel an einem Faden im Kreise herumschleudert, so ist die nach außen ziehende Kraft sehr verschieden, je nachdem ob die Kugel aus Blei oder aus Kork besteht, auch wenn bei gleicher Fadenlänge und Drehgeschwindigkeit die Fliehbeschleunigung gleich groß ist.

Da bei allen grundsätzlichen Ableitungen über die in der Atmosphäre mechanisch wirksamen Kräfte das Wichtige, das zu Definierende und zu Erklärende die Beschleunigung ist, setzt man die je nach dem betreffenden Körper unterschiedliche Masse als Einheitsmasse in die Ableitungen ein. Die Ungenauigkeit besteht nun darin, daß man auch dann noch von „Kraft" spricht, wenn man den Bezug auf die Einheitsmasse weggelassen hat. Zum Beispiel sagt jeder: „Die Schwerkraft beträgt 981 $cm/s^2$", oder „Die Fliehkraft wächst mit dem Quadrat der Geschwindigkeit", oder „Die ablenkende Kraft der Erdrotation (Corioliskraft) nimmt in Richtung zum Äquator ab". Exakt müßte es jeweils „Schwere-, Flieh- oder Coriolisbeschleunigung" heißen.

Da aber mit der Ungenauigkeit kein fortwirkender Schaden für das Verständnis verbunden ist, würde der Versuch, sie peinlich genau zu vermeiden, häufig zu Verklausulierungen führen, die auf Kosten des schnellen Verstehens der betreffenden Textstellen gehen. Folglich verzichte ich überall dort, wo die gewohnte Ungenauigkeit nicht zu Weiterungen führt, auf die zusätzlichen Verklausulierungen und lasse auch in den entsprechenden Formeln jeweils die Einheitsmasse weg.

## 1.3 Die Schwerkraft

Die Fliehkraft der Erdrotation ist breitenabhängig nach der Formel $f_\varphi = \omega^2 \cdot R \cdot \cos\varphi$. Auch ihr größter Wert (am Äquator) ist im Vergleich zur Massenanziehung der Erde sehr klein (in der Zeichnung ist der Vektor zur Verdeutlichung stark übertrieben). Gleichwohl überlagern sich Massenanziehung der Erde und Fliehkraft der Erdrotation nach den Gesetzen der Addition gerichteter Kräfte zur resultierenden *Schwerkraft der Erde.* Aus der schematischen Zeichnung der Fig. 1 lassen sich die Konsequenzen im Prinzip ablesen: 1. Der Betrag der Schwerkraft muß von den Polen zum Äquator hin abnehmen, da dort die Fliehkraft am größten und zur Massenanziehung genau entgegengesetzt gerichtet ist. 2. Die Schwerkraft ist nicht überall genau zum Mittelpunkt der (angenommenen) Erdkugel gerichtet, kann dementsprechend auch nicht überall senkrecht auf dem Meridianumfang stehen.

Daraus ergeben sich folgende Notwendigkeiten:

1. Es muß die sog. „*Normalschwere*" $g^*$ definiert werden.[1] Dieses ist die Schwerebeschleunigung in 45° Breite im Meeresniveau. Sie hat den Betrag 9,806 m/s².
Die entsprechenden Werte für die anderen Breiten ergeben sich nach der Helmertschen Formel zu $g^*_\varphi = 9{,}806\ \mathrm{m/s^2}\,[1 - 0{,}0026 \cdot \cos(2\varphi) + 0{,}000007 \sin^2(2\varphi)]$. Der Unterschied zwischen Pol und Äquator ist ungefähr 0,05 m/s², also rund 5‰ der Normalschwere.

2. Für bestimmte, von der Schwerkraft abhängige meteorologische Meßgrößen, wie den Luftdruck, muß eine *Schwerekorrektur* vorgenommen werden, um die Werte regional vergleichbar zu machen.

3. Die Festlegung von *Horizontebene* (horizontal) und *Zenitrichtung* (vertikal) muß unabhängig von einer einfachen geometrischen Referenzfigur der Erde erfolgen.

Bei der Kugel entspräche die letztere der Verlängerung des Erdradius über die Kugeloberfläche hinaus. Die Horizontebene für den betreffenden Erdort wäre diejenige Berührungsfläche an die Kugel, die in dem betreffenden Ort mit der Zenitrichtung nach allen Richtungen des Horizontes einen rechten Winkel bildet (Flächennormale).

Die *Zenitrichtung* ist für einen Ort gegeben durch die (von der Schnur eines Senkbleis z.B. direkt angezeigte) Richtung genau entgegengesetzt zur Schwerkraftwirkung. Die gedachten Flächen, die an allen Punkten der Erde senkrecht zur (Zenit-)Schwerkraftrichtung verlaufen, werden als *Niveauflächen* definiert. Eine real vorgegebene Niveaufläche der Erde ist der Meeresspiegel (Meeresniveau, abgekürzt *NN*, d.h. *Normalnull*). Horizontebene eines Ortes ist die zenitnormale Berührungsfläche an die Niveaufläche. *Horizontal* sind alle Richtungen orientiert, die in der Niveaufläche liegen.

Stellt man zu den bisher genannten Faktoren noch die Abplattung der Erde und die Tatsache ungleicher Massenverteilung im Innern und an der Oberfläche des wirklichen physikalischen Erdkörpers in Rechnung, so wird einsichtig, daß die Niveauflächen in strengem Sinne nicht die

---

[1] Der Stern über dem $g^*$ dient hier und an den entsprechenden Stellen in den folgenden Kapiteln lediglich der Unterscheidung gegenüber g = Gramm.

Form einer einfachen geometrischen Figur haben und nur physikalisch definiert, mathematisch durch ein höchst kompliziertes Gleichungssystem allenfalls angenähert werden können. Für die Satellitentechnik freilich benötigt man dieses Gleichungssystem. Grob vorstellen kann man sich die Figur des *Geoides* als ein schwach abgeplattetes Rotationsellipsoid mit sanft ondulierter Oberfläche, wobei durch die Ondulation aber an keiner Stelle aus der konvexen eine konkave Krümmung wird.

Da die Massenanziehung mit wachsendem Abstand der Massen gesetzmäßig abnimmt, wird ein Körper hoch über der Erdoberfläche mit geringerer Kraft angezogen als ein gleicher Körper im Meeresniveau. Gleichzeitig unterliegt der Körper in der Höhe einer größeren Fliehkraft der Erdrotation. Folglich muß die *Schwerkraft mit* wachsender *Höhe abnehmen.* Nach der Helmertschen Formel errechnet sich $g_z^* = g_0^* - 3{,}086 \cdot 10^{-6} \cdot z$, wobei als $g_0^*$ der Schwerkraftwert in der entsprechenden geographischen Breite für das Meeresniveau in m/s$^2$, als $z$ die Höhe über NN in m einzusetzen ist. Für 20 km ergibt sich ein Wert, der um ca. $6^0/_{00}$ kleiner ist als derjenige im Meeresniveau.

Wird der Körper noch höher über die Erdoberfläche hinausgehoben (hinausgeschossen) und gibt man ihm zusätzlich zur Mitführungsgeschwindigkeit der Erdrotation noch eine relativ große Eigengeschwindigkeit, so kann die dadurch stark anwachsende Fliehkraft (bei einem bestimmten Verhältnis von Abstand und Eigengeschwindigkeit) der Massenanziehung des Körpers durch die Erde das Gleichgewicht halten. Der Körper ist damit schwerelos geworden und bewegt sich als *Satellit* um die Erde.

## 1.4 Die ablenkende Kraft der Erdrotation

Als Folge der Erdrotation wirkt auf alle (relativ zur Erdoberfläche horizontal oder vertikal) bewegten (trägen) Massen die *ablenkende Kraft der Erdrotation,* nach ihrem Entdecker auch *Coriolis-Kraft* genannt.

Entstehung, Größe und Wirkung kann man folgendermaßen (vereinfacht) ableiten und einsichtig machen (s. Fig. 1, in der die entscheidenden Strecken aus Gründen der Darstellbarkeit übertrieben groß angenommen sind. In Wirklichkeit läuft der zu schildernde Vorgang in differenziellen, kleinen Schritten ab):

1. Massenbewegungen in meridionaler Richtung.

Beim Punkt *A* befinde sich eine noch ruhende Kugel. Die lineare Mitführungsgeschwindigkeit beträgt

in der Breite $\varphi$ $\quad r \cdot \omega = R \cdot \cos\varphi \cdot \omega$ .
In der Breite $\varphi'$ wäre sie $r'\omega = R \cdot \cos\varphi' \cdot \omega$ .

Wenn nach Vollzug einer ganzen Erddrehung die Kugel wieder in der Position des Punktes *A* erscheint, wird sie in Richtung nach Süden angestoßen. Sie bewegt sich dann mit der Geschwindigkeit $v$ auf dem Meridian, der durch die Punkte *A* und *B* verläuft, äquatorwärts. In der (relativ kurz zu wählenden) Zeit $t$ legt sie die Strecke $t \cdot v$ zurück. Das sei die zwischen *A* und *B*. Im trigonometrischen Bogenmaß ausgedrückt ist die Strecke $AB = R \cdot (\varphi - \varphi') = t \cdot v$.

In der gleichen Zeit beteiligt sich die Kugel aber auch an der Erdrotation. Wegen der Trägheit, die der Kugel wie jeder Masse eigen ist, kann sie sich nicht von einem Augenblick zum anderen an die höhere Mitführungsgeschwindigkeit anpassen, die in den Breiten äquatorwärts von $\varphi$ herrscht. Sie behält die Mitführungsgeschwindigkeit der Breite $\varphi$ über die Zeit $t$ (deshalb ist diese als kurz angenommen) und legt in dieser Zeit eine Strecke zurück, die $AA'$ entsprechen soll. In der Breite $\varphi'$, in der sie bei der Südverlagerung in der Zeit $t$ ankommt, entspricht das nur der Entfernung $BL$. $BL\ (= AA') = R \cdot \cos\varphi \cdot \omega \cdot t$. Der Meridian, der der Südrichtung entspricht, liegt aber bei $B'$. $BB' = R \cdot \cos\varphi' \cdot \omega \cdot t$. Die Kugel ist also um die Differenz $BB' - BL$ zurückgeblieben. Der Meridian hat sich gewissermaßen unter der Bewegungsbahn der Kugel hindurchbewegt. Da die Meridiane aber Teile des fest mit der Erde verbundenen Koordinatensystems sind, an dem die Richtungsorientierungen vorgenommen werden, hat sich die Kugel auf ihrer Bahn äquatorwärts gleichzeitig ein Stück weit nach Westen, relativ zu ihrer Bewegungsrichtung also nach rechts, bewegt. Sie ist relativ zum Koordinatensystem der Meridiane um die Strecke $LB' = R \cdot \omega \cdot t\,(\cos\varphi - \cos\varphi')$ zurückgeblieben. Sie muß dazu eine Beschleunigung relativ nach rechts zu ihrer Bewegungsrichtung erhalten haben.

Wenn nun die Breitendifferenz $\varphi - \varphi'$ nicht zu groß ist, kann man nach den Regeln der Trigonometrie $(\cos\varphi - \cos\varphi')$ umschreiben in $(\varphi - \varphi') \cdot \sin\varphi$. Dann ist $LB' = R \cdot \omega \cdot t \cdot (\varphi - \varphi') \cdot \sin\varphi$. In dieser Formel entspricht $R \cdot (\varphi - \varphi')$ dem Bogenmaß von $AB$, also der Strecke, die von der Kugel in der Zeit $t$ mit der Geschwindigkeit $v$ zurückgelegt wurde $(R \cdot (\varphi - \varphi') = t \cdot v)$. Demnach ist $LB'$ auch $\omega \cdot t \cdot \sin\varphi \cdot v \cdot t = \omega \cdot \sin\varphi \cdot v \cdot t^2$, oder in Worten: Die Strecke, um welche die Kugel gegenüber der ursprünglich eingeschlagenen Meridianrichtung zurückverlagert worden ist, entspricht dem Produkt aus der Winkelgeschwindigkeit der Erde, dem Sinus der geographischen Ausgangsbreite, der Eigengeschwindigkeit der Kugel und dem Quadrat der Laufzeit.

Gesucht ist nun die Größe der Beschleunigung, welche diese Ablenkung von der ursprünglichen Richtung bewirkt hat. Nach den Regeln der Mechanik ist bei gleichmäßiger Beschleunigung ganz allgemein der nach Ablauf einer bestimmten Zeit $t$ von der bewegten Masse zurückgelegte Weg gleich dem Produkt aus dem Quadrat der Zeit $t$ und der halben Beschleunigung $(b/2)$. Also: $x = 1/2 \cdot b \cdot t^2$.

Das muß auch für die Strecke gelten, um welche die Kugel gegenüber dem Meridian zurückgeblieben ist. Demnach besteht die Gleichung $1/2\,b \cdot t^2 = \omega \cdot \sin\varphi \cdot v \cdot t^2$. Gekürzt und umgeformt ergibt sich $b = 2\omega \cdot \sin\varphi \cdot v$, oder in Worten: die Beschleunigung, die bei der Ablenkung aufgetreten ist, entspricht dem Produkt aus der doppelten Winkelgeschwindigkeit, dem Sinus der geographischen Breite und der Eigengeschwindigkeit der Kugel.

Man kann die ganze Ableitung als Gedankenexperiment für die umgekehrte Bewegungsrichtung der Kugel, also beispielsweise von $B$ nach $A$ machen. Der entscheidende Punkt dabei wird sein, daß dann die Kugel auf dem Breitenkreis ostwärts vom Meridian ankommt. Sie ist also, relativ zu ihrer Bewegungsrichtung gesehen, wieder nach rechts abgelenkt worden. Die Größe der ablenkenden Beschleunigung ist die gleiche wie bei der vorherigen Rechnung.

2. Massenbewegung in zonaler Richtung

Eine Kugelmasse soll sich auf dem Breitenkreis $\varphi'$ mit einer Eigengeschwindigkeit $v$ nach Osten bewegen. Dann ist die gesamte Rotationsgeschwindigkeit $V$ die Summe aus Eigen- und Mitführungsgeschwindigkeit, also $V = v + \omega \cdot r' = v + \omega \cdot R \cdot \cos\varphi'$. Die höhere Rotationsgeschwindigkeit muß eine gegenüber ruhenden Körpern größere Zentrifugalbeschleunigung zur Folge haben.

$$f = \frac{V^2}{r'} = \frac{(v + \omega \cdot r')^2}{r'} = \frac{(v + \omega \cdot R \cdot \cos\varphi')^2}{R \cdot \cos\varphi'}$$

Man kann sich das so vorstellen, daß im Kräfteparallelogramm von Massenattraktionen $a$ und Fliehkraft $f$ der Vektor der Fliehkraft etwas größer wird. Die Folge davon muß sein, daß die Richtung der Kraftresultante noch etwas weiter von der Richtung zum Mittelpunkt der

Erdkugel abgelenkt wird, als es bei der Schwerkraft der Fall ist. Durch die normalerweise (also für ruhende Massenpunkte) gegebene Richtung der Schwerkraft sind, wie vorher auf S. 22 ausgeführt wurde, die Niveauflächen als diejenigen definiert, auf denen die Schwerkraft flächennormal (also in allen Richtungen senkrecht) steht. Diese hat also in dieser Fläche keine Wirkungskomponente, die ruhende Masse bleibt wo sie ist, es besteht kein Grund für eine Verschiebung in der Niveaufläche. Anders muß das bei der Masse mit der erhöhten Fliehkraft sein, da die Kraftresultante dann schief auf der Niveaufläche steht und somit in der vertikalen Projektion auf diese auch eine gewisse, horizontal wirkende Komponente aufweist. Die Richtung von dieser geht, wie man sich an dem Kräfteparallelogramm klar machen kann, äquatorwärts; relativ zur Bewegungsrichtung der Kugel, die ja von *W* nach *E* angenommen war, also wieder nach rechts. Mit dieser niveauflächenparallelen Kraftkomponente wird die Kugel von der reinen *W–E*-Richtung nach *S* abgelenkt.

Wenn man das Gedankenexperiment umkehrt und eine *E–W*-Eigenbewegung des Körpers einkalkuliert, verringert sich der Fliehkraftvektor, und im Kräfteparallelogramm resultiert eine Ablenkung der Kraftresultante gegenüber der Schwerkraft mehr zur Massenattraktion hin. Folge: in der Niveaufläche weist die entsprechende Kraftkomponente polwärts.

Die Größe der horizontalen Kraftkomponenten ist, wie auch bei der Meridionalbewegung, wieder $b = 2\omega \sin\varphi \cdot v$.

Wenn nun bei Bewegungen in den 4 Haupthimmelsrichtungen immer das gleiche resultiert (Ablenkung nach rechts mit einer Kraft von der Größe $2\omega \sin\varphi \cdot v$), dann muß das auch für alle Zwischenrichtungen der Eigenbewegung, also ganz allgemein gelten.

Man kann nun die gleiche Ableitung auf die Südhalbkugel anwenden und man sieht z. B. für den ersten Fall der Bewegung äquatorwärts, daß die Kugel wieder westlich vom Meridian bleibt. Relativ zur Richtung der Eigenbewegung ist das aber eine Ablenkung nach links. Die Größe der Ablenkung ist die gleiche wie auf der Nordhalbkugel, also wird auch die verursachende Kraft die gleiche Größe haben. Der wichtigste Unterschied ist allein, daß die Ablenkungsrichtung entgegengesetzt ist.

Als *Ergebnis* läßt sich also folgendes zusammenfassen: Als Folge von Erdrotation und Massenträgheit wirkt auf alle bewegten Körper auf und über der Erdoberfläche, also auch auf bewegte Luft, die *ablenkende Kraft der Erdrotation* (Corioliskraft). Ihre Horizontalkomponente hat für die Einheitsmasse den Wert des Produktes aus doppelter Winkelgeschwindigkeit ($\omega$) der Erde, Sinus der geographischen Breite $\varphi$ und Eigengeschwindigkeit $v$ des Körpers; $b = 2\omega \sin\varphi \cdot v$. Die Wirkungsrichtung zeigt auf der *Nordhalbkugel nach rechts,* auf der *Südhalbkugel nach links* von der Richtung der Eigenbewegung. Am Äquator verschwindet die Corioliskraft, ist in den niederen Breiten relativ klein und wird (bei gleichen Windgeschwindigkeiten) polwärts größer. Sie wächst aber auch mit dem Betrag der Eigengeschwindigkeit des Körpers. Da die Corioliskraft eine Bewegung der Masse mit gewisser Geschwindigkeit voraussetzt, rechnet sie – ebenso wie die Fliehkraft – zu den Scheinkräften.

Aufgabe: Berechne die Größe der Coriolisbeschleunigung für 50° Breite und eine Windgeschwindigkeit von 10 m/s (rund 36 km/h = „frische Brise“) und vergleiche sie mit der Größe der gleichzeitig auf die bewegte Luft wirkenden Schwerebeschleunigung.

Die Corioliskraft ist auch in höheren Breiten und bei relativ großen Windgeschwindigkeiten relativ schwach im Vergleich zu der gleichzeitig auf die Luftmassen wirkenden Schwerkraft. Setzt man eine Windgeschwindigkeit von 13,5 m/s in

Polnähe an ($\sin \varphi$ hat dann den maximalen Wert nahe 1), so ergibt sich $b = 2 \cdot 98/10^5 = 2 \cdot 9{,}8/10^4\ m/s^2$. Das heißt, auch bei hohen Windgeschwindigkeiten hat die ablenkende Kraft der Erdrotation nur die Größenordnung von einem Fünftausendstel der Schwerkraft. Folge davon ist, daß sie erst bei Bewegungen über große Entfernungen von vielen hundert Kilometern in der Summation der differentiellen Ablenkungsbeträge manifestiert wird. Großräumige Luftbewegungen vollziehen sich demnach in höheren Breiten auf bogenförmigen Ablenkungsbahnen, bei kleinräumigen wird die Ablenkung noch nicht bemerkbar.

# 2 Himmelsmechanische Grundlagen, Jahreszeiten und Beleuchtungsklimazonen der Erde

## 2.1 Himmelsmechanische Tatsachen

Sowohl die Jahreszeiten als auch die strahlungsklimatische Großgliederung der Erde in Tropen, Mittelbreiten und Polarkalotten haben wie viele davon ableitbare klimatologische Phänomene ihre Ursache in drei (miteinander verbundenen) himmelsmechanischen Tatsachen (s. Fig. 2):

1. in der Erdrevolution, d.h. im Umlauf der Erde um die Sonne,

2. in der sog. Schiefe der Ekliptik, d.h. dem Faktum, daß die Erdachse nicht senkrecht auf der Ekliptik steht, sondern mit deren Flächennormalen einen Winkel von ungefähr $23^1/_2°$ bildet, – lässig ausgedrückt – „um $23^1/_2°$ schief auf der Ekliptik steht"; und daß

3. diese Schiefe nur so kleinen periodischen Schwankungen unterliegt, daß sie aktuo-klimatologisch ohne Konsequenzen sind. (In erdgeschichtlichen Zeiträumen gerechnet, werden die Schwankungen interessant.)

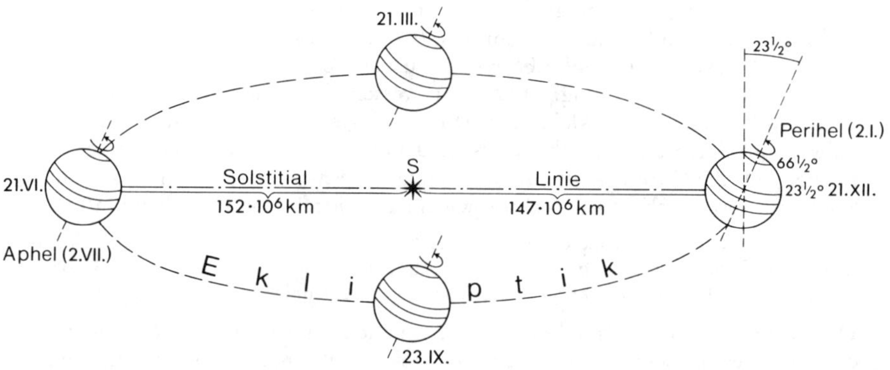


Fig. 2 Erdrevolution und die Entstehung der Jahreszeiten

zu 1. Die Umlaufzeit um die Sonne beträgt (bis auf $11^1/_4$ Minuten) genau $365^1/_4$ Tage. (365 Tage = 1 Jahr (a), nach dem gregorianischen Kalender alle 4 Jahre ein Schaltjahr mit 366 Tagen, wobei zu den Jahrhundertwenden der Schalttag in der Regel ausfällt).

Wie alle Planetenbahnen ist auch die der Erde eine (fast kreisförmige) Ellipse, in deren einem Brennpunkt die Sonne steht (1. Keplersches Gesetz). Auf der großen Achse (= Apsidienlinie) der Ellipse liegen der Ort größter Sonnennähe (= *Perihel*) der Erdbahn $147 \cdot 10^6$ km und der Ort größter Sonnenferne (= *Aphel*) $152 \cdot 10^6$ km vom Mittelpunkt der Sonne entfernt. Die mittlere Entfernung (in Richtung der kleinen Halbachse) beträgt $150 \cdot 10^6$ km.

Den Punkt größter Sonnennähe passiert die Erde in der Gegenwart am 2. Januar. Im Laufe von 21000 Jahren verschiebt sich der Termin um 365 Tage (Verschiebung der Apsidienlinie unter der Einwirkung der anderen Planeten).

Als mittlere Geschwindigkeit der Erde errechnet sich ungefähr 30 km/s, jedoch ist die Bewegung nicht konstant. Vielmehr überdecken die Brennstrahlen (Radiusvektoren) nach dem 2. Keplerschen Gesetz in gleichen Zeiten gleiche Flächen. Das bedeutet, daß sich die Erde in Sonnennähe schneller, im Aphel langsamer bewegt (größter Unterschied 1 km/s) und die astronomischen Halbjahre dadurch ungleich lang sind.

zu 2. Die Ebene, welche durch Erdbahn und Mittelpunkt der Sonne gedacht wird, heißt *Ekliptik*.

Da durch die Erdrotation (wie bei jedem Massenkreisel) die Erdachse in ihrer Richtung im Raum fixiert ist, vollzieht sich die Erdrevolution so, daß die Erdachse in jedem Punkt der Umlaufbahn zu sich selbst parallel bleibt und immer mit einer Flächennormalen auf der Ekliptikebene einen Winkel von rund $23^1/_2°$ bei nur sehr geringfügigen säkulären Schwankungen behält. Die Äquatorebene der Erde, die ja die Flächennormale zur Erdachse darstellt, ist gegenüber der Ekliptikebene dann auch um rund $23^1/_2°$ geneigt (= *Schiefe der Ekliptik*).

Verfolgt man die Erde mit der zu sich selbst parallel bleibenden Rotationsachse auf ihrer Bahn, so gibt es auf dieser zwei ausgezeichnete Punkte, an denen ein gedachter Leitstrahl von der Sonne her senkrecht auf die Erdachse auftrifft und damit gleichzeitig der Grenzkreis zwischen beleuchteter und unbeleuchteter Hälfte der Erdkugel *(Beleuchtungskreis)* mit der Erdachse in einer Ebene liegt und durch die Pole verläuft.

Aufgabe: Zur Veranschaulichung kann man einen Globus mit richtig geneigter Erdachse unter Beibehaltung der Richtung der Erdachse auf einer Kreisbahn bewegen, in deren Mittelpunkt man sich die Sonne denkt oder gar eine Lichtquelle setzt.

An den vorauf bezeichneten Punkten der jährlichen Umlaufbahn werden *alle* Breitenkreise von der Beleuchtungsgrenze halbiert, was bedeutet, daß während einer vollen Erdumdrehung von 24 Stunden alle Orte auf der Erde 12 Stunden Tag und 12 Stunden Nacht haben. Die ausgezeichneten Punkte auf der Erdbahn sind die der *Tag- und Nachtgleiche (Äquinoktialpunkte oder Äquinoktien).* Davon fällt der *Frühlingspunkt* auf den 21. März, der *Herbstpunkt* auf den 23. September. Das Sommerhalbjahr der Südhalbkugel (23. 9. bis 21. 3.) ist also 179 (genau 178 Tage 19 h), das der Nordhalbkugel 186 Tage (und 11 h) lang. Die gedachte Verbindungslinie von

Frühlings- und Herbstpunkt auf der Ekliptik heißt *Äquinoktiallinie.* Die *Solstitiallinie* verbindet jene Punkte der Erdbahn, an denen die Erdachse gegenüber dem Leitstrahl von der Sonne her die größtmögliche Neigung von 23½° aufweist, die Ebene des Grenzkreises zwischen beleuchteter und unbeleuchteter Erdkugel den größten Abstand von den Polen hat und dadurch alle Orte auf der Erde abseits des Äquators je nach Halbkugel den längsten bzw. den kürzesten Tag des Jahres haben. Diese Punkte werden von der Erde am 21. Juni und 21. Dezember passiert.

## 2.2 Beleuchtungsklimazonen und Jahreszeiten

In der Fig. 3 ist die Situation für den 21. Dezember skizziert. Die beleuchteten Bogenstücke (Tagbögen) der Breitenkreise sind auf der Südhalbkugel größer als die unbeleuchteten Nachtbögen. Der südliche Polarkreis (66$^1/_2$°) liegt in voller Länge in der Beleuchtungszone (24 Stunden Tag). 12 Stunden nach ihrem Höchststand berührt die Sonne von oben her gerade den Horizont („Mitternachtssonne"). In Breiten weiter zum Pol bleibt die Sonne zu diesem Zeitpunkt noch beträchtlich über dem Horizont, am Pol selbst um 23$^1/_2$°. Am Äquator herrscht auch zu dieser Solstitialzeit (wie zu den Äquinoktien) und damit ganzjährig Tag- und Nachtgleiche. Auf der Nordhalbkugel ist am 21. Dezember der Tagbogen kürzer als der Nachtbogen. Der nördliche Polarkreis liegt auf seiner ganzen Länge außerhalb der Beleuchtungsgrenzen; zum Wintersolstitium herrscht dort 24 Stunden lang Nacht. Zum Mittagstermin berührt die Sonne gerade von unten her den Horizont.

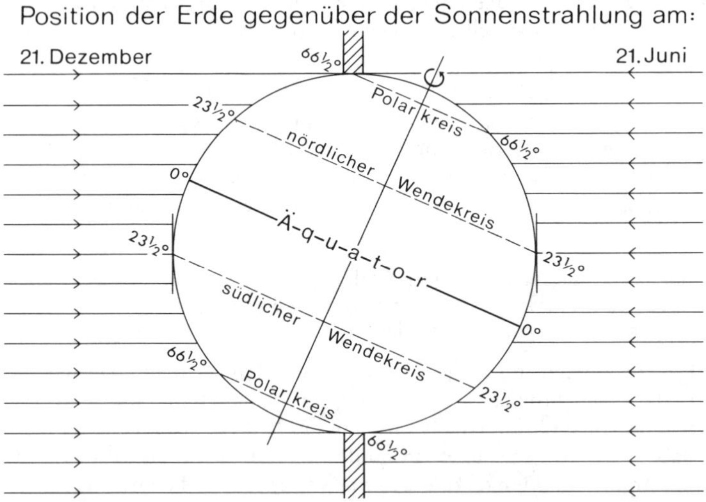


Fig. 3 Position der Erde gegenüber der Sonnenstrahlung am 21. XII. und 21. VI. Tropen, Mittelbreiten, Polargebiete

Bedenkt man, daß die Beleuchtungssituation am 21. Dezember eine Grenz- und Umkehrsituation im jahresperiodischen Gang ist (ab 22. Dezember werden auf der Südhalbkugel die Beleuchtungszeiten kürzer, auf der Nordhalbkugel länger), so läßt sich aus dem Voraufgesagten die Definition der Polarkreise und die beleuchtungsklimatische Charakterisierung der Polargebiete ableiten. *Polarkreise* ($66^1/_2$° N und S) sind jene singulären Breitenkreise, auf denen an jeweils einem Tag im Jahr die Sonne 24 Stunden über dem Horizont bleibt und damit rings um den Horizont wandert (Sommersolstitium der jeweiligen Halbkugel) bzw. 24 Stunden lang nicht aufgeht (Wintersolstitium). Die *Polargebiete* zeichnen sich dadurch aus, daß mit wachsender Annäherung an die betreffenden Pole die Zeiträume ununterbrochener Helligkeit bzw. permanenter Dunkelheit jeweils auf mehrere Tage, Wochen oder gar Monate (am Pol sind es jeweils 6 Monate) zunehmen und damit der abseits der Polargebiete notorische Wechsel von Tag und Nacht im 24-Stunden-Rhythmus für bestimmte Perioden im Jahr unterbrochen und durch den sog. *Polartag* bzw. die *Polarnacht* ersetzt wird.

An derselben Fig. 3 läßt sich für die breitenabhängige Differenzierung der Sonnenhöhen über dem Horizont zum wahren Mittagstermin (Tageshöchststand der Sonne) folgendes ablesen: Am 21. Dezember fallen (mittags) die Sonnenstrahlen senkrecht zu den Horizontebenen aller Orte des Breitenparallels $23^1/_2$° S ein. Die Sonne steht 12 Uhr wahre Ortszeit über den Orten auf dem Breitenkreis $23^1/_2$° S im Zenit (90° über dem Horizont). Am Tage vorher hatte sie noch nicht ganz den Zenit erreicht, und am 22. Dezember wird sie ihn (genau genommen) auch nicht mehr ganz erreichen. An diesen beiden Tagen trifft der Senkrechtstand für eine Breite ein bißchen weiter äquatorwärts zu. Für die Termine an und um den 21. Juni gilt dasselbe für den Breitenkreis $23^1/_2$° Nord. $23^1/_2$° N und S sind also jene Breitenkreise, an welchen an einem wahren Mittag im Jahr die Sonne senkrecht über dem Horizont, im Zenit, steht. Es sind jene ausgezeichneten Breitenparallele, an welchen der Senkrechtstand der Sonne auf seiner jahresperiodischen Wanderung in der Wanderungsrichtung umkehrt, sich umwendet *(nördlicher und südlicher Wendekreis).* (Am Umkehrpunkt tritt ein scheinbarer Stillstand ein, daher „Sonnenstillstand“ = *Solstitium.*)

An dem gleichen 21. Dezember steht an den Orten am Äquator mittags die Sonne nur $90 - 23^1/_2 = 66^1/_2$° über dem Horizont, an solchen am nördlichen Wendekreis erreicht sie mit $90 - 23^1/_2 - 23^1/_2 = 43$°. Sie hat damit für die ganze Zone zwischen Äquator und nördlichem Wendekreis den niedrigsten Stand im ganzen Jahr.

Bis zum 21. Juni kehren sich dann die Verhältnisse um. Die *astronomischen Tropen* als die Zone zwischen dem nördlichen und südlichen Wendekreis sind also strahlungsklimatisch dadurch definiert, daß in ihnen die Sonne ein- oder zweimal im Jahr mittags senkrecht steht und daß die Mittagshöhe nie kleiner als 43° wird. Klimatologisch bedeutungsvoll ist noch die Differenzierung in *äußere* und *innere Tropen.* In den letzteren nahe dem Äquator wirken nämlich die Tatsachen, daß der Zenitstand der Sonne in zwei deutlich voneinander getrennten Perioden jeweils um den 21. März und 23. September auftritt, in den anderen Zeiten aber die Mittagshöhe immer nahe $66^1/_2$° bleibt und daß außerdem die Tageslänge im ganzen Jahr fast gleichmäßig 12 Stunden beträgt, dahin zusammen, daß das ganze Jahr über sehr gleichmäßige Beleuchtungs- und Strahlungsbedingungen resultieren. In den äußeren Tropen nahe den Wendekreisen ist das schon etwas anders: erstens folgt der zweimalige Höchststand der Sonne (auf dem Hin- und Rückweg) zeitlich relativ schnell aufeinander, zweitens ist zum Unterschied von der Höchststandperiode ein halbes Jahr später die Mittagshöhe der Sonne mit nahe 43° doch schon merklich tiefer, drittens sind auch die Tageslängen in den beiden Jahresabschnitten schon um ca. 3 Stunden verschieden. Alles das wirkt zusammen, daß in den äußeren Tropen bereits deutliche jahreszeitliche Unterschiede von Beleuchtungs- und Strahlungsbedingungen auftreten, die noch wesentlich wirksamere klimatologische Jahreszeitenphänomene zur Folge haben (s. Kap. 17 über Allgemeine Zirkulation).

Zwischen Wende- und Polarkreisen liegen die *strahlungsklimatischen Mittelbreiten*, in welchen einerseits zwar der Wechsel von Tag und Nacht im Laufe des Jahres nicht durchbrochen wird, andererseits der Unterschied von deren jeweiliger Länge einen wesentlichen Klimafaktor darstellt, der sich zusammen mit den Schwankungen der Sonnenhöhe entscheidend in der Ausbildung der besonders für die höheren Mittelbreiten charakteristischen vier Jahreszeiten Frühling, Sommer, Herbst und Winter auswirkt.

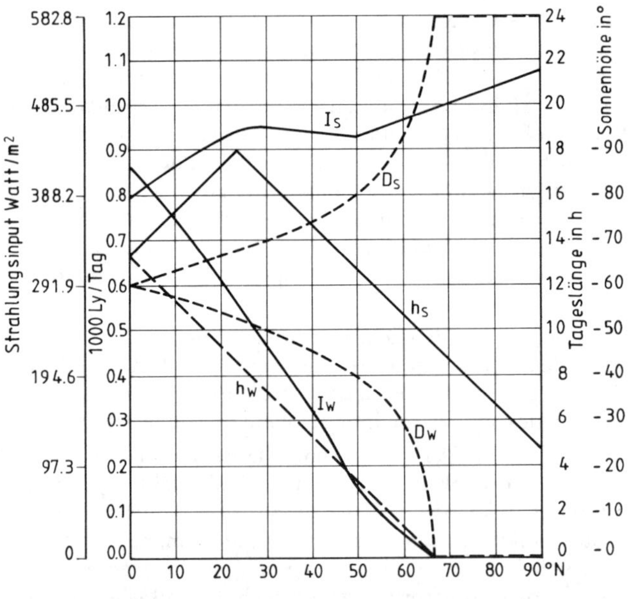


Fig. 4 Tageslänge D, Sonnenhöhe h und Strahlungsinput im solaren Klima I für Sommer- und Wintersolstitium in Abhängigkeit von der geographischen Breite (nach NEUBERGER und CAHIR, 1969) modifiziert

Im Diagramm der Fig. 4 lassen sich für die Zeiten des Winter- und Sommersolstitiums der jeweiligen Halbkugel (Index *w* bzw. *s*) Tageslänge und Mittagshöhe der Sonne für jede Breite ablesen.

Aufgabe: Wie lang sind die Tage zum Sommersolstitium in 45°, 55° und 65°? Wie lang sind sie zum Wintersolstitium in den gleichen Breiten? Welche Mittagshöhe hat die Sonne in den genannten Breiten zum Sommer- und Wintersolstitium? Zeichne die Grenzen der Tropen und der Polarzonen in das Diagramm ein. Wie verlaufen die entsprechenden Linien für Sonnenhöhe und Tageslänge für die Äquinoktien?

Besonders an den Linien für die Tageslängen im Sommer und Winter wird deutlich, daß die Mittelbreiten eine sehr uneinheitliche Beleuchtungsklimazone darstellen. Man unterteilt sie am besten noch in niedere und hohe Mittelbreiten und setzt zweckmäßigerweise die Grenze bei 45°. Dann bleibt äquatorwärts bis zum Wendekreis eine Zone, in welcher im Sommer mittags die Sonne sehr hoch am Himmel steht („sehr hoch" festgelegt als 67–90°), der Tag aber mit 15 Stunden relativ kurz bleibt (d. h. um $^1/_2$ 8 Uhr abends geht die Sonne unter, um 8 oder $^1/_2$ 9 Uhr ist es dunkel). Demgegenüber reicht die Mittagssonne im Winter immer noch mittelhoch (23–45° über dem Horizont), und die Tage bleiben wenigstens $8^1/_2$ Stunden lang. Sehr hohe Mittagssonne, früher Abend und relativ lange Nacht im Sommer, relativ lange, lichte Tage bei noch wärmender Sonne im Winter, das sind die Charakteristika der *strahlungsklimatischen Subtropen.*

Polwärts 45° folgen strahlungsklimatisch die *hohen Mittelbreiten,* ausgezeichnet durch hohen (45–67°) Sonnenstand und polwärts rapide sich verlängernde Tage im Sommer (in Südschweden geht Ende Juni die Sonne erst gegen 9 Uhr abends unter, um 10 Uhr ist es immer noch nicht dunkel), sowie im Winter extrem kurze Tage, an denen die Sonne immer tief bleibt, d. h. nie mehr als 23° über den Horizont kommt. Bei dieser Sonnenhöhe wirken sich besonders im Winter und in den Übergangsjahreszeiten Frühling und Herbst die geländebedingten Expositionsunterschiede extrem aus (*„Winter-"* und *„Sommerhang"*, früher Frühling am Südhang, Herbstsonne auf südexponierten Weinbergen). In allen anderen Strahlungsklimazonen spielt die Geländeexposition eine viel geringere Rolle.

(In den Tropen und Subtropen „schaut die Sonne immer über den Berg", in den Polargebieten kommt sie bei dem langen Tagbogen „von hinten herum".)

# 3 Die Sonne als Energiequelle und die Ableitung des solaren Klimas

## 3.1 Energiequelle und Solarkonstante

Die *Quelle, aus der praktisch die gesamte Energie stammt,* welche den Zirkulationsmechanismus der Atmosphäre mit all seinen meteorologischen und seinen charakteristischen klimatologischen Erscheinungen in Bewegung setzt, die außerdem das ganze organische Leben auf der Erde ermöglicht und die alle Arbeit zur physikalischen und chemischen Veränderung an der festen Erdoberfläche liefert, *ist die Sonne.*

Andere extraterrestrische Energiequellen sind völlig ohne Bedeutung, und auch der Wärmestrom aus dem Erdinnern ist im Hinblick auf die Atmosphäre unerheblich und zu vernachlässigen. Daß ein solcher Wärmestrom vorhanden ist, zeigt die Tatsache, daß die Temperatur mit der Tiefe in der Erde zunimmt. Der Betrag der *„geothermischen Tiefenstufe"* ist überall verschieden. Im Mittel beträgt er ca. 35 m pro °C.

Das System Sonne–Erde kann man sich maßstabsgerecht ($10^9$:1) verkleinert ungefähr so vorstellen, daß in einem Tor eines etwas vergrößerten Fußballplatzes (ca. 150 m lang) ein (Sonnen-)Ball von 1,4 m Durchmesser und im gegenüberliegenden Tor ein (Erd-)Kügelchen von nicht ganz 1,4 cm Durchmesser liegt.

Die Sonne, die astronomisch zu den gelben Zwergsternen zählt, ist ein glühender Gasball von $1{,}39 \cdot 10^6$ km Durchmesser. Ihre *effektive Oberflächentemperatur* läßt sich aus der spektralen Energieverteilung der von ihr ausgehenden elektromagnetischen Strahlung zu *5700°C* berechnen. Von der kugelsymmetrisch in den Weltraum abgestrahlten Gesamtenergie trifft auf die 150 Mill. km entfernte Erde nur eine Teilmenge von rd. 2 Milliardstel. Ihre regionale und zeitliche Verteilung und Umsetzung im System Erde + Atmosphäre bildet das Fundament der klimatischen Differenzierungen.

Die Ableitung der zeitlichen und räumlichen Verteilung der zugestrahlten Energie soll zunächst unter Abstraktion der Atmosphäre (für die Oberfläche der Atmosphäre), das ist für die *Bedingungen des „solaren Klimas"*, erfolgen.

Als relativ leicht zu veranschaulichende *Maßeinheit für die Größe der Strahlungsenergie,* die einer Flächeneinheit [$cm^2$] pro Zeiteinheit [s, min, Tag, Monat oder Jahr] zugestrahlt wird, wurde früher in der Klimatologie ganz allgemein und wird heute noch aus Zweckmäßigkeitsgründen in Lehrbüchern und Standardwerken (z. B. World Survey of Climatology) das Wärmeäquivalent in kleinen Kalorien [cal] verwendet. 1 cal ist die Wärmemenge, die benötigt wird, um 1 Gramm Wasser von 14,5 auf 15,5° C (von 278,5 auf 288,5 K) zu erwärmen. 1 cal pro $cm^2$ [= 1 cal $\cdot$ $cm^{-2}$] wurde besonders in der amerikanischen Literatur als 1 Langley [= 1 ly] definiert, um jeweils das Anführen der Flächeneinheit [$cm^2$] zu sparen.

Nun sollen nach internationaler Übereinkunft in Zukunft als praktisch-physikalische Maßeinheit für die Energie (Arbeit) nur noch das *Joule,* für die Leistung (= Arbeit oder Energie pro Zeit) das *Watt* verwendet werden. Da aber noch die gesamte Grundlagenliteratur und vor allem die kartographischen Darstellungen über Strahlungswerte und Strahlungsmengen mit der Kalorie als Maßeinheit arbeiten und da für manche traditionellen Wertangaben in Kalorien eine einfache und zugleich sinnvolle Umrechnung in die neuen Einheiten nicht möglich ist, in anderen Fällen (z.B. spezifische – und Kondensationswärme) zu grotesken Komplikationen führt, wird die Kalorie auch im vorliegenden Text weiter benutzt und nachfolgend die Umrechnungsmöglichkeit aufgezeigt und diskutiert.

Grundlage der Umrechnung ist die Transformierbarkeit der verschiedenen Energieformen (mechanische, kalorische, elektrische).
Grundeinheit der Energie (Arbeit) ist

$1 \text{ erg} = 1 \text{ g} \cdot \text{cm}^2 \cdot \text{s}^{-2}$

(Gramm Masse × Zentimeter zum Quadrat, dividiert durch Sekunde zum Quadrat; d.i. Masse × Beschleunigung).

$10^7$ erg werden als *1 Joule* definiert.

Grundeinheit der Leistung ($= \frac{\text{Arbeit}}{\text{Zeit}}$) ist

$1 \text{ erg pro Sekunde} = 1 \text{ erg} \cdot \text{s}^{-1} = 1 \text{ g} \cdot \text{cm}^2 \cdot \text{s}^{-3}$

$10^7 \text{ erg} \cdot \text{s}^{-1} = 10^7 \text{g} \cdot \text{cm}^2 \cdot \text{s}^{-3}$ werden als *1 Watt* definiert.

Wichtige Umrechnungsgleichungen für kalorische Werte in solche mit den o.g. praktisch-physikalischen Bezugseinheiten sind:

1 cal = 4,187 Joule = 4,187 Wattsekunden (Ws) = 1,163 Milli-Watt-Stunden (mWh).

$1 \text{ cal} \cdot \text{cm}^{-2} \cdot \text{min}^{-1} = 697{,}8 \text{ Wm}^{-2} = 697{,}8 \text{ Joule m}^{-2} \cdot \text{s}^{-1}$.

Die letztgenannte Umrechnung besagt folgendes:
Wenn einem Quadratzentimeter innerhalb einer Minute die Energie von einer Kalorie zugeführt wird, dann wird einem Quadratmeter in jeder Sekunde dieser Minute die Energie von 697,8 Joule zugeführt. Die mittlere Leistung pro Zeiteinheit (Sekunde) ist dann 697,8 Watt. Mit dieser Einsicht mag eine Umrechnung der Solarkonstanten von $1{,}96 \text{ cal} \cdot \text{cm}^{-2} \cdot \text{min}^{-1}$ in Watt pro Quadratmeter $[\text{W} \cdot \text{m}^{-2}]$ z.B. noch sinnvoll sein. Anders, wenn es sich um Tages-, Monats-, Halbjahres- oder Jahressummen der eingestrahlten Energie oder Wärmemengen für verschiedene geographische Breiten in Kalorien handelt (s. Kap. 3.2; 7.1; 7.2; 10.2). Solche Werte sind errechnet aus einer fortlaufenden Summation von unterschiedlichen Einzelwerten für eine bestimmte Zeitabfolge, wobei diese für verschiedene geographische Breiten auch noch unterschiedlich lang ist.

Dann macht eine einfache Umrechnung mit Formeln wie

$1 \text{ cal} \cdot \text{cm}^{-2} \cdot \text{h}^{-1} = 11{,}63 \text{ Watt m}^{-2}$ oder
$1 \text{ cal} \cdot \text{cm}^{-2} \cdot \text{Tag}^{-1} = 0{,}4864 \text{ Watt m}^{-2}$ oder
$1 \text{ Kcal} \cdot \text{cm}^{-2} \cdot \text{Jahr}^{-1} = 1{,}3276 \text{ Watt m}^{-2}$

zwar als Zeitnormierung für bestimmte Rechenoperationen einen Sinn, sie verschleiert aber die wahre Datengrundlage und die Einsicht in die wahre Natur der Strahlungsenergieflüsse. Sehr fragwürdig wird die Umrechnung, wenn man in Originalkarten über die regionale Verteilung (z. B. Fig. 18 oder Fig. 27) oder in Diagrammen über den zeitlichen Ablauf von Strahlungsenergien (z. B. Fig. 26) die ursprünglichen Maßeinheiten durch neue zeitnormierte ersetzt und dann neue Isolinien mit auf ganze Zehner ab- oder aufgerundeten Wertangaben zeichnet. Solches Verfahren schadet dem Durchblick durch die physikalischen Grundlagen und widerspricht auch meiner Auffassung vom Umgang mit den Originaldarstellungen anderer Autoren. Vom Standpunkt regionalen Vergleiches macht die Umrechnung überhaupt keinen Sinn, weil sie nichts gesichert Neues gegenüber den Darstellungen bietet, die mit den physikalisch plausiblen traditionellen Maßeinheiten vom Originalautor erstellt wurden.

Wenn man später einmal zu neuen Originalkarten mit den neuen Maßeinheiten kommen sollte, so müßte man jeweils die Mittelwerte der Watt pro Quadratmeter für kurze Zeitabschnitte kennen, um sie dann über die jeweils entsprechende Zeitabfolge zu integrieren.

Grundgröße aller Berechnungen über die Verteilung der Sonnenstrahlung auf der Erde ist die *„Solarkonstante“* (meist als $J_0$ abgekürzt). Es ist diejenige Strahlungsenergie, welche oberhalb des Atmosphäreneinflusses bei mittlerem Sonnenabstand und senkrechtem Strahleneinfall in einer Minute durch die Flächeneinheit fließt. Sie genau zu bestimmen, ist erst gelungen, als man Strahlungs-Meßgeräte *(Pyrheliometer)* hoch genug über die Erdoberfläche hinaus befördern konnte, weil anderenfalls in alle Messungen der Einfluß der Atmosphäre als ein Meßfehler einging, der rechnerisch nicht mit letzter Sicherheit auszugleichen war. Seit den Satellitenbeobachtungen wird als repräsentativster Wert der Solarkonstante 1,96 kleine Kalorien pro Quadratzentimeter und Minute [cal $\cdot$ $cm^{-2}$ $\cdot$ $min^{-1}$] oder [ly $min^{-1}$] angegeben. Da der Wert aus noch nicht geklärten extraterrestrischen Gründen kurzzeitig um ca. $1^1/_2\%$ schwankt, kann man für vereinfachte Rechnungen die *Solarkonstante* mit rund *2 cal* $cm^{-2}$ $min^{-1}$ ansetzen. Im Perihel ist der Wert 3,4% größer, im Aphel um 3,5% kleiner. Als bester Mittelwert in Watt pro $m^2$ gilt 1368 W $m^{-2}$.

Verdunstung und Reflexion ausgeschlossen, würde 1 $cm^3$ Wasser in jeder Minute von der Solarkonstante um rund 2° erwärmt werden, ein gleich großer Quader aus Quarzgestein um ungefähr 10°. Über die gesamte Querschnittsfläche der Erdkugel integriert, erreicht die Erde täglich eine Energie von $J_0 \cdot R^2 \cdot \pi \cdot 60 \cdot 24$ [cal].

Mit Hilfe des elektro-kalorischen Äquivalentes 1 [Ws] = 0,24 [cal] in elektrische Energie umgerechnet, entspricht das $427 \cdot 10^{13}$ Kilowattstunden (kWh) pro Tag. Rund $1 \cdot 10^{10}$ kWh pro Tag werden auf der ganzen Welt von Elektrizitätswerken erzeugt.

Nun verteilt sich die der Querschnittsfläche zugestrahlte Energie aber auf die ganze Kugel. Geschähe dies gleichmäßig, so kämen auf jeden $cm^2$ $J_0/4 \cdot 60 \cdot 24$, da Querschnitt- zu Kugelfläche im Verhältnis $R^2 \cdot \pi$ zu $4R^2 \cdot \pi$, also wie 1:4, stehen.

$J_0 \cdot 60 \cdot 24/4 = 720\ cal\ cm^{-2}\ Tag^{-1} = 720\ ly\ Tag^{-1}$ ist die mittlere Energiemenge, die bei gleichmäßiger Verteilung über die ganze Erdkugel jedem Quadratzentimeter von der Sonne her zur Verfügung gestellt wird. (Das reicht, um jeden Tag eine 9 cm dicke Eisdecke zu schmelzen.)

Aber die Verteilung ist nicht gleichmäßig. Die zeitliche und regionale Aufteilung läßt sich für die Bedingungen des solaren Klimas nach rein mathematisch-geometrischen Rechenverfahren bestimmen.

## 3.2 Fakten des solaren Klimas

*Solares Klima* der Erde ist die (mathematisch errechenbare) im tages- und jahresperiodischen Gang der Einheitsfläche auf der Horizontebene von Orten unterschiedlicher geographischer Breite unter Abstraktion der Atmosphäre zur Verfügung gestellte Strahlungsenergiemenge. Da Orte gleicher geographischer Breite das gleiche solare Klima haben, können sich alle Ableitungen auf einen Meridionalschnitt über die Erdkugel beschränken.

Die der Einheitsfläche zugestrahlte Energiemenge *(Strahlungsinput)* ist gleich dem Produkt aus Strahlungsmenge pro Zeiteinheit *(Strahlungsintensität = Energieflußdichte)* und Strahlungsdauer.

Aus der Erfahrung (beim Sonnenbad z.B.) weiß man und aus einfachen geometrischen Betrachtungen (s. Fig. 5) läßt sich leicht genauer ableiten, daß sich bei gegebener Strahlungsquelle und Einstrahlungsrichtung (Sonne z.B.) die Energieflußdichte auf einer Fläche mit dem Einfallswinkel der Strahlen verändert. Als Grundgröße ist gegeben die Solarkonstante ($J_0$), definiert für senkrechten Strahlungseinfall. Die tatsächliche Exposition der Horizontebene gegenüber der einkommenden Strahlung, der Winkel, unter dem die Sonnenstrahlen auf die Horizontebene einfallen, wird durch Erdrotation und Erdrevolution bei im Raum fixierter Erdachse in periodischen Gängen bestimmt (vgl. Fig. 2 sowie Kap. 1 und 2). Von der Erde aus betrachtet erscheint die wechselnde Exposition der Horizontebene als (scheinbare) Veränderung der Sonnenhöhe $h$ über einem (scheinbar) festliegenden Horizont.

In der Fig. 5 ist für einen bestimmten Sonnenstand die Situation zwischen einfallender Sonnenstrahlung und Horizontebene dargestellt. Auf die Fläche $a' \cdot b$ trifft die Strahlung senkrecht auf; durch jeden Quadratzentimeter von ihr fließt pro Minute die Strahlungsmenge der Solarkonstante $J_0$. Durch die ganze Fläche fließt $J_0 \cdot a' \cdot b$. Die

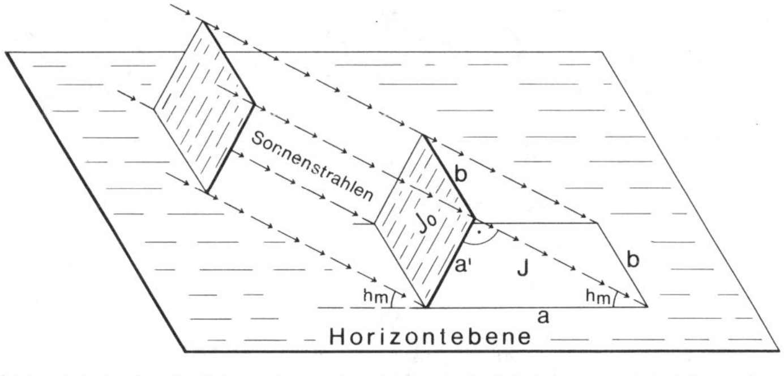


Fig. 5 Abhängigkeit der Strahlungsintensität (Energieflußdichte) vom Einfallswinkel

gleiche Menge verteilt sich auf der Horizontebene auf die größere Fläche $a \cdot b$. Danach muß die Strahlungsmenge pro cm² und min (die Energieflußdichte) kleiner werden. Setzt man sie mit $J$ an, so resultiert die Gleichung $J_0 \cdot a' \cdot b = J \cdot a \cdot b$. $b$ läßt sich herauskürzen, so daß sich $J_0 \cdot a' = J \cdot a$ ergibt oder $J = J_0 \cdot a'/a$. $a'/a$ ist nach den Gesetzen der Geometrie gleich dem Sinus des Winkels $h_m$. Da die Ableitung für jeden beliebigen Winkel über dem Horizont in der gleichen Weise durchgeführt werden kann, resultiert das allgemeine *Gesetz:*

$$J = J_0 \cdot \sin h \; ;$$

die Strahlungsmenge pro cm² der Horizontebene und Minute ist gleich der Solarkonstanten, multipliziert mit dem Sinus der Sonnenhöhe (= Einfallswinkel der Strahlung).

[O. a. Gleichung gilt natürlich auch, wenn man sich an Stelle der Horizontebene eine Fläche auf der physikalischen Erdoberfläche, z. B. einen Talhang, vorstellt. Dann ist $h$ dahingehend zu verallgemeinern, daß es nicht die Sonnenhöhe, sondern der Winkel zwischen Fläche und einkommender Strahlung (Einfallswinkel) ist. Für die Behandlung des solaren Klimas soll es aber vorerst bei der Betrachtung der Horizontebene bleiben.]

Wenn man nun für einen Ort für jede Minute der Einstrahlungszeit (Tag) die Sonnenhöhe kennt, kann man die jeweilig auftreffenden Strahlungsmengen und aus der Summe für alle Minuten des Tages die Gesamtmenge pro Tag ausrechnen. Aus 365 Tagessummen ergibt sich die Gesamtstrahlungsenergie für das Jahr.

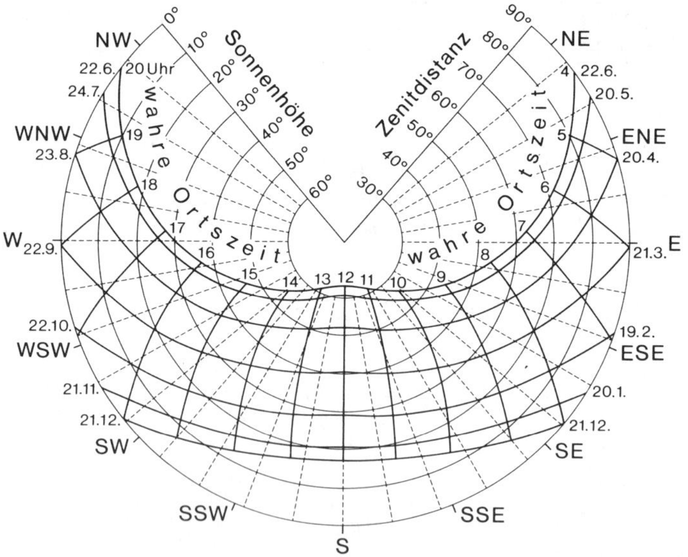


Fig. 6 Tageslängen und Sonnenhöhen für 50° N (unter Verwendung von REIDAT, Ann. Meteor. 1955/56 und SELLERS, 1965)

Sonnenhöhe und Einstrahlungszeit ändern sich mit der Erdrevolution und Erdrotation jahres- bzw. tagesperiodisch. Sie lassen sich nach den Gesetzen der sphärischen Geometrie berechnen und werden meist in diagrammatischer Form dargestellt.

Die Fig. 4 ist bereits zur Feststellung von Tageslänge und Mittagshöhe der Sonne in den verschiedenen Breiten für Sommer- und Wintersolstitium bei der Ableitung der strahlungsklimatischen Großgliederung der Erde (s. Kap. 2) herangezogen worden. Die Fig. 6 gibt für eine bestimmte geographische Breite (50° N, d. i. die Mainlinie) für das ganze Jahr die Tageslängen sowie für alle Stunden der Tage die betreffenden Sonnenhöhe (und läßt außerdem auch noch erkennen, an welchen Punkten des Horizontkreises die Sonne zu den verschiedenen Tagen auf- bzw. untergeht).

Mit den Daten aus dieser Darstellung lassen sich die Strahlungssummen für Tage, Monate und Jahr für 50° Breite und aus entsprechenden Diagrammen für andere geographische Breiten auch die dort eingehenden Energien bestimmen. In Fig. 4 sind die Werte wieder für die Solstitialzeiten und in der folgenden Tabelle diejenigen für ausgewählte Tage im Jahresverlauf angegeben.

Aufgabe: Wie hoch steht in 50° Breite die Sonne am 5. Mai um 10 Uhr vormittags? An welchem Tag steht sie zur gleichen Zeit genau so hoch? Wann ändert sich die Mittagshöhe der Sonne von Tag zu Tag am stärksten, wann am wenigsten? Warum heißt es in Bauernregeln, daß von Maria Lichtmeß (2. Febr.) an (erst) die Tage sich längen?

Tagessummen der Einstrahlung im solaren Klima für bestimmte Tage im Jahr in cal · $cm^{-2}$ · $d^{-1}$

| *N* | *21. 3.* | *6. 5.* | *22. 6.* | *8. 8.* | *23. 9.* | *8. 11.* | *22. 12.* | *4. 2.* |
|---|---|---|---|---|---|---|---|---|
| 90° | – | 796 | 1110 | 789 | – | – | – | – |
| 70° | 316 | 772 | 1043 | 765 | 312 | 25 | – | 25 |
| 50° | 593 | 894 | 1020 | 886 | 586 | 295 | 181 | 298 |
| 30° | 799 | 958 | 1005 | 949 | 789 | 581 | 480 | 586 |
| 10° | 909 | 921 | 900 | 913 | 898 | 813 | 756 | 820 |
| 0° | 923 | 863 | 814 | 856 | 912 | 897 | 869 | 905 |
| 10° | 909 | 783 | 708 | 776 | 898 | 956 | 962 | 965 |
| 30° | 799 | 560 | 450 | 555 | 789 | 994 | 1073 | 1003 |
| 50° | 593 | 285 | 170 | 282 | 586 | 929 | 1089 | 937 |
| 70° | 316 | 24 | – | 24 | 312 | 802 | 1114 | 809 |
| 90° | – | – | – | – | – | 826 | 1185 | 831 |
| *S* | | | | | | | | |

An diese Werte lassen sich folgende Feststellungen knüpfen:

1. Zur Zeit der Äquinoktien (21. 3. und 23. 9.) herrscht eine symmetrische Verteilung der Strahlungsmengen mit Maximum am Äquator (überall herrscht 12 Stunden Tag; die Energiemenge ist allein von der unterschiedlichen Sonnenhöhe abhängig).

2. Anfang Mai (bzw. Anfang November) liegt das Maximum bei 30° N (bzw. S) als Folge der längeren Einstrahlungsdauer gegenüber den Breiten um 15°, wo zu dieser Zeit die Sonne mittags senkrecht steht, die Tage aber um ungefähr eine Stunde kürzer sind. Nahe dem N- (bzw. S-)Pol tritt ein sekundäres Maximum auf, da hier die Tageslänge bereits 24 Stunden ausmacht.

3. Zur Zeit des Sommersolstitiums liegt das Maximum überhaupt in den jeweiligen Polargebieten. Der überragende Einfluß der Einstrahlungsdauer auf die zugestrahlte Energiemenge wirkt sich dahin aus, daß für die höheren Breiten von Ende Mai bis Mitte Juli (Ende November bis Mitte Januar) Tagesmengen der Energie zur Verfügung stehen, die in den Tropen nie erreicht werden. Nahe den Polen übertrifft der Wert die maximale Menge der inneren Tropen um fast 20%. Dafür ist

4. am N- (bzw. S-)Pol bereits $2^1/_2$ Monate nach den genannten strahlungsintensiven Sommermonaten die zugeführte Energie schon wieder Null. Bis zur Breite von Mittelschweden (bzw. Kap Hoorn; ca. 60°) ist der Wert auf fast die Hälfte dessen abgesunken, was in der Tropenregion zugeführt wird.

5. Die große Schwankung des solaren Klimas in den Breiten polwärts von 50° kontrastiert scharf zu der ganzjährigen Gleichmäßigkeit der Energiezufuhr in den Tropen.

6. Die Südhalbkugel weist in ihrem Sommer im ganzen etwas höhere Tageswerte der Einstrahlung auf. Grund ist die Perihelsituation der Erde (s. 2.1). Über die Halbjahreswerte gerechnet gleicht sich der Unterschied zur Nordhalbkugel wegen der kürzeren Dauer des Halbjahres vom 23. 9. bis 21. 3. aus. (Aufgabe: Welches ist der Grund für die unterschiedliche Halbjahresdauer? s. 2.1.)

Die folgende Tabelle gibt die Energiesummen für Sommer- und Winterhalbjahr sowie die jährliche Gesamtmenge im Meridionalschnitt (Werte in 1000 cal · $cm^{-2}$; 1000 cal = 1 Kilokalorie [kcal]).

Wärmemengen im solaren Klima in 1000 cal pro $cm^2$ und Halbjahr bzw. Jahr

| | 0° | 10° | 20° | 30° | 40° | 50° | 60° | 70° | 80° | 90° Br. |
|---|---|---|---|---|---|---|---|---|---|---|
| So-Halbj. | 160.5 | 170 | 174.5 | 175 | 170 | 161 | 149 | 138.5 | 134.5 | 133 |
| Differenz So-Halbj. | | + 9.5 | + 4.5 | + 0.5 | − 5.0 | − 9.0 | −12.0 | −10.5 | − 4.0 | −1.5 |
| Wi-Halbj. | 160.5 | 147 | 129 | 108 | 84 | 59 | 33.5 | 13.5 | 3 | 0 |
| Differenz Wi-Halbj. | | −13.5 | −18.0 | −21.0 | −24.0 | −25.0 | −25.5 | −20.0 | −10.5 | −3.0 |
| Jahr | 321.0 | 317 | 303.5 | 283 | 254 | 220 | 182.5 | 152 | 137.5 | 133 |
| Diff. Jahr | | 4.0 | 13.5 | 20.5 | 29.0 | 34.0 | 37.5 | 30.5 | 14.5 | 4.5 |

Daran ist klimatologisch grundsätzlich wichtig:

1. Die Jahreswerte zeigen eine durchgehende Abnahme vom Äquator zu den Polen. Am Polarkreis steht ungefähr noch die Hälfte, am Pol ca. 40% der Energiemenge vom Äquator zur Verfügung.

2. Die Differenzen zwischen den Breitenparallelen sind sehr verschieden. Während bis 30° N und S, also auf der Hälfte der Fläche der Erdkugel, der höchste und niedrigste Wert sich nur um 11–12% des ersteren unterscheiden, konzentrieren sich auf die 30 Breitengrade von 40–70° mehr als 50% des gesamten Unterschiedes zwischen Äquator und Pol. Die größte *Drängung der Energieunterschiede* liegt *in den hohen Mittelbreiten zwischen 40 und 60°* mit ungefähr 38% der Gesamtdifferenz Äquator/Pol. In der Polarregion sind die breitenmäßigen Unterschiede wieder relativ gering.

3. *Im Sommerhalbjahr* liegt das *Maximum der Energie* in den niederen Subtropen *bei 30°*. Die *Konzentration des Energiegefälles* auf die höheren Mittelbreiten ist zwar auch zu dieser Jahreszeit vorhanden, jedoch in deutlich *abgeschwächter Form*.

4. *Im Winterhalbjahr* ist auch in den Tropen eine deutliche breitenmäßige Differenzierung der Energie vorhanden. Um 33% liegt der Wert in 30° unter demjenigen des Äquators. Die Abnahme verstärkt sich auf den nächsten 30 Breitengraden noch etwas. Das größte *Energiegefälle* hat sich allerdings im Vergleich zum Sommer ein bißchen *äquatorwärts verschoben*.

Die genannten Fakten werden wir in vielen klimatologischen Konsequenzen und letzten Endes in der Grundanlage der planetarischen Zirkulation wiederfinden.

# 4 Die Atmosphäre, ihre Zusammensetzung und Gliederung

## 4.1 Die Zusammensetzung der Atmosphäre

Unter *Atmosphäre* versteht man allgemein eine von der Schwerkraft eines Himmelskörpers festgehaltene Gashülle. Ihre Zusammensetzung kann sehr verschieden sein und hängt wesentlich von Temperatur, Größe und Masse des Himmelskörpers ab.

In der Atmosphäre der Erde sind verschiedene Stockwerke zu unterscheiden, so wie es in der Fig. 7 übersichtlich dargestellt ist. Für die Klimatologie sind – abgesehen von einigen wenigen Spezialproblemen – nur die unteren Teile bis allenfalls 20 oder 30 km Höhe interessant.

Die *Zusammensetzung der Atmosphäre* weist bis 20 km Höhe als Grundmasse ein Gemisch von permanenten Gasen auf, deren Mischungsverhältnis die Definiertheit einer chemischen Verbindung hat. Sie ist zeitlich und örtlich stark wechselnd vermischt mit Wasserdampf als nicht permanentem Gas und durchsetzt von den Suspensionen des Aerosols.

Die Grundmasse, die trockene reine Luft, besteht aus einem Gemisch von Gasen, die unter atmosphärischen Bedingungen nicht in die flüssige oder feste Phase übergehen können (= *permanente Gase*), weil ihre Verflüssigungs- bzw. Erstarrungstemperaturen weit unterhalb der in der Atmosphäre vorkommenden Temperaturen liegen (s. Abschn. 14.1). Die Mischung besteht aus

| | | | |
|---|---|---|---|
| 75,53 Gewichts-% | Stickstoff | ($N_2$) | (78,08 Volumen-%) |
| 23,14 Gewichts-% | Sauerstoff | ($O_2$) | (20,95 Volumen-%) |
| 1,28 Gewichts-% | Argon | (Ar) | ( 0,93 Volumen-%) |
| 0,05 Gewichts-% | Kohlendioxyd | ($CO_2$) | ( 0,03 Volumen-%) |

und außerdem in Spuren mit (ebenso genau bestimmten) %-Sätzen von Tausendstel bis Milliardstel einer Reihe von Edelgasen wie Neon (Ne), Helium (He), Krypton

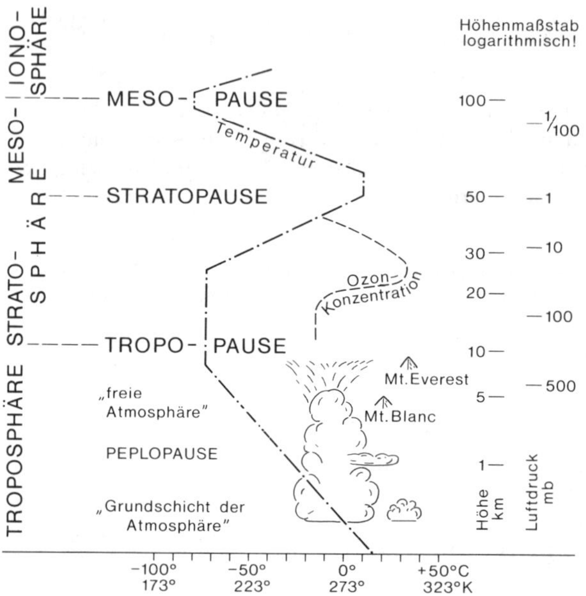


Fig. 7
Stockwerkgliederung der Atmosphäre, schematisch

(Kr) und Xenon (X) sowie Ozon ($O_3$) und Wasserstoff ($H_2$), wobei die zwei letztgenannten in ihren Anteilen zeitlich und örtlich variieren.

Da die Einzelgase zum Teil stark unterschiedliche Massen haben, müssen sie unter der Wirkung der Schwerebeschleunigung einer ständigen Tendenz zur schichtigen Anordnung der schweren unten und der leichten oben unterliegen. Daß trotzdem in Wirklichkeit das Mischungsverhältnis bis in große Höhen konstant ist, ist Folge der sehr effektiven turbulenten Durchmischung (s. Kap. 15). Besonders bemerkenswert ist die Konstanz des *$O_2$-Anteils,* wenn man bedenkt, daß der Sauerstoff doch einerseits bei der Photosynthese von Pflanzen erzeugt werden muß und andererseits bei Oxydationsprozessen (Atmung und Verbrennung gehören dazu) gebunden wird. In der Natur wird also ein sog. Fließgleichgewicht aufrecht erhalten. Selbst in den großen Industrieagglomerationen, wo rechnerisch mehr $O_2$ gebunden als erzeugt wird, hat man bisher noch keinen Rückgang des Sauerstoff-Anteiles an der Luft feststellen können.

Der *$CO_2$-Gehalt* unterliegt dagegen als Folge der zunehmenden Verbrennungsprozesse bereits einer meßbaren regionalen und zeitlichen Veränderung. Über großen Industriegebieten können sich die normalen Prozent-Anteile verdoppeln, im globalen Mittel nimmt der Anteil stetig zu. (In den letzten 50 Jahren um 12% der o. a. 0,03 Vol.-%; für die Zukunft kalkuliert man mit weiteren 50% bis zum Ende dieses Jahrhunderts.) Da $CO_2$ eine wichtige Rolle bei der Absorption der infraroten Strahlung von Sonne und Erde spielt (s. Abschn. 9.2), wird seine Zunahme im Hinblick auf Wärmehaushalt und eventuelle Klimaänderung diskutiert. Eindeutige Aussagen sind allerdings noch nicht möglich.

Das als Strahlungsschutz unentbehrliche, gleichzeitig aber chemisch höchst aggressive *Ozon* ($O_3$) ist glücklicherweise in seiner Hauptmenge weit von der Erdoberfläche entfernt in Höhen zwischen 20 und 50 km konzentriert. Es ist dort in verschiedenen Schichten wechselnder Mächtigkeit und Höhenlage angereichert. Obwohl die Gesamtmenge unter Normaldruck (760 mm Hg) nur eine Schichtdicke um 2 mm ausmachen würde, absorbiert das $O_3$ bis auf einen kleinen Rest den gesamten harten ultravioletten Anteil zwischen 0,29 und 0,32 µm aus der Sonnenstrahlung (s. 6.3). Ohne diesen Schutzfilter in der Atmosphäre würde irdisches Leben nicht möglich sein.

*Wasserdampf* gehört zu den mengenmäßig kleinen Gasanteilen in der Atmosphäre. 4 Volumen-% als Maximalwert in den feuchten Tropen, 1,3% im Durchschnitt der warmen, 0,4% der kalten Jahreszeit in den Mittelbreiten sind charakteristische Werte. Gleichwohl ist seine Bedeutung vom thermodynamischen Standpunkt wegen der möglichen Zustandsänderungen von gasförmig zu flüssig und fest im Temperaturintervall der Atmosphäre ebenso überragend wie diejenigen im ökologischen und physiologischen Stoffkreislauf. Eigene Kapitel werden das im einzelnen zeigen.

Zum *Aerosol* zählen alle sog. „*Verunreinigungen der Luft*", die von natürlichen oder künstlichen Quellen (Emittenten) in die Atmosphäre gebracht, dort durch die vielfältigen Bewegungsvorgänge der Luft eine Zeitlang in der Schwebe gehalten (suspendiert) und nach einer von Art und Größe des Aerosolpartikels und der atmosphärischen Bedingungen abhängigen Verweildauer und eventuellen chemischen Reaktionen untereinander oder mit Bestandteilen der reinen Luft wieder auf der Unterlage (als *Immission*) abgesetzt werden. Es handelt sich in der Hauptsache um Staub, Rauch, Dämpfe und Mikroorganismen.

Quellen feinster Partikel fester anorganischer Materie *(Staub)* sind die vegetationslosen Trockengebiete der Erde, Kultursteppen, Industrie- und Stadtagglomerationen sowie episodisch auftretende Vulkanausbrüche. Saharastaub ist über dem sog. „Dunkelmeer" ostwärts der Kap Verdischen Inseln (Einfluß des Nordost-Passates) regelmäßig anzutreffen, bei Ausnahmesituationen aber auch schon bis Nordeuropa transportiert worden, so daß im März 1901 z. B. über Dänemark allein Millionen von Tonnen sedimentiert wurden. Von großen Vulkanexplosionen können so gewaltige Mengen von Gesteinsstaub in große Höhen der Atmosphäre geschleudert werden, daß sie, mitgeführt von den starken Höhenwinden, über Wochen und Monate eine meßbare Minderung der Durchlässigkeit der Atmosphäre über großen Teilen der Erde bewirken. (Hypothesen von Klimaänderungen werden an Erdepochen besonders großer Vulkanaktivität geknüpft.) Über den Ozeanen und an den Küsten der Erde gelangt über die Gischt nach Verdunsten kleinster, vom Wind fortgetragener Wassertröpfchen Salzstaub in die Atmosphäre.

*Rauch* als Mischung von Kohlebestandteilen, Dämpfen und öligen Substanzen entsteht schon natürlicherweise außer bei Vulkanausbrüchen vor allem bei Wald- und Steppenbränden und wird durch die künstlich erzeugten Verbrennungsprozesse im wachsenden Ausmaß über den industrialisierten Gebieten der Erde produziert.

Die *Mikroorganismen* am Aerosolgehalt sind Bakterien, Pilze, Sporen, Pollen und andere Keime. Über den Kontinenten werden normalerweise in den unteren

Luftschichten zwischen 500 und 1000 pro $m^3$, darunter 100–200 Bakterien, festgestellt.

Die zunehmende Belastung der Luft und der Lebensräume durch Verunreinigungen, die von ihnen ausgehenden direkten Schäden und Belästigungen sowie die bereits bewiesenen oder möglichen indirekten Wirkungen über eine Klimaveränderung haben zu einer weltweiten Initiative mit dem Ziel der Eindämmung und der Bewältigung der Probleme geführt. Entsprechend groß ist die Literatur zu dem Thema. In Handbüchern sind die Details zusammengefaßt. Im Konzept dieses Textes kann lediglich auf die grundsätzliche Bedeutung des Aerosols für atmosphärische Prozesse eingegangen werden. Sie liegt erstens in ihrer Auswirkung auf die Ströme kurz- und langwelliger Strahlung, welche durch die Atmosphäre gehen (s. Kap. 6), und zweitens in ihrer Mitwirkung bei Kondensations- und Sublimationsvorgängen (s. Kap. 16).

Mit Hinblick auf diese wichtigen physikalischen Wirkungen werden die Luftverunreinigungen vorwiegend nach der Teilchengröße in drei Gruppen unterschieden:

| Gruppe | Durchmesser in µm = 1/1000 mm | Normale Anzahl pro $m^3$ „Reinluft" über Kontinenten | Ozeanen |
|---|---|---|---|
| kleinste Kerne | $10^{-2}$ bis $10^{-1}$ | $10^9$ | kaum vorhanden |
| mittlere Kerne | $10^{-1}$ bis 1 | $10^9$ bis $10^6$ | |
| große Kerne | 1 bis 10 | $10^6$ bis $10^2$ | $5 \cdot 10^5$ bis 50 |

(Auch von den größten noch schwebend in der Atmosphäre gehaltenen Kernen passen also 100 auf die Länge eines Millimeters.)

## 4.2 Die vertikale Struktur der Atmosphäre (s. Fig. 7)

Als Folge der aus dem Energiehaushalt resultierenden vertikalen Temperaturverteilung muß man in der Atmosphäre verschiedene Stockwerke unterscheiden, die (wegen der speziellen vertikalen Temperaturschichtung in ihnen) unterschiedliches dynamisches Verhalten aufweisen (s. Kap. 15).

Die *Troposphäre* als unterer Teil der Atmosphäre zeichnet sich im zeitlichen und räumlichen Mittel durch eine Abnahme der Temperatur mit der Höhe aus. Die Größe der vertikalen Temperaturänderung (= geometrischer Temperaturgradient) ändert sich von Ort zu Ort und mit der Zeit. Er kann theoretisch in relativ weiten Grenzen schwanken, sein Mittelwert beträgt zwischen 0,5 und 0,6° C/100 m (s. Abschn. 11.3). Unter bestimmten meteorologischen Bedingungen treten auch vertikal eng begrenzte Schichten auf, in denen die Temperatur mit wachsender Höhe zu- anstatt abnimmt. Solche Inversionen (s. Abschn. 15.6) sind besonders häufig zwischen 1 und 2 km Höhe an der Obergrenze („Peplopause") der *Grundschicht der Atmosphäre* sowie unmittelbar über dem Erdboden („Bodeninversionen"). Die Troposphäre ist die eigentlich wetterwirksame Schicht der Atmosphäre, in welcher sich vor allem die Wolken- und Niederschlagsbildung vollzieht.

In der *Stratosphäre* findet über den Mittelbreiten keine, sonst nur noch sehr geringe Temperaturabnahme mit der Höhe statt. Es herrscht auf großen Vertikaldistanzen die gleiche Temperatur (Isothermie), in den oberen Teilen findet sogar eine allmähliche Temperaturzunahme statt.

Die Grenzschicht zwischen Tropo- und Stratosphäre, die *Tropopause,* muß entsprechend dem verschiedenen thermischen Aufbau unter und über ihr als weltweite permanente Inversion aufgefaßt werden. Ihre Untergrenze variiert mit den Wettervorgängen in der Atmosphäre nach Höhenlage und in ihrer thermischen Struktur. Im Mittel liegt die Tropopause nahe dem Äquator in Höhen von 16–17 km, in den Mittelbreiten 12–13 km und am Pol in ungefähr 8–9 km. Demzufolge ist die Stratosphärentemperatur in polnahen Breiten mit ca. −45°C bedeutend höher als über äquatornahen Bereichen mit −75° bis −80°C (s. Abschn. 11.3).[1)]

Die Obergrenze der Stratosphäre *(Stratopause)* wird dort angesetzt, wo sich unter der Einwirkung der energiereichen kurzwelligen Strahlung von der Sonne her die Prozesse der Photodissoziation des $O_2$ und der Rekombination zu Ozon vollziehen und durch die Strahlungsabsorption eine Erwärmung der Ozonschichten stattfindet.

## 4.3 Die Masse der Atmosphäre

Aus der Luftdruckverteilung am Boden (s. Kap. 5) und der vertikalen Temperaturschichtung (s. Abschn. 11.3) läßt sich die Gesamtmasse der Atmosphäre abschätzen. Sie beträgt ungefähr $5 \cdot 10^{15}$ t, macht also rund 1 Millionstel der Masse des Gesamtsystems Erde + Atmosphäre ($6 \cdot 10^{21}$ t) aus. Aus der Fig. 7 läßt sich ersehen, daß von der Gesamtmasse der Atmosphäre bereits ungefähr 95% unterhalb der Ozonschichten liegen. J. BARTELS hat einmal ausgerechnet, daß bei völlig durchmischter Atmosphäre von den $10^{19}$ Molekülen, die in jedem $cm^3$ Luft am Boden vorhanden sind, in 250 km noch eine Million, in 800 km nur noch ein einziges im $cm^3$ enthalten sein kann. Aus all dem folgt, daß die Atmosphäre keine definierte Obergrenze hat.

---

[1)] Auch die Temperaturangaben sollen international vereinheitlicht werden, und zwar in Kelvin [K]. Diese Skala beginnt beim (theoretischen) absoluten Nullpunkt, welcher nach der Celsius-Skala −273°C entspricht. Man erhält demnach den Kelvin-Wert, indem man zur Celsius-Temperatur 273 hinzuzählt; z.B. −10°C = 263 K; 0°C = 273 K; 20°C = 293 K. Jedes Grad Celsius entspricht einer Kelvin-Einheit. Ein halbes Grad Celsius ist also 0,5 K. Da sich jeder deutschsprachige Leser unter 17 oder 28°C ohne Umschweife sofort etwas vorstellen kann, die meisten über die entsprechenden Werte 290 K bzw. 301 K entweder hinweglesen würden oder einen Umrechnungsvorgang durchführen müßten, bis sie zur konkreten Vorstellung kommen, bleibt es im folgenden Text bei den Angaben in °C. Wenn nötig kann man von diesen her leicht in die Kelvin-Skala umrechnen.

# 5 Zur Statik der Atmosphäre

Unter dem Einfluß der Schwerkraft der Erde (Abschn. 1.3) lastet die Masse der Atmosphäre mit ihrem Gewicht auf der Erdoberfläche oder mit entsprechenden Teilbeträgen auf beliebigen Niveaus in der Atmosphäre. Sie übt auf eine Unterlage oder die tiefer liegenden Luftschichten einen bestimmten Druck (= Luftdruck) aus. Alle physikalischen und meteorologischen Regeln, welche die Gewichtsauswirkungen der Lufthülle beschreiben, werden unter dem Begriff *„Statik der Atmosphäre"* zusammengefaßt.

## 5.1 Die Wirkungsweise von Flüssigkeits- bzw. Gasdruck

Laut physikalischer Definition ist *Druck* gleich Kraft pro Flächeneinheit, im speziellen Fall der Schwerkraft-Wirkung auch Gewicht pro Flächeneinheit; also Kraft/Fläche = Gewicht/Fläche mit der Dimension Pond bzw. Kilopond pro $cm^2$, [$p/cm^2$ bzw. $kp/cm^2$][1)].

Belastet man beispielsweise beim Gehen einen normalen Absatz von ungefähr $2^1/_2 \times 2$ cm = 5 $cm^2$ Fläche mit dem (Damen-)Gewicht von 60 kg, so wirkt auf das Holzparkett ein Druck von 60/5 = 12 $kg/cm^2$. Mit dem sog. „Pfennigabsatz" und seinem berüchtigten Stahlnagelkopf von ca. 0,5 $cm^2$ Oberfläche kann dieselbe Dame aber einen Druck von 60/0,5 = 600/5 = 120 $kg/cm^2$ ausüben, was dann auch den entsprechenden Eindruck beim Parkett hinterläßt. Ein Schlittschuhläufer vermag mit den scharfen Gleitkufen einen Druck von mehreren hundert $kg/cm^2$ aufs Eis zu bringen und dadurch eine Druckverflüssigung hervorzurufen. Er gleitet also auf einem Wasserfilm zwischen Kufen und Eis.

Während bei festen Körpern der *Druck* jeweils gerichtet übertragen wird (wie der Eindruck des Pfennigabsatzes ins Parkett sinnfällig machen soll), *wirkt* er *in Flüssigkeiten und Gasen allseitig* nach allen Richtungen. Die Auswirkungen dieses Gesetzes über den *Flüssigkeits- oder Gasdruck* sind allgegenwärtig im täglichen Leben, nur macht man es sich meistens nicht klar.

(Wenn sich jemand auf eine aufgepumpte Luftmatratze plumpsen läßt, lupft es den Nachbarn, der schon darauf sitzt, nach oben, obwohl die verursachende Druckwirkung doch nach unten gerichtet war.)

In der Atmosphäre (und im Wasser) ermöglicht die allseitige Druckwirkung den *Auftrieb* eines Körpers. Ein Stück Holz schwimmt im Wasser, ein Kubikmeter Luft „schwimmt" in der Umgebung der anderen, obwohl in beiden Fällen das Gewicht des

---

1) Vielen Lesern werden die Ausdrücke Pond und Kilopond anstelle der bekannten Gewichtseinheiten Gramm bzw. Kilogramm noch fremd vorkommen. Die Umstellung wurde in der Physik vollzogen, um die doppelte Bedeutung von Gramm und Kilogramm einerseits als Massen-, andererseits als Gewichtseinheiten („Gramm – Masse" und „Gramm – Gewicht") aufzuheben.
Da aber alle Gewichtsangaben im täglichen Leben nach wie vor in Gramm oder Kilogramm erfolgen, werde ich im Interesse der Anschaulichkeit bei den gewohnten Maßen bleiben, also Gramm und Kilogramm als Gewichtseinheiten benutzen. Wenn mit den Begriffen Massen gemeint sind, wird das deutlich gesagt.

Holzes oder der Luft nach unten wirkt und auf den ersten Blick keine Kraft auszumachen ist, welche das Absinken verhindert. Daß es ein Druck von unten, entgegengesetzt zur Schwerkraft, sein muß, erkennt man, wenn das Holz ins Wasser geworfen wird. Es sinkt nämlich erst tief ein und kommt dann wieder zur Oberfläche zurück. Es wird hochgedrückt. In der Ruhelage gilt dann das *Gesetz des Auftriebes:*

*Ein Körper erfährt in einer Flüssigkeit oder einem Gas einen Auftrieb, der genau dem Gewicht des von dem Körper verdrängten Volumens des Gases oder der Flüssigkeit entspricht.*

(Wird das Holz mit seinem ganzen Volumen eingetaucht, ist der entsprechende Auftrieb größer als sein Eigengewicht; – es steigt, und zwar so lange, bis ein bestimmter Volumenteil über die Wasseroberfläche ragt und der Rest gerade so viel Wasser verdrängt, daß dessen Gewicht gleich dem Gewicht des ganzen Holzstückes ist.)

Auch in der Atmosphäre erfährt jeder Körper einen Auftrieb. In den meisten Fällen ist der aber wegen des geringen Gewichts der Luft im Vergleich zu den Körpern in ihr so klein, daß er unbemerkt bleibt. Im Zusammenhang mit der Vertikalbewegung unterschiedlich temperierter und damit etwas unterschiedlich schwerer Luft gewinnt aber der Auftrieb in der Atmosphäre eine klimatologisch folgenschwere Bedeutung (s. Kap. 15 über vertikale Luftbewegung).

Sinnfällig wird der Druck des Auftriebes nach oben mit Hilfe der *Vorstellungen der kinetischen Gastheorie:* Danach kann man sich die Moleküle eines Gases (und einer Flüssigkeit) in ständiger ungeregelter Bewegung vorstellen (Brownsche Molekularbewegung). Da in einem $cm^3$ bei 0° und 760 mm Luftdruck $2{,}69 \cdot 10^{19}$ Moleküle vorhanden sind, muß die Bewegung zu ständigen Zusammenstößen untereinander und mit den das Gas begrenzenden Wänden (eines Behälters z.B.) führen. Nach jedem Zusammenstoß ändern die Moleküle zwar Richtung und Geschwindigkeit, die Gesamtsumme aller Bewegungsgrößen bleibt aber erhalten (Gesetz des elastischen Stoßes). Aus der Masse $\mu$ eines Moleküls und seiner mittleren Geschwindigkeit $\bar{v}$ ergibt sich seine kinetische Energie als $\mu \cdot \bar{v}^2/2$. Diese ändert sich allein mit der Temperatur. Bei gleicher Temperatur haben unterschiedliche Gase die gleiche kinetische Energie. Je kleiner die Masse der Einzelmoleküle eines Gases, um so größer ist bei gegebener Temperatur deren Geschwindigkeit (in Luft bei Normalbedingungen, d.h. 0°C und 760 mm Hg Druck 484 m/s, bei Wasserstoff 1837 m/s).

Die Druckkraft, die ein Gas auf einen $cm^2$ einer begrenzenden Wand ausübt, ist eine Folge der Stöße der Gasmoleküle gegen sie. Da die Molekularbewegung bei der riesigen Zahl von fast 27 Trillionen in $cm^3$ statistisch in allen Richtungen gleich verteilt ist, resultiert ein allseitig gleicher Druck. Wird in einem gegebenen Luftvolumen die Temperatur erhöht, vergrößert das die kinetische Energie der Moleküle und die Kraft der Stöße; → der Druck steigt. Volumenvergrößerung bedeutet weniger Moleküle pro Volumeneinheit und damit Verkleinerung der Zahl der Stöße pro Zeiteinheit; → der Druck auf die Wände fällt. Bei Volumenverkleinerung steigt er. Wenn beispielsweise bei einer elastischen Wandung das Volumen an einer Stelle eingedellt wird, bekommen die dort auftreffenden Moleküle durch die Bewegung gegen sie eine höhere Rückflugenergie. Diese verteilt sich sofort im statistischen Mittel über alle im Volumen vorhandenen Moleküle, und der Druck steigt in allen Richtungen an der Wandung um den gleichen Betrag.

*Es ist also im wesentlichen die Freibeweglichkeit der Moleküle, welche die Allseitigkeit des Flüssigkeits- oder Gasdruckes verursacht.*

## 5.2 Der Luftdruck und seine Messung

Definition:

*Luftdruck ist das pro Flächeneinheit berechnete Gewicht der Luftsäule, die sich in vertikaler Richtung über der Fläche in der Atmosphäre befindet.*

In der Fig. 8 ist eine Reihe von Situationen angegeben, mit deren Hilfe Existenz, Meßprinzip und Größe des Luftdruckes einsichtig gemacht werden sollen. Der Einfachheit halber sei angenommen, daß die Röhren alle den Querschnitt 1 cm² haben.

In der ersten Situation handelt es sich um ein U-Rohr, in das unten eine gewisse Menge Quecksilber (chemisches Abkürzungssymbol Hg) eingefüllt ist. Gießt man auf eine Seite etwas Wasser ($H_2O$), so steigt das Quecksilber im anderen Schenkel des U-Rohres an, jedoch wesentlich weniger hoch als der Wasserspiegel steht.

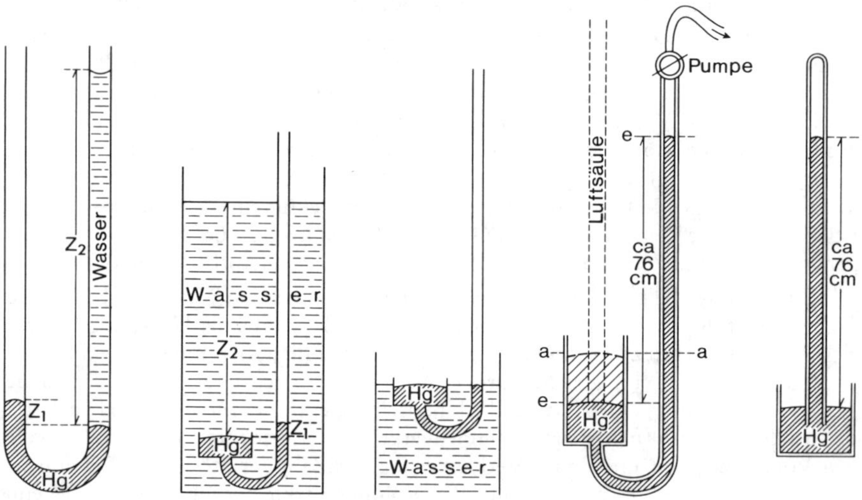


Fig. 8 Veranschaulichung von Meßprinzip und Größe des Luftdruckes

Bei Gleichgewicht hat die Wassersäule von der Länge $z_2$ das gleiche Gewicht wie die Hg-Säule $z_1$ (Waage-Prinzip). Das Wasser steht erheblich höher als das Quecksilber, weil letzteres ein erheblich größeres Gewicht pro Volumeneinheit (1 $cm^3$) hat. Das Gewicht der Volumeneinheit (1 $cm^3$) eines Stoffes, festgestellt bei 0°C und Normaldruck, wird als das spezifische Gewicht $S$ bezeichnet. Es berechnet sich aus der Masse des Stoffes pro Volumeneinheit, d.i. die Dichte $\varrho$, multipliziert mit der Schwerebeschleunigung $g^{*}$.[1)] Also $S = g^{*} \cdot \varrho$. Für Quecksilber ist $S_{HG} =$ 13,6 $g/cm^3$, für Wasser $S_{H_2O} = 1\ g/cm^3$.

Da in dem Beispiel Wasser- und Quecksilbersäule gleich großen Querschnitt und damit auch gleich große Grundflächen haben, übt jede von ihnen auf ihre Grundfläche den gleichen Druck aus, denn nach 5.1 ist (gleiches) Gewicht pro (gleiche) Fläche (gleicher) Druck. Dieser ist für die beiden Säulen jeweils das Produkt aus der Länge der Säulen $Z_1$ bzw. $Z_2$ und dem spezifischen Gewicht des betreffenden Materiales (13,6 $g/cm^3$ bei Hg, 1 $g/cm^3$ bei $H_2O$). Es gilt also $Z_1 \cdot 13{,}6 = Z_2 \cdot 1$ mit der Dimension $cm \cdot g/cm^3 = g/cm^2 =$ Druck.

Daraus folgt für das Verhältnis der Säulenlängen:

$Z_1 : Z_2 = 1 : 13{,}6$, oder in Worten:

Die Säulenlängen sind bei Gleichgewicht umgekehrt proportional den spezifischen Gewichten der beteiligten Flüssigkeiten. Da bei den spezifischen Gewichten als Produkt aus jeweiliger Dichte und Schwerebeschleunigung ($\varrho \cdot g^{*} = S$) letztere für beide gleich ist, kann man die o.a. Aussage weiter verallgemeinern zu:

*Die Säulenlängen sind bei Gleichgewicht umgekehrt proportional den Dichten der beteiligten Flüssigkeiten.*

In der nächsten Situation sind verschieden lange Schenkel des U-Rohrs und auf der einen Seite ein Reservebehälter für das Quecksilber angenommen. Taucht man das Ganze ins Wasser, so steigt im langen Schenkel das Quecksilber um so höher, je tiefer der Reservebehälter ins Wasser eintaucht. Wieder ist $13{,}6 \cdot Z_1 = 1 \cdot Z_2$.

Die Höhe der Quecksilbersäule über dem Quecksilberspiegel im Gefäß ist direkt ein Maß für das Gewicht der Wassersäule, die über dem Rohrquerschnitt im Reservebehälter steht. Da Gewicht pro Flächeneinheit gleich Druck ist, gibt die Höhe der Quecksilbersäule im langen Rohr ein Maß für den Druck, welchen die Wassersäule auf die Flächeneinheit des Querschnitts im Reservebehälter ausübt.

Beim dritten Schritt ist das Quecksilbergefäß bis über die Wasseroberfläche hinausgehoben, es lastet keine Wassersäule mehr auf dem Reservebehälter. $Z_2 = 0$. Dann muß auch $Z_1 = 0$ sein.

Wenn man aber nun in dieser Position am langen Rohr oben eine Pumpe anbringt und die Luft im Rohr absaugt, so steigt die Quecksilbersäule an (Situation 4). (Man kann es auch so machen, daß man ein mit Hg gefülltes Rohr umkehrt und mit dem offenen Ende in eine Hg-Wanne stellt.)

Bevor Viviani, Otto von Guericke und Torricelli im 17. Jh. durch ähnliche Versuche die Wirkung des Luftdruckes nachweisen konnten, hat man dieses Phänomen als „horror vacui" bezeichnet. Die Säule steigt aber immer bis zu einer Höhe, die in der Nähe des Meeresniveaus um 76 cm beträgt und nie über 80 cm erreicht (so lange man auch pumpen mag).

Wenn sichergestellt ist, daß in dem langen Schenkel kein Rest von Luft mehr vorhanden ist, soll nun das Glasrohr unterhalb der Pumpe abgeschmolzen und damit luftdicht verschlossen werden. Die Quecksilbersäule bleibt dann stehen. Wie kommt das? Nach dem für die Pos. 1 u. 2 Gesagten ist die Verschiedenheit der Höhe des Quecksilberspiegels auf beiden Seiten die Folge davon, daß auf der einen Seite das Gewicht einer zusätzlichen Masse lastet (vorher war es das Wasser). In der oben verschlossenen Röhre kann auf dem Querschnitt des Quecksilbers kein

Gewicht mehr lasten, kein Druck ausgeübt werden, weil alle Masse herausgepumpt worden ist. Auf der anderen Seite wirkt aber noch das Gewicht der Luftsäule zwischen dem offenen Quecksilberspiegel im Reservebehälter und der Obergrenze der Atmosphäre. In den Positionen 1–3 lastete die Atmosphäre auf den Querschnitten beider Hg-Säulen in den *beiden* oben offenen Röhren. Die Druckwirkung hob sich gegenseitig auf. Nun, da ein Rohr verschlossen und die restliche Luft entfernt ist, drückt das Atmosphärengewicht nur noch auf der Seite über dem Reservebehälter.

*Ergebnis: Das Gewicht der Quecksilbersäule im luftleeren Rohr entspricht dem Gewicht der Luftsäule über dem offenen Reservebehälter.* Bezogen auf die gleiche Querschnittsfläche ist der Druck des Quecksilbers der Säulenhöhe, die über den Spiegel im Reservebehälter hinausragt, gleich dem Druck, welchen die Atmosphäre auf die gleich große Fläche im Reservebehälter ausübt. Wenn das Gewicht der Luftsäule kleiner wird, fällt der Hg-Spiegel im Standrohr etwas ab, bei Vergrößerung des Gewichtes der Luft steigt er etwas an („Der *Luftdruck fällt* bzw. *steigt*"). Die Höhe der Hg-Säule ist also ein Maß für den vorhandenen Luftdruck. Dies ist das *Prinzip des Quecksilberbarometers.*

Um den tatsächlichen Bau eines Hg-Barometers noch etwas genauer zu veranschaulichen (Situation 5), stelle man sich vor, daß man das Standrohr lang genug abschneidet und mit dem Quecksilber in eine Wanne eintaucht, die ebenfalls mit Quecksilber gefüllt ist. Die Säule bleibt stehen, weil nun die Luft neben dem Standrohr auf die Oberfläche des Quecksilbers drückt und nach dem Prinzip des allseitig wirkenden Flüssigkeitsdruckes für die Quecksilbersäule im Rohr den nötigen Auftrieb gibt.

Bei einem Quecksilberbarometer gilt entsprechend der für die Situation 1 angegebenen Gleichung $Z_{Hg} \cdot S_{Hg}$ = Druck der Quecksilbersäule. Und der muß wiederum gleich dem Druck der Luftsäule sein. Also folgt:

*Das Produkt aus Länge der Hg-Säule und spezifischem Gewicht des Quecksilbers ist gleich dem von der Säulenlänge angegebenen Luftdruck.*

Wenn man das spez. Gewicht des Hg mit 13,6 g/cm$^3$ als konstant annimmt, dann ist die *Länge der Hg-Säule eine direkte Repräsentations-(Meß-)größe für den Luftdruck.* Man kann also verschiedene Luftdrucke durch die Länge der jeweiligen Hg-Säule angeben, die den gleichen Druck auf die Unterlage ausübt. Das dabei praktisch angewandte Längenmaß ist das Millimeter (z. B. „Der Luftdruck entspricht 763 mm Hg-Säule").

Wenn man aber die Hg-Säule einer vorgegebenen Länge von einem Raum in einen anderen mit (wesentlich) höherer Temperatur bringt, so dehnt sie sich aus, obwohl sich der Luftdruck nicht verändert hat. Abgelesene Barometerstände müssen für die Vergleichbarkeit der Luftdruckwerte untereinander zunächst auf eine einheitliche Temperatur von 0°C der Hg-Säule reduziert werden. Bei 760 mm beträgt die Reduktion −1,23 mm pro 10°. *(Temperaturkorrektion der Barometerstände.)*

Außerdem ist (wegen der Breiten- und Höhenabhängigkeit der Schwerkraft) das spez. Gewicht des Hg bei 0°C in unterschiedlichen Breiten und Meereshöhen verschieden. Gleiche Länge der Hg-Säule repräsentiert an den Polen einen höheren Luftdruck als am Äquator z. B. Barometerstände müssen dementsprechend auf

Normalschwere und NN korrigiert werden. Bei 760 mm beträgt der Unterschied bis zum Pol bzw. Äquator jeweils fast 2 mm gegenüber 45°. Die Seehöhenkorrektur bleibt bis 5000 m Höhe unter $^1/_2$ mm. *(Schwerekorrektur der Barometerstände.)* Werte für beide im Meteorologischen Taschenbuch.

Quecksilberbarometer sind in der Form der normierten *Stationsbarometer* die Standardinstrumente aller meteorologischen Luftdruckmessungen. Größe und Bau machen aber offenkundig, daß ihre Verwendung in der Praxis auf ortsfeste, nicht störungsanfällige Meßumstände beschränkt ist. Für den Gebrauch im Gelände oder gar in der freien Atmosphäre sind Barometer entwickelt worden, welche auf anderen Meßprinzipien beruhen. Freilich sind deren Meßskalen alle mit Hilfe von Hg-Barometern geeicht worden. Bei dem sog. *Metall-Barometer (Aneroidbarometer)* wird die Elastizität von Metallkörpern zur Messung des Luftdrucks benutzt. Es sind entweder Metalldosen, die bis auf einen bestimmten Rest (zur Temperaturkompensation notwendig) luftleer gepumpt wurden (nach ihrem Erfinder *Vidie-Dosen* genannt) und die in mehrfacher Koppelung übereinander angeordnet werden können, oder – seltener – gekrümmte Metallröhren *(Bourdon-Rohr).* Bei Luftdruckänderungen erleiden diese Meßkörper eine Deformation, die durch ein Hebelsystem auf entsprechend geeichten Skalen angezeigt wird. Die Stellkraft der Metallbarometer läßt sich vorzüglich benutzen, um den jeweiligen Luftdruck auf eine mit bestimmtem Vorlauf sich drehende Trommel zu schreiben, auf welcher ein entsprechend geeichtes Registrierpapier befestigt ist. Instrumente zur fortlaufenden Registrierung des Luftdruckes werden als *Barographen* bezeichnet.

*Barometrische Höhenmesser (Hypsometer)* sind eigentlich Aneroid-Barometer, an denen außer der Luftdruckeinteilung auf einer verstellbaren Skala Höhenwerte angegeben sind, die nach der barometrischen Höhenformel (s. 5.4) für die einzelnen Druckintervalle und normierte Temperaturbedingungen berechnet wurden. Hypsometer zeigen also außer der Luftdruckänderung als Folge des Auf- bzw. Absteigens gleichzeitig auch diejenige an, die durch den Wetterablauf bedingt ist. Für genaue Höhenmessungen müssen letztere also mit Hilfe von ortsfesten Luftdruckmessungen eliminiert werden. Hypsometermessungen sind, besonders wenn sie sich über größere Zeitintervalle (mehrere Stunden oder gar Tage) beziehen, hinsichtlich der wetterbedingten Druckänderung zu korrigieren.

## 5.3 Umrechnung von Luftdruckangaben (mm Hg in Millibar oder Hektopascal)

Der Repräsentationswert mm Hg-Säule als Maß für den Luftdruck läßt sich für regionale Vergleiche vorteilhaft benutzen. Im Zusammenhang mit der theoretischen Behandlung meteorologischer Prozesse muß er allerdings in eine physikalische Maßeinheit des *CGS-Systems* (Centimeter–Gramm–Sekunde-Systems) überführt werden. Die entsprechende meteorologische Maßeinheit war das *Millibar* (mb) und ist gegenwärtig das *Hektopascal* (hPa).

1 *Bar* ist die physikalische Druckeinheit des CGS-Systems und definiert als 1 dyn/cm². 1 dyn als physikalische Krafteinheit ist diejenige Kraft, die der Masse 1 g die Beschleunigung von 1 cm/s² verleiht. Also:

$$1 \text{ Bar} = 1 \frac{\text{g} \cdot \text{cm}}{\text{s}^2 \text{ cm}^2}$$

Im Schwerefeld der Erde erfährt die Einheitsmasse 1 g (Masse) (in 45° Breite im Meeresniveau) eine Beschleunigung von 980,6 cm/s². Sie übt bei einer Auflagerungsfläche von 1 cm² also einen Druck von

$$1 \cdot 980{,}6 \frac{\text{g} \cdot \text{cm}}{\text{s}^2 \text{ cm}^2} = 980{,}6 \text{ phys. Bar aus.}$$

1 cm³ Hg mit der Masse 13,595 g wirkt auf derselben Unterlage mit 13,595 · 980,6 = 13 331 phys. Bar. Der Druck einer Säule von 76 cm Hg beträgt

$$76 \cdot 13{,}595 \cdot 980{,}6 = 1\,013\,180 \text{ phys. Bar.}$$

Ein Luftdruck von 760 mm Hg entspricht also 1 013 180 phys. Bar.

Würde man nun alle Luftdruckangaben, deren Zahlenwerte in Barometerständen ja um 760 mm Hg liegen, in physikalische Bar umrechnen, aufschreiben oder in Karten eintragen, so wäre immer mit 6- oder 7stelligen Zahlen umzugehen. Das ist erstens unpraktisch; und zweitens entspricht die Notierung der letzten drei Stellen gar nicht der Genauigkeit, mit welcher Luftdrucke tatsächlich festgestellt werden können. Es genügen die ersten 3 oder 4 Stellen.

Deshalb haben die Meteorologen für ihren Gebrauch eine eigene Druckeinheit, das *meteorologische bar*, definiert. 1 met. bar = $10^6$ phys. Bar = $10^6$ dyn cm$^{-2}$.

*Definition:*

$$1 \text{ Millibar} = \frac{1}{1000} \text{ bar} = 1000 \text{ physikalische Bar} = 10^3 \text{ dyn cm}^{-2}$$

Der Wechsel von der früher international eingeführten Maßeinheit Millibar (mb) zum neuerdings verwendeten Hektopascal (hPa) ist leicht zu vollziehen. Man ersetzt einfach mb durch hPa; ansonsten bleibt alles beim alten. Das kommt so:

$10^5$ dyn werden als 1 Newton (N) definiert.

Dann ist 1 Millibar (mb) = 1000 physikalische Bar = $10^{-2}$ N cm$^{-2}$. Umgerechnet auf 1 m² (=10000 cm²) ergibt sicht 1 mb = $10^2$ N m$^{-2}$. Als weitere Definition wurde 1 N m$^{-2}$ als 1 Pascal (Pa) festgesetzt. Dann ist 1 mb = $10^2$ N · m$^{-2}$ = 100 Pa = 1 Hektopascal (hPa); 1000 mb sind demnach 1000 hPa.

Die ganze Prozedur wurde offenbar für nötig gehalten, um von den cm² als Flächenmaß auf m² zu kommen. Nun werden mit einem Barometer nicht mehr die in Begriffsassoziation stehenden bar oder mb, sondern Pascal gemessen. Wer aber das Prinzip der Luftdruckmessung und die barometrische Höhenformel für Nichttechniker einsehbar ableiten möchte, dürfte sich mit der Bezugsfläche Quadratmeter schwer tun. Deshalb wird zu diesem Zweck weiterhin mm Hg und mb benutzt. Letztlich kann man einfach hPa statt mb einsetzen.

Die Säule von 76 cm Hg übt einen Druck von 1013180 phys. Bar = 1,013 bar = 1013 Millibar (mb) aus. 760 mm Hg entsprechen also 1013 mb (hPa)

750 mm Hg sind fast genau 1000 mb (hPa)
3 mm Hg entsprechen 4 mb (hPa)

1 mm Hg = 4/3 mb (hPa); 1 mb (hPa) = 3/4 mm Hg.

Aufgabe: Welchem Barometerstand entsprechen 500 mb? Wieviel mb sind umgerechnet 768 mm Hg? Wenngleich die Umrechnungen einfach sind, gibt es für den Gebrauch in der Praxis natürlich entsprechende Tabellen (z.B. auch im Meterologischen Taschenbuch).

## 5.4 Die hydrostatische Grundgleichung und ihre Anwendung in der barometrischen Höhenformel[1]

Denkt man sich eine Säule von 1 $cm^2$ Fläche (s. Fig. 9) irgendeines Gases oder einer Flüssigkeit im Schwerefeld der Erde und mißt in den (relativ nahe beieinanderliegenden) Höhen $h_1$ und $h_2$ die Drucke $p_1$ und $p_2$, so entspricht die (kleine) Druckdifferenz $\mathrm{d}p = p_1 - p_2$ dem Gewicht der Masse zwischen den beiden Meßniveaus. Es ist

$$\mathrm{d}p = p_1 - p_2 = (h_2 - h_1) \cdot S = \mathrm{d}h \cdot S\,,$$

wobei $S$ das mittlere spezifische Gewicht der Luft zwischen $h_2$ und $h_1$ ist.
Da $S$ gleich der Masse pro $cm^3$ (= Dichte $\varrho$) multipliziert mit der Schwerebeschleunigung $g^*$ ist, ergibt sich $\mathrm{d}p = \varrho \cdot g^* \cdot \mathrm{d}h$.
Da in der Atmosphäre $\mathrm{d}h$ nach oben positiv gerechnet wird, in dieser Richtung aber der Druck abnimmt, schreibt man die Gleichung in der Form

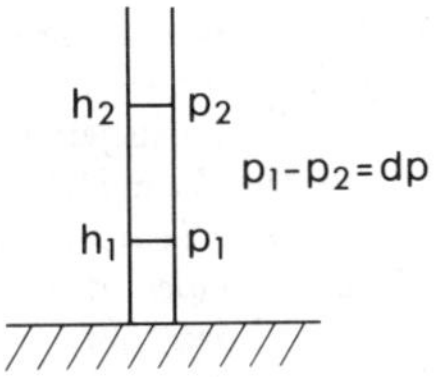


Fig. 9
Schema zur statischen Grundgleichung

$$-\mathrm{d}p = \varrho \cdot g^* \cdot \mathrm{d}h\,.$$

$\mathrm{d}p$ und $\mathrm{d}h$ sind kleine, d.h. differentielle Größen. Die Gleichung ist die Differentialform der *hydrostatischen Grundgleichung.*

Diese ist bei (inkompressiblen) Flüssigkeiten, bei denen die Dichte $\varrho$ sich mit dem Druck nicht ändert, leicht anzuwenden. Bei Wasser ($\varrho \cdot g^* = 1$ g Gew/$cm^3$ bei 0° C) ist die Druckänderung in 10 m Wassertiefe z.B. 1000 g/$cm^2$ = 1 kg/$cm^2$ = *1 technische Atmosphäre* (at)[2]. Es macht auch kaum einen Unterschied, ob das Wasser relativ

[1] Bezüglich der Maßeinheit bei Luftdruckangaben vergl. die Erörterung am Ende von Kap. 5.3.
[2] s. Fußnote S. 44.

warm oder kalt ist. Anders bei allen Gasen und speziell der Luft. Erstens ändert sich die Dichte sehr stark mit der Temperatur (die Masse von 1 $cm^3$ bei Null Grad verteilt sich bei Temperaturerhöhung wegen der starken Ausdehnung auf ein größeres Volumen, die Dichte wird also kleiner), und zweitens ist auch die Dichte noch vom Druck abhängig. Selbst wenn man also eine gleichmäßige Temperatur der Luftsäule voraussetzt, so kann man in der o.a. Gleichung trotzdem für $\varrho$ keinen konstanten Wert einsetzen, da mit der zu errechnenden Druckänderung selbst auch die Dichte veränderlich ist.

Das Problem, den entsprechenden Wert für $\varrho$ zu finden, läßt sich mit dem Boyle-Mariotte-Gay-Lussacschen Gesetz (Gasgesetz, *Gasgleichung*) lösen. Das Gesetz besagt, daß die Dichte eines Gases dem Quotienten aus Druck $p$ und absoluter Temperatur $T$[1], multipliziert mit einer Materialkonstanten des Gases (der speziellen Gaskonstanten $R$) entspricht. In einer Formel ausgedrückt: $\varrho = p/(T \cdot R)$.

*Einfügung:*

Immer, wenn die thermodynamische Gasgleichung auf die reale Atmosphäre angewendet werden soll, ergibt sich für die Meteorologie und Klimatologie das Problem, daß die Luft durch den wechselnden Gehalt an Wasserdampf in Wirklichkeit kein ideales Gas konstanter Zusammensetzung ist. Da Wasserdampf spezifisch leichter als trockene Luft ist, muß sich die Luftdichte unabhängig von den in der Gasgleichung erfaßten Variablen Druck ($p$) und Temperatur ($T$) auch je nach der Menge des enthaltenen Dampfes ändern. Absolut trockene Luft kann als ideales Gas gelten, feuchte nicht.

Um die Abweichung vom idealen Gas auszugleichen, bedient man sich eines sehr eleganten, physikalisch aber vollkommen korrekten Kniffes. Man setzt nämlich an Stelle der wirklichen Temperatur $T$ diejenige Temperatur $T'$, welche die absolut trockene Luft haben müßte, wenn sie die gleiche Dichte haben soll, wie die wirklich betrachtete Feuchtluft. Diese Rechengröße wird als *virtuelle Temperatur* definiert. Sie besteht aus der wirklichen Temperatur $T$ und dem sog. *Virtuellzuschlag*, der sich mit Hilfe des Dampfdruckes bzw. der spezifischen Feuchte (s. Kap. 14) errechnen läßt. Die folgende Tabelle enthält die Korrektionszuschläge zur wirklichen Temperatur für den Fall der Wasserdampfsättigung. Weist die Luft nur einen gewissen Prozentsatz des Sättigungswertes auf, liegt die relative Feuchte (Abschn. 14.2) unter 100%, so ist nur der entsprechende Prozentsatz der in der Tabelle angegebenen Werte der wirklichen Temperatur hinzuzufügen.

| $p$ \ $T$ | −20° | −10° | 0 | 10 | 20 | 30°C |
|---|---|---|---|---|---|---|
| 400 mm | 0,2 | 0,5 | 1,2 | 2,5 | 4,7 | – |
| 500 | 0,1 | 0,4 | 0,9 | 2,0 | 3,9 | 7,3 |
| 600 | 0,1 | 0,3 | 0,8 | 1,6 | 3,2 | 6,1 |
| 700 | 0,1 | 0,3 | 0,7 | 1,4 | 2,8 | 5,2 |
| 750 | 0,1 | 0,3 | 0,6 | 1,3 | 2,6 | 4,8 |
| 800 | 0,1 | 0,2 | 0,6 | 1,2 | 2,4 | 4,5 |

[1] *Absolute Temperatur* ist diejenige, die vom absoluten Nullpunkt an gerechnet wird. Er ist −273°C. Absolute Temperatur von 10°C ist also 273 + 10 = 283°. Temperaturgrade dieser Skala werden als *Grad Kelvin* (K) bezeichnet.

Man ersieht daraus, daß z.B. bei 20° im Meeresniveau (ca. 760 mm Hg) der Zuschlag bei Wasserdampfsättigung 2,6°C beträgt und bei relativer Feuchte um 50% auf 1,3°C zurückgeht. Mit abnehmender Temperatur reduziert sich der Korrektionsfaktor rasch auf Bruchteile eines Grades.

Für die folgenden Ausführungen über die barometrische Höhenformel und für alle weiteren Kapitel, in welchen die Gasgleichung eine Rolle im Ableitungszusammenhang spielt, wollen wir nun, ohne es jeweils wieder besonders festzustellen, mit den virtuell korrigierten Temperaturwerten rechnen.

Wendet man die hydrostatische Grundgleichung auf das vorher abgeleitete Barometerprinzip an, wonach das Gewicht (der Druck) der Quecksilbersäule gleich dem Gewicht (Druck) der Luftsäule ist, so muß eine Gewichtsdifferenz (Druckdifferenz) der einen der gleichen Gewichtsdifferenz der anderen entsprechen. Mißt man also die Längen der Hg-Säule (in cm) am Fuß und auf dem Dach eines (hohen) Gebäudes, so muß das Gewicht des Quecksilbers, das der Längendifferenz $p_2 - p_1$ entspricht (Fig. 10), gleich dem Gewicht der Luftsäule zwischen dem Fuß und dem Dach des Gebäudes von $H$ (cm) Höhe sein.

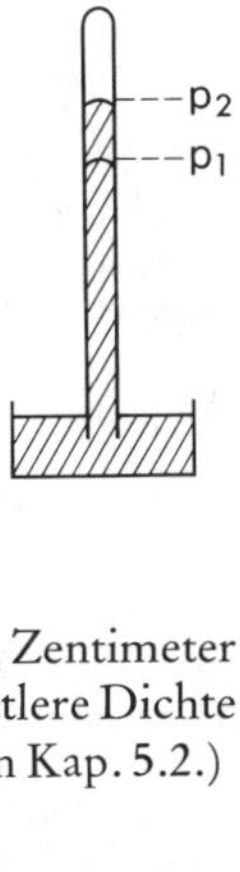


Fig. 10 Schema zum Barometerprinzip

Jeder cm Hg bei einem Rohrquerschnitt von 1 cm² wiegt $13{,}6 \cdot g^*$; $p_2 - p_1$ Zentimeter wiegen $13{,}6 \cdot g^* \cdot (p_2 - p_1)$. Und das muß $g^* \cdot \varrho_x \cdot H$ sein, wobei $\varrho_x$ die mittlere Dichte der Luft in dem betreffenden Höhenintervall ist. (Bezgl. $g^*$ s. Bemerkung in Kap. 5.2.)

$$13{,}6 \cdot g^*(p_2 - p_1) = g^* \cdot \varrho_x \cdot H\,.$$

Das Problem, das mit Hilfe der *barometrischen Höhenformel* gelöst werden soll, besteht darin, auf Grund von Luftdruck- und Temperaturmessungen in verschiedenen Höhen der Atmosphäre die Höhendifferenz zwischen den Meßpunkten zu bestimmen.

In der voraufgegangenen Formel sind $p_2$ und $p_1$ solche Luftdruckmessungen. Wüßte man $\varrho_x$, so ließe sich $H$ errechnen. Aber die mittlere Luftdichte hängt von der Temperatur und dem Druckintervall selbst ab. Nach der Gasgleichung muß $\varrho_x = p_x/(R \cdot T_x)$ sein.

Wenn man nun in einem ersten Ableitungsschritt die Annahme macht, daß in der Luftsäule durchgehend eine Temperatur von 0°C = 273°K herrscht, so ist in der Gasgleichung nur noch der Luftdruck veränderlich und man kann für die beiden

Drucke $p_1$ und $p_2$ die Luftdichten $\varrho_1$ und $\varrho_2$ bestimmen. Der Mittelwert $\varrho_0$ (für 0°C) aus beiden ist dann

$$\varrho_0 = \frac{\varrho_1 + \varrho_2}{2} = \frac{p_1 + p_2}{2 \cdot R \cdot 273}$$

Diesen Wert in die vorher abgeleitete Formel eingesetzt, ergibt sich für $T_x = 0°C$

$$g^* \cdot 13{,}6\,(p_2 - p_1) = g^* \cdot \frac{p_1 + p_2}{2 \cdot R \cdot 273} \cdot H_0\ ;$$

oder nach Kürzung von $g^*$ und entsprechender Auflösung nach $H_0$:

$$H_0 = 13{,}6 \cdot 2\,R \cdot 273 \cdot \frac{p_2 - p_1}{p_2 + p_1}$$

Die Gaskonstante $R$ hat für Luft den Wert 2153, wenn man den Luftdruck in mm Hg einsetzt. Wenn $H$ in Metern angegeben werden soll, so resultiert aus dieser Gleichung (mit geringer Aufrundung des Zahlenwertes von 15987 auf 16000):

$$H_0[\mathrm{m}] = 16000[\mathrm{m}] \cdot \frac{p_2 - p_1}{p_2 + p_1} \text{ (für } p \text{ in mm Hg)}\,.$$

Die Länge der Luftsäule, die der Differenz der Barometerstände $p_2 - p_1$ entspricht, ist, in Metern ausgedrückt, gleich 16000, multipliziert mit dem Quotienten aus der Differenz und der Summe der beiden Luftdrucke (immer für 0°C).

Aufgabe: Berechne $H_0$ für folgende Druckdifferenzen:

$$p_2 = 762, p_1 = 758; \quad p_2 = 382, p_1 = 378 \text{ mm Hg}\,.$$

Aus der obigen Formel und den ausgerechneten Werten ersieht man, daß sich für gleiche Druckdifferenz bei relativ hohen Drucken relativ kleine Höhendifferenzen, bei niedrigen Druckwerten relativ große ergeben.

Um die Formel allgemein anwendbar zu machen, muß noch die spezielle Annahme über die thermischen Bedingungen in der Luftsäule durch die tatsächlich gegebenen Temperaturen ersetzt werden. Am unteren Ende von $H$ bei $p_2$ sei die Temperatur $t_2$, am oberen Ende bei $p_1$ sei $t_1$ gemessen worden. Dann ist die (arithmetische) Mitteltemperatur $t = \frac{t_2 + t_1}{2}$

Stellt man sich nun vor, daß die vorher rechnerisch nach der o. a. Formel behandelte Luftsäule von 0°C auf $t$°C erwärmt (abgekühlt) wird, so ist jedermann aus Erfahrung klar, daß sich das Volumen der Luftsäule ausdehnt (zusammenzieht).

Nach dem für alle Gase allgemein gültigen Gay-Lussacschen Gesetz wird das Volumen eines Gases bei einer Erwärmung (Abkühlung) um 1°C immer um 1/273 desjenigen Volumens größer (kleiner), das es bei 0°C hat. Bei der Temperaturänderung um $t°$ ist die Volumenänderung $dV = V_0/273 \cdot t$.

Da für die rechnerisch behandelte Luftsäule ein Querschnitt von 1 $cm^2$ gesetzt worden war und dieser Querschnitt auch (für die Berechnung des Druckes) festgehalten werden muß, wird die Volumenänderung bei der Temperaturänderung sich nur in einer Längenänderung der Luftsäule auswirken. Der Betrag der Längenänderung entspricht (bei 1 $cm^2$ Querschnitt!) zahlenmäßig dem Betrag der Volumenänderung. Die ganze Höhe der Luftsäule ist nach der Temperaturänderung also:

$$H_t = H_0 + \mathrm{d}H = H_0 + \frac{H_0}{273} \cdot t = H_0 \left(1 + \frac{1}{273} \cdot t\right).$$

1/273 ist, in (anschaulicheren) Dezimalstellen ausgedrückt, gleich 0,004 (4-Tausendstel), und $t$ war der arithmetische Mittelwert aus den oben und unten gemessenen Temperaturen $t_1$ und $t_2$.
Danach ergibt sich für die vorauf genannte Formel auch:

$$H_t = H_0 \cdot \left(1 + 0{,}004 \cdot \frac{t_1 + t_2}{2}\right).$$

$H_0$ (für 0° C) war vorher schon berechnet. Setzt man seinen Wert in die letzte Formel ein, so resultiert die komplette *barometrische Höhenformel* (in vereinfachter Form und für Druckangaben in mm Hg) als:

$$H_t[\mathrm{m}] = 16000 \cdot \frac{p_2 - p_1}{p_2 + p_1}\left(1 + 0{,}004 \cdot \frac{t_1 + t_2}{2}\right).$$

In Worten: Die Höhe $H_t$ der Luftsäule zwischen zwei Luftdrucken $p_2$ und $p_1$ ist gleich der Länge der Luftsäule bei 0° C $\left(16000 \cdot \frac{p_2 - p_1}{p_2 + p_1}\right)$, korrigiert um 4-Tausendstel dieser Länge für jedes Grad C, das das arithmetische Mittel der wirklichen Temperatur in der Luftsäule von 0° C abweicht.
Mit dieser Formel läßt sich die vorher definierte Aufgabe der barometrischen Höhenformel bewältigen, aus Druck- und Temperaturmessungen in zwei verschiedenen Niveaus der Atmosphäre den Abstand zwischen den beiden Meßniveaus zu bestimmen.

Die physikalisch und mathematisch exakte Form der barometrischen Höhenformel erhält man (auf weniger anschauliche Weise) so, daß man die hydrostatische Grundgleichung in der Form

$$-\mathrm{d}p = g^* \cdot \varrho \cdot \mathrm{d}h = g^* \cdot \frac{p}{R \cdot T} \cdot \mathrm{d}h$$

über die Druckdifferenz $p_2$ bis $p_1$ integriert und für den Temperaturwert $T$ das arithmetische Mittel ($T_m$) der absoluten Temperatur (in °K) in den beiden Druckniveaus einsetzt.

$$\int_{p_1}^{p_2} -\frac{\mathrm{d}p}{p} = \frac{g^*}{R \cdot T_m}\int_{h_1}^{h_2} \mathrm{d}h \; ; \; \ln p_2 - \ln p_1 = -\frac{g^*}{R \cdot T_m}(h_2 - h_1)$$

oder nach $H_{T_m} = (h_2 - h_1)$ aufgelöst und auf dekadische Logarithmen umgeschrieben ($\ln x = M \cdot \log x$, wobei $M$ der Modul der dekadischen Logarithmen ist):

$$H_{T_m} = + \frac{R \cdot T_m}{g^*} \cdot M \cdot (\log p_2 - \log p_1) = \frac{R \cdot T_m}{g^*} \cdot M \cdot \log \frac{p_2}{p_1} .$$

Für praktische Rechnungen kann man diese Formel in folgender Weise aufbereiten, wobei die absolute Temperatur wieder in Temperaturen von °C verwandelt worden ist:

$$H_t = 18400 \left(1 + 0{,}004 \cdot \frac{t_1 + t_2}{2}\right) \cdot \log \frac{p_2}{p_1} .$$

Der Unterschied zu der vorher angegebenen barometrischen Höhenformel ist im wesentlichen der, daß hier nicht mit den absoluten Zahlen der Drucke gerechnet wird, sondern die Logarithmen der Drucke eingesetzt werden, wie es der genauen Behandlung von exponentiellen Differentialgleichungen entspricht. Dabei ist aber zu beachten, daß der Logarithmus eines Bruches wie $p_2/p_1$ ausgerechnet wird als die Differenz der Logarithmen der beiden absoluten Zahlen $p_1$ bzw. $p_2$; also $\log p_2/p_1 = \log p_2 - \log p_1$.

## 5.5 Konstruktion von Höhenluftdruckkarten als Hauptanwendung der barometrischen Höhenformel

Da im Gegensatz zu Luftdruckkarten am Boden für solche in bestimmten Höhen der Atmosphäre keine Fläche wie das Meeresniveau vorgegeben ist, auf welche alle Meßwerte einheitlich bezogen werden können, ist für Höhenwetterkarten eine spezifische Darstellungsart, nämlich die der *Topographien* der Höhenlage bestimmter Flächen gleichen Luftdrucks *(= absolute Topographien)* bzw. der Höhenabstände zwischen solchen Flächen *(= relative Topographien)* entwickelt worden. Sie spielen inzwischen auch in der Klimatologie eine wichtige Rolle in allen dynamisch konzipierten Ableitungen und müssen deshalb in ihrer Konstruktion verständlich gemacht werden.

Beobachtungsgrundlage für die Topographien liefert das internationale *aerologische Meßprogramm. (Aerologie* ist jener Teil der Meteorologie, der sich speziell mit der Erforschung der höheren Troposphäre und der Stratosphäre befaßt.) Danach werden zu bestimmten Zeiten meist mit Hilfe von Ballons Höhenaufstiege von standardisierten Meßinstrumenten durchgeführt, von denen auf dem Funkwege Informationen über die Temperatur- und Feuchteverhältnisse in bestimmten Druckniveaus der Atmosphäre zu erhalten sind. In einem gewissen Umkreis der Bodenstation läßt sich der Abstand des (über den Wolken fliegenden) Instrumentes von der Erdoberfläche noch durch Radarpeilung bestimmen. Im Normalfall kann die entscheidende höhenmäßige Fixierung der übermittelten Meßwerte aber zunächst nur so erfolgen, daß die jeweiligen Temperatur- und Feuchtewerte mit den Luftdruckwerten gekoppelt werden, mit denen zusammen sie aufgetreten sind. Von den aerologischen Messungen erhält man am Ende also diagrammatische Darstellungen der Vertikalverteilung von Temperatur und Luftfeuchte in Abhängigkeit vom Luftdruck zu einer bestimmten Zeit über einer gewissen Anzahl (500–600) Orten auf der Erde. Über den Kontinenten der Außertropen der Nordhemisphäre liegen die Sondierungspunkte relativ dicht (Abstand ein paar hundert km) über den Ozeanen, den Tropen und den Außertropen der Südhemisphäre relativ weit voneinander entfernt (oft bis ein paar tausend km). Um die Lücken im Netz der für alle Arten von numerischer Behandlung des atmosphärischen Geschehens (ein Ziel ist die berechnete Wetterprognose) entscheidend wichtigen aerologischen Meßwerte auszufüllen, werden Entwicklungen vorangetrieben, um von Satelliten aus Sondierungen von oben vorzunehmen, oder von Ballonsonden, die in bestimmten vorgegebenen Niveaus der Atmosphäre frei driften, Temperatur- und Feuchtewerte abzurufen (GHOST = Global Horizontal Sounding Technique). Hauptproblem dabei ist die exakte Festlegung der gewonnenen Daten nach der Höhe im ersten, nach geographischer Länge und Breite im zweiten Fall.

Nach Sammeln der Sondierungsdaten muß das Beobachtungsmaterial in einem meteorologisch verwertbaren Überblick gebracht werden, d. h. vor allem, die für alle dynamischen Vorgänge in der Atmosphäre wichtigste Grundinformation über die Luftdruckverteilung in verschiedenen Höhen zu gewinnen. Für das Meeresniveau kennt man die Luftdruckverteilung aus dem meterologischen Beobachtungsnetz und den Bodenwetterkarten.

Das Problem bei der *Konstruktion der Topographien* ist, aus der Luftdruckverteilung im Meeresniveau und der Vertikalverteilung von Temperatur und Luftfeuchte die Höhenverteilung bestimmter Flächen gleichen Luftdruckes über dem Meeresspiegel zu errechnen. Das ist möglich mit Hilfe der barometrischen Höhenformel.

1. Schritt: Alle Temperaturwerte werden als virtuelle Temperaturen verstanden (s. 5.5)

2. Schritt: Wir nehmen aus einer Karte der Luftdruckverteilung im Meeresniveau als Beispiel den in der Fig. 11 dargestellten Teilausschnitt mit einem geschlossenen Hochdruckgebiet heraus. Auf den Linien 1010, 1005 und 1000 mb herrscht (in NN) jeweils der gleiche Luftdruck. (Linien gleichen Luftdrucks in bestimmter Niveaufläche heißen *Isobaren*). Wenn im Zentrum des Hochs in NN ein Druck von 1010 mb herrscht, dann muß eine (gedachte) Fläche gleichen Druckes (= *isobare Fläche*) von 1000 mb bei dem gegebenen Verlauf der Isobaren die Form einer kuppelförmigen Aufwölbung mit dem höchsten Punkt über dem Zentrum der geschlossenen Isobare 1010 mb aufweisen, so wie es der Schnitt in Fig. 11 schematisch darstellt.

Die Form der Kuppel kann man mit der barometrischen Höhenformel berechnen, wenn man die Temperatur der Luft in der Kuppel (in der Realität heißt das: in den unteren Luftschichten des Hochdruckgebietes) kennt.

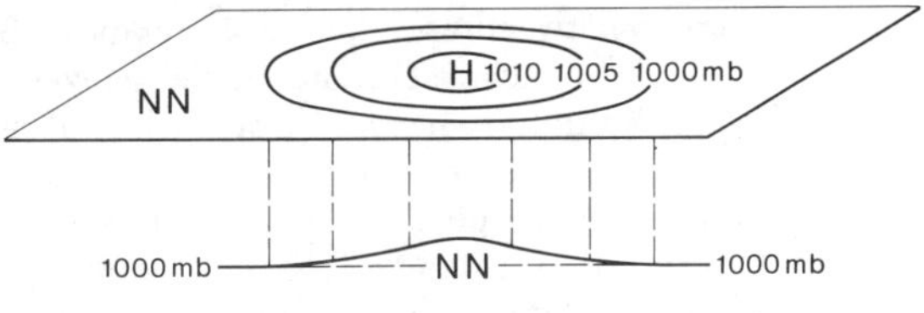


Fig. 11
Die isobaren Flächen in einem Hochdruckgebiet in Grund- und Aufriß

3. Schritt: Zur vorübergehenden Vereinfachung sei zunächst noch die zusätzliche Annahme gemacht, daß die Temperatur im ganzen Hochdruckgebiet 0° C sei.

Für alle Orte auf der 1010 mb-Isobare ergibt sich die Höhe der 1000-mb-Fläche über Grund nach der barometrischen Höhenformel als $h = 18\,400 \cdot (\log 1010 - \log 1000)$. (Das Temperaturkorrektionsglied entfällt, da $t = 0°\mathrm{C}$ gesetzt worden ist.)

$$h = 18\,400 \cdot (3{,}00432 - 3{,}00000) = 18\,400 \cdot 0{,}00432 = 80 \text{ m}.$$

Für die Orte der 1005-mb-Isobare sind es 38 m, für diejenigen der 1000-mb-Linie 0 m.

Bei einer Temperatur von 0°C in den unteren Luftschichten stellt also im vorliegenden Fall die (gedachte) 1000-mb-Fläche eine Kuppel dar, die im Zentrum etwas höher als 80 m ist und deren Form (rund bzw. mehr oder weniger elliptisch) und Steilheit durch Verlauf und Abstand der Isobaren vorgegeben ist.

4. Schritt: Die (gedachte) Kuppel der 1000-mb-Fläche läßt sich, ganz entsprechend dem Vorgehen bei der Erstellung topographischer Isohypsenkarten, mit Linien gleicher Höhe überziehen. Projiziert man diese Linien senkrecht auf den Meeresspiegel, so erhält man eine Isohypsendarstellung der 1000-mb-Fläche. Wenn man die Höhenwerte der Isohypsendarstellung noch in der Maßeinheit *Dekameter* (1 dm = 10 m)[1], also statt 80 m den Wert 8 dm z.B. angibt, hat man im Prinzip bereits die absolute Topographie der 1000-mb-Fläche („abs. Top. 1000 mb") für einen begrenzten Ausschnitt. Sie ist in der Form in diesem Fall identisch mit der Isobarendarstellung des Hochdruckgebietes. Das liegt aber an der Annahme des homogenen Temperaturfeldes.

5. Schritt: Anstelle der überall gleichen Temperatur von 0°C wird die Bedingung gesetzt, daß im Innern des Hochs bis zur 1010-mb-Isobare eine Temperatur von +20°C, an der 1005-mb-Linie 10°C und am Rand nur noch 0°C herrsche, die Temperaturverteilung aber parallel zu den Isobaren sich ändere.

Nach der barometrischen Höhenformel ist dann

$$h_{1010,20^\circ} = 18\,400 \cdot 0{,}00432 \cdot (1 + 0{,}004 \cdot 20) = 80 + 6{,}4 = 86{,}4\,\text{m} = 8{,}6\,\text{dm}$$

$$h_{1005,10^\circ} = 4{,}1\ \text{dm}; \quad h_{1000,0^\circ} = 0$$

Die Kuppel ist etwas steiler geworden. Nur die geometrische Form von Isobaren- und Topographie-Darstellung ist noch gleich, der Abstand der Formlinien hat sich verändert.

6. Schritt: Wir nehmen an, daß in das Hochdruckgebiet von einer Seite relativ kalte Luft vorgedrungen ist, daß in dem Kuppelraum unterhalb der 1000-mb-Fläche also ein Segment mit relativ kalter Luft liege. Unter dieser Bedingung sind die Höhenwerte der 1000-mb-Fläche nicht mehr entlang der ganzen 1005-mb-Isohypse z.B. gleich. Im Bereich des Kaltluftsegments sind sie kleiner als im übrigen Bereich. Die Kuppel der 1000-mb-Fläche bekommt oberhalb der Kaltluft eine Eindellung, die sich in der Darstellung der Topographie durch ein Ausbiegen der Isohypsen gegen die höheren Werte hin manifestiert. (Man verfolge in Gedanken den Weg auf einer Isohypse der Kuppel mit Delle. Dort, wo man die Delle unter Beibehalten des Höhenniveaus queren will, muß man von der ursprünglichen Richtung gegen das Zentrum der Kuppel abbiegen.)

7. Schritt: An die Stelle des Hochdruckgebietes wird ein Tiefdruckgebiet mit einem Kerndruck von 990 mb gesetzt, wie es Fig. 12 darstellt. Man kann wieder die Topographie der 1000-mb-Fläche nach denselben Methoden wie für das Hochdruck-

[1] In vielen deutschen Darstellungen (z.B. auch bei Scherhag) wird Dekameter als dm abgekürzt, obwohl es eigentlich das Kurzzeichen für Dezimeter ist. Zur besseren Vergleichbarkeit mit dem Grundlagenmaterial bleibe ich deshalb auch bei dm.

gebiet ausrechnen. Nur ist die (gedachte) Form im Bereich des geschlossenen Tiefs nicht eine Kuppel, sondern ein geschlossener Kessel, bei dem im Zuge der 990-mb-Isobare die Tiefe −80 m bei der Voraussetzung von 0°C beträgt.

8. Schritt: Als Verallgemeinerung der bisherigen Ableitung kann als Ergebnis festgestellt werden: Die *absolute Topographie der 1000-mb-Fläche* gibt die Höhenlage dieser fest gewählten Isobarenfläche (Druckniveau) in Isohypsendarstellung, bezogen auf das Meeresniveau und in der Maßeinheit Dekameter, wieder. Dabei wird der Verlauf und die Scharung der Isohypsen eindeutig bestimmt von der Luftdruckverteilung am Boden und dem thermischen Aufbau der Atmosphäre zwischen dem Meeresniveau und der 1000-mb-Fläche.

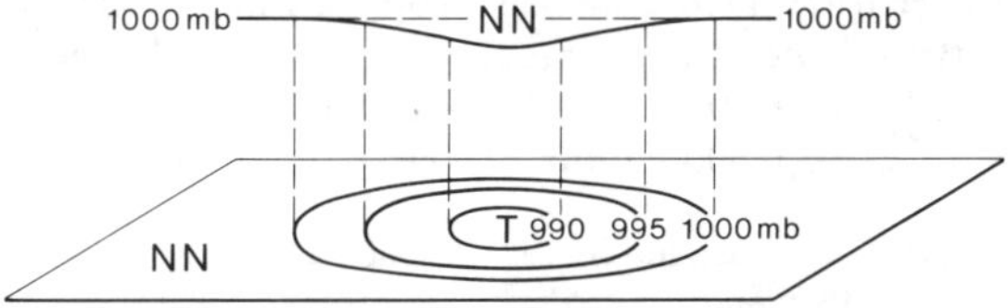


Fig. 12
Die isobaren Flächen in einem Tiefdruckgebiet in Grund- und Aufriß

9. Schritt: Es soll nun die absolute Topographie der 900-mb-Fläche konstruiert werden. Diejenige der 1000-mb-Fläche kann man nach der bisherigen Ableitung als gegeben voraussetzen. Dann bleibt noch, den Höhenabstand zwischen der 1000- und der 900-mb-Fläche für den zu behandelnden Raum zu errechnen, um durch Summieren der Höhenwerte für die 1000-mb-Fläche und des Abstandes zwischen 1000 und 900 mb an den jeweiligen Orten die absolute Höhe der 900-mb-Fläche zu erhalten.

Den Abstand 1000/900 mb kann man wieder mit der barometrischen Höhenformel $\Delta h = 18400 \cdot \log 1000/900\,(1 + 0{,}004 \cdot t_m)$ berechnen, wenn die Temperatur $t_m$ als einzige Variable bekannt ist. Wie vorher dargelegt, wird bei den aerologischen Messungen die vertikale Temperaturverteilung in Abhängigkeit vom Luftdruck empirisch festgestellt. Man kann also davon ausgehen, daß die Temperatur mindestens für das 1000- und 900-mb-Niveau, wahrscheinlich sogar noch für charakteristische Zwischenpunkte, bekannt und in einem Druck-Temperatur-Diagramm aufgezeichnet ist. Aus dieser Vertikalverteilung der Temperatur läßt sich nach verschiedenen arithmetischen und geometrischen Verfahren eine für die Luftschicht zwischen 1000 und 900 mb (oder evtl. auch für Unterteile) repräsentative Mitteltemperatur bestimmen, die als $t_m$ in die obige Formel eingesetzt wird. Dann ergibt sich $\Delta h$ für den betreffenden Ort. Ganz entsprechend wird das für alle aerologischen Meßstellen des zu behandelnden Raumes durchgeführt. Alle Werte auf einer Karte eingetragen, ergeben ein Wertefeld, in welchem sich nun wieder gleiche Werte durch Isolinien verbinden lassen, die jeweils den gleichen Abstand der genannten Hauptisobarenflächen angeben.

Die Isoliniendarstellung des Höhenabstandes zwischen zwei Hauptisobarenflächen wird als *relative Topographie* der beiden Isobarenflächen bezeichnet. In dem genannten Fall ist es diejenige 900 gegen 1000 mb („rel. Top. 900/1000 mb").

Aus der Tatsache, daß in der barometrischen Höhenformel als Rechengrundlage der relativen Topographie als einzige Variable, die $\Delta h$ verändern kann, die Mitteltemperatur der Luftschicht $t_m$ enthalten ist, folgt, daß *relative Topographien eine räumliche Darstellung der mittleren thermischen Bedingungen in der Luftmasse zwischen den beiden begrenzenden Hauptdruckniveaus sind.* Dementsprechend werden Karten der relativen Topographie dort, wo die Abstände klein sind, mit einem K (für kalt), dort wo sie groß sind, mit einem W (für warm) gekennzeichnet.

Die absolute Topographie 900 mb als die Isohypsendarstellung der Höhenlage der 900-mb-Fläche ergibt sich als die Superposition von abs. Top. 1000 mb und der rel. Top. 900/1000 mb.

10. Schritt: So wie die abs. Top. 900 mb konstruiert wurde, lassen sich auch die entsprechenden Topographien für alle höher folgenden Hauptisobarenflächen durch schichtweises Zusammenfügen der relativen Topographien konstruieren. Beispiel für die abs. Top. 500 mb für 2 geographische Orte:

1. Ort Luftdruck in NN sei 1000 mb

| | 1000 mb | | 900 | | 800 | | 700 | | 600 | | 500 mb | |
|---|---|---|---|---|---|---|---|---|---|---|---|---|
| $t$: | 20° | | 16° | | 10° | | 4° | | −2° | | −10°C | |
| $t_m$: | | 18° | | 13° | | 7° | | 1° | | −6°C | | |
| $\Delta h$: | | 899 | | + 991 | | + 1096 | | + 1233 | | + 1427 | = 5646 m | |
| | | | | | | | | | | | | = 567 dm |

2. Ort Luftdruck in NN sei 1010 mb; $t$ = 12°. Höhe der 1000-mb-Fläche: 81 m

| | 1000 mb | | 900 | | 800 | | 700 | | 600 | | 500 mb | |
|---|---|---|---|---|---|---|---|---|---|---|---|---|
| $t$: | 12° | | 8° | | 4° | | −2° | | −10° | | −18°C | |
| $t_m$: | | 10° | | 6° | | 1° | | −6° | | −14°C | | |
| $\Delta h$: | | 856 | | + 943 | | + 1050 | | + 1181 | | + 1355 | + 81 = 5466 m | |
| | | | | | | | | | | | | = 565 dm |

Trägt man für alle aerologischen Meßstationen die Werte in eine Übersichtskarte ein und verbindet gleiche Werte durch Isolinien, so erhält man die abs. Top. 500 mb.

Grundsätzlich kann man das Verfahren bis in diejenigen Höhen fortsetzen, für welche noch genügend dichte Temperaturmessungen vorliegen.

Als *allgemeines Ergebnis* läßt sich bisher feststellen: *Absolute Topographien bestimmter Druckniveaus sind Isohypsendarstellungen dieser bestimmten Flächen gleichen Luftdrucks und ergeben sich aus der Summe der relativen Topographien aller Hauptisobarenflächen, die unterhalb des gewählten Druckniveaus liegen, vermehrt (in Tiefdruckgebieten entsprechend vermindert) um die Werte der absoluten Topographie der 1000-mb-Fläche.*

11. Schritt: Wenn man in Wetterberichten genau hinschaut, so sind die Topographien nicht in der einfachen Einheit Dekameter, sondern in *geodynamischen Dekametern* (gdm statt dm) ausgezeichnet.

Dem liegt folgende meteorologische *Definition* zugrunde:

Ein geodynamischer Meter ist gleich einem metrischen Meter, multipliziert mit einem Zehntel der Schwerebeschleunigung $g$.* Er hat demnach die Dimension $m^2/s^2$.

Der Grund für die etwas verzwickte Rechenmanipulation ist, daß man absolute Topographien gleichzeitig als Darstellungen eines Arbeitspotentials für theoretische Betrachtungen der dynamischen Vorgänge in der Atmosphäre benutzen will. Für die hier darzulegenden Zusammenhänge können wir uns auf folgende praktische Handhabung zurückziehen:

Höhenangaben in metrischen Dekametern (dm) werden in geodynamische Dekameter (gdm) umgerechnet, indem man sie mit 0,98 multipliziert, bzw. vom metrischen Wert 2% abzieht. (560 dm entsprechen 560 − 11 = 549 gdm.) Umgekehrt werden Angaben in gdm durch Zuschlag von 2% des Zahlenwertes zu metrischen Dekametern. (Dabei ist die unterschiedliche Dimension der Maße und die Breitenabhängigkeit des geodynamischen Meters vernachlässigt.)

12. Schritt: Es interessiert noch, wie groß der Fehler ist, wenn die Ableitung der Topographien ohne Berücksichtigung der Luftfeuchte mit Hilfe der wirklichen, anstatt der virtuellen Temperatur gemacht wird.

Bei einem relativ hoch angenommenen Mischungsverhältnis (s. Abschn. 14.2) von 20 g/kg und einer Lufttemperatur von 27° C = 300 K (also bei feuchttropischen Bedingungen!) ist $T_v = 300\,(1 + 0{,}6 \cdot 0{,}02) = 300 + 3{,}6°$. Der Virtuellzuschlag beträgt also bei den extremen Bedingungen nicht ganz 4°. Dieser bewirkt in der barometrischen Höhenformel eine Korrektur um $0{,}004 \cdot 4 = 16/1000 = 1{,}6\%$ der errechneten Höhe. Nehmen wir den (unwahrscheinlichen) Extremfall an, daß die Virtuelltemperatur für die ganze Schicht zwischen 1000 und 900 mb gelte, dann ergibt sich eine Korrektur von 1,6% von 907, also rund 11 m. Bei den kleineren Wasserdampfgehalten, die bei den tieferen Temperaturen in höheren Breiten und höheren Atmosphärenschichten herrschen, ist die Korrektur um eine Zehnerpotenz kleiner, also in der Größenordnung von 1–2 m auf 1000 m. Sie fällt also normalerweise sogar bis zur absoluten Topographie der 500-mb-Fläche noch in jenen Wertebereich (von 5–10 m), der bei Ab- und Aufrundung auf Dekameter vernachlässigt wird. Der gemachte Fehler ist also sehr klein.

Auf die *Anwendung der Topographien* in klimatologischen Zusammenhängen wird in den Kapiteln 12 über die Entstehung von Luftdruckunterschieden und vor allem 17 über die allgemeine Zirkulation der Atmosphäre näher einzugehen sein. An dieser Stelle seien einige wichtige Konsequenzen aus der Ableitung in der Form von Faustregeln aufgeführt.

1. Die absoluten Topographien sind zwar Isohypsendarstellungen jeweils einer Hauptisobarenfläche, als solche aber auch direkte Darstellungen der Luftdruckverteilung. Denkt man sich nämlich beispielsweise die 5000-m-Niveaufläche als Bezugsfläche für die abs. Top. 500 mb, so herrscht an den Stellen, wo die Topographie niedrige Werte (womöglich sogar unter 500 gdm) angibt, in 5000 m relativ tiefer Druck, wo die 500-mb-Fläche weit über 5000 m hinausreicht, muß der Luftdruck in der Bezugsfläche relativ hoch sein.

2. Ob in den höheren Schichten der Troposphäre relativ hoher oder relativ tiefer Druck herrscht, ist in der Hauptsache eine Frage der Temperaturbedingungen der unter dem betrachteten Niveau liegenden Luftschichten. Wo die Atmosphäre relativ warm ist, herrscht in der Höhe relativ hoher Druck und umgekehrt.

3. Bis ungefähr $5^1/_2$ km Höhe sinkt der Luftdruck auf die Hälfte.

4. 5 mb Druckunterschied entsprechen am Boden 40, in $5^1/_2$ km rund 80 m Höhenunterschied.

5. Eine Höhenänderung der relativen Topographie 500 gegen 1000 mb von 18 gdm entspricht ungefähr einer Änderung der Mitteltemperatur in der Luftschicht zwischen 1000 und 500 mb von 10° C. Grob gerechnet sind für jedes Grad C 2 gdm in Rechnung zu stellen.

# 6 Der Einfluß der Atmosphäre auf die Sonnenstrahlung[1)]

Das in Kap. 3 abgeleitete solare Klima wird erheblich abgewandelt durch den Einfluß, welchen die Erdatmosphäre auf die einfallende Sonnenstrahlung ausübt. Der Einfluß erstreckt sich vor allem auf die quantitative Veränderung der zeitlichen und räumlichen Verteilung der Energiemengen, aber auch auf die qualitative Veränderung der die Erdoberfläche erreichenden Strahlung.

Als ersten Schritt zur Ableitung des wirklichen, durch die Atmosphäre mitgestalteten Strahlungsklimas auf der Erdoberfläche sei als Randbedingung eine *homogene Atmosphäre* angenommen. (Über allen Orten der Erde gleiche Zusammensetzung, Temperatur und Masse; m.a.W. Konstanz aller atmosphärischen Parameter in horizontaler Richtung.)

## 6.1 Das Sonnenspektrum am Grunde der Atmosphäre

Allgemein bekannt ist die Tatsache, daß man das Sonnenlicht in seine Spektralfarben aufweiten kann, indem man einen Sonnenstrahl durch ein geeignetes Prisma gehen läßt. Das ist der Ausdruck der physikalischen Tatsachen, daß erstens die einfallende Sonnenstrahlung ein Bündel elektromagnetischer Wellen unterschiedlicher Wellenlänge ist, und daß zweitens Strahlen verschiedener Wellenlänge verschieden stark gebrochen werden. Wenn man nun das aufgeweitete Sonnenspektrum Linie für Linie mit einem Meßgerät für Strahlungsenergien *(Radiometer)* abtastet und dabei auch beiderseits über den sichtbaren Strahlungsbereich hinausgeht, resultiert am Grunde der Atmosphäre ungefähr die in der unteren Kurve der Fig. 13 dargestellte Energieverteilung in Abhängigkeit von der Wellenlänge. Letztere werden in folgende *Spektralbereiche* unterteilt:

---

[1)] Bezüglich der in diesem Kapitel verwendeten Maßeinheiten lese man noch einmal die entsprechenden Erörterungen im Kap. 3.1.

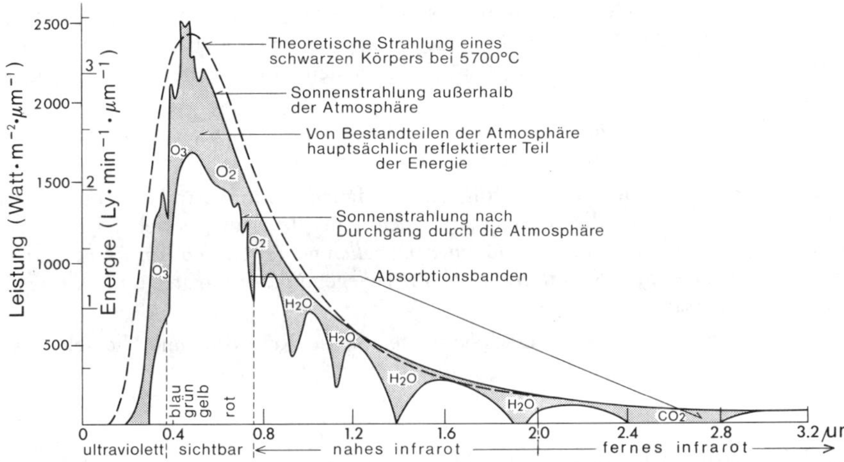


Fig. 13 Energieverteilungsspektrum der Sonnenstrahlung vor und nach dem Durchgang durch die Atmosphäre sowie die theoretische Energieverteilung für einen schwarzen Körper mit der Oberflächentemperatur der Sonne

Das *sichtbare Licht* zwischen 0,36 und 0,76 µm (1 µm = 1/1000 mm). Darin liegen, von den kürzeren zu den längeren Wellen gerechnet, die Spektralfarben blau, grün, gelb und rot, die als Bündel zusammengenommen für das Auge das Empfinden farblos *(= weiß)* vermitteln.

Den ultravioletten Spektralbereich mit Wellenlängen unter 0,36 µm *(UV-Strahlung).* Den infraroten Bereich oberhalb 0,8 µm mit der Unterteilung des nahen (0,8–2 µm) und fernen Infrarot (ab 2 µm). Dieser Bereich der *IR-Strahlung* wird auch als langwellige oder *Wärmestrahlung* bezeichnet.

Die *Energieverteilung* innerhalb *der* am Grund der Atmosphäre *ankommenden Sonnenstrahlung* zeigt folgende charakteristischen Eigenschaften:

1. Das Energiemaximum liegt mitten im sichtbaren Spektralbereich bei 0,5–0,6 µm (grünes bis gelbes Licht). Übereinstimmung von Energiemaximum der Strahlung und Empfindlichkeitsmaximum des menschlichen Auges.

2. Rasche Abnahme, fast abruptes Abbrechen der Energie zur Seite der harten (lebensschädlichen) UV-Strahlung.

3. Langsames Ausklingen der Energie im IR-Bereich.

4. In bestimmten Wellenlängenbereichen sind tiefe Einbrüche in der Energieverteilungskurve vorhanden („dunkle Bereiche“).

5. Die dunklen Bereiche sind im sichtbaren Spektralbereich nur sehr klein und werden zum fernen Infrarot hin laufend größer.

Werden vergleichbare Messungen in verschiedenen Höhen über NN durchgeführt, so stellt sich heraus, daß mit wachsender Höhe die Energie aller Wellenbereiche größer wird, und daß die Energieeinbrüche in den dunklen Bereichen geringer werden.

Außerhalb der Atmosphäre hat die spektrale Energieverteilung den durch die obere Linie in Fig. 13 angegebenen Verlauf.

Aus dem Vergleich beider Kurven folgt: Die einfallende Sonnenstrahlung unterliegt beim Durchgang durch die Atmosphäre einem Energieverlust, bestehend in einer *Schwächung der Gesamtenergie und einer partiellen weitgehenden Auslöschung der Strahlung in begrenzten Spektralbereichen vorwiegend des Infraroten und Ultravioletten Strahlungsanteiles.*

Der Energieverlust hat *zwei Ursachen:* die diffuse Reflexion und die selektive Absorption.

## 6.2 Die diffuse Reflexion

Die *diffuse* (ungerichtete) *Reflexion* ist eine allseitige Streuung der Strahlung (ähnlich wie in einer Milchglas- oder aufgerauhten Fensterscheibe). Die Strahlung als solche bleibt dabei also erhalten, nur ihre Fortpflanzung in vorgegebener Richtung wird dadurch aufgehoben, daß eine Reflexion nach allen möglichen Richtungen erfolgt. Die in Richtung der oberen Halbkugel abgelenkten Anteile der Sonnenstrahlung gehen in den Weltraum zurück, die in Richtung der unteren Halbkugel erreichen die Erdoberfläche als sog. *diffuse Himmelsstrahlung (diffuses Himmelslicht).*

An der diffusen Reflexion beteiligt sind

die Luftmoleküle, die Wassertröpfchen (Wolken-, Nebel-, Dunsttröpfchen),
die Eiskristalle der hohen Wolken und das Aerosol.

Die *optischen Effekte,* welche von den genannten Bestandteilen der Atmosphäre jeweils erzielt werden, sind allerdings verschieden. Das sieht man z.B. daran, daß bei klarem, wolkenlosem Himmel die Sonnenscheibe orange, zuweilen sogar rot oder tiefrot erscheint, wenn sie tief am Horizont steht, während sie (zwar in der Lichtintensität geschwächt, aber) weiß bleibt, wenn man sie durch eine dünne Schleierwolke oder durch eine Nebelbank hoch am Himmel sieht. Damit hängt direkt zusammen, daß bei hoch stehender Sonne alle Wolken (mit Ausnahme der grauen Schattenseiten) weiß sind, während sie einen roten Widerschein abgeben, wenn morgens oder abends die Sonne nahe dem Horizont durch wolkenfreie Himmelsteile hindurch- und die Wolkenbänke über uns anstrahlt. (*Morgen-* bzw. *Abendrot;* zu dieser Zeit beschienene Bergketten zeigen das sog. *Alpenglühen.*)

Der *Grund für die unterschiedlichen optischen Effekte liegt in der unterschiedlichen Größe der reflektierenden Teilchen* (Luftmoleküle haben einen Durchmesser von rund $10^{-7}$ cm, Wolken- bzw. Nebeltröpfchen und Eisnadeln einen solchen von $10^{-4}$ bis $10^{-2}$ cm).

Bei der *diffusen Reflexion an Luftmolekülen* sind die reflektierenden Teilchen in der Größenordnung rund 100mal kleiner als die Wellenlänge des Lichtes. Unter dieser Bedingung ist der Streuungseffekt sehr stark abhängig von der Wellenlänge der Strahlung. Nach dem *Gesetz von Rayleigh* ist der molekulare Streuungskoeffizient umgekehrt proportional der 4. Potenz der Wellenlänge. Das heißt, daß aus dem Bündel des (weißen) Sonnenlichtes die kurzen Wellenlängen, also die blauen Anteile, rund 16mal stärker betroffen sind als die roten. Erste Folge ist, daß in der wolkenlosen Atmosphäre ein wesentlich größerer Anteil des blauen Lichtes zwischen den Luftmolekülen hin- und herreflektiert wird und dadurch die Gesamtmasse der wolkenlosen Atmosphäre unserem Auge blau erscheint (Grund für das *Himmelsblau*). Zweitens muß das diffuse Himmelslicht in seiner Zusammensetzung im ganzen kurzwelliger als die direkte Sonnenstrahlung sein. Und drittens wird die Sonnenscheibe nahe dem Horizont rot, weil dann der Blauanteil aus dem unser Auge direkt treffenden Strahlenbündel fast ganz herausreflektiert ist und der langwellige Anteil, also das Rot, dominiert. Daß dies erst dann sichtbar wird, wenn die Sonne nahe dem Horizont steht, deutet schon darauf hin, daß der absolute Betrag der diffusen Reflexion von der Länge des Weges abhängt, den das Licht durch die Atmosphäre zurücklegen muß.

Der gleiche Effekt der roten Sonnenscheibe kann auch in Ausnahmefällen bei hochstehender Sonne durch trübende Teilchen dann hervorgerufen werden, wenn – z. B. nach einem Brand – eine große Menge von solchem Aerosol in die Atmosphäre gelangt ist, das Teilchendurchmesser unter $10^{-5}$ cm hat.

Normalerweise sind die Aerosolpartikel aber größer. Für sie gilt das Gesetz von Rayleigh nicht. An ihnen wird wie bei der *diffusen Reflexion an Dunst-, Nebel- und Wolkenteilchen* das gesamte Bündel der *Sonnenstrahlen gleichmäßig stark reflektiert.* Die Wellenlängenzusammensetzung bleibt also die gleiche, die diffus reflektierenden Medien erscheinen ebenso wie die Sonnenscheibe selbst *weiß* (dunstiger Himmel hat einen milchigen, weißen Schleier).

## 6.3 Die selektive Absorption

Bei der Absorption wird Strahlungsenergie vom absorbierenden Körper aufgenommen und dabei in Wärmeenergie überführt. So kann vorübergehend Energie akkumuliert werden.

Normalerweise wird von bestimmten Körpern aus einem Strahlenbündel nur in bestimmten Wellenlängenbereichen ein Teil der Strahlungsenergie absorbiert; andere Wellenlängen werden reflektiert oder durchgelassen. Absorption ist also im Normalfall selektiv. Der Quotient aus absorbierter und gesamter auffallender Strahlungsenergie (eines Wellenlängenbereiches) wird als *Absorptionskoeffizient* bezeichnet. Er ist eine Stoffkonstante.

Vom Verhältnis der absorbierten zu den reflektierten bzw. durchgelassenen Wellenlängen im sichtbaren Bereich wird das bestimmt, was unser Auge als *Farbe eines Körpers* empfindet. Ein Gegenstand, der alle auftreffende Strahlung restlos absorbiert, wird als *„schwarzer Körper"* bezeichnet.

Im Energiespektrum eines Strahlenbündels wirkt sich Absorption beim Passieren eines Mediums darin aus, daß in der ankommenden Strahlung bestimmte Spektralbereiche sehr stark geschwächt sind oder gar ganz ausfallen *(Absorptionslinien bzw. -banden).* Die vorher bezeichneten Einbrüche in der Energieverteilung der Sonnenstrahlung am Grunde der Atmosphäre (s. Fig. 13) sind solche Banden. Sie werden *verursacht vom*

Ozon ($O_3$),
Kohlendioxyd ($CO_2$) und
Wasserdampf ($H_2O$) in der Atmosphäre.

Das (in den höheren Schichten der Atmosphäre gebildete und konzentrierte) *Ozon* ($O_3$) absorbiert nahezu vollständig den Bereich von 0,22 bis 0,30 μm der Sonnenstrahlung. Es bewirkt das abrupte Ende des Sonnenspektrums und stellt einen sehr wirksamen *UV-Schutzfilter* dar. Das *Kohlendioxyd* hat starke Absorptionslinien und -banden zwischen 2,3 und 3,0, 4,2 und 4,4 sowie zwischen 12 und 16 μm. Der *Wasserdampf* absorbiert alle IR-Strahlung oberhalb 14 μm praktisch zu 100%, außerdem nahezu vollständig zwischen 5 und 8 sowie 2,5 und 3 μm. Zwischen 1 und 2 μm liegen weitere schwächere Absorptionsbanden des $H_2O$.

Wir können zusammenfassend also feststellen:

Während die Atmosphäre im sichtbaren Strahlungsbereich (zwar stark diffus reflektiert, aber) nicht absorbiert, bildet einerseits im UV-Bereich das Ozon einen blockierenden Schutzfilter und bewirken im IR andererseits $CO_2$ und Wasserdampf sehr effektive Absorptionsbanden sowie im fernen IR ab 14 μm sogar völlige Undurchlässigkeit. Weitgehend unberührt bleiben im IR-Bereich von der Absorption in der Atmosphäre die Wellenlängen um 4 und zwischen 8 und 11 μm (s. Kap. 9).

Nachdem englische Forscher im Jahre 1985 die Ergebnisse der seit 1956 am Rande der Antarktis durchgeführten Messung des über der Forschungsstation Halley Bay in der hohen Atmosphäre vorhandenen Ozons veröffentlicht hatten, setzte bald eine internationale Diskussion über Ursachen und Folgen weltweiter Ozonabnahme ein.

Fakten und naturwissenschaftliche Grundlagen der beteiligten Prozesse seien kurz dargelegt:
Ozon gehört zu jenen Bestandteilen der Atmosphäre, die nicht in homogener Verteilung vorhanden sind. Seine Menge in verschiedenen Teilen der Atmosphäre hängt von den jeweiligen Bildungs- und Abbauprozessen sowie von Zu- und Abtransport ab.

Als dreiatomige Form des Sauerstoffs entsteht Ozon ($O_3$) durch Reaktion von molekularem Sauerstoff ($O_2$) mit energetisch angeregtem atomaren Sauerstoff ($O^\circ$). $O_2$ ist mit seinen 21 Vol.-% in genügender Menge in der Atmosphäre vorhanden; der für die $O_3$-Bildung entscheidende Prozeß ist die Entstehung des angeregten atomaren Sauerstoffs ($O^\circ$). Dafür gibt es prinzipiell zwei Möglichkeiten: Die Photodissoziation, also die Zerlegung unter Einwirkung von Lichtenergie, einerseits des $O_2$, andererseits des Spurengases Stickstoffdioxid ($NO_2$).

Die Photodissoziation des $O_2$ ist nur möglich mit Wellenlängen kleiner 0,24 μm, also hartem Ultraviolett (s. Fig. 13). Dieser Wellenlängenbereich ist im Spektrum der

Sonnenstrahlung nur in der hohen Atmosphäre noch vorhanden, in tieferen Schichten bereits ausgefiltert. Dementsprechend ist die Bildung von $O_3$ auf dem Wege über die Dissoziation des $O_2$ schwerpunktmäßig an Höhen zwischen 20 und 40 km gebunden, weil hier einerseits noch die harte UV-Strahlung wirksam ist und andererseits genügend $O_2$-Moleküle pro Volumeneinheit zur Verfügung stehen. Außerdem läßt sich folgern, daß wegen der geringeren Dichteabnahme mit der Höhe (s. Fig. 34, 35 und 36) in den Tropen die Optimalschicht höher liegt als in höheren Breiten und daß wegen der ganzjährig intensiveren Einstrahlung die Atmosphäre in äquatornahen Bereichen das Hauptproduktionsgebiet für $O_3$ sein muß.

Der Prozeß der $O_3$-Bildung läßt sich folgendermaßen beschreiben: Durch Absorption eines Lichtquants (Photons) der Wellenlängen kleiner 0,24 µm wird ein Sauerstoffmolekül in zwei elektrisch angeregte Sauerstoffatome ($O^\circ$) zerlegt. Diese reagieren unter Zwischenschaltung eines Stoßpartners, der die lebendige Energie aufnimmt (→ Temperaturerhöhung) mit je einem Sauerstoffmolekül ($O_2$) zur Bildung von Ozon ($O_3$).

Im globalen Mittel muß der Ozonbildung ein mengenmäßig gleicher Abbau entsprechen. Das geschieht zu einem großen Teil schon in den gleichen Schichten, in denen auch die Bildung erfolgt, und zwar ebenfalls auf dem Wege über eine Photodissoziation. Durch Absorption eines Photons der Wellenlänge kleiner 0,31 µm (also etwas weniger hart als bei der $O_2$-Dissoziation) spaltet sich vom Ozonmolekül ein energetisch angeregtes O-Atom ab. Übrig bleibt ein normales $O_2$-Molekül. Das angeregte O-Atom reagiert seinerseits mit einem $O_3$-Molekül, woraus dann zwei Sauerstoffmoleküle entstehen. Damit ist die Ausgangslage wieder hergestellt und die Neubildung von $O_3$ durch Dissoziation des $O_2$ kann wieder beginnen. So kann sich ein photochemisches Gleichgewicht einstellen. Im Laufe der genannten Prozesse ist die Energie der kurzwelligen UV-Strahlung von den Molekülen der hohen Atmosphärenschichten absorbiert und letztlich in molekulare Bewegungsenergie, also Wärme umgewandelt worden (s. Abschnitt 15.4 und Fig. 7). Eine andere Abbaumöglichkeit des $O_3$, die im Hinblick auf die Einflußnahme durch den Menschen bedeutungsvoll ist, ist diejenige mit Hilfe von Katalysatoren, also Stoffen, die nur durch ihre Anwesenheit bei Zwischenschritten wirksam werden, selbst dabei aber nicht definitiv gebunden oder verändert, sondern beliebig häufig rezykliert werden. Infrage kommen das Stickoxid (NO), das Hydroxyl (OH) und das Chloratom (Cl). NO wird durch Photolyse von Lachgas ($N_2O$) gebildet, welches durch mikrobielle Prozesse an der Erdoberfläche entsteht und als reaktionsschwaches Gas mit einer Lebensdauer von 100–200 Jahren (s. Abschnitt 9.5) bis in die hohe Atmosphäre gelangt. Dort reagiert es mit einem angeregten O-Atom unter Bildung von zwei Molekülen NO. Diese werden ihrerseits vom sehr agressiven Ozon oxidiert mit dem Resultat, daß aus dem NO- ein $NO_2$-Molekül und aus dem $O_3$ Sauerstoff ($O_2$) wird. Das $NO_2$-Molekül reagiert mit einem angeregten O-Atom und bildet wieder Stickoxid (NO) und Sauerstoff ($O_2$). Am Ende ist also unter Zwischenschaltung von NO ein $O_3$-Molekül durch Vermittlung eines angeregten O-Atoms in zwei Sauerstoffmoleküle abgebaut worden.

Chloratome resultieren normalerweise in geringen Mengen durch Photolyse des ebenfalls durch turbulenten Austauschs aus bodennahen Luftschichten in die hohe Atmosphäre gelangten Methylchlorids. Sie wirken unter Zwischenschaltung des Radikals Chlormonooxid (ClO) in prinzipiell gleicher Weise wie das NO, indem sie als Katalysator aus einem $O_3$-Molekül unter Vermittlung eines angeregten O-Atoms zwei Sauerstoffmoleküle entstehen lassen.

Die Ozonabbau-Zyklen mit Hilfe der Radikale NO und ClO funktionieren aber nicht unabhängig voneinander und ungestört. Zum einen können NO und ClO auch miteinander reagieren. Dabei wird das O-Atom des ClO auf das NO übertragen und $NO_2$ gebildet. Cl ist wieder frei. $NO_2$ kann bei Absorption eines Photons sichtbaren Lichts dissoziiert werden, wobei wieder NO entsteht und das angeregte O-Atom mit $O_2$ zusammen zur Neubildung von Ozon führen kann. Zum anderen werden Cl-Atome oder ClO-Radikale durch Reaktion mit anderen Molekülen zu stabilen Verbindungen wie Chlornitrat oder Salzsäure und sind damit erst einmal ihrer Wirksamkeit entzogen, bis sie durch Photolyse aufs Neue freigesetzt werden.

Im ganzen besteht ohne Beeinflussung durch den Menschen ein eingespieltes dynamisches Gleichgewicht, bei dem im zeitlichen und räumlichen Mittel wegen der gegenseitigen Reaktionsfähigkeit kein einseitiger Veränderungstrend möglich ist. Andererseits muß man berücksichtigen, daß jedes Cl-Atom, welches zusätzlich über das Gleichgewichtsniveau hinaus vom Menschen eingebracht wird, prinzipiell Tausende von $O_3$-Molekülen zerstören kann, bevor es selbst chemisch gebunden wird. Hier besteht also prinzipiell die Möglichkeit, anthopogene Veränderungen zu bewirken. Darauf wird zurückzukommen sein. Zunächst muß noch der Transport als Faktor raum-zeitlicher Differenzierung des Ozongehaltes behandelt werden.

Die Figur 14 gibt die Breiten- und Monatsmittelwerte des im Zeitraum 1957 bis 1975 gemessenen Gesamtmenge des Ozons wieder, die in der Tropo- und Stratosphäre über den entsprechenden Meßstationen vorhanden waren. (Maßeinheit ist die Dobson-Unit DU, angegeben in 1/100 mm Schichtdicke, die entstünde, wenn die ganze Ozonmenge in der überlagernden Atmosphäre nahe der Erdoberfläche bei einem Druck von 1013 hPA und einer Temperatur von 288 K zusammengezogen wäre.) Regional gesehen weist die tropische Atmosphäre ganzjährig die kleinsten Ozonmengen auf, obwohl in äquatornahen Bereichen das meiste Ozon produziert wird. Die größte Konzentration befindet sich in den subpolaren Breiten, um 70° auf der Nord-, zwischen 50 und 60° auf der Südhemisphäre. Diese regionale Differenzierung wird als Ergebnis eines sehr effektiven meridionalen Transportes entsprechend dem Druckgefälle angesehen, welches in der Höhe zwischen der tropischen und außertropischen Atmosphäre vorhanden ist (s. Fig. 34, 35, 36 und Abschnitt 12.4). Damit stimmt auch überein, daß die höchsten Konzentrationswerte in den höheren Breiten allgemein im Frühjahr gemessen werden, also am Ende der Jahreszeit mit dem größten meridionalen Druckgefälle.

Dokumentiert wird der Transport auch durch die ringförmige Anordnung besonders hoher Werte zwischen 300 und über 400 DU vor dem sog. „Ozonloch“, das im Frühjahr über der Antarktis existiert und seit seiner Entdeckung im Jahre 1981 in vielen Magazinen publikumswirksam abgebildet worden ist. Dieser Ring wird als

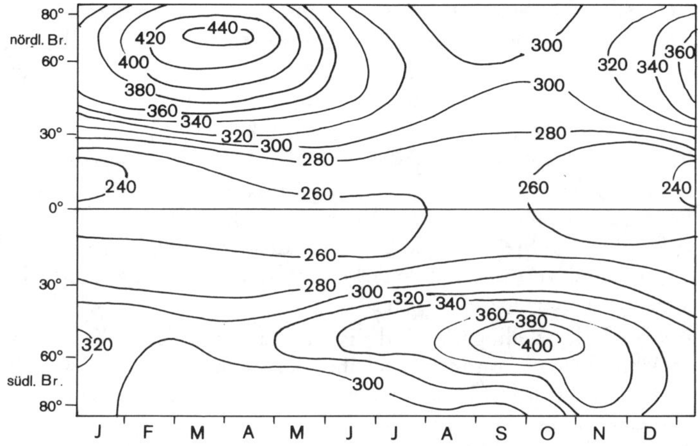


Fig. 14 Jahreszeitliche Verteilung der Breitenkreismittel der Gesamtozonmenge, gemessen in den Atmosphärensäulen über den Dobson-Stationen in den Jahren 1957 bis 1975 (nach London/Angell, 1982)

Aufstau vor der im Südwinter permanent und lagefest die hohe Troposphäre über dem extrem kalten antarktischen Eisdom beherrschenden Polarzyklone angesehen. Das „Loch" selbst ist ein Gebiet besonders niedriger Konzentrationswerte zwischen 125 und 175 DU, das von Frühjahr zu Frühjahr in seiner Ausdehnung und Intensität schwankt. Es kann durchaus sein, daß es ein normales Phänomen ist, das immer schon so ähnlich vorhanden war. Das entscheidend Wichtige und zum Nachdenken Veranlassende ist die Tatsache, daß im Bereich der Antarktis seit dem Jahre 1975 eine fortlaufende und drastische Abnahme der Ozonmenge registriert wird, wie es die Oktoberwerte des Observatoriums in Halley Bay dokumentieren (Fig. 15).

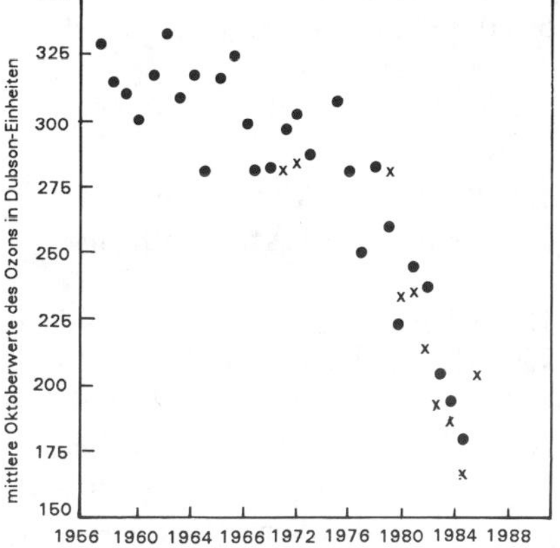


Fig. 15
Mittelwerte der Gesamtmenge Ozon im Frühling (Oktober) über der Antarktis im Vergleich der Jahre bis 1975 und danach. Die mit Punkten angegebenen Werte stammen von der Station Halley Bay des British Antarcic Surey, die mit Kreuzchen von Satellitenmessungen der NASA (nach Stolarski, 1988)

Zwei wichtige Fragen drängen sich in Anbetracht der möglichen Konsequenzen für das UV-Schutzfilter Ozon (s. Abschnitt 6.3) auf. Sind ähnliche Minderungen auch sonstwo auf der Erde, speziell in der Arktis, beobachtet worden, und worauf ist die laufende Abnahme in der Antarktis zurückzuführen?

In gewisser Weise mag noch die Tatsache beruhigen, daß man bisher in arktischen Regionen weder das entsprechende „Loch" noch eine merkbare Abnahme der Ozonmengen festgestellt hat. Das spitzt das Problem darauf zu, welche speziellen Bedingungen über der Antarktis im Frühjahr herrschen, die gerade dort zu dem „Ozonloch" führen, welche Ursachen die fortlaufende Abnahme der Ozonmenge dort hat und wie das in der Antarktis beobachtete Phänomen im Hinblick auf globale Veränderungen einzuschätzen ist.

Als spezielle Bedingung sind sicher die winterlichen Temperaturen über dem antarktischen Eiskontinent und ihre Konsequenzen anzusehen. Bei minus 70 bis 85°C bildet sich in Höhen zwischen 10 und 20 km eine semipermanente Polarzyklone, die als geschlossenes Zirkulationssystem einen Austausch mit Luftmassen aus niederen Breiten sehr erschwert. Außerdem wird vermutet, daß bei den tiefen Temperaturen $NO_2$ und NO kondensieren oder in Partikel der stratosphärischen Wolken eingebunden werden. Sie fallen damit zunächst als Gegenspieler der Chlormonooxid-Katalyse des Ozons aus, wenn diese mit Ende der Polarnacht wieder einsetzt. Deshalb kann am Beginn des Frühjahrs ein starker Ozonabbau erfolgen. Erst wenn bei steigenden Temperaturen die Stickstoffverbindungen wieder reaktionsfähig werden und sich außerdem der Polarwirbel langsam auflöst, kann durch Bremsen des Abbaus und Neuzufuhr von außen der Ozon-Level wieder angehoben werden.

Der Grund dafür, daß die Frühjahrswerte seit 1975 permanent abgenommen haben, wird bei dieser Betrachtungsweise in der laufenden Vermehrung des Chlorvorrates in der hohen Atmosphäre über der Antarktis angesehen. Als Lieferant des Chlors kommen die inerten und langlebigen Fluorchlorkohlenwasserstoffe (FCKW) in Betracht. Wenn man nun noch das antarktische System als besonders sensitiv, gewissermaßen als Frühwarnsystem betrachtet, so kann die Folgerung nur lauten: Safety first, Reduktion und letztlich Einstellung der FCKW-Produktion!

## 6.4 Regionale Abwandlung des solaren Klimas bei Annahme einer homogenen Atmosphäre

Die Schwächung, welche die Sonnenstrahlung in der Atmosphäre durch diffuse Reflexion und durch selektive Absorption erfährt, wird zusammengenommen als *Extinktion* bezeichnet. Sie hängt ab

1. von der Masse der durchstrahlten Atmosphäre sowie

2. von deren spezifischen Gehalten (Menge pro Einheitsmasse) an Wasserdampf, Kohlendioxyd, Ozon, Wolken und Aerosol.

Bleiben wir zunächst bei der Voraussetzung einer homogenen Atmosphäre, dann hängt eine regionale Differenzierung der Extinktion über die Erde hin allein von der *Masse der durchstrahlten Atmosphäre* ab, d.h. in der Hauptsache von der Länge des Weges, den die Sonnenstrahlung von der Obergrenze zum Grunde der Atmosphäre zurücklegen muß, und außerdem noch von der Möglichkeit, daß das Gewicht der Atmosphäre von einem Ort zum anderen sich etwas unterscheidet, d.h. daß Luftdruckunterschiede vorhanden sind.

Definiert man $M$ als die Masse der homogenen Normalatmosphäre mit einem Bodendruck von 760 mm Hg, so ist bei $b$ mm Hg Bodendruck die veränderte Masse $M_b = M \cdot b/760$. Bei einem Luftdruck von 750 mm Hg ist der Unterschied kaum 2% von $M$. Der *Luftdruckeinfluß* ist also nicht sehr erheblich.

Anders ist das mit der *Länge des Weges.* Aus der Fig. 16 läßt sich leicht ableiten, daß $M/M_h = \sin h$, also $M_h = M/\sin h$ ist.

In der nachfolgenden Tabelle ist der *Vergrößerungsfaktor für $M_h$* bei verschiedenen Einfallswinkeln der Strahlung aufgeführt:

| | | | | | | | | | | | | |
|---|---|---|---|---|---|---|---|---|---|---|---|---|
| 65° | 60 | 55 | 50 | 45 | 40 | 35 | 30 | 25 | 20 | 15 | 10 | 5° |
| 1.10 | 1.15 | 1.21 | 1.30 | 1.41 | 1.55 | 1.74 | 2.00 | 2.36 | 2.90 | 3.82 | 5.60 | 10.40 |

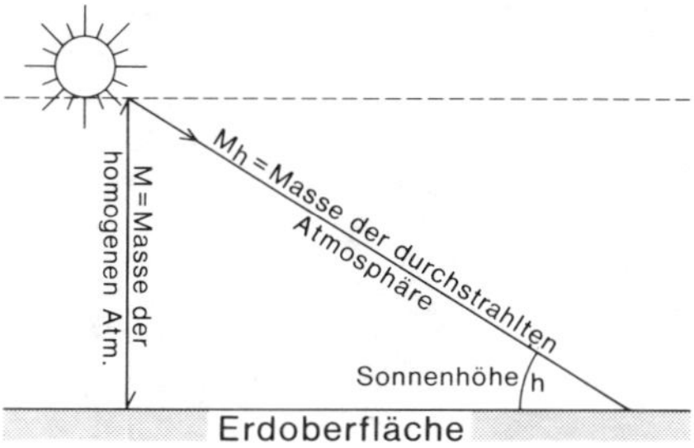


Fig. 16
Weglänge der Sonnenstrahlung durch die Atmosphäre in Abhängigkeit von der Sonnenhöhe

Die Zahlen demonstrieren, daß bei sehr hoch und hochstehender Sonne abnehmender Einfallswinkel nur relativ geringe Verlängerung des Weges durch die Atmosphäre bedeutet, daß aber *bei tiefstehender Sonne jede weitere Winkelabnahme zu einer progressiv steigenden Wegverlängerung und Extinktion führt.*

*Konsequenzen:*

Wenden wir das zunächst *auf die* vorher besprochenen *optischen Effekte* als Folge der diffusen Reflexion an, so versteht man, warum die Sonnenscheibe nur nahe dem Horizont eine Verfärbung zum Orange und weiter zum Roten hin erfährt, weshalb über den Ozeanen Abend- und Morgenrot bis zur Purpurfarbe gehen können und weshalb Alpenglühen am intensivsten rot wird, wenn nur noch die höchsten Gipfel vom Licht erfaßt werden.

(Über dem Ozean gibt es nämlich keine Überhöhung der Horizontebene wie normalerweise über Land durch Berge, Gebäude oder Bäume; man sieht die Sonne tatsächlich unterhalb 5° über dem Horizont. Und beim Alpenglühen steht die Sonne dann am tiefsten, wenn ihre Strahlen nur noch die höchsten Gipfel erreichen. Je länger der Weg der Sonnenstrahlung, um so vollständiger die Herausfilterung der kurzen Wellenlängen aus dem Strahlenbündel.)

Für die Klimadifferenzierung auf der Erde hat die Abhängigkeit des Extinktionsbetrages von der Weglänge der Strahlung durch die Atmosphäre die Folge, daß das ganze Jahr über die *hohen Mittelbreiten und Polargebiete am meisten von den Folgen der diffusen Reflexion, selektiven Absorption und gesamten Extinktion betroffen werden,* weil dort ganzjährig die Sonne relativ tief bleibt, und daß für die anderen Strahlungsklimazonen *das Winterhalbjahr die Zeit größter Beeinflussung ist.*

# 7 Die Globalstrahlung und ihre Komponenten am Grunde der Atmosphäre[1)]

An sich müßte als nächster systematischer Schritt die Betrachtung der quantitativen Verteilung der Energie am Grunde einer homogenen Atmosphäre folgen. Das hat aber nur geringes (theoretisches) Interesse. Grundlegend wichtig hingegen ist die Kenntnis des Angebotes an kurzwelliger Strahlungsenergie an der Erdoberfläche, so wie sie unter der klimatisch gegebenen regionalen Differenzierung jener Faktoren zustande kommt, von denen die diffuse Reflexion und die Absorption in der Atmosphäre im wesentlichen gesteuert werden. Von den im vorigen Abschnitt genannten fünf Einflußgrößen sind dafür neben der breitenabhängigen Länge des Strahlungsweges durch die Atmosphäre vor allem der verschiedene Gehalt an Wasserdampf und Aerosol sowie der unterschiedliche Bewölkungsgrad in den verschiedenen Gebieten der Erde verantwortlich.

Die einer horizontalen Flächeneinheit ($cm^2$) pro Zeiteinheit (Minute, Tag, Monat oder Jahr) zugestrahlte *Summe* ($Q + q$ in cal oder kcal) *aus direkter Sonnenstrahlung* ($Q$) *und diffusem Himmelslicht* ($q$ = indirekte Sonnenstrahlung) *wird als Globalstrahlung bezeichnet.* Sie macht die der Fläche zur Verfügung stehende Gesamtenergie an kurzwelliger Strahlung aus.

## 7.1 Der Einfluß der geographischen Breite und der Bewölkung

Wenn auch unter dynamisch-klimatologischen Gesichtspunkten fast ausschließlich dem Wert der Gesamtsumme ($Q + q$) in seiner regionalen Verteilung die entscheidende Bedeutung zukommt, so ist in den Zusammenhängen zwischen Strahlungsklima, organischem Leben und Lebensraumgestaltung die Kenntnis der Einzelglieder und ihrer Relation wichtig. Hoher Anteil diffuser Strahlung verringert den Licht-Schatten-Kontrast und damit die Expositionsunterschiede im Lebensraum von Pflanze, Tier und Mensch.

In den folgenden beiden Tabellen sind der Breiten- bzw. Bewölkungseinfluß auf die Globalstrahlung quantifiziert.

Die Zahlen belegen für den *Breiteneinfluß* folgende Fakten:

1. Unter der Bedingung eines wolkenlosen Himmels ist das *Verhältnis zwischen direkter und diffuser Strahlung* in den Tropen (bis 20°) ganzjährig zwischen 6 und 5:1. In den Subtropen (30 und 40°) wird der Jahreszeitenunterschied nur wenig größer (6:1 bis 4:1). In den höheren Mittelbreiten (bis 60°) bleibt es aber nur im Sommer bei der Relation 6:1, während im Winter bei sehr starker Breitenveränderlichkeit das Verhältnis auf 1½:1 zurückgeht. Diffuse und direkte Strahlung sind dann fast gleich. Den größten relativen Anteil hat die diffuse Strahlung in den Polargebieten, wo nur zum Sommersolstitium die direkte Strahlung 4½- bis 5mal stärker als die diffuse ist, sonst höchstens das Doppelte bis Dreifache, in Polnähe sogar nur Bruchteile erreicht.

---

[1)] s. Fußnote zu Kap. 6.

Direkte Sonnenstrahlung und diffuses Himmelslicht bei wolkenlosem Himmel der Nordhemisphäre (cal/cm$^2$ u. Tag)

| | 21. III. | | 21. VI. | | 23. IX. | | 21. XII. | |
|---|---|---|---|---|---|---|---|---|
| | direkt | diffus | direkt | diffus | direkt | diffus | direkt | diffus |
| 90° N | (0) | (10) | 609 | 128 | 4 | 10 | – | – |
| 80 | (81) | (29) | 609 | 124 | 60 | 30 | – | – |
| 70 | 159 | 43 | 593 | 110 | 137 | 44 | – | – |
| 60 | 259 | 53 | 600 | 98 | 232 | 55 | 12 | 9 |
| 50 | 354 | 61 | 609 | 97 | 318 | 65 | 78 | 27 |
| 40 | 425 | 66 | 608 | 98 | 387 | 72 | 164 | 42 |
| 30 | 485 | 72 | 588 | 95 | 445 | 78 | 256 | 52 |
| 20 | 505 | 83 | 545 | 95 | 477 | 87 | 331 | 69 |
| 10 | 508 | 90 | 495 | 93 | 497 | 92 | 398 | 83 |
| 0 | 509 | 93 | 434 | 89 | 504 | 92 | 462 | 95 |

Werte nach HOUGHTON (1954) aus BLÜTHGEN (1966)

2. Verglichen mit den theoretischen Einstrahlungswerten im solaren Klima (vgl. Tab. in 3.2) liegen die tatsächlichen Größen der Globalstrahlung ($Q + q$) auch bei wolkenlosem Himmel überall auf der Erde immer um wenigstens $^1/_3$, im Winter von den Mittelbreiten (50°) an um wenigstens 50% niedriger. Der Differenzbetrag entspricht der von der Atmosphäre absorbierten und in den Weltraum zurückgeschickten kurzwelligen Strahlung. Das alles gilt für wolkenlose Atmosphäre.

*Der Einfluß der Bewölkung* muß naturgemäß vom physikalischen Zustand der Wolken (Eis oder Wasser, große oder kleine Tröpfchen, Tropfendichte, s. Kap. 16), ihrer vertikalen Mächtigkeit, der Wolkenhöhe und dem Bedeckungsgrad einerseits sowie dem Einfallswinkel der Sonnenstrahlung andererseits abhängen. Bei der schier unerschöpflichen Kombinationsmöglichkeit dieser Einflußfaktoren lassen sich nur sehr *allgemein gefaßte Grundregeln* angeben.

Direkte Sonnenstrahlung und diffuses Himmelslicht in cal cm$^{-2}$ min$^{-1}$ bei wolkenlosem und bedecktem Himmel mit unterschiedlichen Wolken in Pawlowsk 1936–1940. Werte nach KALITIN aus KONDRATYEV, 1969, S. 459.

| | wolkenlos | | Cirren[1] | | Altocumulus[1] | | Stratocumulus[1] | |
|---|---|---|---|---|---|---|---|---|
| | direkt | diffus | direkt | diffus | direkt | diffus | direkt | diffus |
| Sonnenhöhe | | | | | | | | |
| 5° | 0.06 | 0.03 | – | 0.05 | – | 0.06 | – | 0.01 |
| 10 | 0.13 | 0.05 | – | 0.09 | – | 0.11 | – | 0.04 |
| 20 | 0.33 | 0.08 | 0.11 | 0.16 | – | 0.22 | – | 0.13 |
| 30 | 0.59 | 0.10 | 0.32 | 0.22 | – | 0.31 | – | 0.20 |
| 40 | 0.84 | 0.11 | 0.60 | 0.26 | 0.12 | 0.39 | – | 0.27 |
| 50 | 1.10 | 0.12 | 0.90 | 0.29 | 0.31 | 0.44 | – | 0.33 |

[1] Bezüglich der Wolkennamen und -eigenschaften s. Abschn. 16.2.

1. Bei völliger Himmelsbedeckung mit Schichtwolken wird (mit Ausnahme sehr tiefstehender Sonne hinter niedrigen Stratocumuli) das diffuse Himmelslicht im Vergleich zur wolkenlosen Atmosphäre mindestens verdoppelt.

2. Mittelhohe Wolken (Altocumuli) haben die stärkste Wirkung ($q$ erreicht den dreifachen Wert).

3. Bei einer tiefen Schichtwolkendecke (Stratocumuli im Winter der mittleren und höheren Breiten, Hochnebelgebiete im Bereich der Küstenwüste z.B.) behält das diffuse Himmelslicht, abgesehen von sehr tiefem Sonnenstand, rund $^1/_4$ der Stärke der möglichen Globalstrahlung, wenn die Wolke schon so dicht ist, daß sie keine direkte Strahlung mehr durchläßt (s. die letzten beiden Zeilen der Tab.).

4. Partielle Bewölkung vergrößert i.a. ebenso wie die vollständige Himmelsbedekkung den Anteil der diffusen Strahlung bei gleichzeitiger Verringerung der Globalstrahlung im Vergleich zu derjenigen bei wolkenfreiem Himmel. Im speziellen Fall eines dünnen Besatzes (1 bis 2 Achtel) aus vertikal mächtigen, dichten Quellwolken (Cumuli congesti) in einer transparenten (wasserdampf- und trübungsarmen) Atmosphäre kann allerdings die Globalstrahlung merkbar größere Werte als bei völliger Wolkenlosigkeit erreichen. Die Wolken erhöhen in diesem Fall also die Einstrahlung am Boden (Ende der Regenzeit in den wechselfeuchten Tropen, randtropische Hochgebirge, Passatzone).

Die Kombination der Einflüsse von Sonnenhöhe, Bewölkung sowie Wasserdampf- und Aerosolgehalt lassen sich summarisch so zusammenfassen:

| | Globalstrahlung ($Q + q$) | Anteil an diff. Strahlung ($q$) |
|---|---|---|
| hoher Sonnenstand: | relativ groß | relativ klein |
| hoher Bewölkungsgrad: | relativ klein | relativ groß |
| hoher Wasserdampf- und Aerosolgehalt: | relativ klein | relativ groß |

Globalstrahlung und Anteil des diffusen Himmelslichtes sind also gegenläufig mit den wesentlichen Einflußfaktoren verknüpft. Daraus resultiert für die verschiedenen Zonen der Erde ein sehr unterschiedliches Einstrahlungsklima.

## 7.2 Das Verhältnis von direkter und diffuser Einstrahlung in verschiedenen Klimazonen und seine Folgen

In den *inneren feuchten Tropen* (bis 10° N und S) ist der Anteil der direkten an der Globalstrahlung im Jahresmittel nur um 20% größer als die in diesen Breiten besonders große diffuse Strahlung ($q \approx 40\%$ von $Q + q$).

Bis zur *randtropisch-subtropischen Trockenzone* wird bei zunehmender direkter Strahlung das diffuse Himmelslicht wegen der Wolken- und Wasserdampfarmut rasch kleiner. Beiderseits 30° erreicht es im Jahresmittel nur etwas mehr als 25% der Globalstrahlung, in der sommerlichen Trockenzeit ist es noch weniger. Da außerdem $q$ mit wachsender Höhe abnimmt, sind die *Hochgebirge* in der Breitenlage zwischen

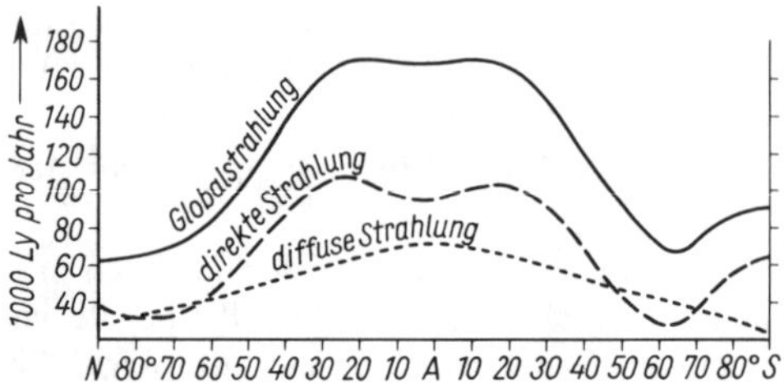


Fig. 17
Meridionalprofil der kurzwelligen Einstrahlung (nach SELLERS, 1965)

20 und 35° (Zentralanden, Teile der Rockies und des Himalaya) die Gebiete größter Licht-Schattenkontraste (starke ökologische Differenzierung der Vegetation in Abhängigkeit von der Exposition, starke Expositionsunterschiede der Vergletscherung, Büßerschnee als charakteristische Ablationsform von Schneedecken, tiefschwarze Schatten auf Photos).

In den *Mittelbreiten* verändert sich bei abnehmender Sonnenhöhe, stärkerer Bewölkung und wieder zunehmendem Wasserdampfgehalt mit wachsender Breite das Verhältnis rasch zu Gunsten des indirekten Strahlungsanteiles. Auf der Nordhalbkugel ist in 60°, der Süd-(Wasser-)halbkugel in 50° das Jahresmittel des diffusen Lichtes bereits so groß wie das der direkten Strahlung. Im Winter überwiegt $q$ mit 60 bis 63% an $Q + q$. Da im Sommer aber die direkte Strahlung 70% der Globalstrahlung erreichen kann und der Tagbogen der Sonne bis 55° Breite auch noch nicht extrem lang wird, sind N–S-Expositionsunterschiede in den Mittelbreiten noch regelmäßige Phänomene.

In den *Polarregionen* liegen die Verhältnisse auf der Nord- und Südhalbkugel sehr verschieden. Im *Nordpolargebiet* sind zu allen Jahreszeiten diffuser und direkter Strahlungsanteil ungefähr gleich groß, entsprechend die Licht- und Schattenkontraste minimal, Dämmerungsphänomene optimal ausgeprägt sowie Strahlungsexpositionen im Zusammenwirken mit dem extrem langen sommerlichen Tagbogen unmöglich. Über der extrem wasserdampf- und wolkenarmen kontinentalen *Antarktis* ist der Anteil der Sonnenstrahlung, welcher den Grund der Atmosphäre auf direktem Weg erreicht – prozentual gesehen –, fast so groß wie in den Trockengebieten am Rande der Tropen. Das diffuse Himmelslicht ist dementsprechend relativ schwach, der Licht- und Schattenkontrast groß. Bei Ausbildung eines dünnen Bodennebels hingegen wird das diffus gestreute Licht so stark, daß es auf kürzeste Entfernung alle Lichtkontraste irgendwelcher Gegenstände überstrahlt und damit unsichtbar macht (Phänomen des „*white-out*").

## 7.3 Die mittlere Verteilung der Globalstrahlung

Die mittlere Verteilung dessen, was im Mittel pro Jahr an direkter plus diffuser kurzwelliger Strahlung auf der Erdoberfläche ankommt (s. Fig. 18), zeigt neben vielen anderen (interessant auszudeutenden Einzelheiten) folgende Hauptmerkmale:

Die *Maximalwerte* mit über 200 (bis 220) kcal/cm$^2$ treten *auf der Nordhalbkugel,*

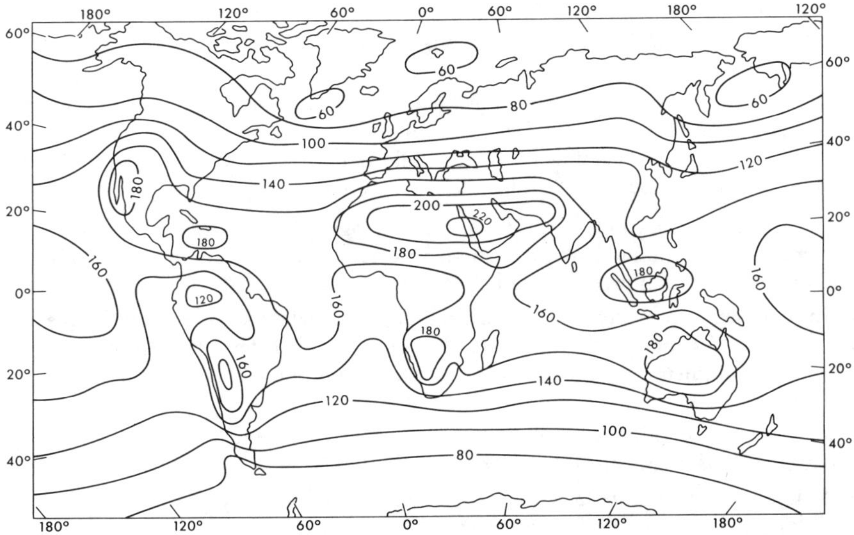


Fig. 18 Karte der Jahressumme der Globalstrahlung (nach BUDYKO, 1958 und SELLERS, 1965) in kcal pro cm² und Jahr

nahe den Wendekreisen und über Land auf. Entsprechende Gebiete auf der Südhalbkugel empfangen im Durchschnitt ca. 10% weniger kurzwellige Energie (180–200 kcal/cm²). Die Fläche mit mehr als 160 kcal ist auf der Südhalbkugel wesentlich kleiner als auf der nördlichen Hemisphäre. Der Grund für diese Verteilungskriterien ist der höhere Wasserdampfgehalt und Bewölkungsgrad der Wasserhalbkugel sowie der ozeanischen gegenüber den kontinentalen Gebieten.

(Für die inneren Teile der Nordchilenischen Wüste wird man bei genauerer Kenntnis der wahren Bewölkungsverteilung entgegen der Karte von BUDYKO auch Werte über 200 kcal ansetzen müssen. Dort herrscht nämlich keine Feuchtluftwüste wie weiter gegen den Pazifischen Ozean zu.)

In der *Äquatorialzone* kommen nur zwischen 160 und 120 kcal/cm² und Jahr an, wobei nun die relativ niedrigen Werte wegen der größeren Bewölkung über den Landmassen liegen (100 bis 120 kcal im Amazonasbecken, Grund s. Abschn. 15.7 und Kap. 17).

*Subtropen und niedere Mittelbreiten sind die Gebiete größter Nord-Süd-Differenzierung.* Gegenüber den Bedingungen im solaren Klima sind die Gegensätze vom Breitenabschnitt 40 bis 60° auf den zwischen 35 und 50° konzentriert und etwas äquatorwärts verschoben. Grund: Superposition des Einflusses der durchstrahlten Weglänge durch die Atmosphäre und des höheren Bewölkungsgrades zwischen sommertrockenen Subtropen und immerfeuchten höheren Mittelbreiten. Bezeichnenderweise dringt im Bereich der Sommerregen-Subtropen Ostasiens das Gebiet mit 160–120 kcal/cm² und Jahr weit äquatorwärts vor.

*Hohe Mittelbreiten* (ab ca. 50°) *und Subpolargebiete* bekommen bei relativ kleiner Breitenabhängigkeit noch 100–70 kcal zugestrahlt, also *die Hälfte bis ein Drittel der Maximalmengen* über Nordafrika.

Im Hinblick auf die Ableitung der Allgemeinen Zirkulation (s. Kap. 17) zeigt die Energieverteilung am Grunde der Atmosphäre gegenüber der an der Obergrenze einfallenden Sonnenstrahlung (s. letzte Zeile der Tabelle der Wärmemengen im solaren Klima in Abschn. 3.2), folgende wichtige Fakten:

1. Durch die Extinktion wird die Gesamtmenge an kurzwelliger Strahlung in verschiedenen Regionen zwar verschieden stark, überall aber um mehr als 35% der einkommenden Strahlung reduziert.

2. In den Gebieten maximaler Globalstrahlung in den Trockenzonen am Rande der nordhemisphärischen Tropen (um 20° N) gelangen über den Ozeanen noch 55%, über den Kontinenten sogar bis 70% der theoretisch möglichen Strahlung bis zum Erdboden.

3. In der Äquatorregion besteht mit nur 47% über Wasser und weniger als 43% über Land eine Zone relativen Minimums innerhalb der Tropenregion.

4. Mit Werten von nur 43% der möglichen Strahlung findet bei 60° auf beiden Halbkugeln die größte Reduktion statt.

5. Wegen 2. und 4. wird das Energiegefälle auf beiden Halbkugeln am Grunde der Atmosphäre verschärft (im solaren Klima erhält die Polarkalotte noch 55 bis 45% der Strahlungsmenge der Tropen, an Globalstrahlung aber nur weniger als 40% derjenigen der Randtropen).

6. Der Breitenabschnitt größter N–S-Unterschiede liegt statt zwischen 50 und 60° weiter äquatorwärts zwischen 35 und 45°.

# 8 Strahlungsumsatz an der Erdoberfläche

## 8.1 Der reflektierte Teil; die Albedo

Die auf der Erdoberfläche ankommende Globalstrahlung ist elektromagnetische Energie (meßbar in Kalorien bzw. Joule pro Fläche und Zeit), zusammengefaßt als Bündel einzelner elektromagnetischer Strahlen unterschiedlicher Wellenlänge. Beim Auftreffen auf einen Oberflächenausschnitt wird jeder Strahl entsprechend den physikalischen Eigenschaften der Oberfläche überhaupt nicht, teilweise oder ganz reflektiert, der entsprechende Rest absorbiert.

Da im Normalfall die Oberfläche optisch rauh, d.h. mit Wölbungsunregelmäßigkeiten versehen ist, die im Vergleich zur Wellenlänge der Strahlung (um $^1/_{10000}$ bis $^1/_{1000}$ mm) noch erheblich sind, erfolgt die *Reflexion* nur zum Teil spiegelnd, d.h. unter einem bestimmten Winkel, in der Hauptsache dagegen vielgerichtet, *diffus*. Besonders bei Wasser und Schnee, aber auch bei Sandfeldern oder Blattoberflächen ist der gespiegelte Anteil relativ groß.

Von der unterschiedlich starken diffusen Reflexion von Strahlen verschiedener Wellenlänge aus dem sichtbaren Bereich hängt es ab, welche *Farbe* von dem aufgefallenen weißen Licht im reflektierten Strahlenbündel dominiert, „welche Farbe der Gegenstand hat". Flächen, die alles Licht diffus reflektieren, heißen weiß, solche, die alles absorbieren, schwarz.

Das Verhältnis von reflektierter zu einfallender Energie ist *die Albedo* ($\alpha$) eines Körpers, oft ausgedrückt im Prozentwert der einkommenden Strahlung. Sie gilt streng genommen jeweils nur für eine Wellenlänge und einen bestimmten Einfallswinkel. Speziell für klimatologische Zwecke genügt es aber meistens, die Globalstrahlung unter dem Begriff „kurzwellige Strahlung" als Strahlenbündel im ganzen zu betrachten und dementsprechend die Reflexions- und Absorptionseigenschaften eines Körpers für dieses ganze Strahlenbündel zu definieren.

Ein Körper, der alle Wellenlängen der Globalstrahlung, nicht nur die sichtbaren, vollständig absorbiert, wird als *„absolut schwarzer Körper"* definiert (man benötigt diese Idealisierung zur Ableitung bestimmter Strahlungsgesetze).

Relativ glatte Oberflächen wie Wasser, Schnee, Sand oder auch bestimmte Laubarten haben relativ hohen Anteil spiegelnder Reflexion, ihre Albedo ist deshalb stark abhängig vom Einfallswinkel der Sonnenstrahlung. Die *wichtigsten Albedowerte* sind (in Prozentwerten der auftreffenden Globalstrahlung):

| | | | | |
|---|---|---|---|---|
| Wasser: | | | | |
| Sonnenhöhe | 40–50° | 7–10 | Grasfläche | 10–20 |
| Sonnenhöhe | um 20° | 20–25 | Getreidefelder | 15–25 |
| Schneedecke: | | | Laubwald | 10–20 |
| frisch gefallen | | 75–95 | Nadelwald | 5–15 |
| gealtert | | 40–70 | Tundra | 15–20 |
| See-Eis | | 30–40 | schneebedeckt | um 80 |
| Sandfelder: | | | Savanne | 15–20 |
| trocken | | 35–45 | Wüste | 25–30 |
| naß | | 20–30 | Betondecke | 17–27 |
| Schwarzerde | | 5–15 | Asphaltstraße | 5–10 |
| Graue Tonböden: | | | Haufenwolken | 70–90 |
| feucht | | 10–20 | Schichtwolken | 40–60 |
| trocken | | 20–35 | Cirrus | ~ 45 |
| Braunerden | | | | |
| feucht | | 7–12 | | |
| trocken | | 20–23 | | |

Für große Gebiete der vegetationsbedeckten Mittelbreiten kann man *Flächenmittel der Albedo* von rund 16, für die Ozeane der Tropen und Mittelbreiten 7–9, für schneebedeckte Tundren 80, stark verschneite Waldländer 40 ansetzen.

Zu beachten ist, daß der Verhältniswert Albedo immer in Relation zur Globalstrahlung am Grunde der Atmosphäre zu verstehen ist, während der in Abschn. 10.1 angegebene Wert von 30% auf die erheblich größere Sonnenstrahlung an der Obergrenze der Atmosphäre bezogen wird.

Über einer Fläche mit der Albedo $\alpha$ ist in der üblichen Formelsprache der reflektierte Teil der Globalstrahlung $(Q + q) \cdot \alpha$, der absorbierte Teil $(Q + q) - (Q + q) \cdot \alpha = (Q + q)(1 - \alpha)$.

## 8.2 Strahlungsabsorption, Wärme, Wärmeverteilung[1)]

Absorption von Strahlung bedeutet für den absorbierenden Körper Aufnahme von Energie, die den Materiebausteinen in Form zusätzlicher molekularer Bewegungsenergie übertragen wird. Ausdruck der gesamten molekularen Bewegungsenergie in einem Körper – sei er fest, flüssig oder gasförmig –, ist seine *fühlbare Wärme* („fühlbare Wärme", um den Unterschied zur latenten Wärme zu betonen, die im Zusammenhang mit der Rolle des Wasserdampfes in der Atmosphäre zu besprechen sein wird).

*Strahlungsabsorption* hat also – Schmelzen und Verdunstung erst einmal ausgeschaltet – Erwärmung des absorbierenden Mediums zur Folge, ausgedrückt in einer Temperaturerhöhung. Wie groß diese ist, hängt außer von der pro Zeiteinheit absorbierten Strahlungsmenge davon ab, wieviel Wärmeenergie notwendig ist, um die Masseneinheit (1 g) des betreffenden Körpers um 1 Grad zu erhöhen, und auf wieviel Masse sich die eingenommene Energie pro Zeiteinheit verteilt. Das erstgenannte ist die *spezifische Wärme* des Körpers, eine Stoffkonstante mit der Dimension cal/g · Grad. Mit Hilfe der Masse pro Volumeneinheit kann man die spezifische Wärme auf die Volumeneinheit eines Stoffes umrechnen. Die Verteilung der Energie innerhalb des Materials ist eine Frage einerseits der Eindringtiefe der Strahlung und andererseits der *Wärmeleitfähigkeit* des Körpers. Letztere ist auch eine Stoffkonstante und wird definiert durch die Anzahl der Kalorien, welche bei einem Temperaturunterschied von einem Grad pro cm entlang diesem durch die Flächeneinheit in einer Sekunde weitergegeben werden (cal/Grad · cm · s). Folgende Tabelle enthält einige wichtige Werte dieser Stoffkonstanten (nach GEIGER, 1961).

| | spezifische Wärme cal/g · Grad | spez. Wärme umgerechnet auf Volumeneinheit cal/cm³ · Grad | Wärmeleitfähigkeit cal/Grad · cm · s |
|---|---|---|---|
| Fels (Granit) | 0.2 | 0.52 | 0.011 |
| Wasser (unbewegt!) | 1.0 | 1.0 | 0.001 |
| Luft (unbewegt!) | 0.24 | 0.0003 bei 0°C und Normaldruck | 0.00005 |
| Holz | 0.32 | 0.2 | 0.0004 |
| Sandboden trocken | 0.2 | 0.3 | 0.0004 |
| Sandboden naß | 0.3 | 0.4 | 0.004 |
| Moorboden trocken | 0.44 | 0.1 | 0.00015 |
| Moorboden naß | 0.8 | 0.7 | 0.002 |
| Neuschnee | 0.51 | 0.03 | 0.0002 |
| Altschnee | 0.51 | 0.22 | 0.0007 |
| Eis | 0.51 | 0.45 | 0.005 |
| Eisen | 0.11 | | 0.16 |

[1)] Bzgl. der Maßeinheiten vergl. Kap. 3.1 und das Vorwort.

Die vier in der Natur vorkommenden Grundmaterialien Gestein, Wasser, Luft und organische Pflanzensubstanz weisen also hinsichtlich der genannten physikalischen Stoffkonstanten ganz entscheidende Unterschiede auf. Ein $cm^3$ Wasser braucht zur Erwärmung doppelt so viel Kalorien wie der viel schwerere Stein, 5mal mehr als dichte Pflanzensubstanz und 10000mal mehr als die Luft in Bodennähe. Bezüglich der Wärmeleitfähigkeit ist der Unterschied noch krasser, nämlich jeweils ungefähr eine Zehnerpotenz zwischen dem einen und anderen Material. Bemerkenswert ist der extrem geringe Wert der Luft. Bei den Oberflächendecken Schnee oder Boden kommt es entscheidend darauf an, wieviel Wasser oder Luft jeweils in der Volumeneinheit vorhanden ist. Luftdurchsetzte organische Materialien werden als sehr effektive Wärmeisolatoren praktisch genutzt (Wollgewebe, schaumige Kunststoffe, aber auch trockener Torf); lockerer Sand- oder Moorboden – aber auch noch frisch umgepfügter Lehm – leiten in trockenem Zustand wegen des relativ großen Lufteinschlusses die Wärme relativ schlecht. Je kompakter sie sind und je mehr Wasser sie enthalten, um so bessere Leiter werden sie.

Nun handelt es sich bei den bisher in Betracht gezogenen Vorgängen genau genommen um die molekulare Wärmeleitfähigkeit. Für Luft und Wasser besteht aber – wie bei allen gasförmigen und flüssigen Körpern – noch die Möglichkeit des sog. *turbulenten Wärmeaustausches,* der immer dann eintritt, wenn sich Teilmengen von Luft oder Wasser gegeneinander frei bewegen und ihre Positionen in der Gesamtmenge vertauschen können. Haben die Teile verschiedene Eigenschaften (z.B. Wärme, aber auch Stoffkonzentrationen oder dergl.), so werden mit den Massen auch die Eigenschaften ausgetauscht. Diese sogenannte Mischung vollzieht einen Ausgleich zwischen den anfänglichen Unterschieden. Der Vorgang des turbulenten Austausches (s. auch 15.2) ist größenordnungsmäßig um das Tausendfache effektiver als die Übertragung auf molekularer Basis bei ruhenden Medien. Er ist auch der natürlichere und häufigere, trotzdem sowohl in Wasser als auch in der Luft nicht immer selbstverständliche Vorgang. Für den Austausch der Teilmengen untereinander bedarf es nämlich einer bewegenden Kraft. Das können in der Natur der Auftrieb (als Konsequenz von Dichteunterschieden im Schwerefeld der Erde, s. Kap. 15), horizontaler Druckunterschied (s. Kap. 13) oder Schubkräfte (Wind über einer Wasserfläche oder unterschiedlich stark bewegte, aber räumlich miteinander in Kontakt stehende Luftschichten z.B.) sein. Stehen die Kräfte nicht zur Verfügung, so müssen die Konsequenzen für die räumliche Verteilung der Wärme (oder anderer Eigenschaften) wegen der genannten Dimensionsverschiedenheit von molekularen Übertragungs- und turbulenten Austauscheffekten gravierend sein, wie im einzelnen noch zu zeigen sein wird. Und außerdem kann der turbulente Wärmeaustausch keine physikalische Konstante wie die Wärmeleitfähigkeit sein, da er doch von der Wirksamkeit der mischenden Kräfte abhängt.

Schon die Verschiedenheit der radio- und kalorimetrischen Stoffkonstanten, erst recht aber die gravierenden Unterschiede zwischen den molekularen und turbulenten Übertragungsmechanismen müssen zu wesentlich verschiedenen Ergebnissen des Strahlungsumsatzes und der Wärmeverteilung führen, je nachdem ob man das feste Land, eine Vegetationsdecke, das Wasser oder die Luft betrachtet.

## 8.3 Umsatz kurzwelliger Strahlung und Wärmeverteilung in unbewachsenem Boden

Die Dicke der strahlungsabsorbierenden Schicht ist zwar im Detail etwas von der Wellenlänge des Lichtes sowie der Kompaktheit des Oberflächenmaterials abhängig, doch ist unter fast allen Bedingungen der Energieumsatz zwischen dem ersten und zweiten Millimeter im Boden vollständig vollzogen. Nachdem von der Sonnenstrahlung in der Atmosphäre durchschnittlich nur 17%, auf viele Kilometer verteilt, absorbiert und in Wärme umgewandelt worden sind, werden den obersten zwei Millimetern von vegetationslosen Landflächen im globalen Mittel größenordnungsmäßig doppelt soviel (34%) zugeführt. Von hier wird die Energie im Endeffekt vollständig an die Atmosphäre weitergegeben (auf die Dauer wird ja, mit Ausnahme geringer Bruchteile von Prozenten in Kohle- oder Erdöllagern, keine Energie in der Erde gespeichert). Der Abgabe sind aber klimatologisch höchst wichtige Umwege vorgeschaltet: die Wärmeleitung in die oberflächennahe Schicht der Landmassen und wieder heraus sowie die Verdunstung von Wasser in die Atmosphäre. Es ist sehr kompliziert, beide Vorgänge voneinander zu isolieren und getrennt zu betrachten. Deshalb seien die grundsätzlich wichtigen Gesichtspunkte an Hand repräsentativer Beobachtungsergebnisse über die *tages- und jahreszeitliche Verteilung der Wärme im festen Erdboden* induktiv dargelegt.

Die Fig. 19 stellt die Temperaturverteilung in einem natürlichen Boden an einem wolkenlosen Sommertag (10./11. Juli 1934 in Oschatz bei Leipzig, nach L. HERR 1936), die Fig. 18 den mittleren Jahresgang der Temperatur in verschiedenen Bodentiefen in Valdivia (Südchile) dar. Die Jahreswerte sind in der üblichen Weise des zeitlichen Ablaufes der Monatsmitteltemperaturen in 1, 20, 50, 100 und 350 cm unter der Oberfläche, die Tageswerte in einem Bündel von Kurven wiedergegeben, die jeweils für die ungeraden Stunden die vertikale Temperaturverteilung festhalten (= „*Tautochronen*").

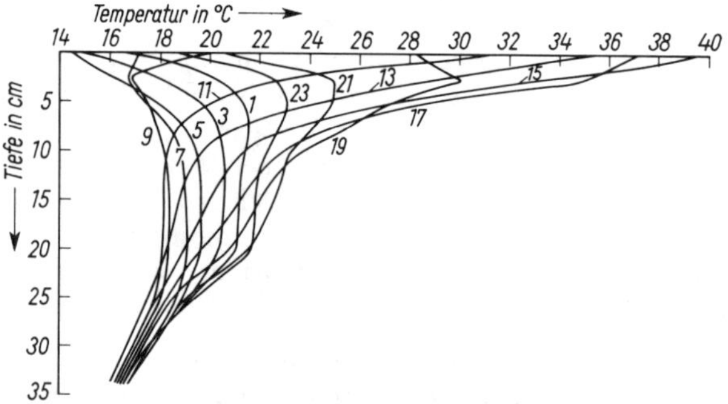


Fig. 19 Der Tagesgang der Bodentemperatur an einem wolkenlosen Sommertag bei Leipzig; Tautochronendarstellung (nach L. HERR, 1936)

Zunächst die *Vorgänge im Wechsel von Tag und Nacht.* Um 5 Uhr früh herrscht an der Oberfläche die tiefste Temperatur von ungefähr 14°C. Sie steigt mit zunehmender Einstrahlung sehr rasch bis 9 Uhr auf 20°, bis 11 Uhr auf 31°. Zwei cm tiefer werden zu den genannten Zeiten aber erst 17 bzw. 24° erreicht. Von der Oberfläche her besteht also ein Temperaturgefälle, das von 3° um 9 Uhr auf 7° um 11 Uhr wächst. Über dieses Gefälle wird die Wärme in die tieferen Schichten geleitet. Da aber bei der Aufwärmung jeden Zwischenzentimeters Boden Energie gebunden wird, kann je tiefer um so weniger durchkommen. Um 15 Uhr, wenn an der Oberfläche die höchste Temperatur von 40° erreicht wird, hat es der Boden in 10 cm Tiefe erst auf 21° gebracht. Der von oben in Gang gesetzte Wärmestrom läuft auch noch einige Zeit weiter, wenn nach 17 Uhr an der Oberfläche bereits Wärmeverlust und Temperaturrückgang eintreten. Nun bildet sich von den Schichten zwischen 5 und 10 cm Tiefe ein zweiseitiges Wärmegefälle nach unten und nach oben aus. Erst wenn das nach oben gegen 21 Uhr so stark geworden ist, daß die Hauptenergie zur Oberfläche hin abgeführt wird, erreicht unterhalb 10 cm die Temperatur ihr Maximum – 6 Stunden später als an der Oberfläche. Von nun an sinkt sie entsprechend dem von oben sich immer mehr nach unten durchsetzenden Wärmegefälle wieder ab, und zwar so lange, bis gegen 10 Uhr am anderen Tag, 5 Stunden nach dem Temperaturtiefstpunkt an der Oberfläche, unterhalb 2 cm wieder Isothermie herrscht. Dann beginnt der ganze Vorgang auf's neue.

Im Wechsel zwischen Energieeinnahme und -ausgabe an der Oberfläche wird also Wärme erst in die tieferen Schichten geleitet und dann – bei Umkehr des Gefälles – wieder an die Oberfläche zurückgeführt und dort an die Luft abgegeben. An diesem Prozeß sind im Tagesverlauf Schichten bis zu einer Bodentiefe von rund 25 cm beteiligt *(Eindringtiefe der Tagesschwankung).*

Nun weist die gesamte Kurvenschar in Fig. 19 aber eine Asymmetrie in dem Sinne auf, daß die Temperaturen in den Bodenschichten oberhalb der Mittelzone zwischen 10 und 20 cm Tiefe im Laufe der 24 Stunden bedeutend länger über als unter denjenigen der Mittelzone liegen, die Temperaturen der tieferen Schichten unterhalb 25 cm hingegen während der ganzen Zeit deutlich unter denen der Mittelzone bleiben. Es besteht also, über den ganzen Zeitraum gemittelt, ein durchgehendes Temperaturgefälle nach unten, welches im Laufe der folgenden Tage zu einer Erwärmung der tieferen Schichten führen muß. Die Asymmetrie ist in dieser Form bezeichnend für die sommerliche Jahreszeit und weist darauf hin, daß über längere Sicht gesehen Wärme von der Oberfläche auch noch tieferen Schichten mitgeteilt wird als nur den im Tagesgang affektierten obersten 25 cm. Erst wenn im Herbst und Winter die Temperaturen oben zurückgehen, stellt sich eine Asymmetrie der Zustandskurven im umgekehrten Sinne und damit ein Wärmestrom nach oben ein.

Aufgaben: Wenn dieser Ablauf für normalen Lehmboden gilt, so überlege man sich einmal, welche Veränderungen für einen trockengelegten Moorboden zu erwarten sind (dunkle Farbe → geringere Albedo → stärkere Absorption. Leicht, locker, viel Pflanzensubstanz → geringe spez. Wärme und niedriges Wärmeleitvermögen). Alle physikalischen Eigenschaften wirken dahin zusammen, daß die Oberflächentemperatur bei Einstrahlung wesentlich höher und die Eindringtiefe der Wärmewelle wesentlich geringer ist als im Lehmboden.

Der eine Teil eines Kartoffelackers sei frisch gelockert und gehäufelt, der andere noch nicht. Nach klarem Einstrahlungstag kommt eine frühsommerliche Ausstrahlungsnacht mit der Gefahr eines Spätfrostes. Welcher Teil des Kartoffelfeldes ist mehr gefährdet, der bereits gehackte und gehäufelte oder der andere?

Der *Jahresgang der Temperatur* im festen Erdboden läßt sich nun selbständig an Hand der Fig. 20 interpretieren. Festzuhalten ist zunächst entsprechend den Ausführungen über den Tagesgang die *Abnahme der Temperaturamplitude* und die *zeitliche Verschiebung der Extremwerte*, d.h. der „*Bodenjahreszeiten*" im Vergleich zu denjenigen über der Erde. Zusätzlich muß noch beachtet werden, daß die *Eindringtiefe* beim jahresperiodischen Temperaturgang ungefähr das Zehnfache derjenigen des Tagesganges beträgt, also *um 5 m*, maximal bis zu 10 m bei sehr starken jahreszeitlichen Strahlungs- und Temperaturunterschieden sowie relativ guter Leitfähigkeit des Bodens.

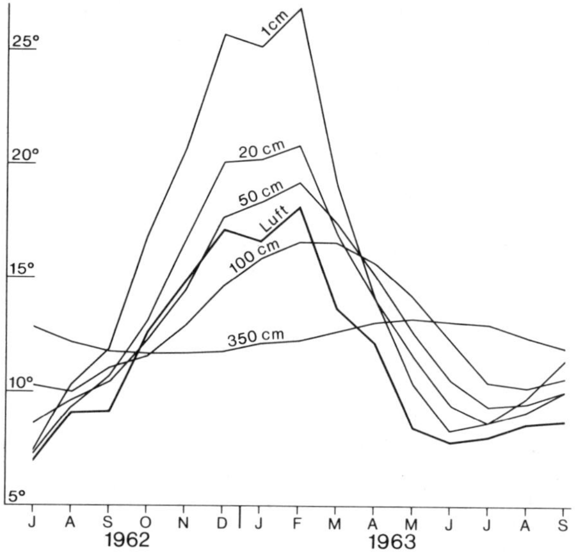


Fig. 20 Jahresgang der Boden- und Lufttemperatur (2 m über Grund) in Valdivia (Chile) für 1962 und 1963

## 8.4 Umsatz kurzwelliger Strahlung und Wärmeverteilung im Wasser

Wasser hat – wenn die Sonne nicht gerade sehr tief steht – nur eine halb so große Albedo wie Gestein oder Boden. Es werden also statt durchschnittlich 34% ungefähr 68% der Sonnenenergie absorbiert. Dies geschieht in einer Schicht, die je nach dem Trübungsgrad des Wassers sehr verschieden dick sein kann. Für die klimatisch entscheidenden Ozeane und großen Seen beträgt die „*Sichttiefe*", d.h. die Tiefe, in der man noch Gegenstände erkennen, bis zu der also sichtbare Strahlung auf alle Fälle vordringen kann, *mehrere Meter*. Richtig dunkel wird es im Ozean und in sauberen Seen erst unterhalb von 10 oder gar 20 m. Die eingenommene Energie verteilt sich also schon beim Absorptionsvorgang auf ein Volumen, das größenordnungsmäßig um das fast Tausendfache, auf eine Masse, die um das rund Fünfhundertfache größer ist als beim Boden (spez. Gewicht des Bodens ca. doppelt so groß wie des Wassers).

*Verteilung der absorbierten Energie auf ein viel größeres Volumen* muß den möglichen Wärmegewinn dicht an der Wasseroberfläche im Vergleich zum Boden entscheidend verkleinern.

Da die *spez. Wärme* von Wasser 3- bis 4mal *größer* ist als von Lehmboden oder Gestein, drückt sich der jeweilige Wärmegewinn in 3- bis 4mal kleinerer Temperaturerhöhung aus, als es bei Landmassen der Fall wäre.

Und nicht zuletzt kann die in der Primärphase der Absorption zustande gekommene Wärme- und Temperaturverteilung durch turbulente *Durchmischung* des Wassers sekundär über noch wesentlich größere Volumina verbreitet werden als es anfangs sowieso schon der Fall war. Zwar ist bei Überwiegen der Strahlungseinnahme an der Oberfläche die dann resultierende Schichtung (wärmeres Wasser oben, kälteres unten) statisch stabil (Auftrieb als durchmischende Kraft fällt also aus), doch bleibt immer noch die vom Wind aufgezwungene Wasserbewegung. Abkühlung an der Oberfläche hingegen gibt von sich aus schon den Anlaß zu turbulenter Umschichtung, da kälteres (= schwereres) Wasser absinkt, leichteres wärmeres an seine Stelle tritt.

Aus diesen grundsätzlichen Erwägungen kann man mit absoluter Sicherheit eine *Folgerung* ziehen: *Tagesperiodische Temperaturunterschiede können an der Oberfläche von Gewässern, die wenigstens ein paar Meter tief sind, nur sehr viel geringer sein als bei festem Land unter gleichen Strahlungsbedingungen.*

Unter Berücksichtigung der voraus gezogenen Folgerung ist es schon fast erstaunlich, bei genauerem Hinsehen aber doch wieder verständlich, daß an Alpenvorlandseen im Sommer noch tageszeitliche Unterschiede der Oberflächentemperatur zwischen 1 und 2°, im Winter von 0,1 bis 0,2°, über dem freien Ozean in den Tropen ganzjährig um 0,3° gemessen werden.

(Aufgabe: Begründung der Unterschiede zwischen Seen und Ozean.)

Den *Jahresgang* von Strahlungsumsatz und Wärmeverteilung im Wasser zeigt die Fig. 21 für den Würmsee im Alpenvorland (nach Werten von WACHTER 1959; Die geographische Lage ist breiten- und strahlungsmäßig mit Valdivia vergleichbar).

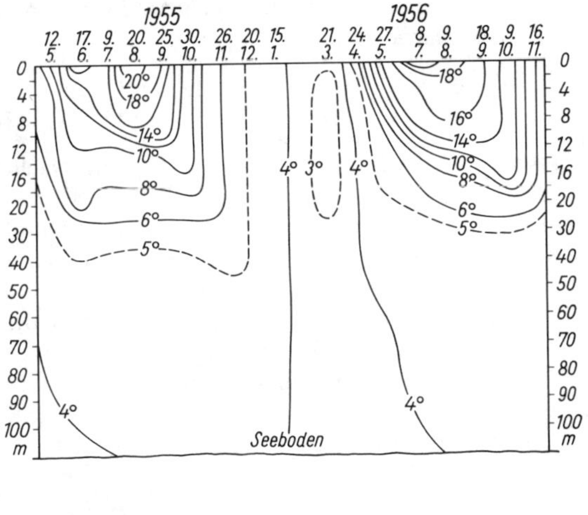


Fig. 21
Jahresgang der Temperatur im Würmsee zwischen 12. V. 55 und 16. XI. 1956. Thermoisoplethendarstellung (Werte nach WACHTER, 1959)

Mit gewisser didaktischer Absicht wird dazu die dritte Darstellungsmöglichkeit raum-zeitlicher Temperaturverteilung, die sog. *Isoplethendarstellung*, gewählt. Bei ihr werden in einem Diagramm die Mitteltemperaturen (der einzelnen Monate) für die verschiedenen Tiefen aufgetragen und gleiche Werte miteinander durch Linien verbunden. In der Horizontalen des Diagrammes läßt sich dann der Jahresgang für verschiedene Tiefen, in der Vertikalen die mittlere Temperaturverteilung für einen bestimmten Zeitpunkt ablesen.

Folgende wichtige Fakten sind im Vergleich zum festen Land festzustellen:

1. Die Jahresschwankung der Temperatur beträgt an der Oberfläche 17°.
2. In 10 m Tiefe (wo im festen Boden keine jahresperiodische Temperaturschwankung mehr auftritt) ist sie noch 10°, in 20 m 5°.
3. Die höchste Temperatur tritt an der Oberfläche Ende Juli bis Ende August, in 10 m Tiefe schon 2 Monate (nicht 4–6 wie im festen Boden) später auf. Die Verschiebung der sommerlichen Jahreszeit mit der Tiefe ist also relativ gering.
4. Zwischen 8 und 12 m Tiefe besteht im Sommer eine sog. Sprungschicht, d.h. eine Wasserschicht, in der auf relativ geringer Vertikaldistanz relativ große Temperaturunterschiede herrschen und die einen thermisch fast homogenen warmen oberen von einem weitgehend homogenen, aber kälteren unteren Wasserkörper trennt.
5. Vom Hochwinter bis ins zeitige Frühjahr (Jan. bis Mitte April) herrscht über die ganze Tiefe des Sees die gleiche Temperatur (Isothermie) nahe 4°C.

Wenn trotz geringerer Wärmeleitfähigkeit im Wasser die sommerliche Erwärmung in wesentlich kürzerer Zeit zwei- bis dreimal so tief vordringt wie im Boden des festen Landes, so ist dies nur durch turbulente Austauschvorgänge möglich, die vom Wind hervorgerufen werden. Größere Windeinwirkung als die im Alpenvorland mögliche, wird noch tiefergreifende Durchmischung, dementsprechend geringere sommerliche Erwärmung des Oberflächenwassers zur Folge haben.

*Die größte Durchmischungstiefe weisen die freien Ozeane auf.* Dort sind in 300 bis 400 m Tiefe noch jahreszeitliche Temperaturschwankungen beobachtet worden. Freilich sind diese minimal, da an der Oberfläche nur Jahresamplituden von wenigen Graden auftreten. *Die mittlere Jahresschwankung der Temperatur* beträgt *auf dem offenen Atlantik* (nach G. Schott):

| 0° | 10° N | 20° N | 30° N | 40° N | 50° N |
|---|---|---|---|---|---|
| 2,3° | 2,4° | 3,6° | 5,9° | 7,5° | 4,7° |

In Zeiten, in denen im Wechsel von Tag und Nacht an der Oberfläche mehr Energie abgegeben als eingenommen wird, die Oberfläche sich also abkühlt, wird dort das Wasser schwerer als das tieferliegende, sinkt ab und wird durch wärmeres von unten ersetzt. Das selbständige Abtauchen ist ein zusätzlicher Effekt zur turbulenten Durchmischung und nicht wie diese an eine bestimmte Wirkungstiefe gebunden. Hält die Abkühlung oben lange genug an, wird am Ende das ganze Wasserbecken bis zum Boden auf eine einheitliche tiefste Temperatur abgekühlt – so lange diese bei reinem Wasser +4°C, bei stark salzhaltigem Meereswasser +2°C nicht unterschreitet. Bis zu diesen Temperaturen wird also die *gesamte Wärmekapazität eines Wasserbeckens*, auch des tiefsten Ozeans, *für die Ausgabe an der Oberfläche aktiviert.*

Da Wasser bei +4°C bereits seine größte Dichte erreicht hat und sein spez. Gewicht im Gegensatz zu allen anderen Stoffen bei weiterer Abkühlung geringer statt größer wird *(Anomalie des Wassers)*, funktioniert das *thermische Umwälzen* nur bis +4°. Geht nach Erreichen einer vertikalen Isothermie mit dieser Temperatur die Abkühlung an der Oberfläche weiter, so können nur noch Leitung und Windmischung die tieferen Temperaturen nach unten bringen. Wenn die letztere nahe dem Gefrierpunkt für gewisse Zeit einmal aussetzt, so bildet sich *Eis an der Oberfläche;* und von dann an kann nur noch auf dem Wege der Leitung durch das Eis weitere Wärme abgeführt werden und die Eisdecke nach unten wachsen. Der Leitungsprozeß ist aber gegenüber den anderen Wärmeübertragungsvorgängen sehr uneffektiv. Wenn also erst einmal eine Eisdecke gebildet ist, *hört der Wärmenachschub aus dem Energiereservoir des Wasserbeckens praktisch auf.* Andererseits bedeutet das, daß *eine Eisdecke allenfalls nur 3 oder 4 m dick werden kann,* selbst wenn an ihrer Oberfläche für mehrere Monate Temperaturen von 30° unter dem Gefrierpunkt erreicht werden, wie es im Extremfall über dem Nordpolarbecken oder den großen Seen im Norden Kanadas oder Sibiriens der Fall ist. Nur flache Gewässer können „ausfrieren".

Aufgabe: Man überlege sich einmal, was passieren würde, wenn es die Anomalie des Wassers nicht gäbe.

Als *Konsequenz* dürfte aus den voraufgegangenen Überlegungen evident sein:

1. In tiefen Gewässern wird von den bei kurzperiodischem Wechsel (von Tag und Nacht) resultierenden Energieüberschüssen (im Sommer) ein wesentlich größerer Teil als im Gestein oder Boden, verteilt auf ein großes Volumen, gespeichert.

2. Für Zeiten eines Energiedefizits an der Oberfläche (Winter) steht wesentlich mehr Wärme zur Abgabe zur Verfügung, wobei allein schon die Energieabgabe an der Oberfläche den Austauschmotor in Gang setzt, der bis zu einer Grenztemperatur von +4°C den gesamten Energievorrat des Wasserbeckens bis in alle Tiefen für die Oberfläche aktiviert.

3. Zusammen mit der ausnehmend großen spez. Wärme hat das zur Folge, daß Oberflächen tiefer Wasserkörper selbst bei großen jahreszeitlichen Strahlungsunterschieden nur minimale, bei kurzperiodischen Strahlungsveränderungen praktisch überhaupt keine Temperaturschwankungen zeigen.

(Wem es nicht so genau lieber ist, der kann sich auch weiterhin mit der klimageographischen Faktenfeststellung begnügen, daß *„große Wasserflächen thermisch ausgleichend"* wirken).

## 8.5 Strahlungsumsatz und Wärmeverteilung in einer Schneedecke

Zunächst einmal reflektiert eine Schneedecke schon einen vielfach größeren Teil von der ankommenden Globalstrahlung als das bei Wasser oder Boden der Fall ist. Sie absorbiert im frischen Zustand (locker und nicht verschmutzt) nur größenordnungsmäßig 5–10% der Energie. Dies geschieht dann verteilt auf einer Schichtdicke von mehreren Zentimetern. Zwischen 2 und 20% der oben eingehenden Energie kommt noch in 10 cm Tiefe an. *Relativ große Werte von Albedo, Eindringtiefe und spez. Wärme wirken dahin zusammen, daß Schneedecken nicht schon bei relativ mäßiger Einstrahlung zu schmelzen und zu verdunsten beginnen.*

Wegen des großen Lufteinschlusses ist die Wärmeleitung im Schnee sehr gering. Das betrifft, den thermischen Randbedingungen für die Existenz einer Schneedecke entsprechend, vor allem („die Leitung von Kälte durch die Schneedecke nach unten zum Boden", was genau genommen) die Ableitung von Energie aus dem Boden durch den Schnee an die Energieausgabefläche an dessen Obergrenze (bedeutet). Diese Ableitung ist also extrem klein. *Eine Schneedecke ist ein guter Isolator für den Boden und die Vegetation gegenüber extremen Kältegraden,* wie sie an der Oberfläche der Schneedecke auftreten, weil wiederum keine Energie zum Ausgleich der oben abgegebenen aus der Tiefe nachkommt.

## 8.6 Strahlungsumsatz und Wärmeverteilung in der Vegetation

Wenn schon Boden, Wasser und Schnee, jeweils jedes Material für sich, schon erhebliche Differenzierungen hinsichtlich des Verhaltens bei Strahlungsabsorption, Energieumsetzung und -verteilung aufweisen, so ist das noch vergleichsweise unbedeutend gegenüber der fast unbegrenzten Variationsmöglichkeit, die sich mit dem Sammelbegriff „Vegetation" verbindet. Selbst bei Festsetzung einer relativ homogenen Kulturformation läßt sich nämlich schon die Oberfläche nicht genau definieren, Höhe und Dichte sind zeitlich variabel, das Material der Pflanzensubstanz ändert sich im Laufe der Zeit. Unter Berücksichtigung der unzähligen Vegetationsformen bleiben deshalb nur ganz *allgemeine Regeln* feststellbar:

1. Vegetation ist ein sehr schlechter Wärmespeicher.

2. Sie läßt in den meisten Fällen größenordnungsmäßig 10% der oben einkommenden Strahlung bis zum Boden durch. Auch im Boden unter der Vegetation kann bei Einstrahlung deshalb kaum Energie gespeichert werden.

3. Die Übertragung von Wärme in der Vegetation ist minimal. Sie wirkt ähnlich einer Schneedecke als Isolator.

4. Die wesentlichen Energieumsetzungen finden an der „Oberfläche" bei sehr begrenztem Austauschzusammenhang mit den tieferen Schichten oder dem Boden statt.

5. Der sich vollziehende Austausch wird im wesentlichen von der enthaltenen Luft getragen, allerdings unter starker reibungsbedingter Reduktion im Vergleich zu den Freilandbedingungen.

6. Wesentlich entscheidender als die physikalischen Vorgänge sind für die Gestaltung der thermischen Verhältnisse in einem Pflanzenbestand die biologischen Regelmechanismen, vor allem die Transpiration (s. Verdunstung in Kap. 14).

# 9 Energieabgabe von der Erdoberfläche

## 9.1 Die Bilanzgleichung

Die letzten Abschnitte bezogen sich auf die wichtigsten Fakten und Vorgänge bei der Umwandlung von kurzwelliger Strahlungsenergie in Wärme, deren Verteilung und die thermometrischen Auswirkungen in den vier ausschlaggebenden Medien der Erdoberfläche. Die kurzwellige Strahlung bildet quantitativ die alles entscheidende Energiequelle für die Erdoberfläche, gegenüber der die prinzipiell noch mögliche Wärmezufuhr vom Erdinnern her, durch Umwandlung mechanischer Energie bei der Reibung von Wind, Wellen und Tiden an der Erdoberfläche, durch relativ warme Niederschläge oder durch Verbrennungsprozesse allenfalls punkthafte Bedeutung haben kann. Auch Energie aus langwelliger Strahlung spielt, sofern sie von der in der Atmosphäre absorbierten Sonnenstrahlung herrührt, eine vergleichsweise kleine Rolle, ist aber nicht zu vernachlässigen und wird im Anschluß zusammen mit der langwelligen sog. „terrestrischen Strahlung" behandelt.

Da auf die Dauer keine Energie in der Erde gespeichert wird (die Bindung in Kohle-, Erdöl- und Erdgaslagern ist im aktuo-klimatologischen Zusammenhang ohne quantitative Bedeutung), müssen nun die Vorgänge behandelt werden, welche *für die Abgabe der eingenommenen Energien sorgen.* Dafür gibt es *3 Prozesse* der vertikalen Energieabgabe:

die Ausstrahlung ($I$),
die Wasserverdunstung ($LE$)
und den Transfer fühlbarer Wärme in die Atmosphäre ($W$).

Der Anteil dieser Komponenten an der Gesamt-Energieabgabe unterliegt materialbedingten und zeitlichen Veränderungen. *Auf den Kontinenten* stimmen jeweils die Orte der Energieeinnahme mit denjenigen der -abgabe überein. Für diese *gilt im Mittel über das Jahr die Bilanzgleichung*

$$(Q + q)(1 - \alpha) = I + LE + W$$

In den Ozeanen ist ein seitlicher Transport von Wärme durch Strömungen möglich, so daß die Einnahmestelle nicht mit der Ausgabestelle übereinstimmen muß. In die Bilanzgleichung jedes Ortes ist dann noch die Differenz der Transportglieder von seitlich zu ($T_z$) und abgeführter Wärme ($T_a$) einzufügen:

$$(Q + q)(1 - \alpha) = I + LE + W + (T_z - T_a)$$

## 9.2 Die Ausstrahlung der Erdoberfläche und die Gegenstrahlung der Atmosphäre

*Gedankenexperiment* mit der täglichen Erfahrung.

Wenn man in einer gut verdunkelten Küche die Heizplatte eines Elektroherdes an- und sich selbst in einer Entfernung von wenigen Metern daneben stellt, so fühlt man nach kurzer Zeit schon die Wärmestrahlung, man sieht die Platte aber noch nicht. Erst wenn sie sich weiter erwärmt hat, leuchtet sie allmählich auf – erst schwach dunkelrot, dann deutlicher in einem helleren Rot. Sie kann schließlich „weißglühend“ werden. Gleichzeitig ist die Empfindung der Wärmestrahlung wesentlich intensiver geworden. Hält man dann eine Glasscheibe zwischen Heizplatte und Gesicht, so sieht man die Platte zwar, fühlt aber keine Wärmestrahlung mehr.

Physikalisch bedeutet das alles: Je wärmer die Platte wird, um so intensiver wird die Abstrahlung. Diese erfolgt bei relativ niedrigen Temperaturen noch im unsichtbaren Infrarot; erst bei genügender Erhitzung werden auch solche (kürzeren) Wellenlängen ausgesendet, die unser Auge als Licht empfinden kann (zunächst rot und bei Hinzukommen auch der kürzeren Wellenlängen Übergang zu weiß).

In der Fig. 22 sind unten die Erfahrungen mit der sog. Wärmestrahlung quantifiziert, wobei als Bedingung gestellt ist, daß es sich um einen „schwarzen Körper“ (s. Abschnitt 8.1) handelt. Die Energie ist spektral auf die verschiedenen Wellenlängen aufgeteilt und die von der jeweiligen Strahlungskurve umschlossene Fläche kann als Repräsentationsgröße für die bei der jeweiligen Oberflächentemperatur ausgestrahlte Gesamtenergie gewertet werden.

Die den Beziehungen zwischen absoluter Temperatur ($T$) des Körpers, gesamter Ausstrahlungsenergie ($S$) von 1 $cm^2$ seiner Oberfläche in einer Minute und

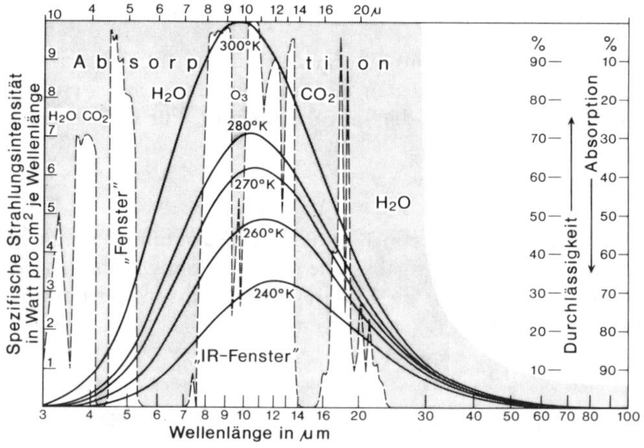


Fig. 22 Spektrale Energieverteilung der Infrarotstrahlung bei schwarzen Körpern unterschiedlicher Temperatur und die Absorption der Infrarotstrahlung durch die Atmosphäre (unter Verwendung von COULSON, 1975)

Wellenlänge maximaler Strahlung ($\lambda_{max}$) zugrundeliegenden Gesetzmäßigkeiten sind formuliert im *Gesetz von Stefan-Boltzmann*

$$S = \sigma \cdot T^4 \quad \text{mit} \quad \sigma = 8{,}26 \cdot 10^{-11} \frac{\text{cal}}{\text{cm}^2 \text{ min } °\text{K}^4} = 5{,}76 \cdot 10^{-8} \frac{\text{W}}{\text{m}^2 \text{ K}^4}$$

und *Wienschen Verschiebungsgesetz*

$$\lambda_{max} \cdot T = \text{const.}$$

Das erste besagt, daß die Energie mit der 4. Potenz der absoluten Temperatur des Körpers wächst, das zweite, daß die Wellenlänge maximaler Energie um so kleiner wird, je höher die Temperatur des Körpers ist.

Bei allem wurde die Bedingung gestellt, daß es sich bei dem Strahler um einen absolut schwarzen Körper handelt, der also alle Wellenlängen vollständig absorbiert. Das ist bei den Materialien der Erdoberfläche und der Atmosphäre nicht ganz erfüllt, da sie ja alle in gewissem Maße reflektieren. Nach dem *Kirchhoffschen Strahlungsgesetz* reduziert sich bei nicht-schwarzen Körpern (bei einer gegebenen Temperatur) die Ausstrahlung in einer vorgegebenen Wellenlänge in dem Maße, wie auch die Absorption in der gleichen Wellenlänge reduziert ist.

*Konsequenz:*

Wenn ein Gegenstand im blauen Licht nur 50% absorbiert, dann kann er auch nur halb so viel in blau ausstrahlen, wie das ein absolut schwarzer Körper mit 100% Absorption bei der gleichen Temperatur tun würde. Oder *ein Gas, das eine bestimmte Wellenlänge im Infrarot z.B. vollkommen durchläßt, kann in dieser Wellenlänge keine Eigenstrahlung haben.* (Wichtige Anwendung bei Infrarot-Luftbildern, auf die im Zusammenhang mit der Gegenstrahlung der Atmosphäre zurückzukommen ist.)

Für die realen Strahlungsbedingungen auf der Erde muß das ideale Gesetz von Stefan-Boltzmann folglich noch durch den sog. *Emissionskoeffizienten* $\varepsilon$ (der dem Absorptionskoeffizienten entspricht) ergänzt werden und lautet dann

$$S = \varepsilon \cdot \sigma \cdot T^4 .$$

Da bei den gegebenen Temperaturen auf der Erde (300 K oder 27°C sind typisch für tropische Klimabedingungen; 240 K oder −33°C entsprechen den polaren Temperaturverhältnissen, diejenigen der hohen Atmosphäre liegen noch etwas darunter) praktisch nur eine Ausstrahlung im Infrarot oberhalb 4 µm in Frage kommt, ist für $\varepsilon$ das Absorptionsvermögen des betreffenden Oberflächenmaterials im Infrarot einzusetzen. Es hat nichts zu tun mit dem Wert für die kurzwellige Strahlung, der sich als $(1 - \alpha)$ mit Hilfe der in Tab. in 8.1 aufgeführten Albedowerte errechnen läßt. Bei der Sonnenstrahlung überwiegt die Energie im kurzwelligen Bereich derart, daß man die Umsetzungswerte Albedo und Absorptionskoeffizient für die langwelligen Strahlungsanteile vernachlässigen kann. Außerdem sind im Infrarot die Absorptionswerte aller festen und flüssigen Materialien wesentlich höher als im sichtbaren Licht. Die Werte für $\varepsilon$ liegen meist bei 95%, in wenigen Fällen unterschreiten sie 90% geringfügig. Die Korrektur gegenüber der idealen Schwarzstrahlung ist also in der modifizierten Gleichung von Stefan-Boltzmann relativ gering. Für alle Aufgaben der modernen Methoden des remote-sensing (irreführend als „Fernerkundung“ ins Deutsche übertragen), also für die Messungen erdwissenschaftlich auswertbarer Strahlungsgrößen von hochfliegenden Flugzeugen oder Satelliten aus, die auch in der Umweltforschung immer stärkeren Einsatz erfahren, sind die genauen Absorptions- und

Emissionsbedingungen im Infrarot in den Details aber ausschlaggebend wichtig, ebenso wie für die quantitative Ableitung des Energiehaushaltes der Atmosphäre mit den eventuellen Folgen für anthropogene Klimabeeinflussungen.

Als *Konsequenz* der vorauf dargelegten physikalischen Gesetzmäßigkeiten kann man in Fortführung der Ergebnisse aus 8.2 bis 8.5 über die Energieeinnahme und -verteilung in den wichtigsten oberflächenbildenden Stoffen der Erde zunächst festhalten:

1. Steigende Temperatur einer Oberfläche hat mit der 4. Potenz steigende Energieabgabe durch Strahlung zur Folge (wenn sie auch entsprechend dem jeweiligen Absorptionsvermögen der Oberfläche gegenüber der „Schwarzstrahlung" etwas reduziert ist). *Ausstrahlung der Erdoberfläche ist also nicht auf die Nachtzeit oder den Winter beschränkt.* Ganz im Gegenteil: sie ist stärker bei Tage und im Sommer. Da sie gleichzeitig aber wesentlich weniger cal/cm$^2$ und min abführt als die Sonnenstrahlung einbringt, wird sie von dieser bei Einstrahlungszeiten überkompensiert.

2. Wenn ein Material wie trockener Torf oder trockener Sand oder überhaupt Boden im Vergleich zu Wasser relativ wenig von absorbierter Strahlungsenergie als Wärme in tiefere Schichten abführt, seine Oberfläche sich also entsprechend stark erwärmt, wird von der eingestrahlten Energie, schon während sie eingenommen wird, ein wesentlich größerer Teil sofort wieder abgestrahlt als bei effektiverer Verteilung der Energie auf ein größeres Volumen. Hört die Einstrahlung auf, fehlt bei der weiteren Ausstrahlung in solchen Materialien der Nachschub von unten, der Ausstrahlungsverlust läßt sich aber nicht einfach stoppen, so daß die Folge erst einmal ein sehr starker Temperaturrückgang sein muß, der dann seinerseits erst die Ursache nachlassender Ausstrahlung ist. Aus diesem Grunde sind unter Berücksichtigung der schon unter 8.2 dargelegten Vorgänge *Schneedecken extrem schlechte, Kontinente relativ schlechte, große Seen und Ozeane dagegen sehr gute Wärmespeicher.*

Die von der Erdoberfläche ausgehende langwellige Strahlung (Erdstrahlung) trifft in der Atmosphäre auf deren Gaskomponenten Stickstoff, Sauerstoff, Ozon, Kohlendioxid und Wasserdampf sowie die flüssigen und festen Suspensionen (Wolken und Aerosole). Jeder dieser Stoffe hat wellenlängenabhängige *Absorptionseigenschaften für die infrarote Erdstrahlung.* In Fig. 22 oben sind Absorption bzw. die komplementäre Eigenschaft Transmission $T$ ($T$ = 100 minus Absorption) in Abhängigkeit von der Wellenlänge *für eine reine Atmosphäre* quantifiziert. Auffällig sind erstens die abrupten Wechsel von einer Wellenlänge zur anderen und zweitens der starke Einfluß der Beimengungen Kohlendioxid ($CO_2$), Wasserdampf ($H_2O$) und Ozon ($O_3$), während die Hauptgemengteile der Atmosphäre (Stickstoff und Sauerstoff) unbeteiligt sind.

Wichtigste Tatsache im Hinblick darauf, was mit der langwelligen Erdstrahlung auf dem Weg durch die Atmosphäre passiert, ist, daß in den Wellenlängenbereichen von $4^1/_2$ bis etwas über 5 µm und von 8 bis 13 µm fast 100% der Energie durchgelassen werden, nur geringfügig von schmalen Absorptionsbanden des $O_3$ unterbrochen. Von $5^1/_2$ bis 8 µm wird dagegen alle Energie vom Wasserdampf, zwischen 13 und 16 µm in wechselndem Grade wieder erheblich vom Wasserdampf und $CO_2$ absorbiert. Oberhalb 20 μm wird praktisch alle Energie vornehmlich vom Wasserdampf absorbiert.

Die Wellenlängenbereiche fast ungeschmälerter Passiermöglichkeit für die Erdstrahlung werden als *„Infrarotfenster der Atmosphäre"* bezeichnet, ein enges ($4^1/_2$ bis nicht ganz $5^1/_2$ μm) und ein relativ weites (8 bis 13 μm).

Sieht man die Fenster in bezug auf die Energieverteilungskurven (s. Fig. 22), stellt man erstens fest, daß die *Atmosphäre in dem Wellenlängenbereich am durchlässigsten* ist, *in dem die Erdstrahlung zwischen 9 und 11 μm das Energiemaximum aufweist,* sieht zweitens aber auch, daß *von der ganzen Energie*(-fläche unterhalb der Kurve) nur der wesentlich kleinere Teil durch das Fenster passieren kann, *der größere Teil von der Atmosphäre absorbiert wird* – wenn Wasserdampf in genügender Menge in ihr vorhanden ist.

Im Gegensatz zu den kurzzeitlich und örtlich nur geringen Schwankungen unterworfenen Gemengteilen $CO_2$ und $O_3$ kann aber der Wasserdampfgehalt der Atmosphäre von Ort zu Ort und in kurzen Zeitabständen stark schwanken. Ist z. B. bei sehr tiefen Temperaturen oder über extremen Trockengebieten der Wasserdampfgehalt der Luft sehr niedrig, fällt die Absorption zwischen $5^1/_2$ und 8 μm praktisch aus, die Erdstrahlung hat dann ein sehr weit geöffnetes Fenster von $4^1/_2$ bis 13 μm. Umgekehrt hat *feuchte Luft eine viel stärkere Absorption* zur Folge; die o.g. Minimalbreite der Infrarotfenster bleibt immer offen.

Für eine Betrachtung von oben her, d. h. praktisch vom Flugzeug oder Satelliten aus durch die Atmosphäre auf die Erdoberfläche, haben die Infrarotfenster die Bedeutung, daß ein Rezeptor, der im Wellenlängenbereich zwischen 8 und 13 μm sensibel ist, strahlende Gegenstände auf der Erdoberfläche so aufnehmen kann, als ob es überhaupt keine Atmosphäre gäbe. So kann man praktisch aus beliebiger Höhe bei Nacht Infrarotbilder von Städten, Landschaften oder auch Fabriken, Motorfahrzeugen, Panzern usw. machen oder unter Zuhilfenahme von Eichtemperaturen die Oberflächentemperaturen in ausgewählten Landschaften aus großem Abstand kartieren (Verfahren des sog. *remote sensing*).

Die durchgelassene Energie ist für Atmosphäre und Erdoberfläche endgültig verloren, sie geht in den Weltraum zurück. Der absorbierte Teil bedeutet hingegen für die Atmosphäre Energieaufnahme und Erwärmung. Neben der Absorption der Sonnenstrahlung in der Luft und in den Wolken sowie der (noch zu besprechenden) Wärmezufuhr durch Kondensation und Wärmetransport ist die langwellige Erdstrahlung die quantitativ wichtigste Energiequelle für die Atmosphäre (vgl. die Prozentwerte in Fig. 25). Da in ihr auf die Dauer keine Energie gespeichert wird, muß sie diese wieder abgeben. Das geschieht im wesentlichen durch allseitige Strahlung, die entsprechend der vorhandenen Temperatur – wie die Erdstrahlung – nur eine infrarote sein kann. Die Strahlung in den oberen Halbraum geht zusammen mit dem durchgelassenen Teil der Erdstrahlung als langwellige Ausstrahlung in den Weltraum, die in den unteren Halbraum kommt als *Gegenstrahlung der Atmosphäre* zur Erdoberfläche zurück und schlägt hier wieder als Energieeinnahme zu Buche.

*Die Differenz von Erdstrahlung und Gegenstrahlung wird als effektive Ausstrahlung* bezeichnet. Sie gibt den tatsächlichen Energieverlust der Erdoberfläche pro Flächen-

und Zeiteinheit an und ändert sich nach dem vorher über die Abhängigkeit von Erdstrahlung und Absorption Gesagten mit der Temperatur der ausstrahlenden Oberfläche und dem Wasserdampfgehalt der Atmosphäre, also mit Parametern, die großen zeitlichen und regionalen Unterschieden unterliegen. Entsprechend variabel ist die effektive Ausstrahlung in Zeit und Raum.

## 9.3 Die Glashauswirkung der Atmosphäre

Nehmen wir einen Augenblick an, Kohlendioxid ($CO_2$) als einer der Hauptabsorber der langwelligen Erdstrahlung würde vollständig aus der Atmosphäre entfernt, während sich an der Sonneneinstrahlung auf der Erde und der sonstigen Zusammensetzung der Atmosphäre nichts ändert. Was ist die Folge? Die Absorption durch die Atmosphäre würde kleiner, ihre langwellige Ausstrahlung und Gegenstrahlung dementsprechend auch. Die effektive Ausstrahlung der Erdoberfläche steigt hingegen an. Der Energieverlust ist größer als er mit $CO_2$ war. Die Temperatur der Erdoberfläche muß absinken; und zwar bis zu einer absoluten Temperatur $T_0$, bei der die Ausstrahlung $S$ nach dem Gesetz $S = \varepsilon \cdot \sigma \cdot T_0^4$ wieder dem Wert der eingenommenen Sonnenstrahlung entspricht (s. Fig. 25), denn dann ist die Einnahme- und Ausgabebilanz wieder ausgeglichen.

Entfernt man dann noch einen Teil des Wasserdampfes (Kondensation und Wolkenbildung soll es aber noch geben), so erfolgt ein weiterer Temperaturrückgang.

Bei Wiedereinführung der Elemente wird wieder absorbiert und gegengestrahlt, die Temperatur der Erdoberfläche und der Atmosphäre steigt so weit, daß die Energie, die einerseits durch die Infrarotfenster geht und andererseits von der Atmosphäre direkt in den Weltraum gestrahlt wird, wegen des höheren thermischen Niveaus wieder die Bilanz ausgleichen kann.

*Die Tatsache, daß die Atmosphäre mit $CO_2$ und $H_2O$ zwei Komponenten enthält, die auf die einfallende kurzwellige Sonnenenergie nur eine sehr kleine, auf die ausgehende Erdstrahlung aber eine erheblich größere Absorptionswirkung ausüben, setzt also die mittlere Temperatur des Gesamtsystems Erdoberfläche + Atmosphäre herauf.*

Das ist derselbe Effekt, den man erzielt, wenn man über ein Stück Boden ein Glashaus baut. Glas ist für die einfallende kurzwellige Sonnenenergie fast vollständig durchlässig, für die Wärmestrahlung, die vom Boden im Glashaus ausgeht, aber weitgehend undurchlässig. So erhitzt sich das Gesamtsystem Boden + Luft + Glas so weit, bis die Ausstrahlung und Wärmeableitung von der erhitzten Glasoberfläche des Hauses die Energieeinnahme durch die einfallende Sonnenstrahlung kompensiert – Lüftung, d.h. Wärmeausgleich durch Luftaustausch, natürlich erst einmal ausgeschlossen. Bei Glashäusern kann die Überhitzung aber schnell zu groß werden, so daß die Lüftung als ein wirksamer Regelvorgang notwendig ist. Reicht diese auch nicht, wird das Glas von außen weiß getüncht, die diffuse Reflexion auf dem Äußeren also herauf-, die ins Haus gelangende Energie herabgesetzt. Einen prinzipiell gleichen Effekt wie das Tünchen der Glasoberfläche würde in der Natur eine Vergrößerung der Erdalbedo, durch Bewölkungszunahme oder Vergrößerung schneebedeckter Flächen z.B., haben.

Der thermische Effekt der sog. „Glashauswirkung der Atmosphäre" wird eigentlich vom $CO_2$- und Wasserdampfgehalt in der Atmosphäre verursacht.

## 9.4 Einfluß von Wolken, Aerosolen und Abgasen

Wolken stellen als Suspension von Wassertröpfchen oder Eisteilchen in der Luft generell sehr effektive Absorber und Gegenstrahler dar. Im einzelnen hängt ihr Wirkungsgrad von der Art der Wolkenpartikel, deren Konzentration pro Volumeneinheit, der Wolkenmächtigkeit und der Höhe über Grund ab. Nach SELLERS (1965) bestehen bei bedecktem Himmel folgende Zusammenhänge zwischen Wolkenart und dem von diesem zugelassenen *Bruchteil der effektiven Ausstrahlung von derjenigen bei wolkenlosem Himmel.*

| | | |
|---|---|---|
| Cirrus (hohe Eiswolken) | 12200 m | 0,84 |
| Cirrostratus (hohe Eisschichtwolke) | 8390 m | 0,68 |
| Altocumulus (mittelhohe Schäfchenwolke) | 3660 m | 0,34 |
| Altostratus (mittelhohe Schichtwolke) | 2140 m | 0,20 |
| Stratocumulus (tiefe Haufenschichtwolke) | 1220 m | 0,12 |
| Stratus (tiefe dünne Schichtwolke) | 460 m | 0,04 |
| Nimbostratus (mächtige tiefe Schichtwolke) | 92 m | 0,01 |

Die Werte besagen also, daß ein leichter Cirruswolkenschleier die effektive Ausstrahlung um rund 16, eine Altocumulusdecke um 66, eine Stratocumulusdecke um 88% verringert, eine dicke Regenschichtwolke (Nimbostratus) sie fast vollständig verhindert.

Unter gewissen Umständen (Schneedecke mit sehr niedrigen Temperaturen und Aufzug einer relativ wärmeren Regenwolkendecke) kann sogar eine effektive Wärmeübertragung von der Wolke zur Erdoberfläche erfolgen.

Ist der Bedeckungsgrad nur $^5/_{10}$, so reduziert sich die Ausstrahlungsverringerung auf jeweils rund 70–80% des Wertes bei vollständiger Himmelsbedeckung.

In der Atmosphäre suspendierte Aerosolpartikel vergrößern ebenfalls die Absorption und Gegenstrahlung, jedoch in wesentlich geringerem Maße als Wolken.

Als Glashausfaktoren können Wolken und Aerosole trotz ihrer Eigenschaft als Ausstrahlungsdämpfer nicht angesehen werden, da ihre Vermehrung gleichzeitig ja auch die an der Erdoberfläche ankommende kurzwellige Sonnenstrahlung vermindert. (Erhöhung der Erdalbedo durch stärkere Bewölkung und größeren Aerosolgehalt. Vgl. das Tünchen der Glashausoberfläche.)

Dagegen kann eine *Zunahme des $CO_2$-Gehaltes der Luft* sehr wohl eine Verstärkung des Glashauseffektes zur Folge haben. Da durch anthropogene $CO_2$-Erzeugung (Verbrennungsprozesse in der Industrie, bei allen Kraftfahrzeugmotoren und in den Haushalten sowie die jährlich wiederkehrenden Rodungsbrände im Bereich der Tropen) von jährlich rund 20 Milliarden t der $CO_2$-Gehalt der Atmosphäre um 0,5 pro 1 Mill. $CO_2$-Teile im Jahr ansteigt, liegt hier die Möglichkeit einer vom Menschen bedingten Klimaänderung.

## 9.5 Einfluß anthropogener Spurengase

Unter dem Eindruck rasch wachsender Bevölkerung, zunehmender Industrialisierung, der Ausschöpfung fossiler Energiereserven und der nach wie vor grassierenden Brandrodung in tropischen Wald- und Savannenländern ist international die Besorgnis gewachsen, daß durch die Zunahme von Spurengasen in der Atmosphäre ein zusätzlicher Glashauseffekt eine anthropogene Klimaänderung zur Folge haben könnte.

Auf das globale Klima Einfluß nehmen können in diesem Zusammenhang nur Spurengase, die erstens eine genügend lange Verweildauer aufweisen, um eine gleichmäßige Verteilung in der Atmosphäre erreichen zu können, und die zweitens in den Wellenlängenbereichen des großen oder kleinen „Infrarotfensters der Atmosphäre" (s. Abschnitt 9.2) absorbieren und gegenstrahlen. In der Tabelle sind die in

| Gas chem. Symbol | Volumenanteil ppm = $10^{-6}$ ppb = $10^{-9}$ ppt = $10^{-12}$ | Mittlere Verweildauer a = Jahre d = Tage | Maximum der Absorptionsbande | Hauptquelle | Globale Emission t/a | Prognost. Konzentration für 2050 | Klimatische Wirksamkeit |
|---|---|---|---|---|---|---|---|
| Ozon $O_3$ | Trop. ≤0,05 ppm<br>Stadt 0,6 ppm<br>Strat. 10,0 ppm | 30–90 d | 9,5 μm<br>unter 0,32 μm | photochem. Prozesse | $10^6$ | 0,06 ppm<br>?<br>? | IR-Absorpt.<br>UV-Absorpt. |
| $CO_2$ | 335 ppm global | 6–10 a | 14–16 μm<br>4,5 μm | Biomasse Verbrenn. | $10^{10}$ | 600 ppm | IR-Absorpt. |
| CO | Reinl. 120 ppb<br>Stadt 100 ppm | 60–180 d | 4,8 μm | unvollst. Verbrenn. | | (0,2 ppm) | Luftchem. Reaktionen |
| $N_2O$ | ≤ 0,35 ppm | 100–200 a | 4,5 μm<br>7,8 μm<br>17 μm | mikrobiol. Nitrifik. Dünger | $15 \cdot 10^6$ | 0,6 ppm | IR-Absorpt.<br>$O_3$-Destrukt. |
| $NO_X$ | Reinl. <10 ppt | einige d | | Industr. Kfz | ca. $10^8$ | (0,02 ppm) | $O_3$-Prod. u. Destruktion |
| $CH_4$ | Reinl. 1,6 ppm<br>Stadt 3 ppm | 4–10 a | 7,7 μm | Viehgase Reisbau | $0,5 \cdot 10^7$ | 3 ppm | $O_3$-Prod. u. Destruktion |
| FCKW | 2–3200 ppt | bis 500 a | | Industrieprodukt | ca. $10^5$ | ? | IR-Ansorpt.<br>$O_3$-Destrukt. |

(unter Verwendung von BUSCH und KUTTLER, 1990)

Frage kommenden Spurengase anthropogener Herkunft mit den entsprechenden Charakterisierungsangaben zusammengestellt; die Fig. 23 gibt das Absorptionsvermögen der einzelnen Spurengase in Abhängigkeit von der Wellenlänge an. (Dabei sind Ordinatenmaßstab der Wellenlänge und Richtung wachsender bzw. abnehmender Absorption die gleichen wie in Fig. 22). Optimale Wirkungslage hat die Absorptionsbande des Ozons ($O_3$) beiderseits 9,5 μm. Sie liegt mitten im großen Fenster und nahe der Wellenlänge mit der größten spezifischen Strahlungsintensität der Ausstrahlung der Erdoberfläche. Entsprechend deutlich ist die Aufspaltung des großen Fensters. Das Kohlendioxid ($CO_2$) weist seine stärkste Absorption in den Wellenlängen etwas unter 4,5 µm sowie zwischen 14 und 16 µm auf. In diesen Bereichen ist die ohne Zutun des Menschen normalerweise in der Atmosphäre vorhandene Menge schon zu 100% als Absorber und Gegenstrahler wirksam (s. Fig. 22). Erhöhung der $CO_2$-Konzentration führt nur in jenen Wellenlängen zu verstärkter Absorption, in welchen die $CO_2$-Moleküle zwar unvollständig, aber doch noch mit genügend großem Wirkungsgrad absorbieren. Das sind vor allem die Bereiche zwischen 13 und 14 µm sowie bei 10,5 µm. Man nennt dies die ungesättigten Flankenbereiche der Absorptionsbanden. Ähnlich geht es mit dem Methan ($CH_4$) und dem Lachgas ($N_2O$), welche auf der kurzwelligen Flanke des großen Infrarotfensters um 8 bzw. 7,7 µm wirken können. Fluorkohlenwasserstoffe (FCKW) weisen kleine getrennte Absorptionszentren im großen Strahlungsfenster auf. Rein von der molekularen Wirksamkeit her gesehen, sind die FCKWs ebenso wie Lachgas und Methan wesentlich effektiver als $CO_2$. Allein aus der kraß unterschiedlichen Konzentration von gegenwärtig 350 ppm $CO_2$ zu 1,7 ppm $CH_4$, 0,3 ppm $N_2O$, 0,03 ppm $O_3$ und 0,0003 ppm FCKW resultiert, daß der Anteil des Kohlendioxid am zusätzlichen Treibhauseffekt der Spurengase etwas über 50% ausmacht.

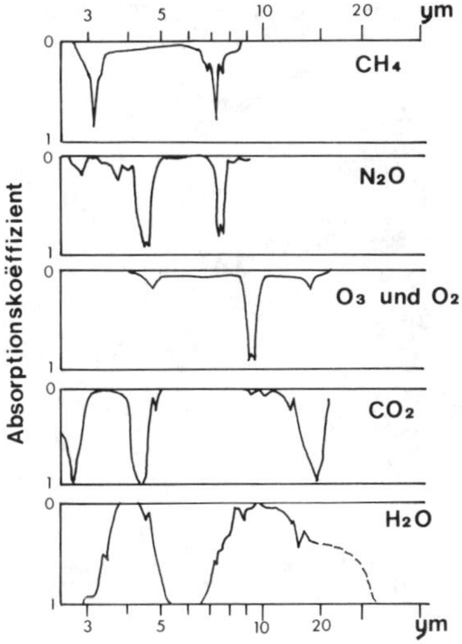


Fig. 23 Wellenlängenbereiche, in denen Wasser und Spurengase die langwellige Erdstrahlung absorbieren und dementsprechend zur Glashauswirkung der Atmosphäre beitragen können (nach SCHÖNWIESE, 1985)

Von den eindeutig bestimmbaren physikalischen Grundlagen des Einflusses von Spurengasen auf die langwelligen Strahlungsflüsse in der Atmosphäre zu ebenso eindeutigen Aussagen über klimatische Veränderungen als Folge der Konzentrationsänderung der betreffenden Gase zu kommen, wird in absehbarer Zeit wohl überhaupt nicht möglich sein.

Zunächst sind die Szenarios über Zunahme der Spurengaskonzentration schon von unsicheren Prognosen belastet. Für das $CO_2$ als wichtigstes Gas kann man von der Tatsache ausgehen, daß nach Auswertung von Bohrkernen im antarktischen Eis zunächst in den 200 Jahren nach 1750 die Konzentration von 280 auf 315 ppm, und danach in 30 Jahren um weitere 45 ppm zugenommen hat, wie die seit 1958 am Mauna-Loa-Observatorium durchgeführten Messungen belegen (s. Fig. 24). Die Frage ist, wie es zukünftig weitergeht; wie groß der anthropogene output ist, wie die Wechselwirkung zwischen der relativ kleinen $CO_2$-Menge in der Atmosphäre mit den großen Reservoiren im Ozean und in den Landbiota ist. Für den Klimatologen ist die Modellierung des globalen $CO_2$-Kreislaufs aber noch das kleinste Problem. Man hilft sich damit, daß man für einen bestimmten Zeitpunkt der Zukunft (z. B. 2050) eine Verdoppelung der gegenwärtigen Konzentration annimmt und den entsprechenden Wert in Modellrechnungen einsetzt.

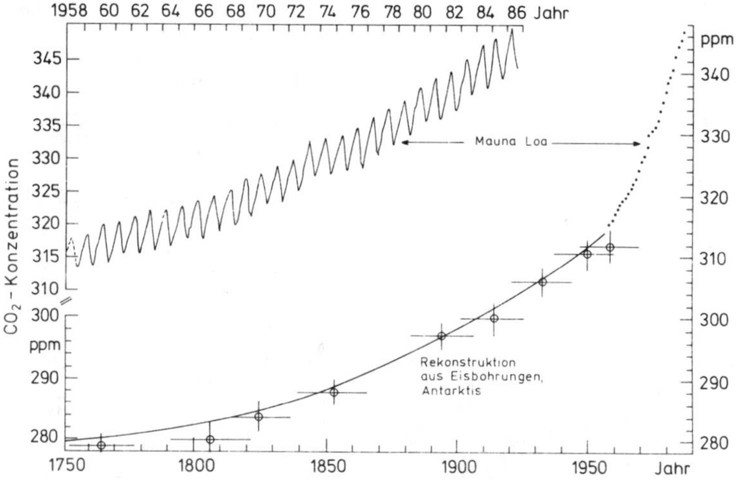


Fig. 24 Veränderung der $CO_2$-Konzentration in der Atmosphäre seit 1750. Die Werte bis 1960 stammen aus der Analyse von Bohrkernen im Eis der Antarktis, die von 1958 bis 1986 vom Observatorium auf dem Mauna Loa, Hawaii. Letztere zeigen außer der allgemeinen Zunahme den jahresperiodischen Gang (nach SCHÖNWIESE, 1989).

Die einzelnen Klimamodelle oder auch nur die wichtigsten detailliert zu beschreiben, liegt außerhalb des Konzeptes dieses Buches. Es kommt darauf an, die bislang gewonnenen Aussagen zum Problem möglicher anthropogener Klimaänderungen festzuhalten und die wichtigsten Gründe für deren Unsicherheiten aufzuzeigen.

Die allgemeine Aussage betrifft die Veränderung der globalen Mitteltemperatur der Luft in Erdbodennähe bei Verdoppelung des $CO_2$-Gehaltes. Dazu gibt es Wertangaben aus ungefähr 40 größeren Rechnungen mit einfacher Energiebilanz-, komplizierten Strahlungskonvektions- und sehr aufwendigen dreidimensionalen Modellen der allgemeinen Zirkulation. (Für letztere beträgt übrigens die Rechenzeit auf den größten elektronischen Rechenanlagen bereits mehrere Tage.) Die Angaben liegen in einer Wertespanne von 0,2 bis 5,2 K bei einer Verdoppelung des $CO_2$-Gehaltes bis zur Mitte des kommenden Jahrzehnts. Auf einer Konferenz im Jahre 1985 einigten sich die Experten der fachlich beteiligten internationalen Organisationen darauf, als wahrscheinliche Spanne 1,5 bis 4,5 K anzusehen. Alle Modelle ergeben, daß mit der Erwärmung in der unteren Troposphäre eine Abkühlung in der Stratosphäre verbunden ist. Rechenergebnisse aus Zirkulationsmodelle stimmen auch noch qualitativ darin überein, daß in den Breiten bis 30° N und S die Erwärmung in Bodennähe wegen des Vertikaltransportes latenter Wärme vergleichsweise gering ist. In der thermisch stabiler geschichteten Atmosphäre der hohen Mittelbreiten und Polargebiete wird hingegen der thermische Effekt durch geringe Oberflächenalbedo bei abnehmender Schnee- und Eisbedeckung in den bodennahen Luftschichten wesentlich größer.

Bei der Quantifizierung der generellen Aussagen zeigen sich dann die Unterschiede und mit ihnen die Unzulänglichkeiten auch der aufwendigsten Klimamodelle. Die Ursache dafür ist der Mangel an genügend genauem Wissen über die komplizierten Rückkopplungsmechanismen, welche die Vorgänge in der Atmosphäre beherrschen. Dabei spielt zunächst schon einmal die Tatsache eine Rolle, daß alle Rechnungen nur für ein relativ grobmaschiges Netz durchgeführt werden können, deren Gitterpunkte in der Horizontalen Abstände von 4–5 Breiten- und 7 Längengraden haben mit der Konsequenz, daß wichtige Informationen über reale Wertefelder und mesoskalige Prozesse durch die Maschen des Netzes fallen. Vor allem aber fehlen noch zuverlässige Simulationen der Rückkopplung zwischen Strahlungshaushalt und Bewölkungsbedingungen nach Menge, Art, Höhe und Temperatur der Wolken sowie der Rückkopplung von Veränderungen in der allgemeinen Zirkulation der Atmosphäre mit den horizontalen und vertikalen Massen- und Wärmetransporten in den Ozeanen. Letzteres ist wegen der Speicherfunktion notwendig, welche die Ozeane sowohl für Wärme als auch $CO_2$ ausüben.

Es ist sicher lohnend, sich die Rückkopplung zwischen Strahlung, Wasserdampf und Bewölkung in ihrer Komplexität ein Stück weit qualitativ vor Augen zu führen: Die bei der Erhöhung der Glashauswirkung an der Erdoberfläche zusätzlich zur Verfügung stehende Energie wird zum Teil zur Steigerung der Verdunstung benutzt, welche der effektivste Vorgang der Energieabgabe von der Erdoberfläche darstellt (s. Abschnitt 14.4 und Fig. 25). Das mindert in der bodennahen Luftschicht die Möglichkeit zur Steigerung der fühlbaren Wärme, erhöht in der höheren Tropossphäre nicht nur den Wasserdampfgehalt, sondern über den latenten Wärmetransport auch die Temperatur. Dadurch besteht die Möglichkeit zur Veränderung der Bewölkungsverhältnisse nach Wolkenmenge, -art, -höhe und -temperatur. Das wiederum muß

Auswirkungen auf den kurzwelligen Strahlungshaushalt sowie die langwellige Ausstrahlung der Wolken in den Weltraum und zur Erdoberfläche haben. Je nachdem, um welche Wolken in welcher Höhe es sich handelt, kann der endgültige Effekt negativ in Form einer Abkühlung oder positiv durch weitere Temperaturerhöhung sein. So gibt es Modellrechnungen, die z.B. bei Verdopplung des Eisgehaltes der Cirren insgesamt zu einer globalen Abkühlung statt Erwärmung als Folge der $CO_2$-Zunahme kommen.

Das Ergebnis der Modellrechnungen liegt für den Fall der Verdopplung der $CO_2$-Konzentration in den nächsten 50 Jahren in der Spannweite zwischen möglicher Erwärmung der Polarregionen um 3 K im Sommer bis zu 13 K im Winter bei nur 2–4 K in niederen Breiten und der Prognose global geringer Abkühlung. Sollen die Vorhersagen verläßlicher werden, so müssen die komplexen Rückkopplungsmechanismen in einem gekoppelten Atmosphäre-Ozean-Modell bei möglichst realistischer Berücksichtigung der geographischen und topographischen Charakteristika der Erdatmosphäre eindeutiger beschrieben und rechnerisch berücksichtigt werden können. Da dies für Theorie und praktischen Rechenaufwand in naher Zukunft ganz sicher, möglicherweise überhaupt nicht zu erwarten ist, bleibt nur, daß man politische Maßnahmen an jenen Angaben orientiert, die nach menschlichem Ermessen als die wahrscheinlichsten angesehen werden müssen.

# 10 Die Strahlungsbilanz, global und regional

Nach der Behandlung der einzelnen Teilvorgänge bei der Strahlungsumsetzung im System Erde + Atmosphäre kann nun die Bilanz für das Gesamtsystem, für charakteristische Orte oder auch für bestimmte Regionen aufgemacht werden. Aus den Bilanzen sollen Einsichten erstens in die Wirkungsweise des Antriebsmechanismus für die gesamte großräumige Zirkulation der Atmosphäre und zweitens für die regionale Anordnung wichtiger Zirkulationsglieder gewonnen werden.

Die Strahlungsbilanzgleichung für jeden Einheitsausschnitt (aus der Atmosphäre oder von der Erdoberfläche) setzt sich aus folgenden Gliedern zusammen:

| | | |
|---|---|---|
| direkte Sonneneinstrahlung | $I$ | Summe beider = kurzwellige Globalstrahlung |
| diffuse Himmelsstrahlung | $D$ | |
| Reflexion der kurzwelligen Strahlung | $R_k$ | |
| langwellige Ausstrahlung | $A$ | Differenz beider = effektive Ausstrahlung |
| Gegenstrahlung | $G$ | |
| Reflexion der langwelligen Strahlung | $R_l$ | |

Die *Strahlungsbilanzgleichung* lautet:

$$S = I + D - R_k - A + G - R_l$$

(Der kleinste Wert in der Gleichung ist $R_l$. Er läßt sich außerdem meßtechnisch schlecht getrennt erfassen, wird bei der langwelligen Ausstrahlung $A$ gemessen und mit dieser zusammengezogen.)

## 10.1 Die Strahlungsbilanz des Gesamtsystems Erde + Atmosphäre

In Fig. 25 sind die Teilglieder der Strahlungsbilanz für die Erde mit ihrer Atmosphäre unter Voraussetzung globaler Mittelwerte von Albedo, Bewölkungsgrad, Wasserdampf und Aerosolgehalt in ihrer Größenrelation und räumlichen Anordnung schematisch wiedergegeben [Werte jeweils in % der an der Obergrenze der Atmosphäre ankommenden Sonnenstrahlung].

Von der im Jahresmittel der Erde zugestrahlten Sonnenenergie passieren durchschnittlich 25% ungestört die Atmosphäre und erreichen als direkte Sonnenstrahlung die Erdoberfläche. 51% werden in Vorgänge der diffusen Reflexion einbezogen, 33% von den Wolken, 18% von Luftmolekülen und Aerosol; 27% absorbiert. Der kleinere Teil (23%) der diffus reflektierten Sonnenstrahlung geht als diffuses Himmelslicht weiter zur Erdoberfläche (12% von Wolken, 11% von der wolkenfreien Atmosphäre), der größere Teil (28%) zurück in den Weltraum. Von den zusammengenommenen 48%, die als direkte und indirekte Strahlung zur Erdoberfläche kommen, wird ein Teil in der Größenordnung von 5% der Strahlungsenergie der Sonne auch noch zurückreflektiert, davon 2% in den Weltraum, so daß im globalen Mittel 30% der Sonnenenergie sofort wieder aus dem System Erde-Atmosphäre hinausgehen, ohne daß sie für dieses in irgendeiner Weise benutzt worden wären. Diese Reflexionsgröße von 30% der Sonnenenergie ist das Globalmittel der Erdalbedo *(planetarische Albedo)*.

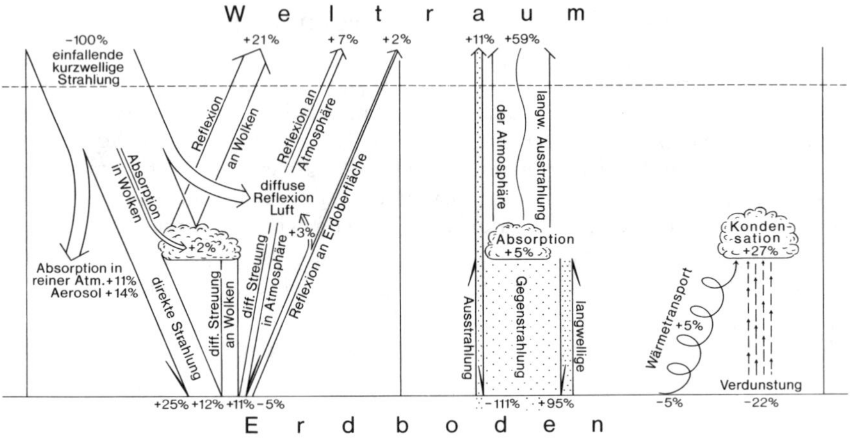


Fig. 25 Schema der Strahlungsbilanz für das System Erde plus Atmosphäre

Von den 70% der Sonnenenergie, die im Gesamtsystem aufgenommen werden, bleiben durch Absorption in den Wolken (2%) sowie in Wasserdampf, $CO_2$ und Aerosol (25%), zusammen 27% in der Atmosphäre. 43% (25 + 12 + 11 −5%) erreichen die Erdoberfläche. Die absorbierten Energien stehen in der Atmosphäre oder an der Erdoberfläche für Prozesse des Wärmeumsatzes zur Verfügung.

Die wegen der Gleichgewichtsbedingungen notwendige Ausgabe erfolgt letztlich in Form der langwelligen Ausstrahlung in den Weltraum (70%). Dabei kommt nur ein kleiner Anteil (11%) von der Erdoberfläche, während der entscheidende, 5fach größere Anteil aus den Wolkenschichten, dem Wasserdampf, dem $CO_2$, dem $O_3$ und dem Aerosol in der Atmosphäre stammt.

Aus dem bisher Gesagten muß zunächst als wichtige *Folgerung* festgehalten werden: Die *Einnahme der Energie* erfolgt in ihrem mengenmäßig ausschlaggebenden Teil (43% der Sonnenstrahlung) am Grunde der Atmosphäre, *an der Erdoberfläche.* Die Heizfläche der Atmosphäre befindet sich also an ihrem Grunde. Die *Hauptausgabestelle* für die Energierückgabe an den Weltraum liegt dagegen oberhalb der Erdoberfläche *in der Atmosphäre* (28% als Reflexion und 59% als langwellige Ausstrahlung). Das daraus resultierende *Energiegefälle* zwischen der räumlich getrennten Wärmequelle und Kältesenke ergibt den *Antrieb für die vertikalen Transporte* fühlbarer und latenter Wärme von der Erdoberfläche in die Atmosphäre.

Die Bilanzierung der Strahlungsterme für die Atmosphäre ergibt eine Einnahme in der Höhe von 27% (Absorption der kurzwelligen Sonnenstrahlung) plus 5% (langwellige Erdstrahlung minus Gegenstrahlung), also insgesamt 32% der solaren Gesamtenergie. Dem steht eine Ausgabe als langwellige Ausstrahlung im Wert von 59% gegenüber. Es resultiert somit in der Atmosphäre ein Defizit in der Strahllungsbilanz von 27%. Dieselbe Größe ist an der Erdoberfläche als Überschuß vorhanden (25 + 12 + 11 − 5 − 111 + 95 = 27%). Der *Ausgleich zwischen dem Überschußgebiet* (Wärmequelle) *und dem Defizitbereich* (Wärmesenke) *erfolgt* dadurch, daß an der Erdoberfläche unter Bereitstellung der *Verdunstungswärme* Wasser in Wasserdampf verwandelt und die wasserdampfhaltige Luft gleichzeitig erwärmt wird. Sie kann konvektiv aufsteigen (vgl. Abschn. 15.3) und bringt dadurch schon *fühlbare Wärme* (5%) in die Atmosphäre. Bei genügend großer Vertikalbewegung fällt außerdem der Wasserdampf durch Kondensation aus (vgl. Abschn. 15.4). Die zur Verdunstung benötigte Energie wird dabei als Kondensationswärme freigesetzt; sie ist also in latenter Form vom Erdboden in die höheren Atmosphärenschichten transportiert worden (22%).

Das ganze Schema gilt als langjähriger Durchschnittshaushalt für das Gesamtsystem Erde plus Atmosphäre mit globalen Mittelwerten von Oberflächenalbedo, Bewölkungsgrad sowie Wasserdampf- und Aerosolgehalt. Die Quantifizierung der einzelnen Haushaltsglieder, vor allem der Albedo, unterlag in den letzten Jahrzehnten gewissen Veränderungen durch neue Erkenntnisse aus Satellitenmessungen.

Klimatologisch wichtig sind in erster Linie nun Kenntnisse über die regionalen Differenzierungen der Strahlungsbilanz an der Erdoberfläche (mit Atmosphäre) samt ihren tages- und jahreszeitlichen Veränderungen, da davon das (zum Unterschied vom solaren) wirkliche Strahlungsklima eines Ortes auf der Erde sowie aus der räumlichen Anordnung der Energieüberschuß- und -defizitgebiete die entscheidenden Antriebe aller Austauschmechanismen in der Luft und im Wasser, d.h. die atmosphärischen und ozeanischen Zirkulationen, ableitbar werden.

## 10.2 Grundzüge der regionalen Differenzierung der Strahlungsbilanz an der Erdoberfläche[1)]

Die regionalen Unterschiede der Strahlungsbilanz und ihrer zeitlichen Veränderung auf der Unterlage der Atmosphäre, der Erdoberfläche, werden hervorgerufen einerseits von den im Kap. 3 besprochenen Fakten des solaren Klimas und andererseits von den zeitlichen und räumlichen Unterschieden der terrestrischen Parameter, welche die Strahlungsumsätze in der Atmosphäre und am Erdboden beeinflussen (behandelt in den Kap. 6 bis 9). Entsprechend der Vielzahl der Parameter und ihrer noch zahlreicheren Kombinationen sind die Strahlungsbilanzen auf der Erde örtlich sehr verschieden. Kessler (1973) hat repräsentative mittlere Tages- und Jahresgänge der Strahlungsbilanz an der Erdoberfläche für verschiedene Klimaregionen der Erde in Form von Isoplethendarstellungen erarbeitet. An den in Fig. 26 wiedergegebenen lassen sich die für großräumigen Vergleich entscheidenden Unterschiede demonstrieren.

Die *Äquatorialzone* (Yangambi im Kongo) ist ausgezeichnet durch einen ganzjährig nahezu gleichen Tagesgang. In allen Monaten findet zwischen 6 und 7 Uhr früh der Übergang zu positiven, zwischen 17 und 18 Uhr die Rückkehr zu negativen

[1)] Bzgl. der Maßeinheiten s. Kap. 3.1.

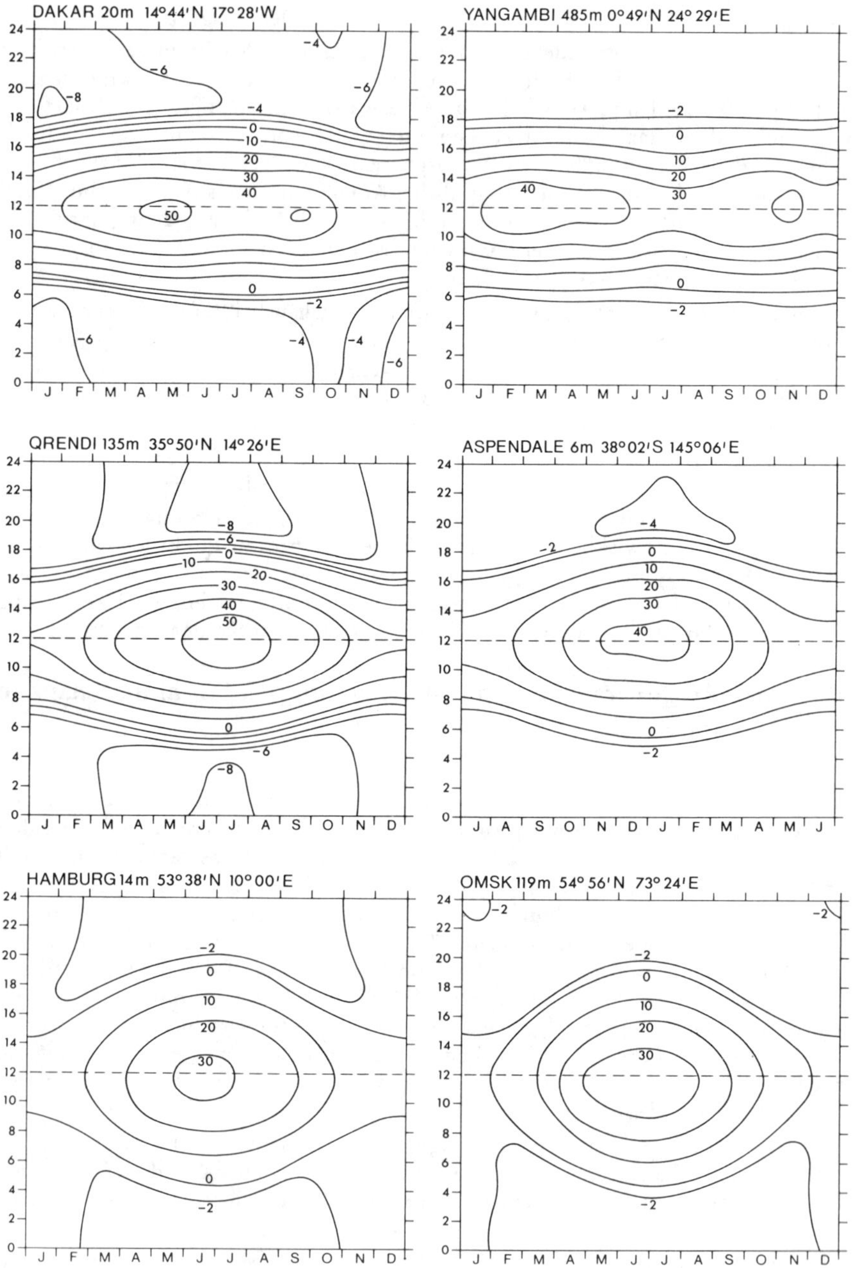
DAKAR 20m 14°44'N 17°28'W
YANGAMBI 485m 0°49'N 24°29'E
QRENDI 135m 35°50'N 14°26'E
ASPENDALE 6m 38°02'S 145°06'E
HAMBURG 14m 53°38'N 10°00'E
OMSK 119m 54°56'N 73°24'E
J F M A M J J A S O N D
J A S O N D J F M A M J

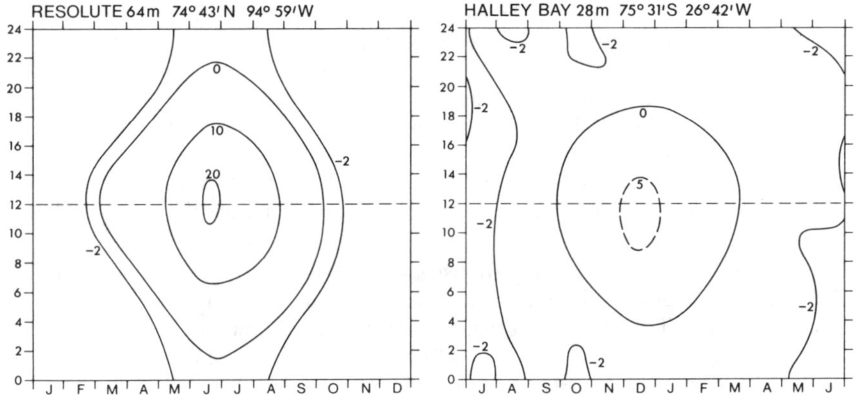


Fig. 26
Tages- und Jahresgänge der Strahlungsbilanz (cal pro $cm^2$ und Stunde) für repräsentative Stationen unterschiedlicher Klimagürtel (nach A. KESSLER, 1973)

Wer die angegebenen Werte zeitnormiert in Watt pro $m^2$ für alle Sekunden der jeweiligen Stunden haben möchte, der multipliziere sie mit 11.63. Es ist dann in sein Belieben gestellt, auf wieviel Stellen hinter dem Komma er es genau haben möchte.

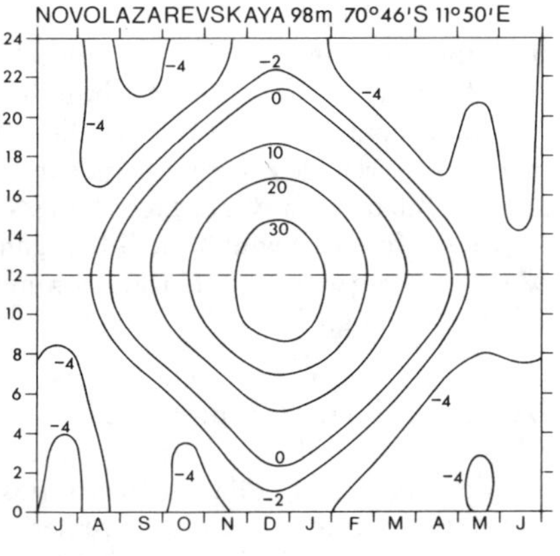


Bilanzwerten statt. Nachts herrscht das ganze Jahr über nur mäßige Energieabgabe um 2 cal/$cm^2$ und Stunde, mittags werden zur Zeit des Sonnenhöchststandes um die Äquinoktien Energieeinnahmen von etwas über 40 cal/$cm^2$ und Stunde gemessen. In der Hauptregenzeit zwischen Juli und Oktober sinken die Bilanzwerte auf 30 bis 40 cal.

In den *äußeren Tropen* (Dakar) bestimmt zwar auch noch der ausgeprägte Tagesgang das Strahlungsklima, doch ist besonders in den nächtlichen Negativwerten bereits eine deutliche Differenzierung zwischen der Trockenzeit (November bis Februar oder März) mit Verlustraten von 6 bis 8 cal/$cm^2$ und Stunde und der Regenzeit (Juli bis Oktober) vorhanden, in der bei höherem Wasserdampf- und Bewölkungsgrad wesentlich geringere Energieabgabe erfolgt. Wichtig ist auch die größere mittägliche Energieeinnahme, so daß im ganzen deutlich prononciertere Tagesgänge bei noch geringer jahreszeitlicher Veränderlichkeit resultieren. In Richtung auf die randtropischen Trockengebiete verstärkt sich die angedeutete Tendenz noch wesentlich.

Die *Subtropen*diagramme von Qrendi an der nordafrikanischen und Aspendale an der südaustralischen Küste zeigen einerseits den Jahreszeitenunterschied mit relativ langen, sowohl ein- als auch ausstrahlungsintensiven Tagen zur sommerlichen Trockenzeit und wesentlich schwächeren Tagesgängen während der kürzeren Tage im regnerischen Winter. Beide Diagramme miteinander verglichen, belegen den strahlungsklimatischen Unterschied zwischen der wasserdampf- und wolkenreicheren Atmosphäre der Südhalbkugel mit gedämpfter Energieein- wie -ausgabe und der stärker vom Jahreszeitenwechsel geprägten, kontinental beeinflußten Nordhemisphäre.

Für die *höheren Mittelbreiten* demonstrieren die Diagramme von Hamburg und Omsk zunächst einmal die wesentlich kleineren tageszeitlichen Unterschiede im Vergleich zu den Tropen und Subtropen. Selbst im Hochsommer liegt die Variation nur zwischen −2 bei Nacht und +30 cal/cm$^2$ und Stunde am Mittag. Dabei herrscht rund 14 Stunden positive Bilanz. Im Verlaufe der Jahreszeiten ändert sich das sehr drastisch bis auf 5 Stunden mit positiver Bilanz und tageszeitlichen Unterschieden von 1 bis 2 cal/cm$^2$ und Stunde. In dieser Klimazone dominiert also der strahlungsklimatische Jahreszeitenwechsel gegenüber dem Tagesgang. Der Unterschied zwischen ozeanisch beeinflußten (Hamburg) und kontinentalen Gebieten (Omsk) drückt sich darin aus, daß die relativ starke Bewölkung und hohe Luftfeuchte in den ersteren geringere Energieeinnahmen an den Sommertagen und schwach positive Bilanzen an Wintertagen bewirken, während die Schneedecke im kontinentalen Innern im Hochwinter die Bilanz ganztägig negativ werden läßt und der geringere Wasserdampfgehalt eine längere sommerliche Periode mit relativ hohen positiven Bilanzen ermöglicht.

Schließlich zeigen von den *Polargebiets*stationen Resolute und Halley Bay die extremen Jahreszeitenunterschiede zwischen Polarwinter und -sommer sowie die relativ kleinen Mittagswerte entsprechend der geringen Sonnenhöhe. Daß im Nordpolargebiet die Maximalwerte positiver Bilanz viermal größer sind als in der Antarktis ist eine Folge des extremen Albedounterschiedes (offene Wasserflächen dort, Schnee- und Eisdecke hier). Das wird besonders deutlich durch den Vergleich mit Novolazarevskaya. Die Station repräsentiert eine Trockeninsel im antarktischen Eisschild, wo im Sommer die Schneedecke regelmäßig verschwindet. Dann stellt sich wegen des geringen Wasserdampfgehaltes der Luft und der Perihelsituation der Sonne eine extrem große positive Bilanz im Sommer ein.

Aus der Karte der geographischen *Verteilung der jährlichen Gesamtstrahlungsbilanz an der Erdoberfläche* ergeben sich bei starker Generalisierung aller örtlichen Unterschiede aus der Darstellung von KONDRATYEV (1969) folgende planetarisch und tellurisch wichtige Fakten (s. Fig. 27):

1. *Gebiete größten Strahlungsenergieüberschusses sind die Oberflächen der tropischen Ozeane,* wobei die äußeren Tropen mit etwas über 120 gegenüber der Äquatorialregion mit 100 bis 120 kcal/cm$^2$ und Jahr sogar noch etwas bevorzugt sind.

2. In den niederen Mittelbreiten *zwischen 30 und 50°* ist auf beiden Halbkugeln ein *starkes Energiegefälle* zwischen den hohen Überschußwerten der Tropen und den um

das 4- bis 6fache kleineren der Subpolar- und Polargebiete (Werte von 20 bis 30 kcal/cm²) konzentriert.

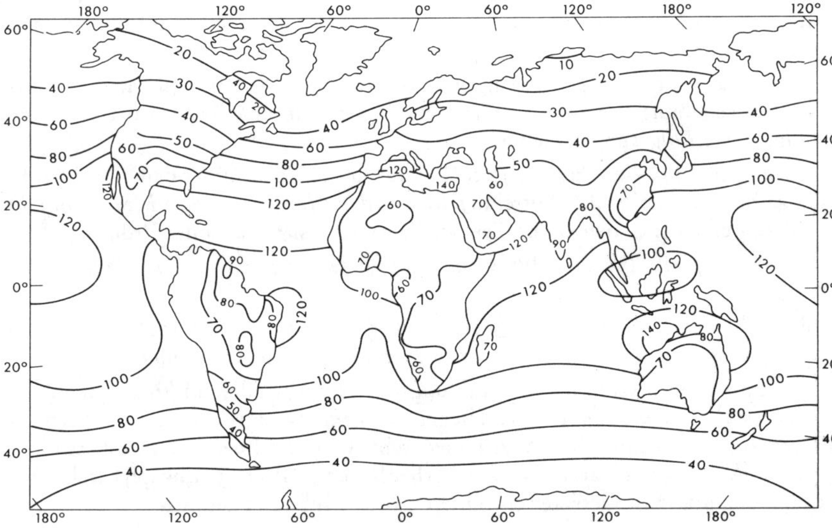

Fig. 27 Geographische Verteilung der jährlichen Gesamtstrahlungsbilanz auf der Erde (nach KONDRATYEV, 1969) in kcal pro cm² im Jahr

3. Überall auf der Erde haben die *Oberflächen der Ozeane eine bessere Bilanz als die des benachbarten Kontinentes* in gleicher geographischer Breite.

4. Der letztgenannte Unterschied ist am größten in den Randtropen, besonders extrem zwischen der zentralen Sahara (60) und dem nordtropischen Atlantik (120 kcal/cm²).

Nun sei daran erinnert, daß im Gegensatz zur Strahlungsbilanz bei der kurzwelligen Einstrahlung (Globalstrahlung) die Gebiete größter Energieeinnahme nicht über den tropischen Ozeanen, sondern in den randtropischen Trockengebieten über den Kontinenten liegen. Daß deren Gesamtbilanz am Ende relativ schlechter ausfällt als diejenige der Ozeane, ist eine Konsequenz der starken effektiven Ausstrahlung als Folge der hohen Oberflächentemperaturen und des extrem niedrigen Wasserdampfgehaltes der Luft. Die großen Unterschiede von Ein- und Ausstrahlung müssen sich in entsprechend großen Tagesgängen der Lufttemperatur auswirken. In prinzipiell gleicher Weise, aber schwächerem Maße gilt dies auch für den Land-Wasser-Gegensatz in allen Breiten und ist einer der Gründe für die thermische Kontinentalität bzw. Ozeanität.

Energieüberschuß aus der Bilanz der Strahlungsterme muß im Jahresmittel am gleichen Ort durch Energieabgabe auf andere Weise als durch Strahlungsvorgänge ausgeglichen werden.

Dies geschieht – wie unter 10.1 bereits dargelegt – erstens durch vertikalen Transport fühlbarer und latenter Wärme in die Atmosphäre. Von dort wird sie dann letztlich durch Ausstrahlung wieder in den Weltraum abgegeben. Die zweite Ausgleichsmöglichkeit ist der horizontale Transport in Form von fühlbarer Wärme in Ozean- und Luftströmungen sowie zusätzlich latenter Wärme durch Wasserdampftransporte mit den letzteren.

Aus den o.a. Fakten der geographischen Verteilung der Strahlungsbilanz kann man unter Einbeziehung der vorauf genannten Transportmechanismen zunächst einmal als *allgemeine Folgerungen* ziehen:

1. Die allgemein *bessere Strahlungsbilanz der Ozeane* gegenüber den Kontinentflächen *garantiert* im globalen Mittel *den Wasserdampftransport vom Meer zum Land* und damit einen entscheidenden Teil des Wasserkreislaufes auf der Erde.

2. Die *Hauptquellgebiete des Wasserdampfes* in der Atmosphäre *sind die tropischen Ozeane.*

3. Sie sind *gleichzeitig,* allerdings weit weniger effektiv, *Ursprungsgebiete* fühlbaren Wärmetransportes in Form *von warmen Meeres- und Luftströmungen.*

4. Trotz im ganzen schlechterer Strahlungsbilanz wirken die *randtropischen Landmassen als die wesentlicheren Heizflächen der Erde.* Da dort nämlich praktisch kein Wasser zur Verdunstung zur Verfügung steht, wird die Energie fast vollständig in fühlbare Wärme umgesetzt und zum erheblichen Teil über atmosphärische Ausgleichsströmungen in Gebiete schlechterer Wärmebilanz abgeführt.

Breitenkreismittel der mittleren Strahlungsbilanz an der Erdoberfläche in kcal/cm$^2$ und Monat, berechnet nach verschiedenen Quellen (nach KESSLER, 1968).

| | J | F | M | A | M | J | J | A | S | O | N | D |
|---|---|---|---|---|---|---|---|---|---|---|---|---|
| N 90 | | | | | | | | | | | | |
| | *−2,5* | −2,6 | −1,6 | +0,3 | +3,6 | +6,2 | +6,4 | +3,8 | +0,2 | −2,4 | −2,7 | *−2,7* |
| 60 | −1,6 | −0,8 | +0,5 | +2,4 | +5,6 | +7,9 | +7,3 | +5,5 | +2,8 | 0,0 | −1,2 | −1,7 |
| 50 | −0,9 | +0,1 | +1,8 | +5,0 | +7,0 | +7,6 | +7,3 | +5,8 | +4,0 | +1,6 | −0,4 | −1,0 |
| 40 | +0,9 | +2,3 | +4,4 | +7,1 | +8,3 | +8,7 | +8,8 | +8,0 | +6,1 | +3,7 | +1,6 | +0,6 |
| 30 | 3,3 | 4,9 | 6,8 | 8,6 | 9,6 | 10,1 | 10,4 | 9,7 | 8,3 | 6,2 | 3,9 | 3,0 |
| 20 | 6,1 | 7,8 | 9,3 | 10,2 | *10,7* | *10,6* | 10,4 | 9,7 | 9,3 | 8,5 | 6,7 | 5,7 |
| 10 | 7,6 | 9,0 | 10,0 | 9,9 | 9,6 | 8,9 | 8,8 | 8,7 | 8,7 | 8,8 | 8,0 | 7,5 |
| 0 | 8,3 | 8,8 | 9,1 | 8,7 | 8,4 | 8,3 | 7,9 | 8,3 | 8,9 | 9,2 | 8,7 | 8,5 |
| 10 | 10,1 | 10,2 | 9,5 | 9,0 | 7,9 | 7,3 | 7,1 | 8,1 | 9,2 | 10,0 | 10,1 | 10,1 |
| 20 | 11,1 | 10,6 | 9,4 | 7,7 | 5,9 | 5,0 | 5,3 | 6,5 | 8,1 | 9,4 | 10,6 | 11,1 |
| 30 | *11,5* | 10,1 | 8,2 | 5,7 | 3,7 | 3,0 | 3,4 | 4,7 | 6,6 | 8,3 | 10,2 | *11,7* |
| 40 | 10,8 | 8,3 | 6,2 | 3,7 | 1,5 | 0,9 | 1,6 | 2,9 | 4,8 | 6,8 | 9,4 | 11,2 |
| 50 | +7,8 | +5,9 | +3,8 | +1,8 | −0,4 | −0,8 | −0,3 | +0,7 | +2,9 | +5,1 | +7,5 | +8,4 |
| 60 | +7,0 | +5,0 | +2,9 | +1,0 | −1,5 | −2,3 | −2,2 | −1,1 | +1,2 | +4,0 | +7,0 | +7,5 |
| | +2,4 | +0,5 | −0,4 | −1,6 | −1,9 | *−2,0* | *−2,0* | −1,7 | −1,3 | −0,6 | +0,6 | +2,2 |
| S 90 | | | | | | | | | | | | |

Aus der *jahreszeitlichen Auflösung der Strahlungsbilanz* für die Breitenkreise der Erde (s. obenstehende Tab. nach KESSLER, 1968) gewinnt man schließlich noch folgende Einsichten:

1. Im Vergleich der Sommerwerte für die jeweilige Halbkugel ergibt sich für die

Südhemisphäre ein viel stärkeres Energiegefälle zwischen den Tropen und der Polarkalotte.

(In 30° S im Dezember und Januar 11,7 bzw. 11,5 kcal/cm², in 60 bis 90° S 2,2 bzw. 2,4. Differenz: 9,5 bis 9,1 kcal/cm². Auf der Nordhalbkugel 10,6 bzw. 10,4 in 20° und 6,2 bzw. 6,4 zwischen 60 und 90° N. Also nur 4,4 bis 4,0 kcal/cm² als Differenz bei 10° größerem Abstand.) Man sieht aus den Werten, daß das kleinere Gefälle auf der Nordhalbkugel aus der fast dreimal größeren Energieeinnahme im Nordpolargebiet resultiert. Ursache ist die geringere Albedo gegenüber dem Eisdom der Antarktis. Als Folge der Energiedifferenzen werden wir die viel stärkere sommerliche Zirkulation in den Außentropen der Südhalbkugel kennenlernen.

2. Im Winter weist die Nordhalbkugel ein etwas stärkeres Energiegefälle zwischen Tropen und Polarkalotte auf. Die Differenz ist allerdings wesentlich kleiner als diejenige während der Sommermonate auf der Südhemisphäre (5,4 gegenüber 5,8 kcal/cm² zwischen 30 und 60 bis 90°). Ursache ist die größere Schneebedeckung auf den Kontinenten der Nordhalbkugel einerseits und die etwas stärkere Ausstrahlung. Im ganzen sind die winterlichen Zirkulationsbedingungen in den höheren Breiten beider Halbkugeln aber von ungefähr gleicher Energiedifferenz getragen.

3. Mit den Monatswerten läßt sich für Zonalmittel der bei der Besprechung der Isoplethendiagramme für ausgewählte Stationen bereits festgestellte gegensätzliche Jahresgang der Bilanzwerte in den inneren Tropen und hohen Mittelbreiten bestätigen. (Am Äquator 9,1 im März, 7,9 im Juli. In 50° 7,6 im Juni, −1,0 im Dezember).

# 11 Lufttemperatur und Temperaturverteilung in der Atmosphäre

Die Lufttemperatur als Maß für den Wärmezustand der Luft an einem bestimmten Ort in der Atmosphäre ist wohl die wichtigste unter allen klimatologischen Beobachtungsgrößen. Ihre Messung erfolgt gemeinhin mit einem Thermometer. Solche Instrumente sind allgemein bekannt und es mag auf den ersten Blick problemlos erscheinen, irgendwo die Lufttemperatur festzustellen. Gleichwohl bietet die Temperaturmessung in der Atmosphäre, ob nahe dem Erdboden oder in größeren Höhen, und die Gewinnung untereinander vergleichbarer Temperaturangaben prinzipielle Probleme.

## 11.1 Meßvorkehrungen, klimatologische Beobachtungstermine, wahre Tagesmittel

Das reine Meßproblem hängt damit zusammen, daß die Luft eine extrem kleine spez. Wärme pro Masseneinheit und eine fast ebenso extrem niedrige Wärmeleitfähigkeit besitzt (s. Abschn. 8.2). Demgegenüber hat der Meßkörper eines Thermometers – zumal das Thermometergefäß der klassischen Quecksilberthermometer – bei relativ großer Masse eine vergleichsweise große spezifische Wärme. Wenn der Meßkörper nun beim Meßvorgang ins Wärmeleitungsgleichgewicht mit der Luft gebracht werden soll, so ist eine große Menge Luft notwendig, um ihm die nötigen Kalorien zu- oder von ihm abzuführen. Deshalb müssen *Luftthermometer immer ventiliert* werden (durch Schleudern oder durch Vorbeisaugen eines Luftstroms). Während es also einiger Vorkehrungen bedarf, um die Wärmeübertragung zwischen Thermometer und der Luft sicherzustellen, ist der Meßkörper im Normalfall noch allen möglichen Einflüssen der Energieübertragung durch Wärmestrahlung ausgesetzt (von der Sonne, von Hauswänden, vom Boden oder vom Körper der messenden Person). Deshalb müssen *Luftthermometer strahlungsgeschützt* sein. Das wird einerseits durch weiße oder verchromte, spiegelnde Blenden um den Meßkörper und andererseits durch Messung im Schatten erreicht. Lufttemperaturen sind grundsätzlich *Schattentemperaturen.* Sog. „Temperaturen in der Sonne" sind Strahlungstemperaturen, die in unkontrollierbarer Weise von Bau und Farbe des Thermometers abhängen und die mit der Lufttemperatur nichts zu tun haben.

Das international verwendete Standardinstrument ist das *Aßmannsche Aspirationspsychrometer.* Psychrometer deshalb, weil neben einem normalen noch ein sog. „feuchtes Thermometer" eingebaut ist, über dessen Thermometergefäß ein nasser Musselinstrumpf gezogen ist, der im durchgesaugten Luftstrom die Temperatur des feuchten Thermometers herabsetzt. Aus der Differenz der normalen „trockenen" und der „feuchten Temperatur" kann die relative Luftfeuchte ermittelt werden (s. Abschn. 14.2). Die Aspiration wird durch einen kleinen Uhrwerksmotor besorgt, der einen Luftstrom mit 2,5 m/s an dem Thermometergefäß vorbeisaugt.

*Die aus dem Wärmeleitungsgleichgewicht mit strahlungsgeschützten Thermometern gewonnenen Temperaturangaben für die Luft werden als „wahre Lufttemperatur" bezeichnet.*

Mit den reinen Meßvorkehrungen allein ist es aber noch nicht getan. Um die Vergleichbarkeit von Angaben der wahren Lufttemperatur untereinander zu gewährleisten, müssen noch andere international vereinbarte Normen beachtet werden, die je nach dem Verwendungsziel der Angaben verschieden sein können. Für alle großräumigen Vergleiche, die über die lokalklimatische Dimension (z. B. ein Tal, ein Bergrücken, eine Dorfflur, allenfalls eine Stadt) hinausgehen, muß der gewonnene Wert für einen größeren Umkreis um die Meßstelle repräsentativ sein. Das bedeutet zunächst einmal, daß die *Messung außerhalb der „bodennahen Luftschicht"*, also oberhalb der untersten 1,5 bis 2 m erfolgt, da diese Schicht noch im unmittelbaren Wirkungsbereich der Unterlage als Reibungs- und Heiz- bzw. Abkühlungsfläche liegt. In der bodennahen Luftschicht weisen die Temperatur und alle anderen klimatologischen Parameter besonders starke Änderungen auf Meterdistanz auf, die zwar mikrometeorologisch bzw. -klimatologisch charakteristisch und von großem Interesse sind, für makroklimatologische Fragestellungen aber die Vergleichbarkeit der Werte beeinträchtigen. Außerdem soll die Messung möglichst oberhalb einer Rasenfläche und in genügendem Abstand von Gebäuden, Bäumen und anderen Gegenständen erfolgen, welche den Luftraum einengen könnten.

Die bisher genannten Meßvorkehrungen finden ihren sichtbaren Ausdruck in der sog. „*Wetterhütte*" („englische Hütte", „Stevenson screen") in einem „meteorologischen

Beobachtungsgarten". Es ist ein weißgestrichener Holzkasten, dessen „Wände", Dach und Boden so aus Doppeljalousien gebaut sind, daß zwar die Luft hindurchstreichen, aber keine direkte Strahlung hineinfallen kann. Er wird auf schattenlosem Grasplatz so aufgestellt, daß sich die Instrumente im Innern in rund 2 m Höhe befinden und die Tür nach N weist (Südhalbkugel nach S).

Für die Aufgaben des Wetter-(„synoptischen")Dienstes, bei denen die Lufttemperatur zu einer bestimmten Weltzeit gleichzeitig überall auf der Erde beobachtet („synoptisch" = gleichbeobachtend) wird, ist mit den genannten Meßvorschriften der Katalog der zu beachtenden Vorkehrungen erschöpft. Zur Zeit ist lediglich für einige Länder, die in der englischen Beobachtungstradition stehen, noch die *Umrechnung von der Fahrenheit- auf die Celsius-Skala* vorzunehmen. Da Fahrenheit den Nullpunkt seiner Skala als die tiefste damals in Königsberg beobachtete Temperatur und die Körpertemperatur als 100° F definierte, ergibt sich zur Celsius-Skala mit Gefrierpunkt des Wassers gleich Null und Siedepunkt gleich 100 folgende Rechenbeziehung: $x°\,F = {}^5/_9\,(x - 32)°\,C$ (s. Fig. 28). Man muß also von den Fahrenheitangaben erst 32 abziehen und den Rest mit $^5/_9$ multiplizieren. 32° F sind also 0° C.

In thermodynamischen Zusammenhängen wird die *absolute Temperatur* (Grad Kelvin) verwendet. Sie geht vom absoluten Nullpunkt aus, der bei −273° C liegt. 10° C sind also 283 K.

Für die Klimatologie bleibt noch das Problem, *Temperaturangaben für vergleichbare Zeiten* bzw. Zeitabschnitte zu normieren. Als Ausgangsbasis dient dazu der Tagesmittelwert der Temperatur. Wegen ihrer dominanten Abhängigkeit von den Strahlungseinflüssen weist die Lufttemperatur einen tagesperiodischen Gang auf. Als thermischen Repräsentationswert für einen Tag kann man aus dem arithmetischen Mittel der 24-Stundenwerte (Summe der jeweils zur vollen Stunde gemessenen Lufttemperaturen, dividiert durch 24) das sog. *wahre Tagesmittel der Lufttemperatur* errechnen. Nun, dazu ist – mit, besonders aber ohne Registriergeräte – ein erheblicher

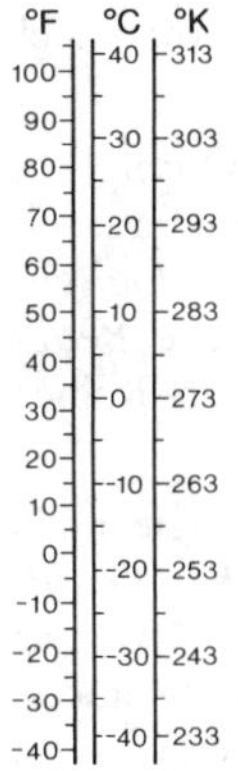


Fig. 28
Umrechnung der Thermometer-Skalen

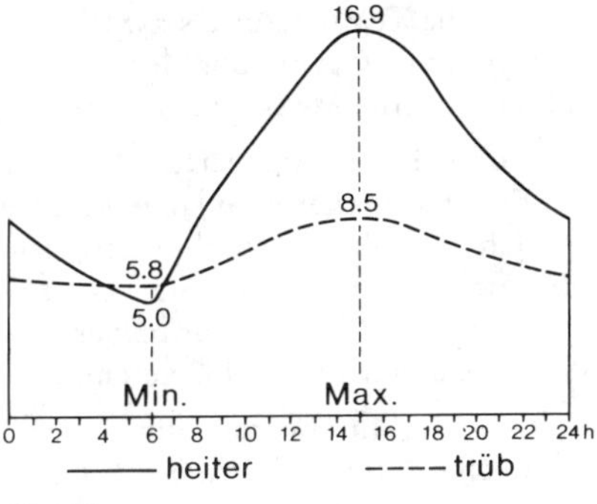


Fig. 29
Tagesgang der Lufttemperatur im April in Wien (nach HANN-SÜRING, 1940)

Aufwand notwendig. Er läßt sich drastisch reduzieren, weil der *Tagesgang der Lufttemperatur* trotz aller modifizierenden Einflüsse durch Unterlage und Zustand der Atmosphäre einige charakteristische konservative Eigenschaften aufweist (Fig. 29). Während der Einstrahlung am Tage hat die Kurve einen fast sinusförmigen Verlauf. Nach Sonnenuntergang schließt sich ein ungefähr gerader Abfall an, der je nach Bewölkung und Wasserdampfgehalt der Atmosphäre (vgl. Kap. 9) unterschiedlich steil sein kann, deren Neigung sich kurz vor Sonnenaufgang stark verringert und in einem deutlichen Knie vor dem Beginn der Sinuskurve endet. *Das Temperaturminimum fällt ungefähr auf die Zeit des Sonnenaufganges, das Maximum verspätet sich dagegen gegenüber dem Sonnenhöchststand, und zwar um so mehr, je effektiver die Heizwirkung von der Unterlage ist.* (Über großen Wasserflächen eine halbe Stunde, über Kontinenten bei starker Einstrahlung bis zu drei Stunden Verspätung.)

Das Bestreben war nun, mit möglichst wenig Beobachtungen zu festgelegten Terminen und einem entsprechenden Berechnungsverfahren einen optimalen Näherungswert für das wahre Tagesmittel zu finden. Als die beste Lösung hat sich in großen Teilen der Welt diejenige durchgesetzt, die schon im ersten großräumigen Beobachtungsnetz, dem der Societas Meteorologica Palatina der kurpfälzischen Akademie in Mannheim 1790 eingeführt worden war. So werden die *klimatologischen Beobachtungstermine 7, 14 und 21 Uhr* auch als „Mannheimer Stunden" bezeichnet. Der *Tagesmittelwert der Temperatur* wird nach der Anweisung bestimmt: Summe der Temperaturen von 7, 14 und der doppelt eingesetzten von 21 Uhr, dividiert durch 4.

Daß bei den Zeitangaben die *wahre Ortszeit* gemeint ist, ergibt sich aus der Argumentation schon zwangsläufig.

Manchen Klimadiensten (z.B. dem der USA) waren aber auch drei Beobachtungstermine noch zu viel, und sie sind auf die einfachste Methode, nämlich das Mittel aus dem höchsten und tiefsten Tageswert der Temperatur zu bilden, ausgewichen. Man ist zwar bei Verwendung von Extremthermometern unabhängig von festen Beobachtungsterminen geworden, erhält aber weit weniger repräsentative Werte.

Die für die Temperatur als zweckmäßig abgeleiteten „Klimatermine" und Rechenverfahren zur Gewinnung der „wahren Tagesmittel der Temperatur" werden auch auf alle anderen Meß- und Beobachtungsgrößen ausgedehnt.

Aus den Tagesmittelwerten kann man durch arithmetische Mittelbildung die Repräsentationswerte für längere Zeiträume (Pentaden, Dekaden, Monate, Jahreszeiten, Jahr) und durch Mittelbildung gleicher Art über viele Jahre sog. *„klimatologische Mittelwerte" errechnen. Sie gelten jeweils für die in Betracht gezogene Beobachtungsperiode. Als Normalperioden* sind international die 30jährigen Reihen 1901–1930 und 1931–1960 vereinbart.

Neben den Mittelwerten führt die klassische oder Mittelwertsklimatologie noch zahlreiche andere *statistische Werte zur Charakterisierung der klimatischen Bedingungen* eines Gebietes an. Die wichtigsten sind: die mittleren und absoluten Extrema (Maximum bzw. Minimum), die Veränderlichkeit in bestimmten Zeitabständen (tägliche, jährliche), die Andauer oder auch die Zahl der Tage mit bestimmten Werten.

## 11.2 Regionale Differenzierung der Tages- und Jahresgänge der Lufttemperatur

Die wichtigsten Bestimmungsgrößen der tages- und jahresperiodischen Änderung der Lufttemperatur sind Betrag und Eintrittszeit der Extremwerte sowie die Größe der Schwankung zwischen diesen (auch als Amplitude bezeichnet).

Der reale zeitliche Temperaturverlauf unterliegt außer der strahlungsbedingten periodischen auch einer aperiodischen, im Luftmassenwechsel begründeten dauernden Veränderung. Die letztere kommt aber in den Gängen nur dann zur Auswirkung, wenn sie eine gewisse zeitliche Fixierung hat. So können tages- oder jahreszeitliche Ausgleichszirkulation (Kap. 12), das Einsetzen starker turbulenter Durchmischung (Kap. 13), regelmäßig auftretende tropische Gewitter oder das Eintreten der Regenzeit die Temperatur-Kurven vor Erreichen des strahlungsklimatisch möglichen Maximums kappen, die Eintrittszeit des Maximums vorverlagern. All diese genannten Phänomene sind allerdings mit dem tages- oder jahresperiodischen Strahlungsgang gekoppelt und können den Tages- bzw. Jahresgang der Temperatur nur geringfügig modifizieren, nicht grundlegend ändern. Unregelmäßig eintretende Luftmasseneinflüsse wie diejenigen der zyklonalen Westwindzone der Mittelbreiten (s. Kap. 17) heben sich im statistischen Mittel dagegen gegenseitig auf, so daß man als Ergebnis feststellen kann:

*Tages- und Jahresgang der Temperatur werden ganz generell vom tages- und jahresperiodischen Strahlungsgang beherrscht, andere Faktoren haben nur modifizierenden Einfluß.*

Die konservativen Eigenschaften im *Tagesgang der Lufttemperatur* und die zeitliche Verzögerung des Maximums über Wasser bzw. Land wurden bereits im voraufgegangenen Abschnitt besprochen. Regionale Klimaunterschiede kommen am deutlichsten in der *Schwankung zwischen Tageshöchst- und -tiefstwert* zum Ausdruck. Die Größe der Schwankung *wächst zunächst mit zunehmender Sonnenhöhe, regional also mit abnehmender Breite, zeitlich vom Winter zum Sommer. Außerdem nimmt sie mit wachsender Entfernung vom ausgleichenden Einfluß großer Wasserbecken zu.* Die relativ starke Ventilation auf höheren Bergen führt zur Verringerung der Tagesschwankung, die Stagnation der Luft in abgeschlossenen Becken oder Mulden zu einer Vergrößerung. Da mit wachsender Höhe der dämpfende Einfluß der Atmosphäre abnimmt, wächst die Temperaturschwankung, sofern nicht topographische Bedingungen gute Ventilation oder das Abfließen der Bodenkaltluft begünstigen.

Als Resultat der Überlagerung der verschiedenen Einflußfaktoren können sich die *größten tagesperiodischen Temperaturschwankungen mit rund 30°* in Hochbecken von Gebirgen im subtropisch-randtropischen Trockengürtel der Erde ausbilden. Am *kleinsten* bleiben sie *mit nur 1–2°* im hochozeanischen Klima der Inseln in den ganzjährig stürmischen hohen Mittelbreiten der Südhalbkugel.

Für den *Jahresgang der Temperatur* kann man aus der Kenntnis der strahlungsklimatischen Bedingungen, vor allem der Strahlungsbilanz (Kap. 10) über das Jahr, sowie der thermischen Wirkung von Wasser- und Landflächen (s. Abschn. 8.4) schon deduktiv einige *Regeln* ableiten:

1. Zum Unterschied von den übrigen Teilen der Erde mit einem sommerlichen Höchst- und einem winterlichen Tiefstwert, weist die Lufttemperatur in Gebieten nahe dem Äquator ein doppeltes Maximum und Minimum auf.

2. Die Größe der Jahresschwankung wächst mit den jahreszeitlichen Strahlungsunterschieden. Sie ist relativ klein in den inneren Tropen (im Extremfall nur 0,5 bis 1°), wächst bis zu den subpolaren Breiten (16 bis 20°), um dann zu den Polargebieten hin gleich zu bleiben.

3. Im Einflußbereich der Ozeane ist die Jahresschwankung kleiner als über den Kontinenten.

4. Auf Bergstationen werden geringere Amplituden des jährlichen Temperaturganges als im Tiefland gemessen.

Als Folge der strahlungsklimatischen Bedingungen, der Lage innerhalb der allgemeinen Zirkulation der Atmosphäre und im Verbreitungsgefüge der Festländer und Kontinente lassen sich einige *regionale Typen des Jahrganges der Temperatur* herausstellen.

Als *normaler Typ* wird derjenige der Mittelbreiten mit je einem Maximum und Minimum, relativ großer Jahresschwankung und einer Verzögerung der Höchst- und Tiefstwerte bezeichnet, die in ozeanischen Bereichen zwei, in kontinentalen einen Monat nach dem höchsten bzw. tiefsten Sonnenstand auftreten.

Der *tropische Typ* hat eine relativ kleine Jahresamplitude und die Extremwerte treten schon kurz nach dem höchsten bzw. tiefsten Sonnenstand ein.

Demgegenüber hat der *polare Typ* eine sehr große Jahresschwankung und Verspätung des Minimums zuweilen bis auf den März als Folge der langen Polarnacht. Eine charakteristische Abwandlung erfährt dieser Typ *im maritimen Polargebiet* in der Form des sog. *„kernlosen Winters“*. Es ist das eine Abmilderung des winterlichen Minimums als Folge davon, daß durch das Eis aus dem Wärmespeicher des Wasserbeckens ein Energiefluß zur Oberfläche hin die Temperatur im Hochwinter nicht weiter absinken läßt.

Innerhalb der Tropen gibt es noch einige Abwandlungen. So ist in der Äquatorregion der Jahresgang mit zwei Maxima und zwei Minima bei extrem kleiner Jahresschwankung ausgezeichnet. Beim *indischen Typ* wird das Maximum im Mai vor Eintritt der Regenzeit und der ozeanischen Monsunströmung erreicht. Der *Sudan-Typ* zeigt den Einfluß des Übertrittes kühlerer Luft von der winterlichen Südhalbkugel in einer Depression der Sommertemperatur und leichtem Maximum während der strahlungsärmeren (Winter-)Zeit. Er ist regional auf Afrika begrenzt. Eine Begrenzung auf ozeanische Bereiche beider Halbkugeln zwischen 15 und 30° weist der *Kap Verden-Typus* mit seiner starken Verspätung des Maximums bis zum Herbst und des Minimums bis zum März auf.

Eine ausgezeichnete Methode, den Tages- und Jahresgang der Temperatur für einen Ort in einem Schaubild gleichzeitig darzustellen, bieten *Thermoisoplethen-Diagramme*. (Sie haben viel Ähnlichkeit mit den entsprechenden Diagrammen der Fig. 26).

## 11.3 Die vertikale Verteilung der Lufttemperatur

In 10.1 wurde abgeleitet, daß im Mittel an der Erdoberfläche eine positive, in der Atmosphäre eine negative Strahlungsbilanz herrscht und daß von der Erdoberfläche aus fühlbare und latente Wärme in die Atmosphäre gebracht wird, aus der sie durch Ausstrahlung in den Weltraum abgegeben wird. Im Mittel besteht also in der Atmosphäre ein *Wärmegefälle von den bodennahen zu den höheren Schichten.* Die Lufttemperatur nimmt in der Regel mit zunehmender Höhe ab.

Das Maß für die vertikale Temperaturabnahme ist der geometrische *Temperaturgradient*[1], ausgedrückt in Grad C pro 100 m. Er gibt den T'unterschied zwischen verschieden hochliegenden, selbst aber nicht vertikal bewegten Luftmassen an und darf nicht verwechselt werden mit den adiabatischen T'gradienten, welche die T'abnahme innerhalb eines vertikal verlagerten Luftvolumens darstellen.

Für das durch Gebirge abgedeckte Höhenintervall ist die T'abnahme mit der Höhe altbekannt. In der freien Atmosphäre hat man zwar schon vor der Jahrhundertwende zunächst aus freifliegenden oder Fesselballons sporadisch, später mit Flugzeugen systematisch Sondierungen durchgeführt. Die *Aerologie* als die Wissenschaft von der höheren Atmosphäre konnte sich aber erst richtig entfalten nach der Erfindung der Radiosonden und dem Ausbau der Radiosondentechnik in den 20er Jahren dieses Jahrhunderts. Heute werden in einem weltweiten Netz zu bestimmten Terminen solche *Radiosonden* mit Hilfe von Ballons in die Atmosphäre geschickt. Bestimmte Luftdrucke, Temperaturen und relative Feuchten steuern über Schleifkontakte Signale, die mit Hilfe eines kleinen Senders zur Empfangsstation gesendet werden. Aus den Angaben lassen sich unter Verwendung der barometrischen Höhenformel (Kap. 5) die Druck-, Temperatur- und Feuchteverteilungen mit der Höhe errechnen.

Die *Größe des geometrischen T'gradienten* ist zeitlich und räumlich stark *variabel.* Wenn man im Folgenden von der bodennahen Luftschicht absieht, so gibt es für ihn aus thermodynamischen Gründen einen oberen Grenzwert von 1°/100 m. (Das ist die Größe des trockenadiabatischen T'gradienten, s. Abschn. 15.4. Würde hypsometrisch die Temperatur stärker abnehmen, so wäre die Schichtung in der betreffenden Luftmasse instabil, s. 15.7; es würde eine Umlagerung erfolgen, mit der sich ein geometrischer T'gradient kleiner als 1°/100 m einstellte.) Unterhalb 1°/100 sind alle Werte möglich. Die am *häufigsten* auftretenden liegen zwischen *0,5 und 0,8°/100 m.*

Aus der Ursache der hypsometrischen T'abnahme (Heizfläche am Grunde, Energieabgabe in der Höhe der Atmosphäre) kann man schon die allgemeine *Regel* ableiten, daß im täglichen und jährlichen Gang über einem bestimmten Ort die *Gradienten zur Mittags- und Sommerzeit am größten, nachts und im Winter am kleinsten sind,* und daß im regionalen Vergleich *in tropischer Atmosphäre die Temperatur mit der Höhe rascher abnimmt als in polnäheren Gebieten.*

---

[1] Im folgenden Text kommt das Wort Temperatur so häufig in Zusammensetzung mit einem anderen Begriff vor, daß sich eine Abkürzung auf „T'–" lohnt.

Mit der gleichen Ursache hängt auch die physisch- wie anthropogeographisch folgenreiche Tatsache zusammen, daß die Temperatur über einem Gebirge immer beträchtlich höher liegt als im gleichen Höhenniveau in der freien Atmosphäre. Auch vom Rande zum Innern des Gebirges hin erfolgt, bezogen jeweils auf das gleiche Niveau, eine T'zunahme. Die isothermen Flächen weisen also über Gebirgen im Mittel eine Aufwölbung auf (sog. *„Gesetz der großen Massenerhebungen"*). Folge ist, daß auch alle physisch- und anthropogeographischen Höhengrenzen in der Mitte des Gebirges höher liegen als am Rande.

In den Hochlagen der Zentralalpen ist es im Jahresmittel um ungefähr 5°, auf dem ca. 3800 m hohen bolivianischen Altiplano sogar um 8° wärmer als in der gleichen Höhe in der freien Atmosphäre über dem Vorland.

Der *Grund* ist, daß von der hochgelegenen Energieumsatzfläche während der Einstrahlungszeit fühlbare Wärme an die umgebende Luft in einem Niveau abgegeben wird, das abseits des Gebirges nur noch wesentlich weniger von der Unterlage her beeinflußt ist, und daß dann, wenn während der Ausstrahlungszeit die Luft im Kontakt mit der Abkühlungsfläche kälter wird als in der freien Atmosphäre, sie als Schwerewind nach unten abfließt und durch von oben aus der freien Atmosphäre nachsinkende Luft ersetzt wird, die wegen der dynamischen Erwärmung mit relativ hoher Temperatur an der Oberfläche ankommt (Abschn. 15.6). Der Heizeffekt der hochgelegenen Energieumsatzfläche kommt also zur Auswirkung, der Abkühlungseffekt wird „abgeleitet". Übrig bleibt im Mittel eine T'erhöhung.

Die *mittlere vertikale T'verteilung* im Januar und Juli über den inneren Tropen, Mittelbreiten und Polargebieten in der meteorologisch entscheidenden Schicht bis 30 km Höhe (90% der Atmosphärenmasse) ist in der Fig. 30 dargestellt. (Zu beachten

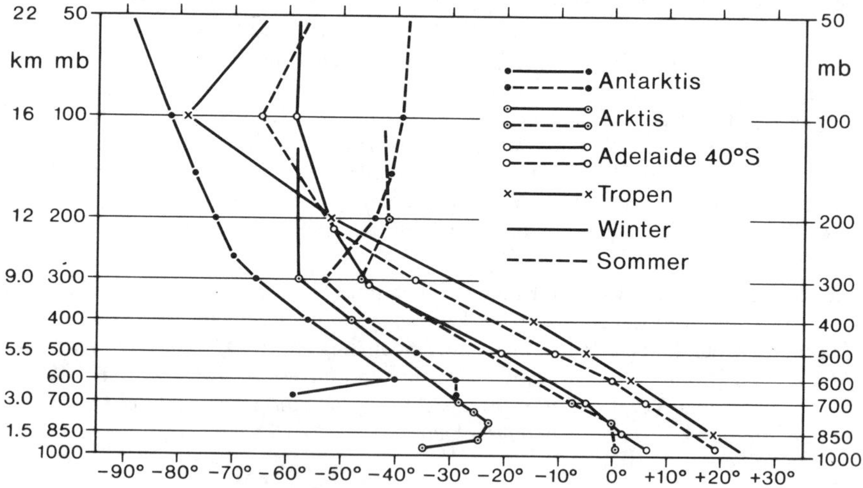


Fig. 30 Mittlere Vertikalverteilung der Lufttemperatur in Tropen, Mittelbreiten und Polargebieten (nach Werten von N. SISSENWINE in World Survey of Clim. Vol. 4, 1969)

ist, daß der Südpol auf dem antarktischen Eisschild in rund 3700 m Höhe liegt und die Atmosphäre erst oberhalb beginnt.) Die T'verteilung zeigt:

1. In den *Polargebieten* liegt auf der Erdoberfläche eine Schicht von rund 1000 m Mächtigkeit auf, in welcher die Temperatur im Winter mit der Höhe zunimmt, im Sommer gleichbleibt. Grund ist im Winter die stark negative Strahlungsbilanz über der Eisoberfläche und die dadurch verursachte Abkühlung der untersten, bodennächsten Luftschichten. Mit wachsender Höhe nimmt die Beeinflussung ab, die Luftmassen bleiben wärmer. Anstelle des normalen vertikalen T'rückganges stellt sich eine -zunahme ein. Dieser umgekehrt zum Normalfall verlaufende Teil der Temperatur-Höhen-Kurve wird als *T'umkehr (-inversion)*, die Schicht, in der sie auftritt, als *Inversionsschicht* bezeichnet. Eine im Kontakt mit dem Boden gebildete T'umkehr ist eine sog. *„Bodeninversion"*. Im Sommer wird aus dieser bei schwach positiver Bilanz (hohe Albedo der Eisoberfläche!) eine *Isothermie* und isotherme Schicht. (Die Inversionen als singuläre Stellen in der vertikalen T'verteilung sind vor allem hinsichtlich ihrer Konsequenzen für alle konvektiven Prozesse in der Atmosphäre von Bedeutung und werden deshalb in Abschn. 15.6 und 15.7 näher behandelt.)

2. Abgesehen von den Bodeninversionen zeigt die Atmosphäre eine *thermische Zweigliederung:* im unteren Teil herrscht durchgehende T'abnahme mit der Höhe, im oberen Isothermie oder gar T'zunahme. Im Abschn. 15.7 wird noch dargelegt, daß Isothermie oder T'zunahme mit der Höhe eine besonders stabile Schichtung in der Atmosphäre repräsentiert, bei der alle Umlagerungsprozesse mit Wolken- oder gar Niederschlagsbildung im Gefolge unterbunden werden. Die vorauf genannte thermische Zweigliederung der Atmosphäre muß demnach eine *dynamische Zweigliederung zur Folge* haben: im unteren Stockwerk wird der weitaus überwiegende Teil aller meteorologischen Vorgänge abgewickelt, die als Wetter- und Witterungsvorgänge in ihrem zeitlichen Ablauf zusammen mit den Strahlungsbedingungen und den geographischen Einflußfaktoren das Klima bestimmen; das obere Stockwerk ist weitgehend wetterlos. Der untere Teil wird als *„Troposphäre"*, der obere als *„Stratosphäre"*, die Grenzschicht als *„Tropopause"* bezeichnet (vgl. auch Fig. 7 in 4.2).

3. Die Troposphäre reicht in den Tropen 12 bis maximal 16 km, in den Mittelbreiten rund 12 km hoch, während über den Polarkappen die Obergrenze bereits in 8 bis 9 km liegt. (Entsprechend unterschiedlich sind z.B. auch die Vertikalerstreckung der Wolkenbildung und das Niveau der Hauptenergieausgabe an den Weltraum (vgl. 9.2 und 10.1).

4. Die kältesten Teile der Atmosphäre stellen die oberen Teile der Troposphäre und die Stratosphäre in den Tropen dar. Während also in den tieferen Schichten der Troposphäre ein T'gefälle vom Äquator zu den Polen herrscht, ist oberhalb 10 km eine T'abnahme in umgekehrter Richtung vorhanden. Da der Ausgleich fühlbarer Wärme immer in Richtung des T'gefälles erfolgt, steht dem Transport polwärts in den unteren Schichten ein Transport äquatorwärts in der Höhe gegenüber.

5. Die Troposphäre der südhemisphärischen Polarkalotte ist zwischen 3,5 und 8 km Höhe im Winter um 3 bis 5°, im Sommer um 7 bis 12° kälter als die der

Nordhalbkugel. Das T'gefälle von der innertropischen zur polaren Luftmasse ist auf der Südhalbkugel entsprechend größer (die Konsequenzen sind ein stärkeres meridionales Druckgefälle und größere Windgeschwindigkeiten. Vgl. Kap. 12 und 13).

Vor der Besprechung der horizontalen T'differenzierung muß noch eine Konsequenz der T'abnahme mit wachsender Höhe angeführt werden. Es ist die Notwendigkeit der *Reduktion der T'angaben auf ein einheitliches Niveau,* will man sie über große Räume unter Ausschaltung des Reliefs vergleichen. Das am häufigsten herangezogene Bezugsniveau ist der Meeresspiegel (NN). Für die Reduktion wird meist ein mittlerer Rechenwert für den hypsometrischen T'gradienten von 0,5°/100 m verwendet. Dann errechnet sich aus der wahren Temperatur $T_h$ die reduzierte $T_{\mathrm{NN}}$ nach der Formel $T_{NN} = T_h + 0{,}5 \cdot h$, wobei $h$ die Stationshöhe in Hektometer ist. Da aber der vertikale T'gradient zeitlich und räumlich starken Unterschieden unterliegt, können sich bei diesem Rechenverfahren, besonders bei großen Reduktionshöhen, unrealistische Werte ergeben. Deshalb ist es günstiger, wenn zunächst mit Hilfe von zwei verschieden hoch am Hang eines Gebirges liegenden Stationen der Gradient für das betreffende Gebiet errechnet wird, um mit diesem lokal gewonnenen Wert dann die Reduktion nach der in Fig. 31 skizzierten Anweisung vorzunehmen:

$$T_{\mathrm{NN}} = \frac{T_1 - T_2}{\Delta h} \cdot h + T_2 \,.$$

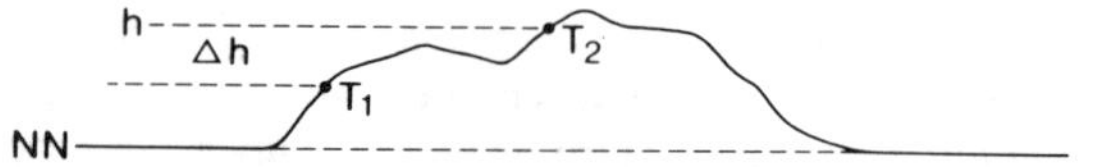


Fig. 31
Schema zur Reduktion wirklicher Temperaturen auf Meeresniveau

## 11.4 Die horizontale Verteilung der Lufttemperatur

Weltweite Vergleiche der horizontalen T'verteilung verlangen natürlich den Bezug auf ein einheitliches Niveau. Im Folgenden werden auf den Meeresspiegel reduzierte Temperaturen benutzt.

Die beiden Isothermenkarten der mittleren Januar- und Juli-Temperatur (Fig. 32 und 33) sind aus BLÜTHGEN „Allgemeine Klimageographie" übernommen. Sie erübrigen eine deskriptive Behandlung der T'verteilung über die Erde. Konstatiert werden müssen nur die im Ableitungszusammenhang wichtigen *allgemein-klimatologischen Fakten und Regeln.* Eine gute Hilfe bieten dazu als Vergleichs- bzw. Bezugswerte die für Breitenkreise gemittelten sog. „normalen Temperaturen des Parallels", die in der folgenden Tabelle angegeben sind.

1. In den Außertropen der Nordhalbkugel zeigt der Verlauf der Isothermen im Sommer und Winter eine deutliche *Abhängigkeit von der Land-Wasser-Verteilung.* Im Sommer bewirken die Kontinente polwärts 30° eine relativ starke T'erhöhung, die Ozeane eine -erniedrigung. Im Winter ist es umgekehrt, wobei die Gegensätze zwischen Land und Meer viel größer als im Sommer sind.

Die Gründe gehen auf den unterschiedlichen Energieumsatz an Wasser-, Land- und Schneeoberflächen sowie den Einfluß der Atmosphäre durch ihren unterschiedlichen Wasserdampfgehalt auf die Strahlungsbilanzen zurück (s. Kap. 8, 9, 10).

Aus der Superposition von kurzer Einstrahlungs- und langer nächtlicher Ausstrahlungszeit, hoher Albedo und geringer thermischer Leitfähigkeit der Schneedecke, geringem Wasserdampfgehalt der Atmosphäre sowie großer Distanz zum Wärmespeicher der Meere ergibt sich als *Kältepol der Nordhalbkugel* ein Gebiet in Nordostsibirien. Dort wird ein Januar-Mittel unter −50° erreicht, während in der Arktis die Energieabnahme vom Wasser des Nordpolarbeckens durch die Eisdecke die Temperatur in der Luft über ihr bei −35° hält. (Die kältesten Luftmassen des Nordwinters stammen als kontinentale Kaltluft aus den subpolaren Breiten des nordamerikanischen und eurasiatischen Kontinentes; s. Abschn. 17.1.)

2. Die südliche Hemisphäre ist als „*Wasserhalbkugel der Erde*" im Winter wie im Sommer ausgezeichnet durch einen breitenparallelen Verlauf der Isothermen in den höheren Breiten und durch eine großräumige und sehr effektive negative T'anomalie über den Ozeanen auf der Westseite der Kontinente. Die negative Abweichung gegenüber dem Breitenkreismittel ist um so deutlicher, je weiter der betreffende Kontinent polwärts reicht. Sie wird bewirkt durch *Kaltwasserströme,* welche am untermeerischen Kontinentalsockel aus der ostwärts setzenden subantarktischen Drift abgelenkt und äquatorwärts geführt werden.

3. Der *Kältepol der Südhemisphäre* liegt über dem antarktischen Eiskontinent. Weil dort im Winter mit Mitteltemperaturen von −60°, vor allem aber im Sommer mit −25° wesentlich tiefere Temperaturen als im Nordpolargebiet (−35° bzw. −1°) erreicht werden, ist der *T'gegensatz* zwischen den inneren Tropen und dem Polargebiet *auf der Südhalbkugel wesentlich stärker als auf der Nordhalbkugel.*

Wie groß der Unterschied genau anzusetzen ist, läßt sich für das Meeresniveau nicht genau sagen, da die reduzierten Werte unsichere fiktive Rechengrößen sind (bodennahe Inversion bei der wahren Oberflächentemperatur, große Reduktionshöhen ohne Anhalt über einen regional repräsentativen hypsometrischen Gradienten). Für die höheren Atmosphärenniveaus siehe 11.5.

4. Die *Tropen zeichnen sich durch relativ geringe horizontale T'unterschiede aus.* Sowohl die Abhängigkeit von der geographischen Breite als auch von der Land-Wasser-Verteilung ist wesentlich geringer als in den höheren Breiten. Am Rande der Tropen erzeugen die Landmassen zur Zeit des höchsten Sonnenstandes eine positive Anomalie, im Winter aber *keine* negative.

5. Da die Nordtropen eine wesentlich größere Landbedeckung als die der Südhalbkugel aufweisen, resultiert aus 4. zusammen mit dem weit äquatorwärts reichenden Einfluß der kalten Meeresströmungen die Tatsache, daß der *thermische Äquator* bei 10° N liegt (s. Tab.).

6. Das *stärkste Wärmegefälle zwischen Tropen und Polargebieten* konzentriert sich in Bodennähe auf der N-Halbkugel in den Mittelbreiten zwischen 40 und 70°, auf der S-Halbkugel auf den subantarktischen Gürtel von 55 bis 80°. Der absolute Betrag der T'differenz ist *auf der Südhalbkugel wesentlich größer.* Außerdem liegt dort die Jahresmitteltemperatur in allen Breiten niediger als in vergleichbaren der Nordhalbkugel (s. Tabelle). Das wird häufig als Effekt der sog. „Wasserhalbkugel" gedeutet.

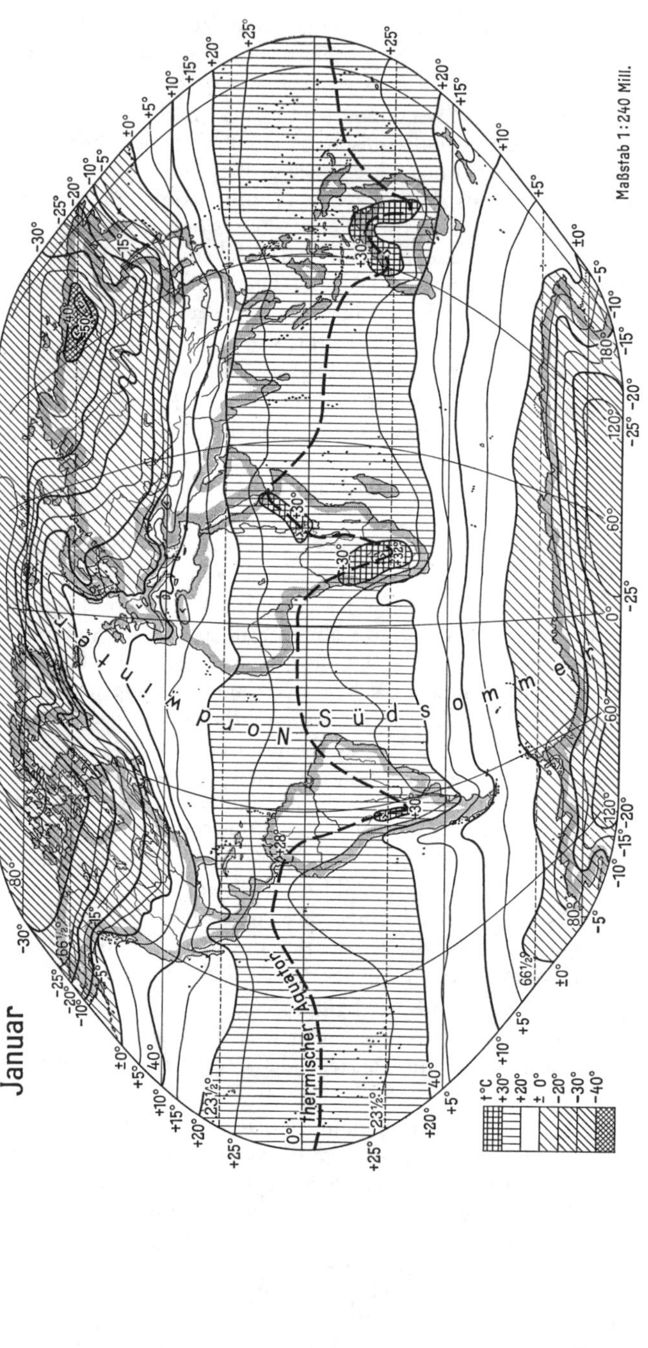


Fig. 32 Isothermenkarte der Erde für Januar (aus Blüthgen, 1966).
Grundlage der Darstellung sind die auf den Meeresspiegel als einheitliches Bezugsniveau reduzierten Monatsmittel der Lufttemperatur. Der thermische Scheitel stellt die gedachte Verbindungslinie der höchsten Mitteltemperaturen dar. Die wesentlichen Charakteristika der regionalen Temperaturverteilung werden im Text behandelt.

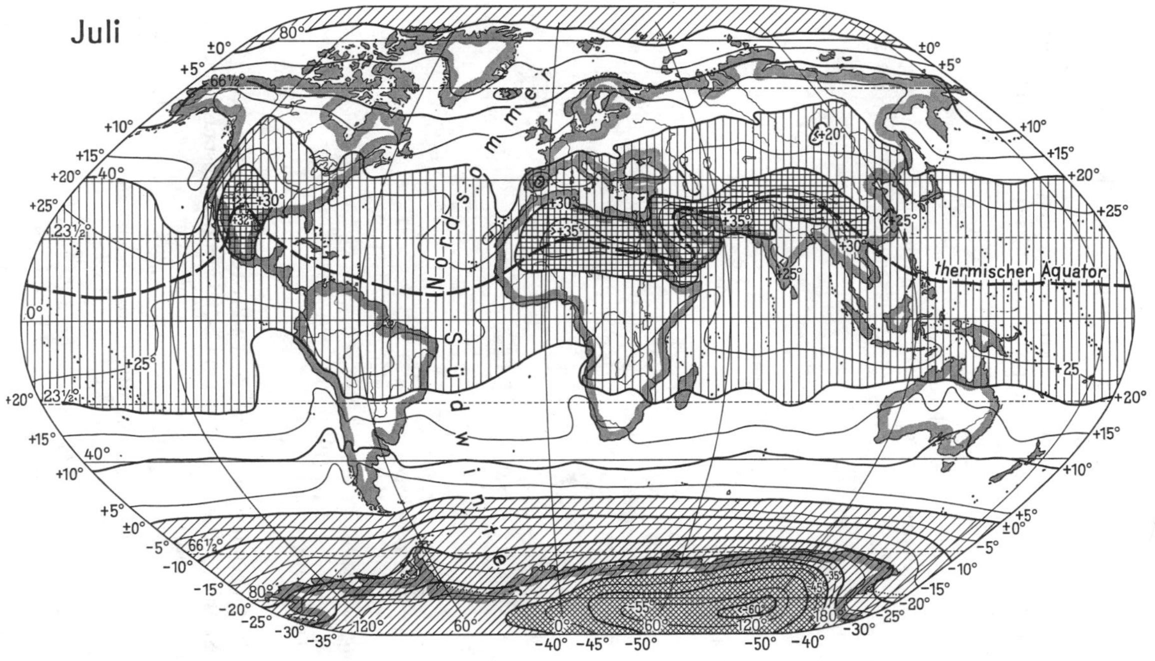


Fig. 33 Isothermenkarte der Erde für Juli (aus BLÜTHGEN, 1966).
Wie in Fig. 28 liegen der Darstellung auf den Meeresspiegel reduzierte Temperaturen zugrunde. Der thermische Scheitel ist die gedachte Verbindungslinie der Orte mit den höchsten Juli-Temperaturen. Er wird zuweilen auch als „thermischer Äquator" bezeichnet. Die Besprechung der anderen wichtigen Aussage der Karte erfolgt im Text.

Für die Tropen mag das richtig sein, für die höheren Breiten läßt sich aber aus den Ableitungen über den Strahlungsumsatz an der Erdoberfläche (Kap. 8) und die Strahlungsbilanz (Kap. 10) zusammen mit den Fakten aus den Isothermenkarten (Drängung der Isothermen am Rande der Antarktis, weit äquatorwärts reichende kalte Meeresströmungen) folgern, daß die Hauptursache in der extremen Kältesenke über dem antarktischen Eisschild liegt.

| | Breitenkreismittel der reduzierten Temperatur in °C | | | Strahlungstemperatur in °C*** | Landbedeckung in %* |
|---|---|---|---|---|---|
| | Jan.* | Juli* | Jahr*** | | |
| Pol | −41,0 | − 1,0 | −22 | −44 | – |
| 80 | −32,2 | 2,0 | −18 | −41 | 22 |
| 70 | −26,3 | 7,3 | − 9 | −32 | 55 |
| 60 | −16,1 | 14,1 | − 1 | −20 | 61 |
| 50 | − 7,1 | 18,1 | 6 | − 6 | 56 |
| 40 | 5,0 | 24,0 | 14 | 8 | 46 |
| 30 | 14,5 | 27,3 | 20 | 22 | 43 |
| 20 | 21,8 | 28,0 | 25 | 32 | 33 |
| 10 | 25,8 | 26,9 | 27 | 36 | 24 |
| Äqu. | 26,4 | 25,6 | 26 | 39 | 22 |
| 10 | 26,3 | 23,9 | 26 | 36 | 20 |
| 20 | 25,4 | 20,0 | 23 | 32 | 24 |
| 30 | 21,9 | 14,7 | 18 | 22 | 20 |
| 40 | 15,6 | 9,0 | 12 | 8 | 4 |
| 50 | 7,9** | 4,3** | 5 | − 6 | 2 |
| 60 | 2,5** | − 4,0** | − 3 | −20 | 0 |
| 70 | − 3,5 | −23,0 | −12 | −32 | 71 |
| 80 | −10,8 | −39,5 | −21 | −41 | 100 |
| Pol | −13,0 | −48,0 | −25 | −44 | 100 |

* nach Meinardus in Hann-Süring (1940)
** nach Taljaard et al. in Schwerdtfeger (1970)
*** nach Hofmann in Heyer (1963)

Die thermischen Bedingungen in den verschiedenen Breiten und Regionen der Erde resultieren aus dem Strahlungsenergieumsatz am Ort sowie dem Austausch mit der Umgebung in Form von fühlbarer und latenter Wärme (Kap. 9). Den Effekt des fühlbaren Wärmeaustausches zeigt der *Vergleich der theoretischen „Strahlungstemperatur"*, die sich aus dem Strahlungshaushalt berechnen läßt, *mit der wirklichen mittleren Jahrestemperatur der Breitenkreise* (s. Tab.). Er zeigt:

1. *Die Wärmeabgabegebiete sind auf die Breiten bis 30° N und S beschränkt. Den Gebieten polwärts 40° wird bereits im Jahresmittel Wärme zugeführt.*

2. Aus den Differenzen zwischen wirklicher und theoretischer Temperatur in den verschiedenen Breiten läßt sich auch ersehen, daß der *Wärmetransport polwärts zwei Maxima* hat. Besonders stark ist er *nahe dem Äquator und zwischen 50 und 60°.* (Nahe dem Äquator ist mit −13° die Abkühlung am größten, polwärts 50° nimmt die Erwärmung sprunghaft von 12 auf 19 und 23° zu). Die inneren Tropen sind jene

Gebiete, welche den relativ größten Teil der Energie für die Verdunstung zur Wasserdampfversorgung der Atmosphäre bereitstellen und außerdem noch erheblichen Transport fühlbarer Wärme durch die Meeresströmungen leisten (s. Abschn. 10.2). In der Breitenzone zwischen 50 und 60° vollzieht sich die intensivste Verwirbelung von polarer Kaltluft mit der Warmluft der niederen Breiten. Wir werden diese Zone noch als die Nordflanke der wirksamsten Zyklonenstraßen der Westwinddrift in Kap. 17 kennenlernen.

## 11.5 Die planetarische Frontalzone

Die Vervollständigung der für verschiedene Erdzonen separierten Angaben zu einem kontinuierlichen *Meridionalschnitt der T'verteilung* für Januar und Juli (Fig. 34 und 35) demonstriert die voraufgenannten Fakten noch einmal in anderer (etwas schwieriger durchschaubarer) Darstellungsart und verdeutlicht außerdem noch weitere, für die planetarische Zirkulation wichtige Fakten. Dabei ist zu beachten, daß das Profil für den Meridianausschnitt 70 bis 80° W gilt. Es verläuft also ungefähr mitten über den nordamerikanischen und an der Westküste des südamerikanischen Kontinentes.

1. Die Tropopause als Untergrenze der Stratosphäre zeigt keine gleichmäßige Abdachung von den inneren Tropen zu den Polargebieten hin. Vielmehr vollzieht sich über den Mittelbreiten zwischen 30 und 60° ein starker Abfall von einer relativ einheitlich hoch reichenden tropischen zur einheitlich niedrigen polaren Troposphäre. Im Winter der jeweiligen Halbkugel ist über den Polargebieten keine scharfe Ausbildung der Tropopause im Sinne eines Überganges zur Isothermie oder gar zur T'inversion festzustellen.

2. Das Hauptwärmegefälle innerhalb der Troposphäre ist ganzjährig auf die Mittelbreiten konzentriert. Die nachfolgende Tabelle gibt eine Übersicht über die *horizontalen T'differenzen nach Breitenzonen und Jahreszeiten.*

| | Sommer | | 2500-m-Niveau | | Winter | |
|---|---|---|---|---|---|---|
| 90–60° | 60–30° | 30–0° | | 90–60° | 60–30° | 30–0° |
| 7° | 15° | 3° | Nordhalbkugel | 11° | 24° | 12°C ΔT |
| 20° | 16° | 4° | Südhalbkugel | 22° | 24° | 10°C ΔT |
| | Sommer | | 7500-m-Niveau | | Winter | |
| 8° | 14° | 2° | Nordhalbkugel | 6° | 14° | 8°C ΔT |
| 6° | 10° | 6° | Südhalbkugel | 18° | 16° | 11°C ΔT |

Sowohl in 2500 m als auch in 7500 m treten immer die größten horizontalen T'differenzen im Breitenintervall 30 bis 60° auf.

3. Im Winter der jeweiligen Halbkugel ist die Gesamtdifferenz zwischen Tropen und Polarregion wesentlich größer und die Konzentration des Wärmegefälles in den Mittelbreiten stärker.

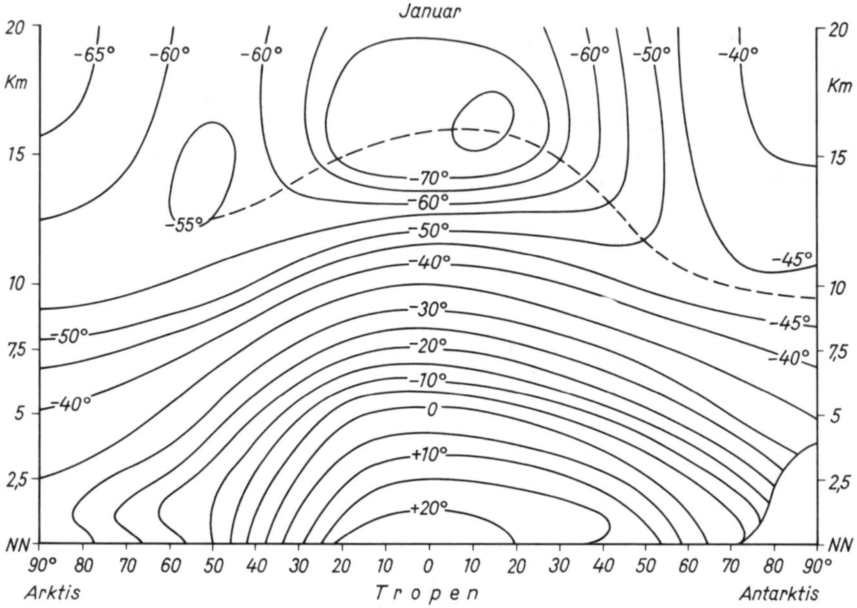


Fig. 34 Meridionalschnitt der Temperaturverteilung für 70–80° W im Januar (Werte von Smith et al. 1963 nach N. Sissenwine in World Survey of Clim. Vol. 4, 1969)

4. Außerdem verlagert sich die Zone stärkster Konzentration des T'gegensatzes vom Sommer zum Winter um 5–10° äquatorwärts.

5. Im Vergleich zur Nordhalbkugel ist das T'gefälle zwischen dem Rand der Tropen und der Polarkalotte auf der Südhemisphäre merklich größer und zeigt außerdem – wenigstens in der unteren Hälfte der Troposphäre – einen sehr viel geringeren Stärkeunterschied zwischen Sommer und Winter.

Daß die planetarische Frontalzone besonders weit polwärts liegt, ist eine Besonderheit des Meridionalausschnittes vor der südamerikanischen Westküste. Anders als am Nordende des Profils über dem nordamerikanischen Kontinent zeichnet sich der Sektor 70 bis 80° W durch eine geringe Häufigkeit von Kaltluftausbrüchen aus der Antarktis aus. Die vollziehen sich weiter westlich über dem Pazifik oder weiter östlich über dem Südatlantik.

6. Zwischen 20 und 45° S ist in den untersten ein bis eineinhalb Kilometern der Atmosphäre deutlich der in den Isothermenkarten festgestellte Einfluß des kalten Küstenstromes durch die Ausbildung einer Inversion und sehr geringer meridionaler T'unterschiede zu bemerken.

Trotz der relativen Isothermie bis 40° Breite übersteigt aber die Gesamtdifferenz der Temperatur zwischen dem Rand der Tropen und dem Anstieg der antarktischen Eiskuppe im 2500-m-Niveau im Sommer 40°, im Winter 45°C gegenüber einer maximalen Differenz von 17 bzw. 35°C auf der Nordhalbkugel.

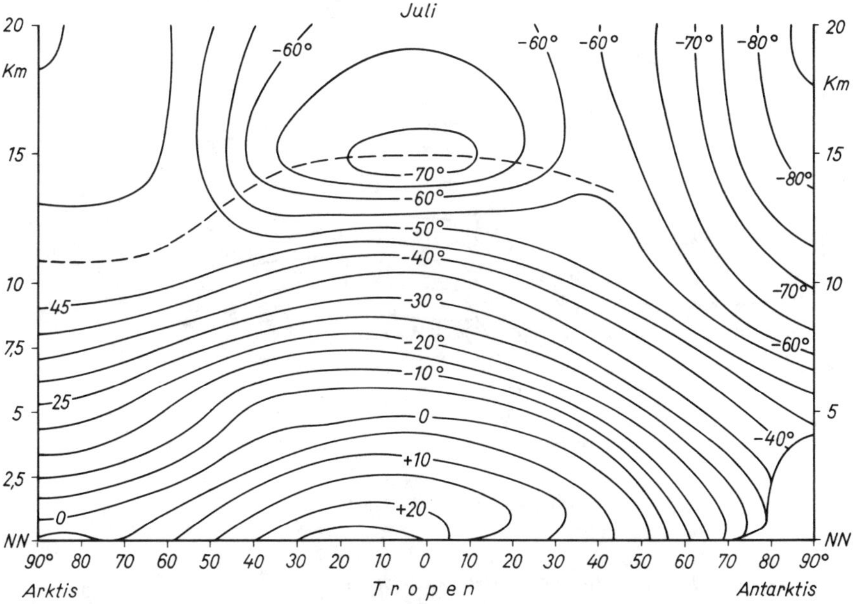


Fig. 35 Meridionalschnitt der Temperaturverteilung für 70–80° W im Juli (Werte von SMITH et al. 1963 nach N. SISSENWINE in World Survey of Clim. Vol. 4, 1969)

Nimmt man die dargestellte Wintersituation der Nordhalbkugel (Unterschiede zur Südhemisphäre s. Punkt 3) als Vorlage für eine Schematisierung (Fig. 36), so liegt zwischen einer breiten Zone einheitlicher, warmer Tropikluft (mit fast horizontaler Lage der Flächen gleicher Temperatur) und der Kalotte einheitlich kalter Polarluft ein Übergangsring, in welchem der größte Teil des hemisphärischen T'gegensatzes konzentriert ist und in dem die Flächen gleicher Temperatur eine starke Neigung polwärts aufweisen. Diese Übergangszone wird als die nördliche *planetarische Frontalzone* bezeichnet. Auf der Südhalbkugel gilt prinzipiell das gleiche, tellurisch bedingte Unterschiede s. Punkt 3. Angelegt ist diese meridionale thermische Großgliederung der Troposphäre bereits im Strahlungshaushalt (s. Kap. 3, 6 und 10).

*Folge* der Zusammendrängung des T'gegensatzes in der planetarischen Frontalzone muß eine Konzentration des meridionalen Luftdruckgefälles in der Höhe (Kap. 12, Polarzyklone) und die Ausbildung einer Zone hoher Geschwindigkeit des Höhenwindes im gleichen Breitenring sein (Kap. 13). Gemäß den Gesetzen des geostrophischen Windes (Kap. 13.1) handelt es sich um ein Band starker Westströmung.

Zieht man nun noch einmal die Feststellung aus obiger Tabelle heran, daß die horizontalen Temperaturdifferenzen in den Mittelbreiten im Winter größer als im Sommer sind und die Zone stärkster Konzentration sich etwas äquatorwärts verlagert, so bedeutet das: *die planetarische Frontalzone ist im Winter deutlicher*

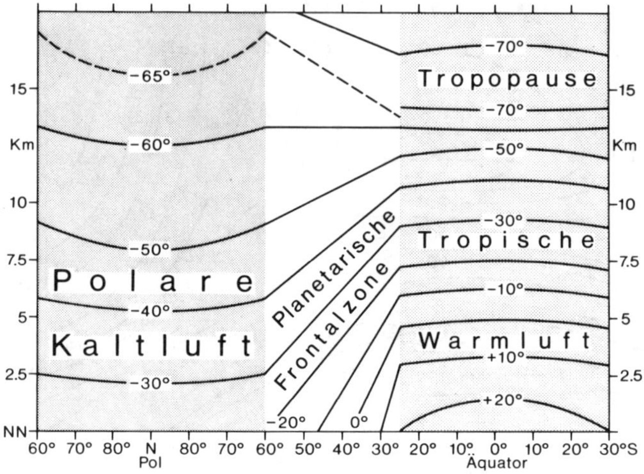


Fig. 36 Meridionalschnitt der Temperaturverteilung, schematisch. Die Frontalzone

*ausgeprägt und liegt im Mittel 5 bis 10° weiter äquatorwärts als im Sommer.* Die damit verbundenen Konsequenzen im Luftdruck- und Windfeld sowie vor allem für die Austauschmechanismen werden im Kap. 17 ausführlich behandelt. Hier sei nur vorweggenommen, daß die planetarische Frontalzone aus dynamischen Gründen einem dauernden Wechselspiel von meridionalen Ausbuchtungen in der einen oder anderen Richtung, sektoraler Auflösung, Neuformation, Verschärfung der thermischen Gegensätze und wieder Ausbuchtung... usf. unterliegt. Die in den Profilen und im Schema angegebene geographische Breitenposition entspricht nur der Mittellage von meridionalen Oszillationen über einige tausend Kilometer mit der Dauer von ein paar Wochen.

# 12 Die Entstehung horizontaler Luftdruckunterschiede und die Einleitung horizontaler Luftbewegungen

Voraussetzung für die Einleitung von Luftbewegungen in der Horizontalebene ist eine in derselben Ebene wirkende Antriebskraft. Es ist die *Kraft des horizontalen Luftdruckgradienten.*

Unter *Gradient* wird in der Physik ganz allgemein die Änderung eines Meßwertes pro Streckeneinheit in Richtung des stärksten Gefälles innerhalb des Wertefeldes verstanden. Es ist somit eine Größe, die einen bestimmten Betrag und eine bestimmte Richtung im Raum hat („gerichtete Größe" = Vektor).

Veranschaulichen kann man den Tatbestand am besten mit einem idealisiert glatten Berghang. Stellt man sich auf ihn, so gibt es eine ganz bestimmte Richtung, in der man auf der Streckeneinheit von z. B. 100 Schritten die größte Höhenabnahme erreicht. (Am Berg nennt man das die „Fallinie"). Bei einer Darstellung des Berghanges durch Isohypsen in einer Ebene (Karte) ist die horizontale Gradientrichtung diejenige senkrecht zu den Linien gleicher Höhe. Entsprechend ist auf einer Temperaturkarte der horizontale Temperaturgradient die Temperaturabnahme pro Streckeneinheit (100 m, 1 km, 100 km z. B.) senkrecht zu den Isothermen.

*Definition:*

Horizontaler Luftdruckgradient ist die Luftdruckabnahme ($-\mathrm{d}p$ = Differenz von $p$) in einer Niveaufläche (s. 1.3) pro Streckeneinheit in der Richtung des stärksten Gefälles ($\mathrm{d}n$ = Distanz in Richtung senkrecht zu den Isobaren). Formelhaft geschrieben: $\text{grad}\, p = -\,\mathrm{d}p/\mathrm{d}n$.

Horizontaler Luftdruckgradient setzt Druckunterschiede in der Horizontalebene voraus. Im Kapitel 5 wurden der Luftdruck, seine physikalische Begründung, die Gesetze der vertikalen Abnahme sowie die Konstruktion der Höhendruckkarten behandelt. Im Zusammenhang mit den letzteren ist bereits der Einfluß der Temperatur einer Luftmasse auf die vertikale Luftdruckabnahme in ihr dargelegt worden. Daran ist nun anzuschließen, um die eine, die thermische, Entstehung von horizontalen Luftdruckunterschieden abzuleiten. Die andere Ursache ist dynamischer Natur, resultierend aus bestimmten Charakteristika der Strömungsfelder in der Atmosphäre (s. 13.4).

## 12.1 Die thermische Entstehung horizontaler Luftdruckunterschiede in der Höhe

In der Fig. 37 sind in schematischem Nebeneinander von Vertikalschnitten die 3 entscheidenden Stadien der Entwicklung eines Luftdruckfeldes wiedergegeben. Auf ähnliche Art werden mit unterschiedlicher räumlicher Ausdehnung und zeitlicher Abfolge die barischen Voraussetzungen für den größten Teil aller Bewegungsvorgänge in der Atmosphäre geschaffen.

Die Unterlage ist entsprechend den in Kap. 8 behandelten Hauptunterschieden des Energieumsatzes aufgeteilt in ein Nebeneinander von Wasser und festem Land. Über

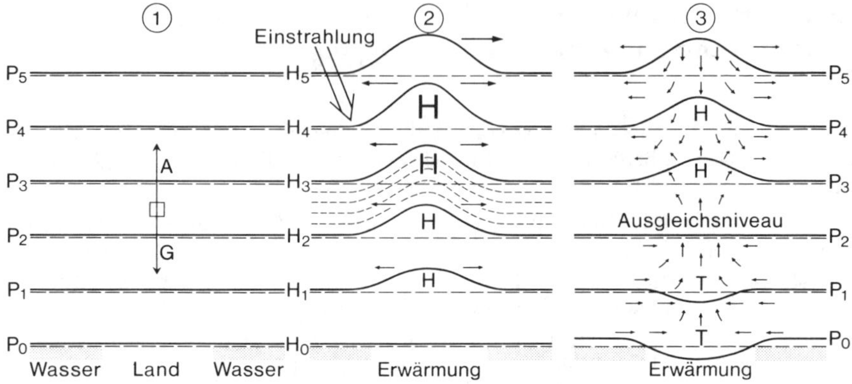


Fig. 37 Schema zur Entstehung thermisch bedingter horizontaler Luftdruckunterschiede

ihr sind die Schnittspuren der Flächen gleicher Höhe und der Flächen gleichen Luftdruckes eingetragen. $H_0$ sei das Meeresniveau. Die Dimensionen in der horizontalen und vertikalen Richtung, also auch die Größenklassen der Druck- und Höhenwerte, werden noch an einer bestimmten Stelle der Ableitung diskutiert. Zunächst genügt die Feststellung, daß die Ausdehnung in der Horizontalen wenigstens ein paar Kilometer, die in der Vertikalen wenigstens ein paar hundert Meter beträgt, die Zeichnung also ungefähr 10fach überhöht ist.

*Im Ausgangsstadium wird* (– der Einfachheit halber, es geht aber auch anders –) *thermo-, hygro- und barotrope Schichtung in der Atmosphäre angenommen,* d.h. die Flächen gleicher Lufttemperatur, gleicher -feuchte und gleichen -druckes sind im ganzen Vertikalschnitt parallel zu den Flächen gleicher Höhe. Es soll also keine horizontalen Temperatur-, Feuchte- und Druckunterschiede geben. Bei dieser Situation weist der Gesamtluftdruckgradient senkrecht nach oben. Er hat keine horizontale Komponente und wirkt genau entgegengesetzt zur Schwerebeschleunigung. Die auf jedes Luftvolumen wirkenden Kräfte Auftrieb und Schwerkraft heben sich deshalb gegenseitig auf. Es ist kein Grund für Bewegungen in irgendeiner Richtung vorhanden.

In diesem Stadium soll nun Energieeinstrahlung einsetzen. Dann wird die Luft über der Landfläche auf Grund der geringeren Wärmespeicherung im Boden und der stärkeren Erwärmung der Oberfläche von unten her relativ stark angeheizt, über dem Wasser dagegen fast nicht (vgl. Kap. 8). Folge ist Ausdehnung der Luftkolumne über dem Land, geringere vertikale Luftdruckabnahme (s. barometrische Höhenformel in Kap. 5). Luftvolumina, die in der Ausgangssituation unterhalb einer der Flächen gleicher Höhe gelegen haben, geraten nach der Ausdehnung über sie und verstärken somit den Luftdruck in der betreffenden Fläche gegenüber der Ausgangssituation. Im Vergleich zu der gleichen Höhe über dem Meer, wo ja die Ausgangssituation erhalten geblieben ist, hat sich oberhalb des Niveaus $H_0$ über Land ein relatives Hochdruckgebiet ausgebildet. Da der Ausdehnungseffekt sich um so stärker auswirkt, je länger die

Luftsäule ist, vergrößert sich der relative Hochdruck mit wachsender Höhe. Denkt man sich z. B. zwischen den Hauptdruckniveaus $p_2$ und $p_3$ die Zwischenniveaus in gleichen Druckintervallen (in der Zeichnung sind es 5) eingefügt, so ergeben sich auf der Schnittlinie der Niveaufläche $H_3$ von außen her gegen den Kern des Hochs Druckwerte von $p_3, p_3' = p_3 + 1/5\,(p_2 - p_3), p_3'' = p_3 + 2/5\,(p_2 - p_3)$ und $p_3''' = p_3 + 3/5\,(p_2 - p_3)$. Es ist leicht einzusehen, daß mit zunehmender Erhitzung von unten her der Kerndruck in den Höhenhochs größer, die Abfolge der Zwischenwerte zur Umgebung enger wird.

Als *Ergebnis* im Stadium 2 kann man feststellen: Durch die Erwärmung über Land hat sich als direkte Folge in der Höhe ein Höhen-Hoch gegenüber dem kühleren Bereich gebildet. Seine Stärke wird mit zunehmender Meereshöhe ausgeprägter. Die Isobarenflächen weisen in der Höhe über Land eine Aufwölbung und im Übergangsbereich zur Atmosphäre über dem Wasser eine Neigung gegenüber den Flächen gleicher Höhe auf. Es herrscht barokline Schichtung. Diese ist um so stärker, je größer der Temperaturunterschied zwischen Erwärmungsgebiet und Umgebung ist. Im Gegensatz zu den Höhen ist am Boden in dieser Phase noch die gleiche Druckverteilung wie in der Ausgangssituation erhalten geblieben.

Je nach der Konfiguration des Erwärmungsgebietes am Boden resultiert in der Höhe eine unterschiedliche Topographie der Isobarenflächen. Hat die angenommene Landfläche eine große Längenausdehnung bei fast konstanter Breite, ergibt sich als Aufwölbung ein langgestreckter Hochdruckrücken, und den Punkten der Zwischendruckwerte im dargestellten Vertikalschnitt entsprechen (in der nach hinten verlängert gedachten Ebene gleicher Meereshöhe) parallel laufende Schnittlinien der Zwischendruckniveaus (Linien gleichen Luftdrucks = Isobaren) mit dem Höhenniveau. Nimmt man eine inselförmige Erwärmungsfläche, so muß in der Höhe eine kuppelförmige Aufwölbung der isobaren Flächen erfolgen. Ihre Schnittspuren mit der Horizontalebene sind geschlossene Isobaren. Ein abgeschlossenes Hochdruckgebiet solcher Art wird als „Antizyklone“ bezeichnet. Eine Landzunge auslaufender Breite führt zu einem „Hochdruckkeil“. Die drei genannten stellen die wichtigsten Typen möglicher Isobarenbilder von Hochdruckgebieten dar. In allen ist ein horizontaler Luftdruckgradient vom Hochdruckkern nach außen vorhanden.

Das ganze Gedankenexperiment kann man auch für den entgegengesetzten Fall, nämlich für überwiegende Ausstrahlung, durchführen. Dann findet über Land die stärkere Abkühlung statt. In der Höhe bildet sich ein relatives Tiefdruckgebiet. Je nach der Form des Abkühlungsgebietes resultieren eine „Tiefdruckfurche“, eine „Zyklone“ bzw. ein „Tiefdrucktrog“. In allen ist ein horizontaler Luftdruckgradient in Richtung zum Kern des tiefen Druckes vorhanden.

Direkte Folge der Abkühlung eines räumlich begrenzten Ausschnittes der Atmosphäre von der Unterlage her ist die Ausbildung eines Höhentiefs und eines horizontalen Luftdruckgefälles in Richtung zum Kern des tiefen Druckes.

Stadium 3 s. Kap. 12.3.

Als *Ergebnis* kann man zunächst zusammenfassen:

*Findet in einem Teil der Atmosphäre mit geringen horizontalen Druck- und Temperaturunterschieden in einem begrenzten Bereich von der Unterlage her eine intensive Erwärmung statt, so wird dadurch über diesem Bereich ein Höhenhoch ausgebildet. Bei entsprechend intensiver Abkühlung resultiert ein Höhentief.* Umfang, Intensität und Höhenlage von Höhenhoch bzw. -tief werden bestimmt von der regionalen Ausdehnung und der Intensität der Erwärmung bzw. Abkühlung.

Klimatologisch wichtige *Beispiele* für effektive Erwärmungsunterschiede von der Unterlage her resultieren aus dem Nebeneinander von *Land und Wasser* unter intensiven Strahlungsbedingungen, also vorwiegend *in den Tropen und im Sommer der Subtropen* (vgl. Abschn. 10.2) und als Folge der hochgelegenen Heizfläche über den *großen Massenerhebungen am Rande der Tropen* (Zentralasien, Zentralanden).

## 12.2 Horizontale Luftdruckgradienten als Ursache der Einleitung horizontaler Luftbewegung

Man denke sich in den Bereichen mit horizontalen Luftdruckunterschieden der Fig. 37 in der Horizontalebene nebeneinanderliegende Volumeneinheiten der Luft durch angenommene (masselose) Trennwände separiert (Fig. 38 stellt einen Ausschnitt schematisiert dar). Dann wirkt auf die Volumina auf der Isobare $p_3'''$ von oben, also senkrecht zur Zeichenebene, der Luftdruck $p_3'''$, auf diejenigen auf der Isobare $p_3''$ der kleinere Druck $p_3''$ usw. Da in Gasen der Druck sich allseitig fortpflanzt (Abschn. 5.1), lastet auf der „Trennwand" zwischen den Volumina $p_3'''$ und $p_3''$ auf der einen Seite ein höherer Druck als auf der anderen. Dieselbe Überlegung gilt auch im Vergleich der Volumina $p_3''$ und $p_3'$. In der Richtung parallel zu den Isobaren sind dagegen keine Druckdifferenzen zwischen benachbarten Volumina vorhanden.

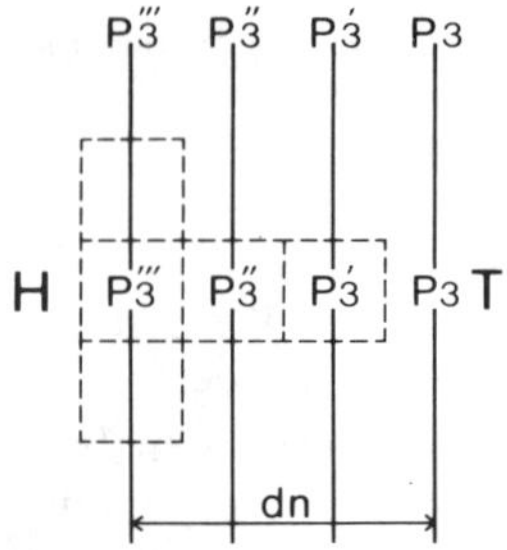


Fig. 38 Schema der Wirkung des horizontalen Druckgradienten als Kraft pro Volumen

Die Druckdifferenz ($p_3''' - p_3$) sei als d$p$ bezeichnet. Sie ist um so größer, je stärker das Druckgefälle auf der Streckeneinheit d$n$, je größer der horizontale Luftdruckgradient d$p$/d$n$ ist.

Luftdruck ist Kraft pro Flächeneinheit (s. 5.1); Luftdruckdifferenz pro Längeneinheit ist also eine Kraftdifferenz pro Volumen. *In der Horizontalebene wirkt demnach auf die gedachten Luftvolumina eine resultierende Kraft vom Gebiet hohen zum Gebiet tieferen Druckes, welche die Größe des horizontalen Luftdruckgradienten hat.* Um die Kraft pro Masseneinheit zu erhalten, muß man noch durch die in der Volumeneinheit enthaltene Masse, d.i. die Luftdichte $\varrho$, dividieren. $1/\varrho \cdot dp/dn$ ist also die Kraft pro Masseneinheit.

Die Kraft bewirkt eine Beschleunigung und Bewegung der Masseneinheit in der Richtung quer zu den Isobaren. Damit ist die horizontale Luftbewegung eingeleitet. Welchen Gesetzen sie im weiteren Bewegungsablauf unterliegt, wird im Kap. 13 behandelt. Hier seien noch zwei allgemeine *Folgerungen* gezogen, welche *für die Weiterentwicklung der Luftdruckfelder* wichtig sind.

1. Die vorauf gewonnenen Erkenntnisse über die Einleitung horizontaler Luftbewegungen ergeben bei der Anwendung auf alle möglichen formalen Typen von Druckgebilden, daß bei Hochdruckgebieten, seien es Rücken, Hochdruckkeile oder Antizyklonen, ein Auseinanderströmen (Divergieren), bei Tiefdruckgebieten ein Zusammenströmen (Konvergieren) der Luftmassen stattfindet. *Hochdruckgebiete verursachen Divergenzen, Tiefdruckgebiete Konvergenzen im horizontalen Strömungsfeld.*

2. Da aus Kontinuitätsgründen die an den Divergenzlinien oder -punkten auseinanderfließenden Luftmassen ersetzt werden, die an Konvergenzstellen zusammenströmenden entweichen müssen, sind die genannten singulären Stellen des horizontalen Strömungsfeldes zugleich Bereiche permanenter vertikaler Luftversetzung. *Konvergenzen im horizontalen Windfeld haben aufwärts, Divergenzen abwärts gerichtete Ergänzungsströmungen zur Folge.*

## 12.3 Die Rückwirkung auf das Luftdruckfeld am Boden (Bodendruckfeld) und das Prinzip thermisch bedingter Ausgleichszirkulationen

In den beiden voraufgegangenen Abschnitten wurde festgestellt, daß über dem Bereich relativ starker Heizwirkung von der Unterlage her durch die Ausdehnung der unteren Luftschichten in den Niveaus oberhalb der Erdoberfläche ein Hochdruckgebiet ausgebildet wird, als dessen Folge ein Feld horizontaler Höhenwinde mit divergierendem Strömungscharakter entsteht.

Da das Hochdruckgebiet mit wachsender Höhe an Stärke zunimmt, muß auch Windfeld und Divergenzeffekt mit der Höhe stärker werden.

Divergentes Abströmen der Luftmassen aus dem Bereich des Höhenhochs in die umgebenden, nicht erwärmten Gebiete bedeutet für die ganze Luftsäule, die über dem Gebiet starker Anheizung steht, Massenverlust. Geringere Masse in der Luftsäule führt zu geringerem Druck auf der Unterlage (s. Kap. 5). Da sich für ein bestimmtes Höhenniveau alle Verluste über ihm als Luftdruckerniedrigung summieren, ist der Druckrückgang am Boden am größten und nimmt mit wachsender Höhe ab. In einer gewissen Höhe gleicht die Luftdruckabnahme infolge Massenverlustes die vorher bei der Ausdehnung der Luftsäule aufgetretene Luftdruckzunahme aus. Hier ist der Ausgangszustand wieder hergestellt (Ausgleichsniveau).

Eine entsprechende Ableitung für den Fall relativer Abkühlung eines begrenzten Ausschnittes der Atmosphäre von der Unterlage her führt über Höhentief, konvergierende Höhenströmung und Massenzuwachs in der Höhe zu einem Bodenhoch.

*Ergebnis: Nach dem Höhenhoch wird im Bereich starker Anheizung von der Unterlage her als Folge divergierenden Höhenströmungsfeldes ein Bodentief ausgebildet.*

*Im Bereich starker Abkühlung entsteht nach einem Tief in der Höhe als Folge konvergierender Höhenströmung ein Hochdruckgebiet am Boden.*

Die durch Ausgleichsströmungen in der Höhe hervorgerufenen Bodendruckgebilde haben natürlich ihrerseits wieder entsprechende Luftdruckgradienten und Windströmungen zur Folge, konvergierend beim Tief, divergierend beim Hoch.

Konvergente Strömung am Boden erzwingt, wie bereits festgestellt, als Ausgleich aufwärts gerichtete Luftversetzung im Zentrum des Konvergenzgebietes, divergierende Strömung die entsprechende abwärts gerichtete Ersatzströmung.

*Aus der Kombination der thermisch verursachten Druckfelder in der Höhe und am Boden, der durch sie in Gang gesetzten horizontalen Strömungsfelder sowie der von diesen wiederum erzwungenen Vertikalbewegungen der Luft ergeben sich dreidimensional geschlossene Strömungsfelder, die als thermische Ausgleichszirkulationen wirken* (Fig. 37, Stadium 3). Im Bereich stärkerer Erhitzung strömt Luft im entsprechenden Bodentief konvergent zusammen und steigt nahe dem Konvergenzzentrum bzw. der -linie in vertikalen Luftströmungen in höhere Niveaus, wo sie im Wirkungsbereich des Höhenhochs zusammen mit den von oben absteigenden Luftmassen durch die divergierende Horizontalströmung wieder in die Umgebung abgeführt wird.

In Gebieten relativer Abkühlung verläuft die Zirkulation umgekehrt: Ausströmen im Bodenhoch, Absinken in den unteren Atmosphären-Schichten und Zuströmen im Höhentief oberhalb des Ausgleichsniveaus.

In der Umgebung der angesprochenen Erhitzungs- bzw. Abkühlungsbereiche müssen aus Kontinuitätsgründen natürlich entsprechende Kompensationsströmungen vorhanden sein. Da die sich aber über einen wesentlich größeren Raum verteilen, sind die Horizontal- wie Vertikalbewegungen sehr viel kleiner als in den räumlich enger begrenzten Gebieten der thermischen Beeinflussung.

In beiden Fällen trägt der durch die Zirkulation in Gang gesetzte Luftmassenaustausch zum Ausgleich der thermischen Unterschiede bei, welche die eigentliche Ursache ihrer Einleitung waren.

Wie im Kap. 15 noch genauer abgeleitet wird, hat aufwärts gerichtete Luftströmung adiabatische Abkühlung, bei Unterschreiten des Taupunktes auch Kondensation und Wolkenbildung, ggf. sogar Niederschlag zur Folge. Mit abwärts gerichteter Luftversetzung ist hingegen adiabatische Erwärmung und Wolkenauflösung verbunden. Zusammen mit dieser Tatsache lassen sich die eingeleiteten Zirkulationen über den Effekt des Ausgleichs horizontaler thermischer Gegensätze hinaus noch umfassender ausdeuten:

Im Bereich größerer Erwärmung ist in den unteren Schichten der Atmosphäre die Tendenz zu verstärkter Wolkenbildung, in der Höhe dagegen zu Absinken und

Wolkenauflösung vorhanden. Abkühlung von der Unterlage her bedingt dagegen in den unteren Schichten der Atmosphäre die Tendenz zu Absinken und Wolkenauflösung.

## 12.4 Die unterschiedlichen Dimensionen thermisch bedingter Luftdruckgegensätze und Ausgleichszirkulationen

Bei der bisherigen Ableitung war für das schematische Modell nur die eine Bedingung gestellt, daß es eine Ausdehnung von ein paar km in horizontaler und ein paar hundert Metern in vertikaler Richtung haben soll. Nun müssen die dabei gewonnenen allgemeinen Einsichten durch Anwendung auf verschiedene Dimensionen räumlicher Ausdehnung und zeitlichen Ablaufes erweitert und spezifiziert werden.

*Der die Unterscheidung bestimmende Faktor ist der Erwärmungs- bzw. Abkühlungsvorgang hinsichtlich seiner zeitlichen Andauer und seiner Intensität.* Je stärker die thermische Wirkung der Unterlage ist und je länger sie dauert, um so höher reichen die Folgen in die Atmosphäre hinauf und um so ausgreifender sind die Ausgleichs-Zirkulationen.

Klassische Beispiele für *tagesperiodisch wechselnde Luftdruckgegensätze und Zirkulationssysteme* treten an vielen Küsten der Erde, insbes. in den Subtropen und Tropen, auf. Vom späten Vormittag bis kurz vor Sonnenuntergang weht am Boden eine steife Brise von See her landeinwärts *(Seewind)*, die gegen Sonnenuntergang abflaut und während der zweiten Nachthälfte von etwas schwächerem Wind vom Land aufs Meer hinaus abgelöst wird *(Landwind)*. Ursache ist die stärkere Heizwirkung während der Einstrahlungszeit bzw. die größere Abkühlung während der nächtlichen Ausstrahlung über Land.

Aus den allgemeinen Regeln der vorausgegangenen Abschnitte lassen sich die Beobachtungstatsachen dahin ergänzen, daß in der Höhe tagsüber ein ablandiger Wind *(oberer Landwind)* und nachts eine auflandige Strömung *(oberer Seewind)* wehen muß. Aus denselben Regeln wird auch verständlich, daß der Seewind am Boden nicht schon kurz nach Sonnenaufgang, sondern erst am späten Vormittag einsetzt. Es ist eine Folge davon, daß erst der ablandige obere Landwind das notwendige Druckgefälle am Boden vom Meer zum Land schaffen muß. Außerdem führt die Einfügung der die horizontalen Strömungen zur *Land-Seewind-Zirkulation* ergänzenden Vertikalglieder in das System zu der Folgerung, daß am Tage über Land verstärkte Wolkenbildung stattfindet, während über dem Meer Absinken und Wolkenauflösung herrscht. Nachts kehren sich die Verhältnisse zwar um, doch ist wie bei der Windbewegung der Effekt wesentlich geringer. Das liegt daran, daß die nächtliche Abkühlung nur eine Schicht von 300 bis 500 m erfaßt, die Anheizung tagsüber sich dagegen bis 1000 oder 1500 m auswirken kann.

Die Horizontalausdehnung der Land-Seewind-Zirkulation bleibt wegen des tagesperiodischen Wechsels von Heizen und Abkühlen auf einen Streifen von wenigen Zehnern von Kilometern beiderseits der Küstenlinie beschränkt. Bei dieser Größenordnung werden die horizontalen Luftbewegungen noch im wesentlichen allein von der Gradientkraft und der Reibung beherrscht. Die ablenkende Kraft der Erdrotation kann sich auf diesen Entfernungen noch nicht auswirken (s. Abschn. 1.4). Wegen der Superposition extremer Strahlungsgänge und breitenbedingter Schwäche der Corioliskraft wird die größte Reichweite von Seewinden landeinwärts in den Trockengebieten am Rande der Tropen beobachtet (max. rd. 100 km).

Sowohl in der Horizontalen als auch in der Vertikalen kleinräumiger angelegt, in bezug auf Bewegungsgrößen und Konsequenzen wesentlich schwächer ausgeprägt sowie auf besonders günstige synoptische und geographische Bedingungen beschränkt, ist das *Wald-Feldwind-System.* Dadurch, daß der Wald tagsüber kühler, nachts dagegen wärmer als umgebendes offenes Feld ist, kann bei Tage eine schwache und seichte Strömung am Boden vom Wald zum Feld, bei Nacht eine noch schwächere in umgekehrter Richtung vorhanden sein.

Das *Flurwindsystem* hat mit den zuletzt genannten Zirkulationen zwischen Wald und Feld die Kleinräumigkeit und Schwäche gemeinsam, unterscheidet sich aber von ihm dadurch, daß kein periodischer Wechsel der Strömungsrichtung stattfindet, da die Stadt gegenüber ihrer Umgebung immer wärmer ist. Es ändert sich nur die Stärke der Strömung stadteinwärts. Aber auch zur Zeit des Maximums gegen Sonnenaufgang ist sie so klein, daß es nur unter ganz besonders günstigen Umständen gelingt, sie einwandfrei zu registrieren.

*Jahreszeitlicher Wechsel* im Wärmehaushalt von Land und Wasser bezieht im Gegensatz zum tageszeitlichen eine Schicht der Atmosphäre von mehreren Kilometern Mächtigkeit (3–6 km) in die Vorgänge zur Ausbildung thermischer Luftdruckunterschiede ein, und die resultierenden Luftdruckgebilde können zusammen mit den von ihnen bedingten Ausgleichszirkulationen große Teile ganzer Kontinente umfassen. Man faßt alle damit verbundenen Phänomene unter dem Sammelbegriff *„Monsunale Effekte“* zusammen.

Da polwärts der inneren Tropenzone in allen Breiten *im Sommer* die Luft über den Kontinenten stärker erwärmt wird als in gleicher geographischer Breite über den Ozeanen (s. Kap. 8), bildet sich häufig ein Druckgefälle vom Meer zum Land aus. Bei ungestörter Entwicklung über einige Wochen entsteht am Boden ein *Hitzetief* (Monsuntief) *in Form einer großräumigen kontinentalen Wärmezyklone,* die im Laufe der Zeit bis in die mittlere Troposphäre (5 bis 6 km Höhe) hinaufreichen kann. Dem großräumigen Druckgefälle entspricht eine Strömung in den unteren Schichten der Troposphäre, die zwar im großen gesehen landeinwärts gerichtet ist, aber nicht – wie bei den kleinräumigeren Zirkulationen – mit der Gradientrichtung übereinstimmt, sondern durch die Corioliskraft eine starke Ablenkung in mehr isobarenparallele Richtung erfährt.

*Während des Winters* kühlt sich bei langdauernder negativer Strahlungsbilanz die Luft über den Kontinenten stärker ab als über den Ozeanen. Es entsteht in der kontinentalen Kaltluft ein starkes, thermisch bedingtes Bodenhoch *(Kältehoch, kontinentale Antizyklone)* mit entsprechendem Druckgefälle zu den ozeanischen Randgebieten und einer Bodenströmung mit stark ablandiger Komponente. Das kontinentale Kältehoch bleibt im allgemeinen flacher als das Monsuntief und wird schon oberhalb 2 bis 3 km von einem Höhentief abgelöst.

Kontinentales Hitzetief und Kältehoch werden auch als *Ferrelsche Druckgebilde* (-Hoch, -Tief) bezeichnet.

Ob und in welcher Ausprägung sie in den verschiedenen Erdräumen klimatisch wirksam werden, ist eine Frage erstens der Land-Wasser-Verteilung auf der Erde und zweitens der speziellen Lage der betreffenden Räume in den Strahlungszonen und in der allgemeinen planetarischen Zirkulation. Die riesige Landmasse Asiens, ihre Erstreckung beiderseits des strahlungsklimatisch mit großen Jahreszeitenunterschieden versehenen Breitenintervalles zwischen 40 und 50° sowie die zentral und hoch gelegene Heiz- und Abkühlungsfläche des trockenen Zentralasiens ermöglichen die regelmäßige Ausbildung eines sehr ausgedehnten sommerlichen Monsuntiefs mit Zentren über dem persischen Golf und dem Nordwesten des indischen Subkontinentes sowie einer ebenso umfangreichen und kräftigen Kaltluftantizyklone im Winter, deren Kernbereich allerdings weiter polwärts, über Ostsibirien, liegt.

Die monsunalen Luftströmungen kommen in den außertropischen Gebieten Asiens wegen starker Überlagerung durch die planetarische Westwindzirkulation nur selten klar zur Ausprägung (sie lassen sich nur im statistischen Mittel der Windrichtungen nachweisen), während in den zirkulationsschwächeren sub- und randtropischen Breiten Vorder- und Südasiens der regelmäßige Wechsel zwischen Sommer- und Wintermonsun wesentlich den Jahreszeitencharakter bestimmt.

Wenn auch schwächer als in Asien, so ist aber doch für das Innere aller Kontinente während des Sommers die Ausbildung relativ tiefen Luftdruckes am Boden charakteristisch. Damit hängt es auch zusammen, daß alle Landgebiete abseits der Kontinentränder Gebiete überwiegenden Sommerregens sind (s. Kap. 15).

*Von weltweitem Ausmaß und eine permanente Erscheinung ist das thermisch bedingte planetarische Luftdruckgefälle zwischen dem Ring der tropischen Atmosphäre und den Polarkalotten.* In 10.2 ist das starke Gefälle zwischen den hohen Überschüssen von eingestrahlter Energie auf der Erdoberfläche der niederen Breiten gegenüber den 4- bis 6fach kleineren Werten der Subpolar- und Polargebiete beider Hemisphären herausgestellt worden. Für das System Oberfläche plus Atmosphäre weisen die niederen Breiten bis 40° auf beiden Halbkugeln im Jahresmittel positive, die weiter polwärts gelegenen Teile negative Strahlungsenergiebilanz auf. Die daraus resultierende thermische Meridionalgliederung der Atmosphäre in einen quasihomogenen Teil tropischer Warmluft, zwei ebenfalls weitgehend homogene kalte Polarkalotten und die zwischenliegenden Übergangszonen der „planetarischen Frontalzonen" in den mittleren Breiten der beiden Halbkugeln wurde in 15.2 anhand der Fig. 36 behandelt.

Folge dieser meridionalen Differenzierung von Energiebilanz und Wärmeverteilung in der Atmosphäre sind die Grundzüge der in den Fig. 39 und 40 für die N-Halbkugel dargestellten mittleren Luftdruckverteilung in der Atmosphäre im 500-mb-Niveau (zwischen 4500 und 6000 m NN, vgl. Ableitung der absoluten Topographie in 5.6). Von den Einzelheiten wie Unterbrechung des Hochdruckgürtels, Asymmetrie und Aufgliederung des polaren Tiefs zunächst abgesehen, wird die Druckanordnung beherrscht von der *„Planetarischen Polarzyklone"*, von deren Kern ein durchgehender Druckanstieg bis zur subtropisch-randtropischen Hochdruckzone erfolgt. Beide

Druckgebilde sind permanente Erscheinungen, die lediglich periodischen und aperiodischen Veränderungen der Form und der Intensität unterliegen (vgl. Abschn. 17.1), aber als Aktionszentren immer erhalten bleiben. Daß die Druckgegensätze im Winter größer sind als im Sommer, ist eine Folge der zu dieser Jahreszeit größeren meridionalen Gegensätze von Energiebilanz und Wärme.

Wie die kleinräumigen, so muß auch die planetarische Anordnung thermisch bedingter Luftdruckgegensätze letztlich dem Austausch von Luftmassen und dem Ausgleich von Energiedifferenzierungen dienen. Es läßt sich abschätzen, daß durch das Vertikalprofil der Atmosphäre im Breitenring 40° rund $4 \cdot 10^{19}$ kcal pro Jahr polwärts transferiert werden müssen. Wie im Kap. 13 über den geostrophischen Wind noch genauer abgeleitet wird, erfolgt in Höhen oberhalb einer Reibungszone von 1 bis 2 km Mächtigkeit in der freien Atmosphäre aber die Windbewegung parallel zu den Isobaren. Im Fall der planetarischen Polarzyklone heißt das: die vom thermisch bedingten Höhendruckgefälle zwischen Tropen und Polargebieten hervorgerufene Luftbewegung kann, da sie isobaren- und damit im wesentlichen auch breitenparallel erfolgt, weder das für die kleinräumigeren Zirkulationen charakteristische Abfließen aus dem Höhenhoch mit seinen Konsequenzen für Bodendruck und Windfeld, noch den meridionalen Energieaustausch leisten.

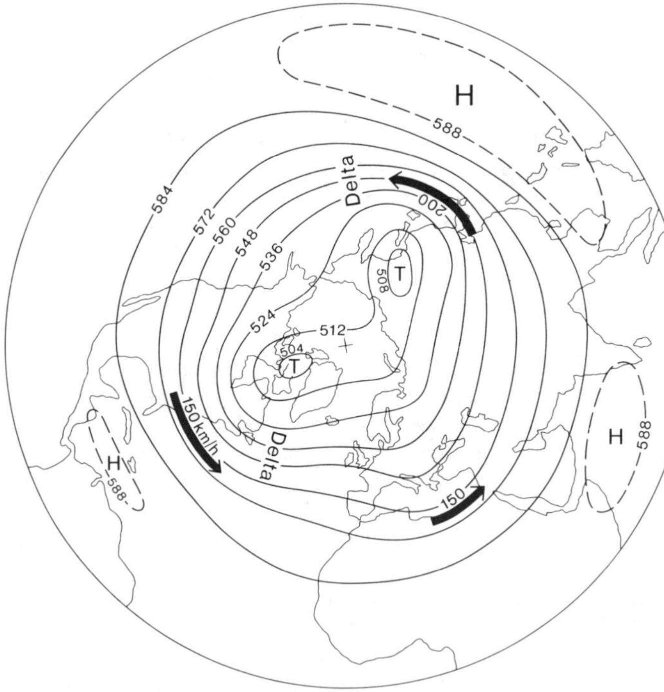


Fig. 39 Mittlere absolute Topographie der 500-mb-Fläche und Lage der Strahlströme im Januar für die Nordhalbkugel (nach SCHERHAG, 1969 und ESTIENNE et GODARD, 1970)

Damit entfällt zunächst die Möglichkeit, daß sich unter dem subtropisch-randtropischen Höhenhoch ein Tief im Bodendruckfeld ausbildet. Das *subtropisch-randtropische Hoch* reicht vom Boden bis in große Höhen. Es wird als *„warmes -" oder „dynamisches Hoch"* bezeichnet (über seine Regeneration und dynamisch bedingte Zonalgliederung vgl. Kap. 17).

Das hat die Konsequenz, daß auch polwärts des tropischen Warmluftringes zu den Kaltluftkalotten hin kein relatives Hoch entstehen kann. Die *planetarische Polarzyklone ist ein „dynamisches" oder „kaltes Tiefdruckgebiet"*.

Aus den dynamischen Tatbeständen ist die Folgerung zu ziehen, daß der notwendige Meridionalaustausch der Energie zwischen Tropen und Polargebieten nicht in Form einer einfachen Meridionalzirkulation erfolgen kann. Dazu sind im planetarischen Maßstab andere Prozesse notwendig. Wir werden sie in den großräumigen Wellen der planetarischen Höhenwinde kennenlernen (s. Kap. 17).

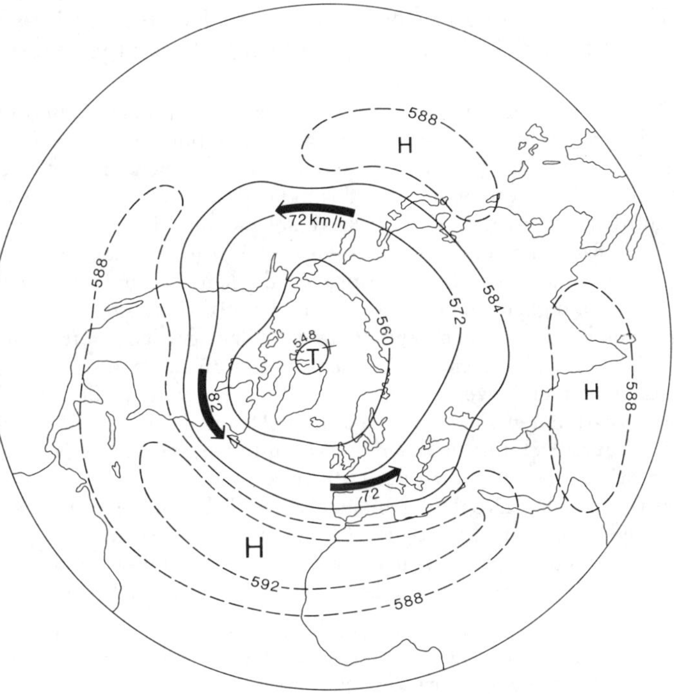


Fig. 40 Mittlere absolute Topographie der 500-mb-Fläche und Lage der Strahlströme im Juli für die Nordhalbkugel (nach SCHERHAG, 1969 und ESTIENNE et GODARD, 1970)

# 13 Grundregeln horizontaler Luftbewegungen

In 12.3 wurde als Ursache horizontaler Luftbewegungen, als beschleunigende, bewegungseinleitende Kraft, der horizontale Luftdruckgradient abgeleitet. Die Größe der Kraft pro Masseneinheit ist $1/\varrho \cdot dp/dn$. Sie bewirkt eine gleichmäßig beschleunigte Bewegung senkrecht zu den Isobaren vom hohen zum tiefen Druck. Je länger die Kraft einwirkt, um so schneller wird sich die Luftmasse bewegen, um so stärker wird der Wind. Das geht aber in dieser Weise nur eine sehr begrenzte Zeit und über relativ kurze Distanz. Denn:

*Ist die Bewegung einmal eingeleitet und hat sie eine gewisse Größe erreicht, treten zusätzliche, sekundäre Kräfte in Form der Reibungs-, der Coriolis- und der Fliehkraft auf, welche die Bewegung hemmen und ihre Richtung verändern.*

Die wirklichen Gegebenheiten in der Natur gestatten es, die genannten Kräfte (unter gewisser Idealisierung) separiert zu betrachten, indem man bestimmte Randbedingungen auswählt, unter denen die Luftbewegung abläuft.

## 13.1 Horizontale Luftbewegung ohne Reibungseinfluß in einem Luftdruckfeld mit geradlinigen Isobaren (geostrophischer Wind)

Diese Bedingung ist erfüllt für Windbewegungen über große Entfernungen in den höheren Atmosphärenschichten abseits der bodennahen Reibungszone. Fig. 41 a stellt einen kleinen Ausschnitt aus einem entsprechenden Luftdruckfeld (in ungefähr 5000 m Höhe) über der Nordhalbkugel dar. In ihr ist der Kräfteplan zwischen Luftdruckgradient $G$, Corioliskraft (ablenkende Kraft der Erdrotation) $A$ und Wind nach Richtung und Geschwindigkeit $V$ für die sog. „stationäre Bewegung" eingezeichnet, eine Bewegung also, bei der keine Veränderung der Richtung oder der Geschwindigkeit mehr eintritt. Sie ist realisiert, wenn die auf die Luftmasse wirkenden Kräfte sich gegenseitig das Gleichgewicht halten. Dieser Zustand wird folgendermaßen erreicht: Nachdem ein Luftquantum durch die Kraft des Luftdruckgradienten in Bewegung gesetzt worden ist, wird es der ablenkenden Kraft der Erdrotation $2\omega \sin \varphi \cdot v$ (vgl. Kap. 1) unterworfen. Diese wirkt senkrecht zur Bewegungsrichtung und lenkt das Luftquantum sukzessive nach rechts aus der ursprünglichen Richtung des Luftdruckgradienten ab. Das geht so weit, bis die Luft senkrecht zum Druckgradienten, also parallel zu den Isobaren strömt. Eine weitere Ablenkung ist nicht möglich, da dann eine Versetzung entgegen der Kraft des Luftdruckgradienten erfolgen würde, die Corioliskraft also Arbeit gegen das Druckgefälle leisten müßte. Dazu ist sie als Scheinkraft nicht in der Lage.

(Das ist leicht dadurch einzusehen, daß bei Bewegung gegen den Luftdruckgradienten die Geschwindigkeit und damit nach der Formel $A = 2\omega \sin \varphi \cdot v$ auch die Corioliskraft geringer wird, sie also die Geschwindigkeit als Vorbedingung ihrer Existenz selbst beseitigen würde.)

Auf der Südhalbkugel ist der Vorgang prinzipiell der gleiche, nur daß die Ablenkung relativ zur Bewegungsrichtung nach links erfolgt (s. Abschn. 1.4).

Für den *Höhenwind* (kein Reibungseinfluß) lautet die Gleichgewichtsbedingung der auf die Masseneinheit wirkenden Kräfte *bei geradlinigen Isobaren* also:

$$G = A \quad \text{oder} \quad \frac{1}{\varrho} \cdot \frac{dp}{dn} = 2\,\omega \sin\varphi \cdot v$$

Eine Luftströmung unter diesen Bedingungen wird als *„geostrophischer Wind"* bezeichnet (gebildet aus den griechischen Worten für Erde und drehen).

Die Größe der geostrophischen Windgeschwindigkeit ergibt sich aus der nach $v$ aufgelösten Gleichgewichtsformel zu

$$v = \frac{1}{\varrho} \cdot \frac{dp}{dn} \cdot \frac{1}{2\,\omega \sin\varphi}$$

*Die Geschwindigkeit ist um so größer, je größer der Luftdruckgradient und je kleiner die Luftdichte* $\varrho$ *und die geographische Breite* $\varphi$ *sind* ($\omega$ als Winkelgeschwindigkeit der Erdrotation ist konstant).

Klimatologisch *besonders bemerkenswert ist die Abhängigkeit von der geographischen Breite.* Vergleicht man Luftdruckfelder im gleichen Niveau (d.h. ungefähr

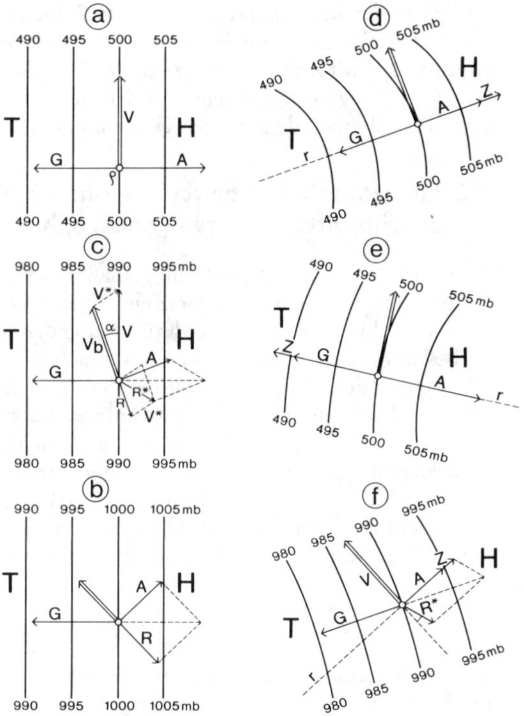


Fig. 41
Kräftediagramm für verschiedene Arten der Windbewegung

gleiche Luftdichte $\varrho$) und mit gleichem Luftdruckgradienten unter verschiedenen geographischen Breiten, so ergeben sich unterschiedliche Geschwindigkeiten. Anhand der folgenden Wertetabelle für sin $\varphi$ und 1/sin $\varphi$

| $\varphi$ | 5° | 10° | 15° | 20° | 30° | 40° | 50° | 60° |
|---|---|---|---|---|---|---|---|---|
| sin $\varphi$ | 0.087 | 0.174 | 0.259 | 0.342 | 0.500 | 0.643 | 0.766 | 0.866 |
| $\frac{1}{\sin\varphi}$ | 11.4 | 5.75 | 3.87 | 2.92 | 2.00 | 1.56 | 1.31 | 1.16 |

läßt sich leicht übersehen, daß der gleiche Luftdruckunterschied in den inneren Tropen (5°) einen ungefähr 10mal stärkeren Wind hervorrufen würde als in 60° Breite, und daß der Unterschied von Grad zu Grad in den Tropen sehr viel stärker ins Gewicht fällt als in den höheren Breiten.

Dieser Tatbestand kommt zur Auswirkung, wenn in den inneren Tropen tatsächlich einmal relativ starke Luftdruckgegensätze auftreten, wie bei tropischen Zyklonen, die immer mit extremen Orkanstärken verbunden sind. Die klimatologischen Normalbedingungen werden aber von der umgekehrten Fassung der Regel beherrscht, daß nämlich *in den inneren Tropen wesentlich kleinere Luftdruckgradienten die gleiche Windgeschwindigkeit zur Folge haben wie sehr viel größere in hohen Breiten.* Wenn also z. B die Luftdruckgegensätze in der Peripherie der zentralen Polarzyklone (Fig. 39 in Kap. 12) wesentlich kleiner sind als nahe ihrem Zentrum, so heißt das nicht, daß auch die Höhenwinde nahe der Tropenzone schwächer sind.

## 13.2 Horizontale Luftbewegung ohne Reibungseinfluß bei gekrümmten Isobaren (geostrophisch-zyklostrophischer Wind)

Wenn man sich vorstellt, daß die gemäß den Bedingungen des Kräfteplans der Fig. 41a bewegte Luft nach einiger Zeit auf der Nordhalbkugel in den Bereich eines Luftdruckfeldes mit zyklonaler Krümmung der Isobaren eintritt, die Luftmassen also mit bestimmter Geschwindigkeit auf eine kurvige Bewegungsbahn kommen, dann stellt sich zu den bisherigen Kräften noch eine dritte, die Fliehkraft, ein. Sie wirkt in Richtung des Drehradius $r$ der gekrümmten Bahn zentrifugal nach außen und hat die Größe $v^2/r$ (s. Abschn. 1.2). Sie wirkt somit im Falle zyklonaler Krümmung der Isobaren in der gleichen Richtung wie die Corioliskraft und addiert sich mit dieser zu einer resultierenden Gesamtkraft, die im Gleichgewichtszustand entgegengesetzt gleich dem horizontalen Luftdruckgradienten sein muß (Fig. 37d). Die entsprechende Gleichung für die stationäre Bewegung um ein Höhentief lautet:

$$G = A + Z \quad \text{oder} \quad \frac{1}{\varrho} \cdot \frac{dp}{dn} = 2\omega \sin\varphi \cdot v + \frac{v^2}{r}$$

Für den anderen Fall, nämlich daß die Bewegung in antizyklonaler Krümmung um ein Höhenhochdruckgebiet verläuft (Fig. 41e), ist die Gleichgewichtsbedingung:

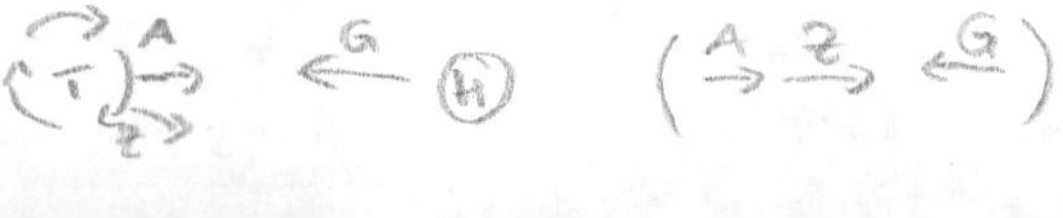

$$G + Z = A \quad \text{oder} \quad \frac{1}{\varrho} \cdot \frac{dp}{dn} = 2\omega \sin \varphi \cdot v - \frac{v^2}{r}$$

Die unter Mitwirkung der Fliehkraft bei zyklonaler oder antizyklonaler Isobarenkrümmung resultierende reibungslose Luftbewegung wird als geostrophisch-zyklostrophischer Wind (manchmal auch Gradientwind) bezeichnet. Er weht wie der geostrophische isobarenparallel. Seine Stärke ist allerdings bei gleichem Druckgradient im Falle der Umkreisung eines Tiefdruckgebietes kleiner, im Falle der Bewegung um ein Hoch größer als beim geostrophischen Wind. Oder bei anderer Fassung der Beziehung folgt die Regel:

*Gleiche Windgeschwindigkeit setzt bei Antizyklonen einen kleineren Luftdruckgradienten voraus als bei Zyklonen.* Der Unterschied muß sich bei den normalerweise vorhandenen großen Drehradien *in niederen Breiten stärker auswirken als in hohen,* da dann mit abnehmendem $\varphi$ der sonst beträchtliche Unterschied zwischen Coriolis- und Zentrifugalbeschleunigung geringer wird (vgl. die folgende Tabelle):

| $v$ | | $A$ (cm/s²) | | | $\frac{v^2}{r}$ |
|---|---|---|---|---|---|
| m/s | km/h | $\varphi = 10°$ | 40° | 60° | cm/1000 km · s² |
| 5 | 18 | 0.013 | 0.047 | 0.063 | 0.003 |
| 10 | 36 | 0.025 | 0.093 | 0.126 | 0.010 |
| 20 | 72 | 0.051 | 0.187 | 0.252 | 0.160 |

Auf der Südhalbkugel sind die Bedingungen die gleichen. Es ändert sich wegen der Linksablenkung durch die Corioliskraft nur der Drehsinn der Bewegung um ein Tief bzw. Hoch, wie man sich leicht anhand der schematischen Figuren ableiten kann. Danach bleibt als *allgemeine Regel* festzuhalten:

*Auf der Nordhalbkugel erfolgt die reibungslose geostrophisch-zyklostrophische Bewegung um ein Tief (Zyklone) isobarenparallel gegen den, um ein Hoch (Antizyklone) mit dem Uhrzeiger. Auf der Südhemisphäre ist es umgekehrt. Gleiche Windgeschwindigkeiten erfordern bei zyklonaler Bewegung einen stärkeren Druckgradienten als bei antizyklonaler.*

*Aus* den Bewegungsgleichungen, speziell *der Parallelität von Isobaren und Windbewegung, folgt, daß geostrophische und geostrophisch-zyklostrophische Luftbewegungen keinen Druckausgleich herbeiführen können.*

## 13.3 Der Einfluß der Reibung auf die Luftbewegung

Reibungsfläche ist die Erdoberfläche mit ihrer je nach physikalischem Zustand (Wasser, Eis, Boden) und ihrer Form bzw. Bestockung unterschiedlichen Rauhigkeit. Die Reibungseffekte setzen sich von der Erdoberfläche aus durch den turbulenten und konvektiven Vertikalaustausch in abklingendem Maße bis in Luftschichten durch, die je nach Wetterlage und Schichtungsbedingungen (Kap. 15) bis 2000 m über Grund reichen können.

Über Größe und Wirkrichtung der Reibung gibt es verschiedene Ansätze. Für die oberflächennächste Luftschicht, für den Bodenwind, haben GULDBERG und MOHN den in der Mechanik üblichen Ansatz gemacht, daß die Reibung der Bewegung direkt entgegenwirke (s. Fig. 41b). Sie reduziert die Windgeschwindigkeit $v$ und schwächt damit die Corioliskraft, mit der sie sich vektoriell zu einer resultierenden Gesamtkraft addiert, die im Falle des Kräftegleichgewichts der Gradientkraft entgegengesetzt gleich sein muß. Da die Corioliskraft immer senkrecht zur Bewegungsrichtung festgelegt ist, resultiert für den Gleichgewichtszustand beim Reibungswind am Boden eine Ablenkung des Windes von der Richtung parallel zu den Isobaren gegen den tieferen Druck hin. *Der Reibungswind hat eine „ageostrophische Komponente"*, wie man das zu nennen pflegt (dazu muß man sich den Windvektor in eine Komponente parallel zu den Isobaren und eine zweite senkrecht dazu zerlegt vorstellen).

Aus dem Kräfteplan der Fig. 41b läßt sich ersehen, daß die Ablenkung von der Isobarenrichtung um so größer wird, je stärker die Reibung ist (je größer der Reibungsvektor angenommen werden muß).

Aufgabe: Man entwerfe den Kräfteplan des Reibungswindes am Boden für die entsprechende Breite der Südhalbkugel.

Es wird sich zeigen, daß die Richtung der Bodenströmung gegenüber dem geostrophischen Wind etwas nach rechts (anstatt links wie auf der Nordhalbkugel) abgelenkt ist.

Aus den Kräfteplänen für Nord- und Südhalbkugel läßt sich leicht ersehen, daß auf beiden Hemisphären *bei gleichen Druckgradienten am Boden und in der Höhe der Reibungswind am Boden wesentlich schwächer ist als der Höhenwind.* Die Differenz wird um so kleiner, je kleiner der Reibungsvektor angesetzt werden muß. Allgemeine Abhängigkeit der Reibung ist, daß sie über Land größer ist als über Wasser und mit der Höhe abnimmt.

Als Folgerung ergibt sich als *allgemeine Regel:*

*Von einem Beobachtungsort an der Erdoberfläche nimmt die Windgeschwindigkeit mit wachsender Höhe zu, über Land stärker als über Wasserflächen. Gleichzeitig dreht die Windrichtung etwas mit der Höhe, auf der Nordhalbkugel nach rechts, auf der Südhalbkugel nach links.*

**Bodenreibung, Turbulenz, Böigkeit des Windes.** Wenn auch der von der Unterlage ausgehende Reibungseinfluß nur an der unmittelbar ihr aufliegenden Schicht angreifen kann, so wird seine Wirkung wegen der freien Beweglichkeit der Luftquanten untereinander durch turbulenten Massenaustausch ein Stück weit in die unterlagenferneren Teile der Strömung übertragen. Eine sog. laminare Strömung, bei der alle Stromfäden parallel zueinander verlaufen, muß in dem Moment instabil werden, in dem auf einer Seite die Bewegung gebremst wird. Die anderen Stromteile fließen schneller und überwälzen bald die langsamer vorwärts kommenden, die ihrerseits auf der Rückseite der Walze vom Boden abgehoben werden.

Die horizontale Strömung wird so von vertikal ab- und aufwärts führenden Bewegungen durchsetzt, sie wird turbulent. Durch diese *dynamische Turbulenz* werden von oben her Teile mit höherer Bewegungsenergie in Kontakt mit der

Unterlage gebracht, wo sie durch Reibung ihre Bewegungsenergie einbüßen. Langsamere Strömungsteile kommen in die Höhe und hemmen hier die allgemeine Bewegung.

Wie hoch sich der Einfluß der Unterlage bemerkbar machen kann, wie groß die *Reibungshöhe* ist, hängt letztlich davon ab, wie weit die langsameren Strömungsteile vom Boden aus in die Höhe geschafft werden können. Dazu ist nämlich Hebungsarbeit notwendig. Sie muß im Normalfall bei der Luftströmung – wie im fließenden Wasser – aus der Bewegungsenergie des Windes selbst geleistet werden. Starker Wind wird also eine größere Reibungshöhe haben als schwacher. So schwankt aus diesem Grunde schon die *Schichtmächtigkeit des bodennahen Reibungswindes* zwischen ein paar (2 bis 3) bis mehreren (5 bis 7) hundert Metern. In der Atmosphäre gibt es aber noch einen Hilfsprozeß, welcher den vertikalen Massenaustausch von sich aus übernimmt und damit den turbulenten Geschwindigkeitsausgleich über wesentlich größere Höhenintervalle als die voraus angegebenen ausdehnen kann: die thermische Konvektion (s. Abschn. 15.3). Sie hat zur Voraussetzung starke Erwärmung der bodennahen Luftmassen sowie labile Schichtung der unteren Atmosphäre und führt bei ausreichendem Feuchtegehalt der Luft zu Haufenwolken unterschiedlicher Erstreckung (vgl. Abschn. 15.7). Die konvektiv aufsteigenden Luftquanten nehmen ihre geringere Bewegungsenergie aus der bodennahen Schicht mit in die Höhe, die zur Massenkompensation absteigenden bringen hohe Windgeschwindigkeiten nach unten. Diese *„thermische Turbulenz“* wirkt erstens mit der dynamischen zusammen und kann zweitens den Austausch auf eine Schicht von 1,5 bis 2 km Mächtigkeit ausdehnen.

Allgemeine Konsequenz des turbulenten Vertikalaustausches ist das Phänomen der *Böigkeit des Windes.* Nur bei sehr schwacher Luftströmung bleibt über längere Zeit die Geschwindigkeit des Windes ungefähr konstant. Normalerweise pulsiert die Luftbewegung in unregelmäßigen Intervallen. Und als klimatologische *Regel* ergibt sich aus dem Dargelegten:

*Die Windgeschwindigkeit weist einen deutlichen täglichen Gang auf.* Besonders bei Strahlungswetter herrscht im bodennahen Windfeld nachts relative Ruhe. Vormittags „frischt der Wind auf“ bis zum Maximum gegen Mittag, um dann allmählich bis zu den frühen Abendstunden wieder „einzuschlafen“. Die Böigkeit ist tagsüber am größten. In höheren Luftschichten und an Bergstationen wird umgekehrt nachts ein leichtes Maximum, gegen Mittag ein relatives Minimum registriert.

Insbesondere auf Hochebenen von Gebirgen im Bereich der strahlungsreichen Tropen (Zentralanden, Innerasien), aber auch in den tieferen Lagen der randtropischen Trockengebiete sind heftige Winde zwischen spätem Vor- und frühem Nachmittag eine charakteristische, Natur und Leben der Menschen stark beeinflussende Erscheinung.

Die dargelegten Grundvorgänge des turbulenten Energieaustausches zeigen, daß das horizontale Windfeld der untersten, vertikal durchmischten Schichten nicht nur von unten, von der Erdoberfläche her, beeinflußt wird. Auch der geostrophische Höhenwind wirkt von oben her auf es in dem Sinne ein, daß im Mittel über die gesamte turbulent durchmischte Schicht eine gewisse Abwandlung des für den Bodenwind bereits besprochenen Kräfteplanes eintritt (s. Fig. 41c nach dem Ansatz von SPRUNG und SANDSTRÖM). Die Relativbewegung des geostrophischen Höhenwindes gegenüber dem Bodenwind ($V_b$) ist durch den Vektor $V^*$ angegeben. Ihn kann man als Repräsentant für eine mitschleppende Kraft $M$ ansehen, die von oben auf die tieferen Luftschichten einwirkt. Aus ihr und der Bodenreibung $R$ resultiert durch vektorielle Addition im Parallelogramm der Kräfte eine für die durchmischte Schicht repräsentative mittlere Gesamtreibung $R^*$, die nicht mehr genau entgegengesetzt zur Windbewegung wirkt und etwas kleiner als die Bodenreibung $R$ ist. Für stationäre Bedingungen muß sie zusammen mit der Corioliskraft wieder dem Luftdruckgradienten das Gleichgewicht halten. Es bleibt zwar dabei, daß eine ageostrophische Komponente zum tiefen Druck hin resultiert, doch ist diese wegen der geringeren Abweichung des Windes von der Isobarenrichtung kleiner als am Boden. Mit wachsender Höhe nimmt die Größe des Reibungsvektors $R$ und der Relativbewegung $V^*$ ab, so daß letztlich, wenn beide verschwinden, der Kräfteplan für den geostrophischen Wind resultiert.

Auf zyklonal und antizyklonal gekrümmte Bewegungsbahnen läßt sich die schematische Ableitung genauso anwenden wie für geradlinige Strömung (Fig. 41f). Es führt unter Beachtung der Geschwindigkeitsdifferenz prinzipiell zu dem gleichen Ergebnis, das seinen regelhaften Ausdruck im *„barischen Windgesetz"* (oder *„Buys-Ballotschen Windgesetz"*) findet:

*Nahe der Erdoberfläche hat ein Beobachter, der dem Wind den Rücken zukehrt, auf der Nordhalbkugel rechts und etwas hinter sich den hohen, links und etwas vor sich den tiefen Druck. Der Wind ist im allgemeinen um so stärker, je stärker das Luftdruckgefälle ist. Auf der Südhalbkugel ist links und rechts zu vertauschen.*

Der *Ablenkungswinkel des Windes* unterhalb der Reibungshöhe von der Isobarenrichtung ist abhängig vom Größenverhältnis der Reibungs- und Corioliskraft zueinander. Die Reibung variiert mit der Rauhigkeit der Unterlage, die Corioliskraft mit der geographischen Breite. Der klimatologisch wichtigste Unterschied ist der zwischen Wasser und Land einerseits sowie Tropen und *Mittelbreiten* andererseits. In den letzteren ist der Ablenkungswinkel *25 bis 40° über Land, 15 bis 30° über dem Meer.* In den *Tropen* hingegen wird wegen der geringeren Corioliskraft der Ablenkungswinkel *über Wasser bereits 45°.* Am deutlichsten wirkt sich das im NE- und SE-Passat aus, die aus dem N–S-Druckgefälle zwischen Subtropenhoch und äquatorialer Tiefdruckrinne entstehen (Isobarenrichtung grob von W nach O) (s. Kap. 17).

Aus der Ablenkung des reibungsbeeinflußten Windes gegen den tieferen Druck hin folgt als *Konsequenz,* daß

1. eine Luftströmung unter *Reibungseinfluß eine druckausgleichende Wirkung hat,*

2. *bei einem Hochdruckgebiet* mit dem antizyklonalen Drehsinn gleichzeitig *ein Auseinanderströmen (Divergieren)* verbunden ist und

3. *bei einem Tiefdruckgebiet* mit dem zyklonalen Drehsinn ein *Zusammenströmen (Konvergieren) der bewegten Luftmassen auftritt.*

Je stärker die ageostrophische Komponente des Windes, um so effektiver der Druckausgleich mit der Konsequenz, daß wegen des voraufgenannten speziellen Verhältnisses von Reibungs- und Corioliskraft *in den Tropen alle Druckunterschiede wesentlich schneller ausgeglichen werden als in den höheren Breiten und daß damit im Mittel über längere Zeiten nur wesentlich geringere horizontale Differenzen auftreten können als weiter polwärts.* (Daß damit nicht auch geringere Windgeschwindigkeiten verbunden sind, wurde in 13.1 bereits festgestellt.)

Und aus der Divergenz bzw. Konvergenz des Bodenwindfeldes bei Hoch- bzw. Tiefdruckgebieten folgt die kinematische Notwendigkeit von *vertikalen Ausgleichsströmungen im Innern von Antizyklonen bzw. Zyklonen.* Sie sind im Hoch abwärts, im Tief aufwärts gerichtet, was wegen der großen thermodynamischen Konsequenzen sowie wichtigen Austauschfunktionen vertikaler Luftversetzungen (vgl. Kap. 15) zu dem extrem gegensätzlichen meteorologischen Gesamtzustand innerhalb der Einflußbereiche der beiden Druckgebilde führt (s. 15.6).

## 13.4 Die Luftbewegung bei konvergierenden und divergierenden Isobaren sowie die dynamische Entstehung von Druckunterschieden am Boden

Bisher wurden alle Ableitungen für den Fall stationärer Bewegungen bei parallel laufenden Isobaren, d.h. gleichbleibendem Druckgradienten und entsprechend gleichbleibender Corioliskraft, gemacht. Unter realen Bedingungen in der Atmosphäre zeigen die Druckfelder aber eine relativ starke horizontale Veränderlichkeit der Gradienten nach Richtung und Stärke. In der Fig. 42 ist der Fall konvergierender (42a) bzw. divergierender Höhenisobaren (42b), also zu- bzw. abnehmenden Druckgradienten, in Bewegungsrichtung der Luft mit zwei Stationen eines durchströmenden Luftpaketes für geostrophische Bedingungen wiedergegeben.

Luft hat – wie alle Körper – eine (zwar kleine) Masse und unterliegt damit der *Massenträgheit,* d.h. sie folgt allen beschleunigenden Kräften nur mit gewisser zeitlicher Verzögerung.

Beim Eintritt in das Konvergenzgebiet kommt die Luftmasse mit einer kleineren Geschwindigkeit $V$ an, als es dem stationären Kräftegleichgewicht bei dem hier bereits größeren Druckgradienten $G'$ entsprechen würde. Folge der kleineren Geschwindigkeit ist eine zu kleine Corioliskraft $A'$. Sie kann das Luftquantum nicht bis zur isobarenparallelen Richtung ablenken; es bewegt sich deshalb noch schiefwinklig zum tieferen Druck hin. Aus dem Kräfteparallelogramm von Gradient- und Corioliskraft ergibt sich eine verbleibende beschleunigende Restkraft $B$ in der Strömungsrichtung, durch welche die Geschwindigkeit erhöht wird. An einer nächsten Station ist aber der Druckgradient schon wieder größer, und es wiederholt sich derselbe Vorgang wie bei der Station 2.

Für die Südhalbkugel ist die Strömungsrichtung zwar umgekehrt, aber bei konvergierenden Isobaren überwiegt die Gradientkraft ebenfalls die Coriolisbeschleunigung mit der Folge der Luftversetzung zum tieferen Druck hin.

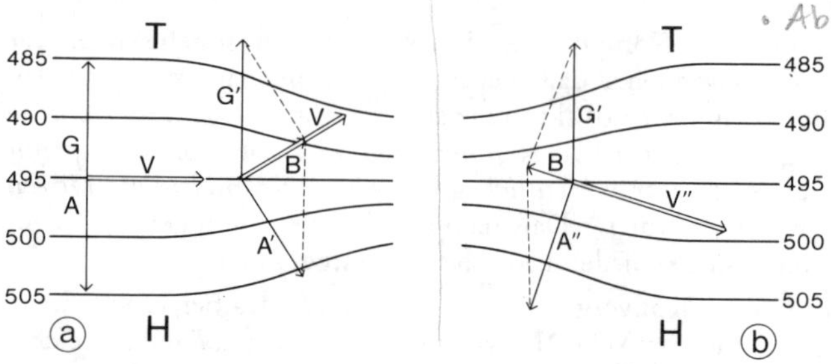


Fig. 42 Kräftediagramm für Konvergenzen bzw. Divergenzen in der Höhenströmung

*Ergebnis: Im Bereich konvergierender Höhenisobaren findet auf beiden Hemisphären außer einer Erhöhung der Windgeschwindigkeit auch ohne Reibung, allein auf Grund der Massenträgheit, eine geringe Luftversetzung zum tiefen Druck hin statt.*

Bei divergierenden Isobaren (Fig. 42b) kommt die Luft jeweils noch mit höherer Geschwindigkeit $V''$ an als es dem Druckgradienten $G'$ entsprechen würde. Die Corioliskraft $A''$ überwiegt demnach und lenkt die Luft über die isobarenparallele Richtung hinaus ab. Es wird dabei Arbeit gegen den Luftdruckgradienten geleistet. Die entsprechend negative Beschleunigung $B$ bremst die Strömung ab, so daß eine gewisse Angleichung an geostrophische Verhältnisse (isobaren-parallele Windrichtung) hergestellt wird. An einer nächsten Station ist der Gradient aber schon wieder kleiner, so daß sich derselbe Vorgang so lange wiederholen kann, bis der Druckgradient gleich bleibt.

*Ergebnis: Im Bereich divergierender Höhenisobaren tritt auf beiden Hemisphären außer einer Verminderung der Windgeschwindigkeit gleichzeitig wegen der Massenträgheit eine Luftversetzung zum hohen Druck hin auf.*

Die mit der Geschwindigkeitserhöhung bzw. -erniedrigung verbundenen Bewegungskomponenten quer zu den konvergierenden bzw. divergierenden Isobaren werden als „*anisobare Bewegungen*" bezeichnet.

*Die Wirksamkeit des Effektes hängt sehr stark von der Stärke der Luftbewegung ab.* Erstens wächst die Massenträgheit mit dem Quadrat der Geschwindigkeit. Entsprechend quadratisch müssen sich auch die beschleunigenden bzw. bremsenden Kraftkomponenten $B$ in den Kräfteplänen der Fig. 42 ändern. Da die Gradienten nach Richtung und Stärke festgelegt sind, ist die Änderung von $B$ nur durch größere Ablenkung von der Isobarenrichtung zu erreichen. Außerdem bleibt bei niedrigen Windgeschwindigkeiten zwischen den Stationen genügend Zeit zum Abbremsen bzw. Beschleunigen.

*Ergebnis:* Bei weitständigen Isobaren (kleinen Gradienten, rel. kleinen Windgeschwindigkeiten) hat eine (deutlich ins Auge springende) Veränderung des Isobarenabstandes (Divergenz oder Konvergenz) auf die Hälfte z. B. eine wesentlich geringere anisobare Bewegungskomponente zur Folge, als die gleiche (aber weniger deutlich bemerkbare) Änderung bei engem Isobarenabstand.

Außerdem hängt der Effekt noch von der Änderungsgröße des Luftdruckgradienten in Strömungsrichtung ab. Je stärker die Konvergenz bzw. Divergenz der Isobaren, um so stärker die anisobare Bewegungskomponente.

*Die Koppelung von hohen Windgeschwindigkeiten* (d.h. großen Luftdruckgradienten, entsprechend starker Isobarendrängung) *mit rascher Veränderung in der Strömungsrichtung* (d.h. rasche horizontale Veränderung des Luftdruckgradienten, starke Divergenz bzw. Konvergenz der Isobaren) *wird den größten Effekt anisobarer Massenverlagerung zur Folge haben.*

Diese Koppelung wird in der Atmosphäre regelmäßig durch den großräumigen Massen- und Energieaustausch zwischen den Tropen und den höheren Breiten verursacht. Einem Vorstoß tropischer Warmluft polwärts entspricht im Höhendruckfeld nach den in Kap. 12 dargelegten Gesetzen ein meridional gerichteter Hochdruckkeil (s. Fig. 43). Der Kompensationsstrom polarer Kaltluft äquatorwärts hat einen meridionalen Höhentrog tiefen Druckes zur Folge. Durch die Warm- und Kaltluftvorstöße erhält die planetarische Frontalzone (Abschn. 11.5) zwischen ihnen einen stark meridionalen Verlauf. In dem gleichen Gebiet tritt eine Zusammendrängung der thermischen Gegensätze und in der Folge eine Verschärfung des Luftdruckgefälles in der Höhe sowie eine Verstärkung des geostrophischen Windes ein. An den Stirnen der Warm- und Kaltluftvorstöße hingegen, dort wo die Warm- bzw. Kaltluft ausdünnt, ergeben sich im Höhendruckfeld wesentlich geringere Druckgegensätze (vgl. Abschn. 5.5 über die Berechnung der absoluten Topographie). Dadurch ist die Koppelung von hoher Windgeschwindigkeit und starker horizontaler Veränderung des Luftdruckgradienten perfekt.

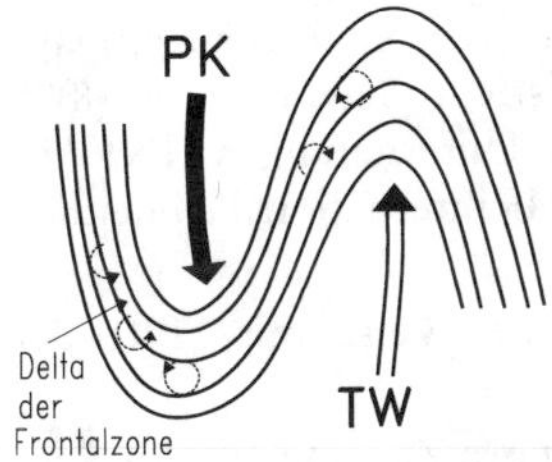


Fig. 43 Hochdruckkeil, Tiefdrucktrog und Wirbelgrößen-Advektion im Bereich der planetarischen Frontalzone

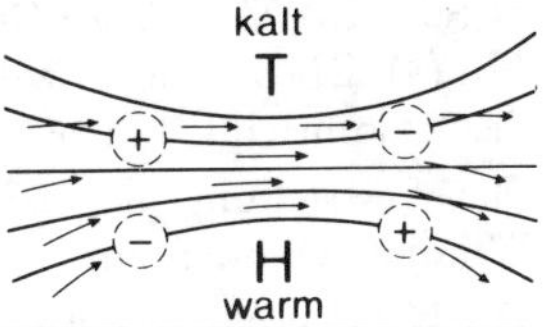


Fig. 44 Strömungsschema für ein „Delta der Höhenströmung"

Man nennt das Gebiet der divergierenden Höhenisobaren das *„Delta der Frontalzone"* (s. Fig. 44). Hier kommt es zu starken anisobaren Verlagerungen in Richtung zum hohen Druck, wodurch im Delta und auf seiner Polarseite ein Massenverlust verursacht wird, der sich in den tieferen Schichten der Atmosphäre, vor allem im Bodendruckfeld als Druckfall auswirken muß. Diese *dynamisch bedingte Änderung des Luftdruckfeldes* wurde 1927 zuerst von Ryd abgeleitet und späterhin von Scherhag zu einer Theorie der Druckfallgebiete und der Zyklonenbildung ausgebaut. Die dynamisch bedingte, im Strömungsfeld begründete Druckänderung wird deshalb auch als *„Ryd-Scherhag-Effekt"* bezeichnet. Strömungsdynamisch verbunden mit den genannten Luftdruckänderungen sind Änderungen der Rotationseigenschaften (der *Wirbelgröße* oder *Vorticity*) von sekundären Strömungsfeldern, welche in die großräumige allgemeine Luftbewegung um Tiefdrucktrog und Hochdruckkeil eingelagert sind. Solchen Strömungsfeldern wird auf der Westseite des Tiefdrucktroges auf der Nordhalbkugel eine Links-, auf der Südhalbkugel eine Rechtsrotation, somit eine Zyklonalrotation, überprägt. Auf der Westseite des Hochdruckkeils erfolgt die Zusatzbewegung in umgekehrter Richtung, also im Sinne einer Antizyklonalrotation. Die Prägewirkung ist um so größer, je kleiner der Krümmungsradius der sektoriellen Kreisbahn der Luftströmung, ausgedrückt im Krümmungsradius der Isobaren, ist. Bewegt sich ein sekundäres Strömungsfeld, das schon zyklonalen Drehsinn aufweist, in Richtung auf den Wendepunkt des Tiefdrucktroges, so wird durch positive *Wirbelgrößen-Advektion* der zyklonale Wirbel verstärkt. Aus dem Druckfall im Zusammenhang mit dem Ryd-Scherhag-Effekt wird ein dynamisches Tief. Für das Gebiet des Hochdruckkeils läßt sich entsprechend die Entstehung eines dynamisch gebildeten Antizyklonalwirbels ableiten. Beide Effekte spielen in der theoretischen Ableitung der allgemeinen Zirkulation der Atmosphäre eine bestimmte Rolle, auf die in Kap. 17 zurückzukommen sein wird.

## 13.5 Maßgrößen der Luftbewegung

Die Luftbewegung als gerichtete Größe wird festgestellt durch die *Windrichtung* und die Windstärke bzw. -geschwindigkeit. Grundlage exakter Richtungsfestlegung bieten die Himmelsrichtungen mit ihren verschiedenen Unterteilungsmöglichkeiten sowie der Azimutwinkel. Anstelle der früher meist gebrauchten 32teiligen Kompaßrose (auch Windrose genannt) entsprechend den Himmelsrichtungen E = Ost (8), S = Süd (16), W = West (24) und N = Nord (32) mit ihren Unterteilungen NNE (2), NE (4), ENE (6) usw. wird in den Wetterdiensten seit 1949 international einheitlich der Azimutwinkel in 360 Winkelgraden angegeben.

Die Feststellung der Windrichtung erfolgt auf einfache Weise mit Hilfe der Windfahnen oder eines Windsackes.

Die *Windgeschwindigkeit* gibt den von der bewegten Luft pro Zeiteinheit zurückgelegten Weg an. Als Maßeinheiten dienen m/s, km/std. (km/h), englische Meilen/h (miles per hour, mph) oder Seemeilen/h (= Knoten, kn). Die Maßeinheiten lassen sich durch folgende Gleichung gegenseitig umrechnen: 1 m/s = 3,6 km/h = 2,237 mpH = 1,9438 kn.

Eine früher auch in Wetterdiensten oft benutzte Schätzgröße der Windstärke sind die *Beaufort-Grade*. Seit 1949 wird aber in den Wetterdiensten international einheitlich die Windstärke in Knoten angegeben. Aus der Umrechnungsgleichung ersieht man, daß ein kn ungefähr $^1/_2$ m/s entspricht.

In der nachstehenden Darstellung sind die Maßeinheiten schematisch gegeneinander gesetzt (s. Fig. 45).

Man sieht daraus, daß die aus Bodenwindbeobachtungen empirisch begründete Beaufort-Skala für Windstärke 12 (Orkan) nur bis ungefähr 37 m/s oder 70 kn reicht.

In Bodennähe sind Windstärken von mehr als 40 bis 50 m/s (80 bis 100 kn) in der Tat sehr selten. Die größten Windstärken treten wahrscheinlich mit 100 bis 200 m/s auf engem Raum zusammengedrängt in den Tornados auf, während in den großräumigeren Wirbelstürmen normalerweise nur die Orkanstärken der Beaufort-Skala erreicht werden.

Die Höhenwinde sind natürlich sehr viel stärker. Im Bereich der Düsenwirkung bei konvergierenden Höhenisobaren werden häufig 200 kn überschritten.

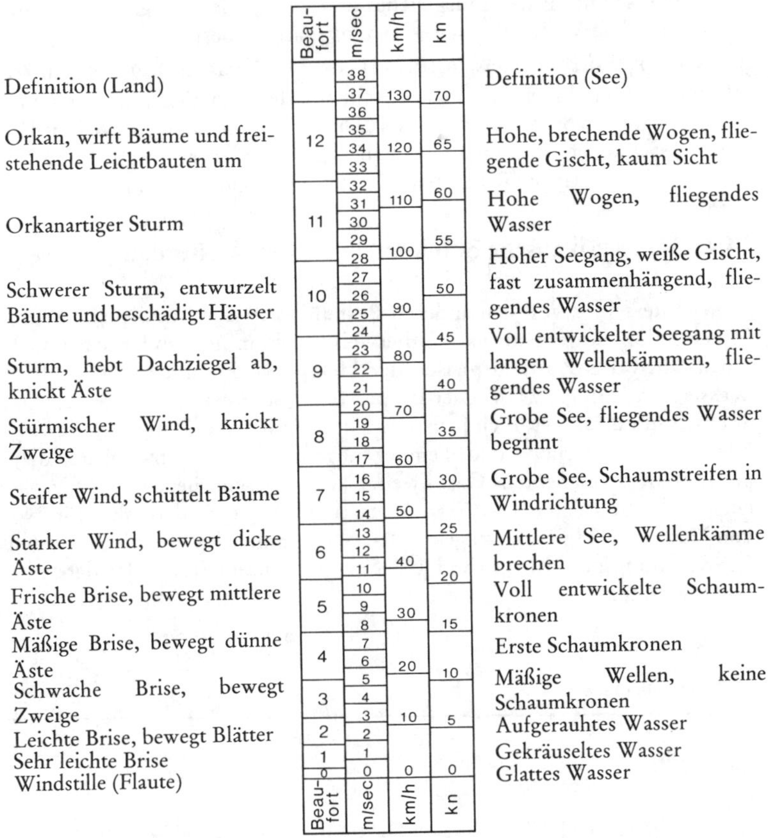


Fig. 45 Windstärkeangaben in Grad Beaufort, m/s, km/h, kn sowie die Windwirkung über Land und Wasser

# 14 Der Wasserdampf in der Atmosphäre[1)]

In Kap. 4 wurde festgestellt, daß die Atmosphäre aus einem Gemisch von permanenten und nicht-permanenten Gasen sowie suspendiertem Aerosol besteht. Die permanenten Gase und Suspensionen wurden an der gleichen Stelle behandelt. Auf letztere wird speziell im Zusammenhang mit den Kondensationskernen in Kap. 15 noch zurückzukommen sein. Hier ist der Wasserdampf in seiner physikalischen Sonderstellung als nicht-permanenter Gasanteil der Atmosphäre, seiner Bedeutung in den Prozessen des Energieausgleiches und der Niederschlagsbildung sowie in seiner geographischen Verteilung in der Troposphäre zu besprechen.

*Wasserdampf ist ein unsichtbares Gas.* Das, was man beim Ausströmen aus Wärmekraftmaschinen bzw. Schornsteinen oder beim Ausatmen in kalter Luft sieht und im täglichen Sprachgebrauch als „Dampf“ bezeichnet, sind Schwaden, die außer dem tatsächlichen Wasserdampf auch seine Kondensationsprodukte in Form von kleinsten Wassertröpfchen enthalten. Sie sind vergleichbar mit Nebel oder Wolken.

## 14.1 Die physikalische Sonderstellung des Wasserdampfes

Zum Unterschied von den anderen Bestandteilen der Atmosphäre kann Wasser im Intervall der auf der Erde natürlicherweise vorkommenden Drucke und Temperaturen in allen drei Zustandsphasen der Materie vorkommen: Fest als Eis, flüssig als Wasser, gasförmig als Wasserdampf. Begründet ist der Unterschied gegenüber Stickstoff und Sauerstoff einfach darin, daß die Umwandlungspunkte des Wassers im oder nahe am Druck- und Temperaturintervall der Atmosphäre, diejenigen der genannten permanenten Gase weitab von diesem liegen. In Fig. 46 sind die entsprechenden Schmelz- (bzw. Erstarrungs-) und Siedepunkte für Normaldruck von 760 mm Hg aufgetragen. Der Siedepunkt des $O_2$ als der nächstgelegene Umwandlungspunkt liegt rund 100 Celsiusgrade unterhalb der tiefsten Atmosphärentemperatur.

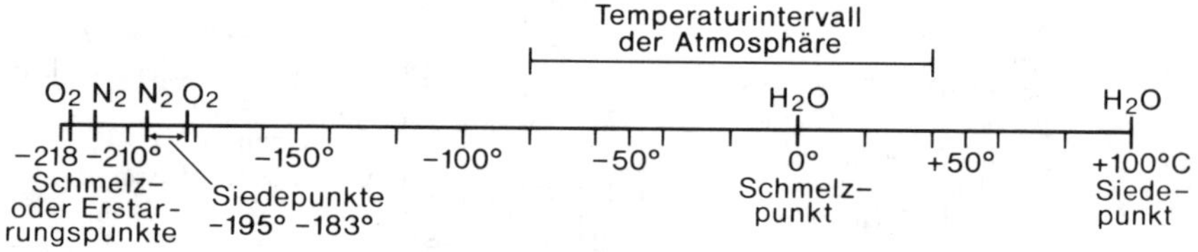


Fig. 46 Schmelz- und Siedepunkte für Stickstoff, Sauerstoff und Wasserdampf

Unterhalb des Schmelzpunktes kann eine Materie in fester und gasförmiger, zwischen Schmelz- und Siedepunkt in flüssiger und gasförmiger, oberhalb des Siedepunktes nur in gasförmiger Zustandsphase vorkommen (Fig. 47). Es mag verwundern, daß mit

[1)] Bzgl. der Maßeinheiten s. Kap. 5.3.

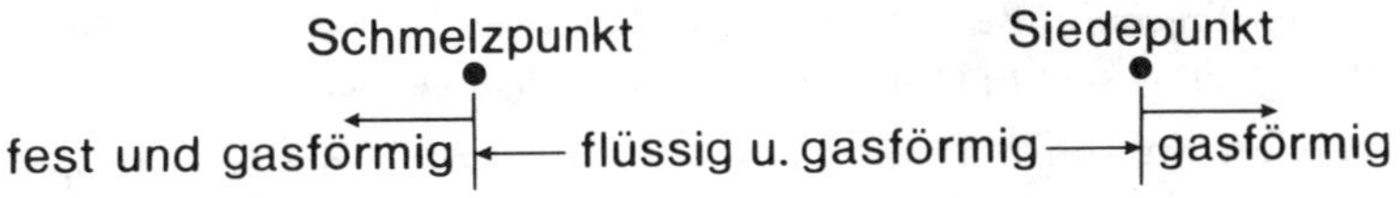


Fig. 47 Zustandsphasen zwischen den Umwandlungspunkten, schematisch

dem festen und flüssigen auch der gasförmige Zustand gleichzeitig vorkommt. Nun, wenn dem nicht so wäre, gäbe es in der Atmosphäre keinen Wasserdampf. Einsichtig werden die Fakten am besten mit den Vorstellungen der *kinetischen Gastheorie.*

Man denke sich eine wassergefüllte Schale mit großer Oberfläche unter einer Glasglocke, an die man ein Druckmeßgerät angeschlossen hat, um den Druck unter der Glocke bestimmen zu können. Im Wasser befinden sich alle Moleküle in einer ungeregelten Bewegung (Brownsche Molekularbewegung). Nach der mechanischen Wärmetheorie entspricht die Gesamtsumme der Bewegungsenergie aller Moleküle dem Inhalt des Wassers an Wärmeenergie. Wenn man der Schale durch Anheizen zusätzliche Energie zuführt, äußert sich das in einer Erhöhung der Geschwindigkeit und der mittleren freien Weglänge der Moleküle (freie Weglänge = Strecke zwischen zwei Zusammenstößen).

Von den Wassermolekülen dicht an der Oberfläche hat eine gewisse Anzahl die Bewegungsrichtung nach außen. Für einen Teil von ihnen reicht auch die freie Weglänge über die Oberfläche des Wassers hinaus. Um tatsächlich hinaus zu kommen, muß die sog. Oberflächenspannung überwunden werden. Sie ist das Ergebnis der van der Waalsschen Anziehungskräfte der Moleküle untereinander. Innerhalb der Flüssigkeit, wo jedes Molekül ringsum von anderen umgeben ist, heben sich die Anziehungskräfte gegenseitig auf; für die Moleküle in der Oberflächenschicht bleibt hingegen eine resultierende Kraft zum Inneren hin. Diese muß überwunden werden, bevor ein Molekül aus der Wasseroberfläche austreten kann. Zum Überwinden der Kraft ist Arbeit aus der Bewegungsenergie zu leisten, wodurch sich die Geschwindigkeit verringert. Das Hindurchtreten durch die Oberfläche werden diejenigen Moleküle mit der größten Bewegungsenergie schaffen. Dadurch verarmt die Flüssigkeit an energiereichen Molekülen – ihre Wärmeenergie wird kleiner – sie kühlt sich ab.

Erstes *Ergebnis*: Mit dem Austritt von Wassermolekülen aus dem Verband des Wassers in die Atmosphäre darüber ist ein Verlust an thermischer Energie für das Wasser verbunden.

Wenn der Vorgang eine gewisse Zeit gelaufen ist, befindet sich über der Wasserschale unter der Glocke eine gewisse Menge von Molekülen, die auch alle die ungeregelte Brownsche Bewegung vollziehen. Ein Teil hat die Bewegungsrichtung gegen die Wasseroberfläche, wird beim Übergang durch die Oberfläche von den o.g. van der Waalsschen Kräften beschleunigt und kommt mit relativ großer Bewegungsenergie wieder im Verband der Flüssigkeit an, der dadurch Energie gewinnt und seine Temperatur erhöht.

Zweites *Ergebnis*: Beim Eintritt von Wassermolekülen aus der Gasatmosphäre zurück in das Wasser gewinnt dieses thermische Energie.

Der Übertritt von Molekülen aus der Flüssigkeit in die Gasatmosphäre ist der Vorgang der *Verdunstung* (Verdampfung), der umgekehrte Weg bedeutet *Kondensation* (zu einem dichteren Medium).

Es sei für eine gegebene Temperatur ein Gleichgewicht zwischen ausgehenden und einkommenden Wassermolekülen gegeben. Nun soll durch Wärmezufuhr die Temperatur des Wassers erhöht werden. Folge ist größere Bewegungsenergie der Moleküle, mehr können die Oberflächenspannung überwinden und gelangen in die Gasatmosphäre unter der Glocke. Das Wasser verliert dadurch an thermischer Energie. Die durch Wärmezufuhr bewirkte Temperaturerhöhung wird teilweise oder ganz rückgängig gemacht. Es läßt sich experimentell nachmessen, wieviel Energie nötig ist, um 1 g Wasser in Dampf zu verwandeln. Diese Größe in Kalorien pro Gramm ist als *Verdampfungs-(Verdunstungs-)wärme* definiert. Eigentlich müßte man es „Verdampfungs- (bzw. Verdunstungs-)abkühlung“ nennen. Beim umgekehrten Vorgang, der Kondensation, wird nämlich die gleiche Energie tatsächlich als „*Kondensationswärme*“ frei.

Durch den Übergang von 1 g Wasser in die Dampfphase ist die Zahl der Moleküle in der Atmosphäre über dem Wasser gestiegen. Dadurch muß auch nach dem in Kap. 5 über die Druckwirkung der Brownschen Molekularbewegung Ausgeführten der Druck der Dampfmoleküle auf die Glockenwand und das Manometer gestiegen sein. *Den Druck, der von den in gasförmiger Phase vorliegenden Molekülen eines Stoffes erzeugt wird, bezeichnet man als Dampfdruck.*

Es läßt sich nun leicht einsehen, daß sich ein Gleichgewichtszustand zwischen der Zahl der ausgehenden Moleküle, den in der Gasatmosphäre befindlichen, den einkommenden und den im Wasser vorhandenen einstellt, wenn die Temperatur im System für einige Zeit konstant gehalten wird. Der dann vorhandene Druck ist der (bei der gegebenen Temperatur) *maximale Dampfdruck oder Sättigungsdampfdruck.* Wird die Temperatur gesenkt, fällt er, wird sie erhöht, steigt er – jedenfalls solange noch Wasser in flüssiger Form vorhanden ist. Ist alles Wasser verdampft, kann trotz Temperaturzunahme der Dampfdruck nicht mehr ansteigen.

*Ergebnis: Der maximale Dampfdruck ist eine Funktion der Temperatur. Der (wirkliche) Dampfdruck hängt vom verdampfbaren Wasservorrat ab und ist deshalb vom maximalen verschieden.*

Auf empirischem Wege ist mit Hilfe von Experimenten folgende funktionale Abhängigkeit zwischen Sättigungsdampfdruck $E$ und Temperatur $t$ (in °C) festgestellt worden:

$$E\,[\text{mb}] = 6{,}1078 \cdot e^{\frac{17{,}08085 \cdot t}{234{,}175 + t}}$$

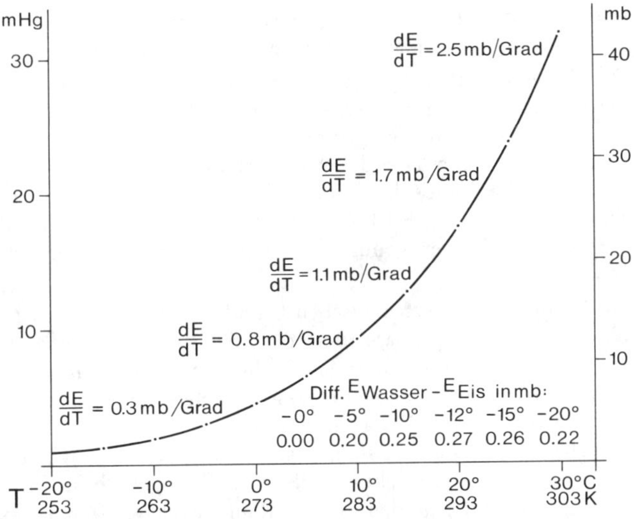


Fig. 48 Kurve des Sättigungsdampfdrucks

Das Wichtige an der Beziehung ist, daß der Sättigungsdampfdruck nicht linear, sondern exponentiell mit der Temperatur steigt. In der Fig. 48 ist die Kurve des Sättigungsdruckes (max. Dampfdruckes) zusammen mit den Steigungsverhältnissen dargestellt. Die folgende Tabelle gibt ein paar *Werte des Sättigungsdruckes*:

| Temp. in °C | −20° | −10° | 0° | 10° | 20° | 30° |
|---|---|---|---|---|---|---|
| *E* in mm Hg | 0,8 | 2,1 | 4,6 | 9,2 | 17,5 | 31,8 |
| *E* in mb | 1,25 | 2,85 | 6,1 | 12,3 | 23,4 | 42,4 |

Die Werte lassen sich leicht durch die *Faustregel* merken: *Pro 10° steigt der Sättigungsdruck auf etwa den doppelten Wert, angefangen mit 1 mm Hg bei − 20° C.*

Nach den Ausführungen über das Zustandekommen des Sättigungsdampfdruckes versteht es sich, daß diese Werte als „Sättigungsdruck über einer Wasserfläche" gemeint sind, wenigstens was die Temperaturen oberhalb des Gefrierpunktes betrifft.

Von 0° C an ergibt sich das *Problem der Bezugsoberfläche des Sättigungsdruckes.* Bei 0° erreicht die Bewegungsenergie der Moleküle im Wasser jene kritische Grenze, bei der die van der Waalsschen Molekularkräfte ausreichen, um Moleküle so weit einzufangen, daß sie im großen Durchschnitt statt der ungeordneten freien Bewegung nur noch Schwing- und Drehbewegungen um räumlich fixierte Punkte ausführen können. Die geometrische Ordnung der Bewegungsmittelpunkte repräsentiert das Kristallgitter, in welches sich die Wassermoleküle zum Eiskristall einordnen. Mit dem Einfangen wird die Bewegungsenergie, welche die Moleküle vorher hatten, sprunghaft verändert, ein Teil von ihr als Wärme freigesetzt. Bezogen auf die Masseneinheit (1 g) wird die freigesetzte Energie als *Erstarrungswärme* bezeichnet. Sie muß abgeführt werden, damit die Kristallisation zu Eis weiter vor sich gehen kann. Beim umgekehrten Weg, beim Übergang von Eis in flüssiges Wasser, muß dieselbe Menge

Energie als *Schmelzwärme* an die Moleküle geliefert werden, damit der Übergang in die freiere Beweglichkeit der flüssigen Phase geschafft wird.

Der allererste Anfang der Kristallisation zu Eis ist aber besonders schwierig, wenn im Durcheinander der Brownschen Molekularbewegung keine „Anlegestellen" vorhanden sind, welche in der geometrischen Figur dem Raumgitter eines Eiskristalles ähnlich sind. Dann kann das Wasser stark unterkühlt werden, ohne daß Eisbildung eintritt. In der Atmosphäre ist eine *Unterkühlung* von Wolkentröpfchen bis −30° C keine Seltenheit, bis −10° C sogar die Regel (vgl. Kap. 16). Bloßes Anstoßen stark unterkühlten Wassers genügt allerdings, um eine ganz plötzliche Erstarrung zu Eis zu bewirken.

Im Temperaturbereich zwischen 0 und −10° C kommen in Wolken häufig Eis-, Wasser- und Dampfphase nebeneinander vor. Das impliziert die Frage nach dem *Sättigungsdampfdruck über Eis.* Nahe dem Erstarrungspunkt sind in der Materie noch relativ viele Moleküle mit so großer Bewegungsenergie, daß sie sich nicht ohne weiteres von den Molekularkräften einfangen lassen. Ein Teil bewegt sich auch gegen die Oberfläche. Diese ist aber „fest", was im Normalfall bedeutet, daß die Moleküle wesentlich dichter gepackt sind als in der flüssigen Phase. Ihren Wirkungsbereich zu überwinden und trotzdem in den Raum über der festen Oberfläche zu gelangen, schaffen im Normalfall der Materie nur noch ganz wenige Moleküle. Der Dampfdruck über festen Stoffen ist also normalerweise verschwindend klein. Wasser ist aber in dieser wie in vieler anderer Hinsicht keine normale Materie. Eine der Besonderheiten, und zwar die für die ganze Natur folgenreichste, ist die „*Anomalie des Wassers*". Jedem ist bekannt, daß Wasser bei +4° C eine Dichte von 1 $g/cm^3$, Eis von 0° nur eine solche von 0,91 $g/cm^3$ hat. Die Oberfläche des Eises weist also keine dichtere Molekülpackung als die des Wassers auf. Folge ist, daß der Sättigungsdampfdruck über Eis nicht sehr verschieden von dem über Wasser der gleichen Temperatur ist. Immerhin ein bißchen schwerer ist die geordnete Packung zu überwinden, so daß erstens der Energieverlust des Eises beim Übergang der Moleküle in die Dampfphase größer ist und zweitens weniger herauskommen als aus unterkühltem Wasser von gleicher Temperatur. Die Wärmeenergie, welche Eis zugeführt werden muß, um es beim Übergang von 1 g Eis in die Dampfphase auf gleicher Temperatur zu halten, wird als „*Sublimationswärme*" bezeichnet. Sie ist gleich der Summe aus Schmelz- und Verdampfungswärme. Beim Niederschlag von 1 g Wasserdampf in Form von Eiskristallen (z. B. bei der Reifbildung) wird dieselbe Sublimationswärme wieder frei.

Folge der geordneten Packung ist, daß *der Sättigungsdampfdruck über Eis etwas kleiner als über unterkühltem Wasser der gleichen Temperatur ist.* Die Differenzwerte sind als Funktion der Temperatur in Fig. 48 eingetragen.

Wenn nun Eis- und Wasseroberflächen in einem System mit gemeinsamer Dampfatmosphäre (das kann eine Wolke, aber auch ein Eisschrank sein) zusammen vorkommen (Fig. 49), dann herrscht über Wasser immer ein größerer Sättigungsdampfdruck $E_W$ als über Eis ($E_E$). Mit dem resultierenden Dampfdruckgefälle dE findet in der Dampfatmosphäre ein Austausch mit der Folge statt, daß über dem Eis eine größere Konzentration von Dampfmolekülen entsteht als dem Sättigungsdampfdruck entspricht. Demnach fliegen im Zuge der Braunschen Bewegung im Mittel

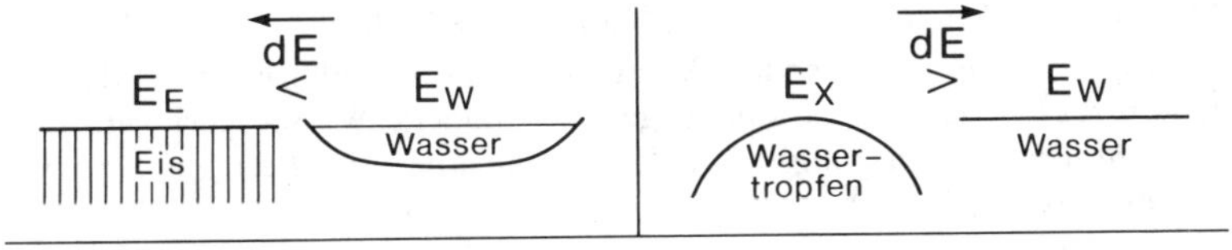


Fig. 49 Dampfdruckdifferenzierung über ebenen und gekrümmten Oberflächen bzw. Lösungen und reinem Wasser

immer mehr Moleküle zur Eisoberfläche als aus ihr herauskommen. Das Eis gewinnt an Masse durch permanentes Überwiegen der als Reif niedergeschlagenen gegenüber den als Dampf freigesetzten Molekülen. Über der Wasserschüssel ist es umgekehrt, das Wasser verdunstet mehr als es durch Kondensation zurückerhält.

*Ergebnis: In einem System von Eis- und Wasseroberflächen mit gemeinsamer Dampfatmosphäre wächst die Masse des Eises auf Kosten des Wassers.*

Der Vorgang spielt bei der Niederschlagsentstehung in den Wolken (s. Abschn. 16.3), aber auch sonst in der Natur, im täglichen Leben und in der Technik eine gewisse Rolle (z.B. Gefriertrocknung; oder rasches Abtrocknen der Oberfläche nicht abgedeckter feuchter Lebensmittel im Kühlschrank, während die Kühlschlange einen Eisüberzug ansetzt, der hin und wieder abgetaut werden muß; oder nächtliche Eisbildung auf feuchter Erde hat zur Folge, daß nach dem Auftauen des Eises oder Kammeises am Tage die Oberfläche einen höheren, die ein paar Zentimeter tiefer gelegenen Bodenschichten einen geringeren Wasserdampfgehalt als im Anfangsstadium haben. Frost „zieht“ bis zu einer gewissen Tiefe die Feuchte aus dem Boden).

Aufgabe: Man führe sich einmal die Konsequenzen vor Augen, wenn auch bei Wasser – wie im Normalfall der Materie – der Sättigungsdampfdruck über der festen Phase nicht nur ein bißchen, sondern stark verschieden wäre von dem über der flüssigen.

Außer der Differenz des Sättigungsdruckes für Eis und Wasser spielt in der Atmosphäre auch noch die *Dampfdruckdifferenz für verschieden stark gekrümmte Oberflächen* sowie die *Dampfdruckerniedrigung über Lösungen* verschiedener Konzentration eine gewisse Rolle.

Für ebene Wasseroberflächen wurde schon die Überwindung der Oberflächenspannung angesprochen, welche durch die Anordnung der van der Waalsschen Molekularkräfte verursacht wird. Für eine stark konvex gekrümmte Wasseroberfläche (z.B. Tropfen) kann man sich leicht vorstellen (s. Fig. 49), daß die van der Waalsschen Kräfte eine etwas geringere Wirkung haben, die Fluchtgeschwindigkeit etwas kleiner sein kann und bei gleicher Temperatur demgemäß mehr Moleküle durch die gekrümmte Fläche gelangen als bei ebener Wasseroberfläche mit der gleichen Temperatur. *Der Dampfdruck über gekrümmter Wasseroberfläche ist also größer als über ebener.*

Sind Oberflächen verschiedener Krümmung nebeneinander vorhanden, so sorgt das Dampfdruckgefälle für einen Transport in Richtung der weniger gekrümmten Wasseroberfläche.

*Ergebnis: Große Tropfen wachsen in einem System mit gemeinsamer Dampfatmosphäre auf Kosten der kleinen.*

Wird im Wasser ein Salz gelöst, so übt das auch in der Lösung eine hygroskopische (Wassermoleküle anziehende) Wirkung aus. Infolgedessen wird der Sättigungsdampfdruck über der Lösung gegenüber reinem Wasser geringer, es tritt *eine „Dampfdruckerniedrigung" über der Lösung auf, deren Betrag mit der Konzentration der Lösung wächst.*

Die *Konsequenz* ist: *An Lösungen hoher Salzkonzentration erfolgt die Anlagerung von Dampfmolekülen bei wesentlich niedrigeren Sättigungsdrucken als an reinen Wasseroberflächen* (vgl. dazu auch Abschn. 16.1).

In der folgenden Übersicht sind die im Zusammenhang mit der Zustandsänderung des Wassers wichtigen Daten zusammengestellt. Sie gelten für den Normaldruck von 760 mm Hg. Die Umrechnung vom benutzten CGS-System in Joule/g des SJ-Systems ist einfach, indem man alle Energieangaben mit 4,187 multipliziert. Als Resultat kommen allerdings schwieriger zu merkende Zahlen heraus.

| | | Umwandlungs- Temp. (°C) | Umwandlungs- Energie (cal/g) | Vergleichswerte anderer Stoffe |
|---|---|---|---|---|
| Eis → Wasser | Schmelzen | 0 | Schmelzwärme 80 | Eisen 49 cal/g |
| Wasser → Eis | Gefrieren | 0 | Erstarrungswärme 80 | Alum. 94 cal/g |
| Wasser → W'dampf | Verdunsten | unter 100 | Verdunstungswärme 600–539 | $O_2$ 51 cal/g |
| | Verdampfen | 100 | Verdampfungswärme 539 | $N_2$ 48 cal/g |
| W'dampf → Wasser | Kondensation | unter 100 | Kondensationswärme 539–600 | Ammoniak 327 cal/g |
| Eis → W'dampf | Verdunsten | unter 0 | Sublimationswärme 680 | |
| W'dampf → Eis | Sublimation | unter 0 | Sublimationswärme 680 | |

Im Vergleich zu allen anderen Stoffen benötigt Wasser eine extrem hohe Verdampfungsenergie, während der Wert der Schmelzenergie im normalen Rahmen liegt.

Aufgabe: Man überlege einmal die Konsequenzen der Fiktionen, daß auch die Schmelz- bzw. Erstarrungswärme des Wassers das Mehrfache vom wirklichen Wert ausmachte oder daß die Verdunstungsenergie die gleiche Größenordnung wie diejenige der Hauptmischungskomponenten der Luft, Stickstoff und Sauerstoff, hätte.

## 14.2 Maßeinheiten und Messung der Luftfeuchte

*Luftfeuchte* (Luftfeuchtigkeit) ist ein Begriff für den Wasserdampfgehalt der Luft.

Als definierte Maßeinheiten wurden im voraufgegangenen Abschnitt bereits der maximale oder *Sättigungsdampfdruck* ($E$) sowie der (wirkliche) *Dampfdruck* ($e$) abgeleitet. Die Differenz $E - e$ wird als *Sättigungsdefizit* bezeichnet. Diese Größe spielt eine maßgebliche Rolle bei theoretischen Berechnungen der Verdunstung. Es ist jene Dampfmenge, welche Luft bestimmter Temperatur noch aufzunehmen vermag.

Wegen der funktionalen Abhängigkeit des maximalen Dampfdruckes von der Lufttemperatur wird häufig die Sättigungs- oder *Taupunktstemperatur* ($T_d$, *d* als Index für „dewpoint") als genaues Maß für den Dampfdruck *e* angegeben (z.B. hat Luft mit $T_d = 10°$ einen Dampfdruck $e = 12{,}3$ nb). Es ist diejenige Temperatur, welche feuchte Luft annehmen muß, damit ihr tatsächlicher Dampfdruck dem maximal möglichen entspricht.

Weitere Maße und ihre Dimensionen sind:

Die *absolute Feuchte* [*a* in g/m$^3$]. Sie gibt das Gewicht (in g) des in einem Kubikmeter Luft enthaltenen Wasserdampfes an. Da sich Luft und Wasserdampf bei Vertikalbewegungen mit ab- oder zunehmendem Luftdruck auf ein größeres bzw. kleineres Volumen verteilen, ist die absolute Feuchte keine konservative Eigenschaft gegenüber konvektiven Prozessen.

Die *spezifische Feuchte* [*s* in g/kg] ist das Gewicht des Wasserdampfes in Gramm pro kg feuchter Luft. Diese Größe ist bei Vertikalbewegungen (Druckänderungen) solange invariabel, als keine Kondensation eintritt (der Taupunkt nicht erreicht wird).

Wenig verschieden von *s* ist das *Mischungsverhältnis* [*m* in g/kg]. Der Unterschied ist, daß die Dampfmenge auf ein kg *trockener* Luft bezogen wird. *m* stellt ebenfalls unterhalb des Taupunktes eine konservative Eigenschaft dar.

Für all diese Feuchtemaße gibt es natürlich auch jeweils den maximal möglichen Wert ($A$, $S$, $M$).

Gegenüber diesen absoluten Maßeinheiten ist die *relative Feuchte* [*U* in %] ein Verhältniswert. Sie ist die in Prozent ausgedrückte Relation von wirklich vorhandenem zu dem bei der gegebenen Temperatur maximal möglichen Wert des Dampfdruckes (bzw. des Mischungsverhältnisses, der absoluten oder spezifischen Feuchte).

$$U[\%] = \frac{e}{E} \cdot 100 = \frac{s}{S} \cdot 100 = \frac{a}{A} \cdot 100 = \frac{m}{M} \cdot 100.$$

Der einfache Relationswert $e/E$ ohne die Hochrechnung auf % wird als Sättigungsverhältnis bezeichnet.

Die relative Feuchte ist mit jeder Temperaturänderung stark variabel, da $E$ eine Funktion von $t$ ist.

Die zuletzt genannten absoluten Maße haben zwar den Vorteil, anschaulich zu sein, lassen sich aber direkt nur mit Hilfe aufwendiger Apparaturen im Labor bestimmen. Die *Messung der Luftfeuchte* erfolgt in der meteorologischen und klimatologischen Praxis immer auf dem Weg über den Dampfdruck, und zwar indirekt unter Verwendung der Temperatur. Die apparativ einfachste Methode stützt sich auf die physikalische Eigenschaft von entfetteten Menschenhaaren, eine Längenänderung in Abhängigkeit von der relativen Luftfeuchte durchzumachen. Um $^2/_{100}$ der Gesamtlänge dehnt sich das Haar aus, wenn es aus absolut wasserdampffreier in -gesättigte Luft gebracht wird. Mehrere Haare zu einer ungefähr 10 cm langen „Harfe" parallel aufgespannt, eine Seite der Harfe am Gehäuse fixiert, die andere am Hebel einer Drehachse befestigt, an der ein entsprechend langer Schreibarm angebracht ist, der die

Bewegung seiner Spitze auf dem geeichten Registrierstreifen einer langsam sich drehenden Trommel aufzeichnet, das ist das Bauprinzip des *Haarhygrographen*. Beim *Haarhygrometer* wird die Zeigerstellung auf einer geeichten Skala abgelesen.

Beobachtet man Lufttemperatur ($t$) und relative Feuchte ($U$) an einem Ort gleichzeitig, so läßt sich mit $t$ der Sättigungsdampfdruck $E_t$ aus der Dampfdruckkurve oder Tabellen ablesen und aus der Formel $U = e/E_t \cdot 100$ bei bekanntem $U$ und $E_t$ der wirkliche Dampfdruck $e$ bestimmen. $e = U/100 \cdot E_t$.

Der zweite Weg ist apparativ komplizierter. Man benötigt dazu außer der Luftdruckangabe ($p$) das in Abschn. 11.1 bereits behandelte *Assmannsche Aspirationspsychrometer*. Je trockener die Luft, um so mehr Wasser verdunstet pro Zeiteinheit am Musselinstrumpf des feuchten Thermometers und um so größer ist die Abkühlung. Aus der *psychrometrischen Differenz* $(t - t')$ zwischen „trockener" und „feuchter Temperatur" und dem aus der Dampfdruckkurve entnommenen $E'$ läßt sich nach der *Psychrometerformel* $e = E' - G \cdot p\,(t - t')$ der Dampfdruck $e$ bestimmen. $G$ ist eine experimentell gemessene Gerätekonstante (0,000662, wenn die Druckangaben in mb erfolgen).

Alle anderen Feuchtemaße können aus dem Dampfdruck mit Hilfe von Formeln umgerechnet werden, die sich aus Gesetzen der Thermodynamik ableiten lassen, die aber hier nur aufgeführt seien:

$$s = \frac{623 \cdot e}{p - 0{,}377 \cdot e}\,; \quad m = \frac{623 \cdot e}{p - e} \quad (p \text{ und } e \text{ in mm Hg oder mb})$$

$$a = \frac{1{,}06 \cdot e}{1 + 0{,}00366 \cdot t} \quad (e \text{ in mm Hg}, t \text{ in °C}) \text{ bzw.} \quad a = \frac{0{,}795 \cdot e}{1 + 0{,}00366 \cdot t} \quad (e \text{ in mb})$$

Man ersieht daraus, daß $s$ und $m$ nur geringfügig verschieden sind, $a$ zahlenmäßig fast mit $e$, angegeben in mm Hg, übereinstimmt. Die in Abschnitt 14.1 aufgeführten Werte des Sättigungsdampfdruckes in mm Hg entsprechen also ungefähr dem Wasserdampfgehalt in g/m$^3$.

## 14.3 Mittlere horizontale und vertikale Verteilung des Wasserdampfes in der Atmosphäre

*Die horizontale Differenzierung des mittleren Wasserdampfgehaltes der Luft wird in erster Linie von der Temperaturverteilung bestimmt und in wesentlich geringerem Maße davon, ob genügend Wasser an der Oberfläche zur Nachlieferung zur Verfügung steht* (Unterschied zwischen Ozeanen, großen Waldgebieten oder Wüsten). Die absolut niedrigsten Werte des Dampfdruckes treten mit Größenordnungen von 0,1 mm Hg im Winter in NE-Sibirien und über dem antarktischen Kontinent auf. Demgegenüber weist die Luft im Innern der trockensten Wüsten der Erde noch 5 bis 10 g Wasserdampf pro m$^3$ auf. Die folgende Tabelle gibt als Übersicht die *Breitenkreismittel des Dampfdruckes in der bodennahen Luftschicht in mb* (nach KESSLER, 1968).

| | | N 80° | 70° | 60° | 50° | 40° | 30° | 20° | N 10° | 0 | S 10° | 20° | 30° | 40° | 50° | 60° | 70° | S 80° |
|---|---|---|---|---|---|---|---|---|---|---|---|---|---|---|---|---|---|---|
| Januar | Wasser | 1,0 | 1,9 | 3,6 | 6,5 | 9,8 | 15,8 | 21,5 | 27,3 | 27,6 | 26,6 | 23,5 | 18,9 | 13,6 | 9,2 | 6,3 | 4,6 | 2,5 |
| | Land | 0,5 | 0,6 | 1,3 | 2,2 | 3,5 | 8,2 | 9,8 | 16,5 | 25,5 | 23,7 | 19,2 | 14,8 | 9,8 | 8,8 | | 2,0 | 1,4 |
| Juli | Wasser | 5,6 | 8,2 | 10,6 | 12,9 | 18,6 | 24,8 | 27,9 | 29,0 | 27,1 | 23,1 | 17,9 | 13,5 | 9,8 | 6,1 | 3,2 | 1,4 | 0,4 |
| | Land | 5,1 | 8,7 | 12,0 | 15,0 | 17,7 | 22,2 | 20,7 | 25,1 | 23,9 | 17,3 | 9,9 | 9,5 | 9,0 | 4,7 | | 0,5 | 0,2 |

*In vertikaler Richtung bestimmen Temperatur und in zweiter Linie der Austausch die Verteilung des Wasserdampfgehaltes.* Das größte Gefälle tritt über verdunstenden Oberflächen auf. Während sich im Mittel von Ein- und Ausstrahlung in der bodennahen Luftschicht eine Umkehr des Temperaturgefälles (Bodeninversion) häufig ausbildet, findet eine Umkehr des Feuchtegefälles nur wesentlich seltener und kurzfristiger statt, speziell immer dann, wenn an der Oberfläche sich der Wasserdampf als Tau oder Reif niederschlägt. Nach der Höhe nimmt der Wasserdampfgehalt der Atmosphäre im Regelfall rasch ab. In der Fig. 50 sind mittlere vertikale Verteilungskurven für verschiedene Klimazonen der Erde aufgezeichnet.

Während im Mittel eine rasche Abnahme des Wasserdampfgehaltes mit der Höhe eintritt, ist in den *Außertropen im Einzelfall* auch eine *Feuchteinversion* möglich. Dieser Fall tritt auf, wenn im Zuge der zyklonalen Verwirbelung in den Mittelbreiten

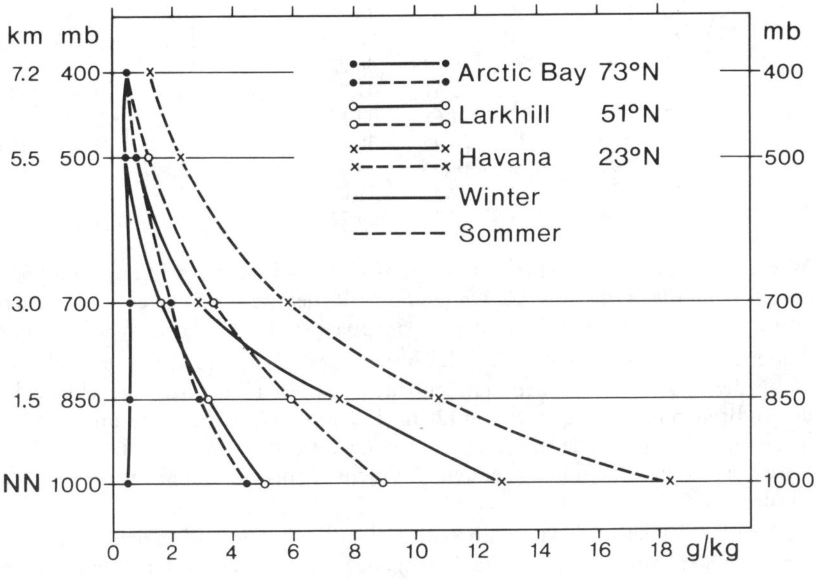


Fig. 50 Vertikalverteilung des Wasserdampfes in verschiedenen Klimaregionen (Werte nach FLOHN aus HESSE: Handbuch der Aerologie, 1961)

(vgl. Kap. 17) warm-feuchte Tropikluft über trocken-kalte Polarluft aufgleitet (diese Situation tritt bei sehr kräftigen Warmfronten auf, vgl. Abschn. 15.9).

Eine wichtige Größe zur Abschätzung der regionalen Verteilung der Feuchte in der Atmosphäre ist die Gesamtmenge an Wasserdampf, die in einer gegebenen Vertikalsäule über einem Ort im Mittel enthalten ist. Man bezeichnet diese Größe als „*precipitable water*" und drückt sie, wie die Niederschlagsmenge, in mm Wassersäule (= Liter/m$^2$) aus. Dieser Maßeinheit liegt also die Vorstellung zugrunde, daß die gesamte Wasserdampfmenge, zu Wasser kondensiert, am Grunde der Säule akkumuliert wäre. Demgegenüber muß aber gleich hinzugefügt werden, daß nur ein sehr kleiner Teil davon, um 10 %, tatsächlich in Form von Niederschlag zur Erde kommt, 90 % immer in der Atmosphäre bleiben.

In der folgenden Tabelle sind die *Breitenkreismittel für den Erdboden sowie das 850-, 700- und 500-mb-Niveau angegeben* (nach KESSLER 1968).

| | Januar | | | | Juli | | | |
|---|---|---|---|---|---|---|---|---|
| | oberhalb | | | | oberhalb | | | |
| | 500 mb | 700 mb | 850 mb | Erdoberfläche | 500 mb | 700 mb | 850 mb | Erdoberfläche |
| N 70 | 0,17 | 0,73 | 1,71 | 2,42 | 0,92 | 4,52 | 9,11 | 15,78 |
| 60 | 0,28 | 1,16 | 2,39 | 4,06 | 1,29 | 5,57 | 11,92 | 20,83 |
| 50 | 0,42 | 1,76 | 3,78 | 6,50 | 1,69 | 6,84 | 14,69 | 24,67 |
| 40 | 0,64 | 2,71 | 5,67 | 10,33 | 2,02 | 8,22 | 17,25 | 28,61 |
| 30 | 0,99 | 4,08 | 8,61 | 16,83 | 2,59 | 9,68 | 18,83 | 34,06 |
| 20 | 1,42 | 6,04 | 13,00 | 26,00 | 2,96 | 11,11 | 22,86 | 40,61 |
| 10 | 1,93 | 8,31 | 18,72 | 36,72 | 2,98 | 11,72 | 24,50 | 44,89 |
| 0 | 2,54 | 10,79 | 23,61 | 41,56 | 2,52 | 10,78 | 23,36 | 43,33 |
| 10 | 2,87 | 11,37 | 24,61 | 44,17 | 2,03 | 8,62 | 19,72 | 37,61 |
| 20 | 2,60 | 9,82 | 20,94 | 38,89 | 1,43 | 5,62 | 13,06 | 25,61 |
| 30 | 1,91 | 6,92 | 14,94 | 29,06 | 0,91 | 3,80 | 9,14 | 18,11 |
| 40 | 1,15 | 4,34 | 9,56 | 21,06 | 0,60 | 2,57 | 7,00 | 14,28 |
| S 50 | 0,64 | 3,11 | 7,06 | 14,22 | 0,38 | 1,81 | 4,89 | 10,11 |

Man erkennt daraus zunächst, daß *bis rund 1500 m* (das entspricht ungefähr 850 mb) *bereits rund die Hälfte, bis 3000 m* (700 mb) $^3/_4$ *der Gesamtmenge an Wasserdampf enthalten sind.* Die oberen Teile der Troposphäre sind also relativ wasserdampfarm.

Außerdem läßt sich aus dem Vergleich von rund 45 mm precipitable water in der Nähe des Äquators mit dem tatsächlichen mittleren Monatsniederschlag, der in diesen Breiten in der Regenzeit um 120 bis 150 mm beträgt, die Folgerung ziehen, daß für die Lieferung des Niederschlags am Boden der gesamte Wasserdampfgehalt in der Vertikalsäule über dem betreffenden Ort mehr als dreimal im Monat umgeschlagen werden muß.

Und schließlich läßt sich daraus noch die Folgerung ziehen, daß, gleiche Umschlaggeschwindigkeit vorausgesetzt, *die Hochgebirge unter der Bedingung konvektiver Niederschlagsbildung nur relative Trockengebiete sein können,* da die Luftsäule über ihnen nur rund $^1/_3$ des precipitable water hat, wie die über den Tiefländern. Das widerspricht zwar der Meßerfahrung, die in den Gebirgen der Außertropen gemacht und auf die Tropengebirge extrapoliert wurde. Aber die Übertragung war ungerechtfertigt. Tropengebirge sind tatsächlich relative Trockeninseln in feuchterer Umgebung. Die Meßerfahrung der Außertropen, daß die Niederschläge bis in Höhen um 3000 m zunehmen, deutet darauf hin, daß bei der Niederschlagsentstehung andere als vorwiegend vertikal wirkende Umlagerungsprozesse für die Hauptmenge der Niederschläge verantwortlich sind. (Genauer s. Kap. 16.5.)

## 14.4 Das Problem der Verdunstung, Humidität und Aridität

Im Kap. 14.1 wurden die Grundzüge der physikalischen Vorgänge und Energieumsätze beim Übergang des Wassers von der flüssigen in die dampfförmige Phase für den einfachen Fall einer Wasseroberfläche unter Laborbedingungen behandelt. Ein wichtiges und zudem klimatologisch sehr kompliziertes Problem ist die genaue Ableitung der Prozesse und der in sie bestimmend eingreifenden Parameter bei der Rückführung eines Teiles der atmosphärischen Niederschläge in die Atmosphäre von den sehr heterogen zusammengesetzten wirklichen Oberflächen der Erde.

Wir wollen zunächst den – noch relativ einfachen – Fall einer großen Wasserfläche, also die *Meeres- oder Seeverdunstung*, ins Auge fassen. Aus 14.1 ist bereits bekannt, daß der Übergang der Moleküle aus der Wasseroberfläche in die darüber liegende Luft um so leichter vor sich geht, je höher die Temperatur des Wassers ist.

*Konsequenz 1:*

Warme Meere können mehr Wasser verdunsten als kalte.

Bei der Verdunstung wird der Wasseroberfläche die Verdampfungswärme in Größe von 540 bis 600 cal/g verdampften Wassers entzogen. Ohne Energienachschub müßte sich eine Wasserschicht von 1 $m^2$ Fläche und 1 mm Dicke beim Verdampfen von jedem Gramm um rund 0,5 bis 0,6 Grad abkühlen; bei 10 g, also einem Prozent der betrachteten Wasserschicht, um 5 bis 6°. Rückgang der Temperatur bedeutet Rückgang der Verdunstung. Der Vorgang läßt sich also nur aufrecht erhalten, wenn der Wasseroberfläche Energie zugeführt wird. Das kann im wesentlichen auf zwei Wegen geschehen: durch Nachschub mittels Austausch aus der Tiefe des Wasserreservoirs oder durch Einstrahlung (kurz- und langwellig, s. Kap. 9 und 10; die Wärmeübertragung durch Leitung aus der Luft ist wegen der geringen spezifischen Wärme von Luft im allgemeinen zu vernachlässigen). Der Nachschub aus der Tiefe funktioniert nur so lange, als dort genügend Wärme gespeichert ist (s. Abschn. 8.4), z. B. also bei Meeren und Seen in den Außertropen zu Beginn der Zeiten mit negativer Strahlungsbilanz im Herbst und Frühwinter. Im langjährigen Mittel bleibt als der entscheidende Faktor nur die eingestrahlte Energie als Kompensation für den Verlust der Verdampfungswärme übrig.

*Konsequenz 2:*

Die Verdunstung kann zeitlich und regional um so größer sein, je mehr Strahlungsenergie zur Deckung der Verdunstungswärme zur Verfügung steht.

Aus 1 und 2 folgt, daß warme Meere in den Gebieten mit den Maximalwerten positiver Strahlungsbilanz am Rande der Tropen die größte Verdunstung aufweisen können (s. Abschn. 10.2).

Bisher wurde bewußt immer von aufweisen „können" gesprochen. Voraussetzung ist nämlich, daß die Atmosphäre über den Wasserflächen auch in der Lage ist, die verdunstenden Wasserdampfmengen aufzunehmen. Zu den Abgabebedingungen von seiten der verdunstenden Oberfläche kommt als zweiter Komplex von Einflußfaktoren derjenige der Aufnahmebedingungen.

*Konsequenz 3:*

Die Verdunstung hängt auch wesentlich davon ab, wieviel Wasserdampf die Atmosphäre pro Zeiteinheit von einer verdampfenden Oberfläche abnehmen kann.

Den Vorgang der Aufnahme kann man sich in zwei Schritte aufgegliedert denken: im ersten wird der Wasserdampf von einer Volumeneinheit (z. B. 1 $m^3$) Luft unmittelbar über der Wasseroberfläche aufgenommen, im zweiten muß dann das mit Dampf angereicherte oder gesättigte Volumen abgeführt und mit der überlagernden Luft vermischt werden. Hinsichtlich des ersten Schrittes ist aus 14.1 bereits bekannt, daß die maximal mögliche Aufnahmefähigkeit eines Kubikmeters Luft vom Sättigungsdefizit $(E - e)$ abhängt und daß der maximale Dampfdruck $E$ exponentiell mit der Lufttemperatur ansteigt.

Prinzipiell kann das Sättigungsdefizit alle möglichen Werte annehmen. Sie werden bestimmt von der Lufttemperatur einerseits und der relativen Feuchte andererseits (s. 14.2). Nimmt man einmal für alle in Betracht gezogenen Luftmassen einen gleichen mittleren Wert der relativen Feuchte an, so wird die Aufnahmefähigkeit für Wasserdampf exponentiell mit der Lufttemperatur steigen.

*Konsequenz 4:*

Bei gleicher relativer Luftfeuchte begünstigen hohe Lufttemperaturen die Verdunstung. Hohe Luftfeuchten reduzieren sie aber.

Extreme Verdunstungsraten sind demnach dort zu erwarten, wo bei hohen Temperaturen durch vertikale Absinkbewegungen das Sättigungsdefizit der Luft aus thermodynamischen Gründen laufend vergrößert wird (s. 13.3, 15.6 und 17.3).

Aber all das gilt wieder nur unter der Bedingung, daß auch der dritte Schritt im Gesamtablauf gesichert ist, nämlich das Abführen und Vermischen des mit Wasserdampf angereicherten Grenzschichtvolumens. Vollzogen wird es vom vertikalen Austausch durch die im nächsten Kapitel 15 zu besprechende dynamische Turbulenz. Sie besteht im Prinzip darin, daß Luftvolumina aus der bodennahen Schicht in ungeordneter Vertikalbewegung nach oben transportiert und durch solche aus bodenferneren Schichten ersetzt werden. Wie stark diese Turbulenz ist, hängt von der Stärke des horizontalen Windes und der vertikalen Temperaturschichtung (s. 11.3) in der Luftmasse ab, wie in Abschn. 15.7 abgeleitet werden wird.

*Konsequenz 5:*
Wegen des notwendigen turbulenten Austausches sind für die Größe der Verdunstung auch die horizontale Windgeschwindigkeit und die vertikale Temperaturschichtung in den tieferen Schichten der Troposphäre mitbestimmend.

Jedoch nützt die stärkste Turbulenz noch nichts, wenn die von oben kommenden Ersatzvolumina bereits einen ähnlich großen Wasserdampfgehalt wie die von der Wasseroberfläche abzuführenden aufweisen.

*Konsequenz 6:*
Außer vom vertikalen Temperaturgradienten hängt die Verdunstung auch noch wesentlich vom vertikalen Dampfdruckgefälle ab.

*Zusammenfassend* muß man für den noch relativ einfachen Fall der Meeres- oder Seeverdunstung festhalten, daß die Prozesse im komplizierten Ineinandergreifen von Energieumsätzen an der Wasserfläche und Austauschvorgängen in der Atmosphäre über ihr ablaufen und daß als wesentliche Steuerungsfaktoren Strahlungsenergieeinnahme, Wasser- und Lufttemperatur, relative Luftfeuchte, Windgeschwindigkeit sowie vertikaler Temperatur- und Dampfdruckgradient beteiligt sind.

Über den mehr oder weniger mit Vegetation bedeckten Kontinentalgebieten setzt sich die *Landverdunstung* als *Evapotranspiration* zusammen aus der Evaporation der unbelebten und der Transpiration der belebten Natur, im wesentlichen also der Pflanzendecke. Während die Abläufe und ihre Bedingungen für den Prozeßteil der Aufnahme und des Abtransportes des Wasserdampfes in der Atmosphäre prinzipiell die gleichen bleiben wie bei der Meeresverdunstung, komplizieren sich die Abgabebedingungen von der verdunstenden Oberfläche noch einmal erheblich. Die – wieder relativ – einfachste Bedingung ist, daß überall und immer genügend Wasser an der Bodenoberfläche und für die Vegetation zur Abgabe an die Atmosphäre zur Verfügung steht. Das ist die Bedingung zur Verwirklichung der *potentiellen Evapotranspiration.* (Sie wird zuweilen auch als „Verdunstungskraft des Klimas" bezeichnet.) Sieht man einmal von der Frage ab, ob nasser Boden unter sonst gleichen Umständen wie eine Wasserfläche reagiert, so bleibt als entscheidendes Problem die Bestimmung der Transpiration der Pflanzendecke mit ihrer schier unerschöpflichen Vielfalt der Ausprägung. Generell wird man sagen können, daß erstens die Dichte der Vegetationsbestände eine erhebliche Rolle spielt. Die potentielle Evapotranspiration einer locker mit hohen Pflanzen bestandenen Landfläche muß größer sein als es die Meeresverdunstung am gleichen Ort wäre, da nämlich die transpirierenden und nach einem Regen sogar auch evaporierenden Blattoberflächen die Ausgabeoberfläche beträchtlich vergrößern. Bei einem dichten Pflanzenbestand vergrößert sich die Verdunstungsfläche weniger, weil dann die Bodenoberfläche selbst abgeschirmt ist. Zweitens spielt der pflanzenspezifische Transpirationskoeffizient als der Wasserverbrauch pro Gramm erzeugter Pflanzensubstanz eine wichtige Rolle. Zur besseren Vergleichbarkeit des für viele agrarische, kulturtechnische, hydrologische, ökologische und klimatologische Probleme eminent wichtigen Wertes der potentiellen Evapotranspiration hat man die Bezugsbedingungen noch dahingehend eingeengt, daß man eine geschlossene Decke großer Ausdehnung von niedrigen, grünen

Pflanzen (Gras, Alfalfa z. B.) in vollem Wachstum mit Zugang zu optimaler Wasserversorgung voraussetzt.

Wenn man sich nun noch einmal die vorher bereits aufgeführten Einflußparameter vor Augen führt und berücksichtigt, daß bei den gesetzten Bezugsbedingungen z. B. die Oberflächentemperatur des Pflanzenbestandes sehr schwierig zu fassen ist, so wird man die *Konsequenz 7* leicht einsehen:

Trotz aller Detailuntersuchungen läßt sich die potentielle Evapotranspiration auch für idealisierte Bedingungen der verdunstenden Oberfläche mit Hilfe von meteorologischen Meßgrößen nur näherungsweise bestimmen. Der Grad der Näherung hängt von der Vollständigkeit der berücksichtigten Einflußparameter ab.

Es ist in der vorliegenden Arbeit unmöglich, auch nur die wichtigsten *Verdunstungsformeln* abzuleiten. Wir müssen uns damit begnügen, in Ergänzung zu den grundsätzlichen Überlegungen je eine möglichst umfassende, eine weitgehend und eine stark vereinfachte zu nennen, damit man einen Eindruck davon bekommt, welche Parameter eigentlich zur Verfügung stehen müßten und zu welchen Vereinfachungen die geringe Zahl der normalerweise bei den Klimameßstellen tatsächlich beobachteten Hauptelementenwerte zwingt.

Die Penman-Formel wird zunächst theoretisch für eine Wasseroberfläche abgeleitet und lautet:

$$E_{P_W} = \frac{\Delta \cdot H_0 + \gamma \cdot E_a}{\Delta + \gamma}.$$

Sie besteht aus einer Kombination eines Wärmehaushalts- und eines Ventilations-Feuchte-Gliedes. Das erste ist

$$H_0 = \frac{R_A}{59} \cdot \left(1 - r\right)\left(0{,}18 + 0{,}55 \cdot \frac{n}{N}\right) - \delta \cdot T^4 \left(0{,}56 - 0{,}09 \cdot \sqrt{e}\right)\left(0{,}10 + 0{,}9 \cdot \frac{n}{N}\right)$$

mit $H_0$ = Strahlungsbilanz, $R_A$ = Strahlung im solaren Klima, $r$ = Albedo für Wasser, $n/N$ = wirkliche Sonnenscheindauer zu maximal möglicher, $\delta \cdot T^4$ Boltzmannsche Gleichung und $e$ = Dampfdruck in mm Hg. Das Ventilations-Feuchte-Glied berechnet sich zu $E_a = 0{,}35\ (1 + 0{,}15\ u_2) \cdot (E - e)$ mit $u_2$ = Windgeschwindigkeit in 2 m Höhe in km/h und $E - e$ = Sättigungsdefizit der Luft in 2 m in mm Hg.

$\Delta$ ist der Gradient der Dampfdruckkurve (in mm Hg pro Grad) und $\gamma$ die Psychrometerkonstante. (Alle genannten Werte sind in den voraufgehenden Kapiteln behandelt.) Die Rechenergebnisse für die Wasseroberfläche werden dann mit Hilfe empirisch aus Lysimeteranlagen (s. später) gewonnenen Vergleichswerten mit einem für die einzelnen Monate des Jahres unterschiedlich großen Korrektionsfaktor für die vorher genannten Bedingungen der potentiellen Evapotranspiration umgerechnet.

Budyko hat eine ganz ähnliche Gleichung aufgestellt.

Eine vereinfachte Formel auf empirischer Grundlage aus Lysimetermessungen und hydrologischen Bilanzen stammt von Thornthwaite. $E$ [mm] $= 16\ d\ (10\ t_1/I)^a$. Darin ist $t_1$ die mittlere Lufttemperatur der Periode, für welche die Verdunstung bestimmt werden soll, $d$ die Tageslänge in Einheiten von 12 Stunden (als Ersatz für die Strahlungswerte), $I$ der sog. Wärmeindex als Summe von $i = (t/5)^{1,5}$, wobei $t$ die Monatsmittel der Temperatur in der betrachteten Verdunstungsperiode sind. $a$ ist gleich

$$6{,}75 \cdot 10^{-7} \cdot I^3 - 7{,}71 \cdot 10^{-5} \cdot I^2 + 1{,}79 \cdot 10^{-2} \cdot I + 0{,}4924.$$

In dieser Formel sind die physikalisch ausschlaggebenden Parameter bereits durch Repräsentationsgrößen ersetzt. Die Formel versagt in Gebieten, die zwar gleiche Mitteltemperaturen und Tageslängen, aber unterschiedliche Feuchten und Windverhältnisse aufweisen.

Noch einfacher ist die Formel von Haude: $E\,[\mathrm{mm}] = f\,(E - e)_{14}$, in der das Sättigungsdefizit zum 14-Uhr-Termin mit einem empirischen Faktor $f$ multipliziert wird, der im wesentlichen die Tageslänge repräsentiert.

All diese Kalkulationen beziehen sich auf die potentielle Evapotranspiration. Eine Berechnung der *wirklichen oder aktuellen Evapotranspiration* steht praktisch vor unlösbaren Schwierigkeiten, da nun noch anstatt der Fiktion eines immer optimalen Wassergehaltes der Böden die Realität zeitlich und örtlich stark wechselnder Bodenfeuchte- und Transpirationsbedingungen berücksichtigt werden müßten.

Angesichts der großen Schwierigkeiten der Berechnung bleibt nun die Frage nach der instrumentellen *Messung der potentiellen bzw. der aktuellen Verdunstung*. Sie ist genauso problematisch.

Prinzipiell gibt es zwei Möglichkeiten. Bei der ersten wird ein Gefäß mit einer offenen Wasserfläche zur Verdunstung ausgesetzt und alle 24 Stunden der Wasserverlust festgestellt. Auch wenn die größere Oberfläche beim inzwischen international vereinbarten PAN-A-Evaporimeter genormt ist (Durchmesser 1250 mm, Tiefe 250 mm, Wassertiefe 150 bis 200 mm), so ist die Problematik offenkundig: erstens ist eine Wasserfläche nicht repräsentativ für die Landverdunstung und zweitens wird ein solches Evaporimeter als Feuchteoase in einer weniger feuchten Umgebung immer größere Werte zeigen als sich bei unendlich ausgedehnter Fläche ergeben würden. Dieser „Oaseneffekt" ist in seiner Größe zudem je nach den meteorologischen und geographischen Umständen am Meßort sehr stark variabel und schwer kontrollierbar.

Der erste Nachteil wird bei den Lysimeteranlagen überwunden, indem man einen Block ausgestochenen Bodens mitsamt der Vegetationsdecke auf eine Waage stellt, den Boden optimal anfeuchtet, die aufgetragene Menge Wasser sowie das durch den Block durchgesickerte Wasser bestimmt und aus der Bilanzierung der Gewichte in Tagesabständen den Verlust durch Evapotranspiration errechnet. Theoretisch ist das perfekt, praktisch ergeben sich bei erheblichem Meßaufwand eine Reihe von Schwierigkeiten, und der Oaseneffekt bleibt bei dieser Bestimmung der potentiellen Evapotranspiration bestehen.

Dasselbe Lysimeter läßt sich auch zur Messung der tatsächlichen Verdunstung verwenden. Es wird dann kein Wasser aufgetragen, sondern die Zufuhr durch Regen mittels eines unabhängigen Regenmessers bestimmt. Sonst bleibt die Bilanzierung die gleiche.

Einige systematische Instrumentenfehler gibt es zwar auch bei dieser Anordnung. Wenn der Meßaufwand nicht so groß wäre, könnte aber durch weltweite Einrichtung von Lysimetermeßstellen ein Problem befriedigend gelöst werden, welches bei der ökologischen Wertung der Klimaregionen von eminenter Wichtigkeit ist: das *Problem der Aridität bzw. Humidität* bestimmter Regionen.

Klar definiert wurden die Begriffe Anfang dieses Jahrhunderts von Albrecht Penck mittels der physisch-geographischen Tatsache, daß das Gewässersystem in manchen Gebieten der Erde keinen Abfluß zum Meer hat, daß vielmehr die in Flüssen abkommenden Wasser in einen Binnensee oder in Salzpfannen münden und dort verdunsten. In solchen Regionen muß im Flächenintegral über die ganzen Flußeinzugsgebiete und im langjährigen Mittel die Verdunstung größer sein als der Niederschlag. Das wird als die Bedingung für *arid* definiert. Im umgekehrten Fall sind Gebiete, in denen der Niederschlag größer als die Verdunstung ist, die Landflächen also Abflüsse zum Meer aufweisen, *humid*. Die Grenzzone zwischen ariden und humiden Bereichen definierte A. Penck als „*Trockengrenze*".

Der zweite Ansatz stammt von W. Köppen. Bei der Klassifikation der Klimate der Erde stellte er einige Jahre nach Penck fest, daß im Grenzbereich zwischen den „Trockenklimaten (B)" einerseits und den „tropischen Regenklimaten (A)" sowie den „gemäßigt warmen Regenklimaten (C)" andererseits der Jahresniederschlag in cm ungefähr denselben Zahlenwert wie die doppelte Jahresmitteltemperatur bei Winterregen, vermehrt um den konstanten Faktor 14 bei ganzjährigem Regen bzw. 28 bei Sommerregen aufwies. Er legte die Grenzen in Diagrammen von Jahresmitteltemperatur $t$ und Jahresniederschlag $r$ durch Geraden fest, die man durch die Gleichungen $r$ (in cm) $= 2\,t$, $r = 2\,t + 14$ und $r = 2\,t + 28$ repräsentieren kann. Diese beiden Verfahren von Penck und Köppen sind naturwissenschaftlich klar und korrekt.

1927 definierte E. de Martonne einen sog. „indice d'aridité" (Ariditätsindex) als $i = N$ (in mm)/$T$ (in °C) $+ 10$. Je nachdem, welcher Wert sich bei Einsetzen der Jahressumme des Niederschlags ($N$) in mm und der Jahresmitteltemperatur $T$ (in °C) für $i$ ergibt, um so arider bzw. humider soll ein Klima sein. Bedenklich an dem Vorgehen ist, der Berechnung die Form einer physikalischen Formel zu geben, die keine vernünftige Dimension haben kann. Und anzunehmen, daß die Formel unter ganz anderen Strahlungs-, Feuchte- und Austauschbedingungen abseits der Trockengrenze ein Maß für Aridität und Humidität, also für die Differenz zwischen Niederschlag und potentieller Evapotranspiration, darstellen könne, setzt voraus, daß überall die Lufttemperatur allein das Bündel der vorauf abgeleiteten Faktoren repräsentieren kann, welches die Verdunstung beeinflußt. An der in der Natur nachweisbaren Trockengrenze Köppens oder Pencks hat $i$ den Wert 20, und es ergibt sich für die Trockengrenze (unter Beachtung des Übergangs von cm zu mm!) ungefähr wieder die Köppensche Formel $N = 20 \cdot T + 200$.

In der deutschen Geographie hat man sich auf diesem physikalisch fragwürdigen Wege der Ariditätsbestimmung noch weiter vorgewagt. So wurde die für Jahresmittelwerte definierte Repräsentationsformel für die Trockengrenze am Rande der Tropen nach den Monaten aufgelöst und außerdem auf weite Teile der Kontinente von den Tropen bis in die Außertropen als gültig angenommen. Es werden z.B. für beliebige Stationen der Tropen und Subtropen Afrikas oder Südamerikas für $N$ und $T$ die Monatsmittelwerte von Niederschlagssumme und Temperatur eingesetzt. Resultiert für $i$ eine Zahl kleiner als 20, soll ein arider Monat, im umgekehrten Fall ein humider vorliegen. Aus welchem Grund aber, so muß man fragen, soll z.B. die

Mitteltemperatur eines Wintermonates in Buenos Aires den Komplex der die Verdunstung beeinflussenden Faktoren genauso repräsentieren wie die Jahresmitteltemperatur am Südrand der Sahara.

Obwohl alle meteorologischen Einsichten gegen eine solche unbewiesene Setzung sprechen, sind noch weitere Extrapolationen bis in die subarktischen Bereiche bei gewisser Anpassung der Formel für den Fall von negativen Temperaturen unter −10° C gemacht worden.

Und schließlich haben Botaniker die Sache noch handlicher gemacht, indem sie in einem Klimadiagramm-Weltatlas den Jahresgang der Monatsmitteltemperaturen und der Monatssummen der Niederschläge als Kurvenzüge so ineinandergezeichnet haben, daß 10° C dieselben Ordinatenlängen wie 20 mm Niederschlag haben. Die Zeiten im Jahre, in denen die Temperaturkurve unterhalb der Niederschlagskurve verläuft, werden dann als humide, die anderen als Trockenzeiten definiert.

Geophysikalischer Kritik halten solche Verfahren der Ariditäts- und Humiditätsberechnungen nicht stand. Entsprechend ist die Zurückhaltung seitens der strenger physikalisch orientierten Klimatologen.

Um eine Vorstellung von der Größenordnung der Verdunstungswerte im Vergleich zu denjenigen des Niederschlags zu geben, seien zum Schluß noch die Kalkulationen von Budyko für die Kontinente und Ozeane angeführt.

| | Niederschlag cm/Jahr | Verdunstung cm/Jahr |
|---|---|---|
| Europa | 64 | 39 |
| Asien | 60 | 31 |
| Nordamerika | 66 | 32 |
| Südamerika | 163 | 70 |
| Afrika | 69 | 43 |
| Australien | 47 | 42 |
| Kontinente zusammen | 73 | 42 |
| Atlantik | 89 | 124 |
| Pazifik | 133 | 132 |
| Indik | 117 | 132 |
| Ozeane zusammen | 114 | 126 |

Solche großräumigen Mittelwerte werden aus der *Wasserbilanzgleichung* gewonnen, wonach Niederschlag minus Abfluß bzw. plus Zufluß des gesamten Gebietes gleich der Gebietsverdunstung sein muß.

Für die Bundesrepublik hat R. Keller nach dieser Methode eine mittlere Verdunstung von 48 cm pro Jahr in der Gegenwart gegenüber 41 cm um die Jahrhundertwende berechnet. Innerhalb der BRD liegen die regionalen Unterschiede nach Angaben im Hydrologischen Atlas zwischen 46 und 56 cm pro Jahr.

# 15 Vertikale Luftbewegungen und ihre Konsequenzen[1)]

Im Vergleich zu den horizontalen sind vertikale Luftbewegungen nach Geschwindigkeit und räumlicher Erstreckung relativ klein. Dabei ist letzteres nicht lediglich eine Konsequenz der verhältnismäßig geringen Vertikalausdehnung der Atmosphäre. Vielmehr ist aus noch zu besprechenden dynamischen Ursachen der größte Teil der vertikalen Luftbewegungen auf die unteren Schichten der Troposphäre beschränkt. Die dabei auftretenden Vertikalgeschwindigkeiten liegen in der Größenordnung von einigen cm/s bis ein paar m/s (größte Werte in Gewitterstürmen mit 10 bis 15 m/s).

Trotz der relativ kleinen Bewegungsgrößen sind die meteorologischen und klimatologischen Konsequenzen der Vertikalbewegungen erheblich und üben einen entscheidenden Einfluß auf die Gestaltung von Wetter und Klima aus. Das ist einerseits eine Folge der sehr effektiven Austauschleistung und hängt andererseits mit den thermodynamischen Umwandlungsprozessen zusammen, welche mit vertikalen Luftbewegungen verbunden sind.

## 15.1 Der vertikale Austausch

In allen Abschnitten über die geographische Verteilung der klimatologischen Elemente, ob es Temperatur, Feuchte, Luftdruck, Windgeschwindigkeit oder Luftverunreinigungen waren, wurde eine unvergleichlich größere vertikale als horizontale Veränderung in den Wertefeldern konstatiert. Folge muß sein, daß vertikale Verlagerungen von Luftquanten auch bei kleiner Geschwindigkeit und relativ geringer Ausdehnung der Bewegung einen erheblichen Effekt für den Austausch von Masse (Wasserdampf-, Aerosolgehalt z. B.), Wärme und Bewegungsenergie zwischen tieferen und höheren Luftschichten haben.

In allgemeiner Form kann man sagen, daß der Austausch $Q$ einer Eigenschaft $q$ abhängt vom mittleren vertikalen Massentransfer $A$ und der Vertikalkomponente des Gradienten der Eigenschaft $\mathrm{d}q/\mathrm{d}z$. Der Massentransfer stellt die Luftmasse (in g oder kg) dar, welche in der Zeiteinheit (s oder min) durch die Einheitsfläche (cm$^2$ oder m$^2$) nach oben bzw. nach unten geht. Er wird als *Austauschkoeffizient* bezeichnet und hat die Dimension [g/cm s].

Die *Austauschformel* lautet dann in allgemeiner Form

$$Q = A \cdot \frac{\mathrm{d}q}{\mathrm{d}z} .$$

Im zeitlichen Mittel muß natürlich genausoviel Masse nach oben wie nach unten gehen, so daß also das zeitliche Integral aus dem nach oben positiv, nach unten negativ gerechneten Transfer der Luft Null ist, bei Annahme gleicher Luftdichte auch die vertikale Bewegungsgröße im zeitlichen Mittel gleich Null wird. Das Integral über das Produkt aus Masse und Eigenschaft ist aber verschieden von Null, da die Konzentration der Eigenschaft in den nach unten bzw. nach oben bewegten Massen verschieden ist.

---

[1)] Bzgl. der bei Druckangaben verwendeten Maßeinheiten siehe die Erörterungen in Kap. 5.3.

Die *Größe des Austauschkoeffizienten* liegt in der bodennahen Luftschicht am häufigsten bei Werten zwischen 1 und 10 g/cm · s. Er kann aber auch wesentlich kleiner werden oder bis ca. 100 g/cm · s ansteigen. Das hängt im einzelnen von der Steuerung der Ursachen der Vertikalbewegung ab. Als allgemeine *empirische Regel* gilt, *daß die Größe des Austauschkoeffizienten linear mit der Windgeschwindigkeit wächst und der Austausch selbst nahe dem Boden linear mit der Höhe zunimmt. In größeren Höhen wird* zwar der Austauschkoeffizient mit der Windgeschwindigkeit größer, *der vertikale Austauscheffekt* aber *kleiner*, da die Gradienten der Eigenschaften stark zurückgehen.

Der vertikale Austausch hat *zwei Ursachen*:
1. die dynamische Turbulenz und
2. die Konvektion.

Beide wirken im bodennahen Luftraum meist gleichzeitig miteinander und lassen sich deshalb von den Auswirkungen her nur in seltenen Ausnahmefällen voneinander trennen. Von der Genese, der Dimension der Bewegungsabläufe und einigen dominierenden Konsequenzen her ist die systematische Unterscheidung aber angebracht.

## 15.2 Die dynamische Turbulenz

*Definition:*

*Unter dynamischer Turbulenz versteht man die hydro- oder aerodynamisch bedingte Verwirbelung einer Strömung.*

In Abschn. 13.3 wurde als *Ursache* die Änderung der Windgeschwindigkeit und -richtung mit der Höhe infolge des Reibungseinflusses bereits besprochen. Da die Scherung zwischen Schichten verschiedener Horizontalbewegung im wesentlichen in vertikaler Richtung angeordnet ist, müssen die turbulenten Scherwirbel vor allem als vertikale Wirbel mit horizontalen Achsen auftreten.

Für die Aufwärtsbewegung der Luftquanten muß dabei Arbeit gegen die Schwerkraft geleistet werden. Im abwärts gerichteten Ast des Wirbels wird Energie gewonnen. Doch ist im Normalfall die zu hebende Luft pro Volumeneinheit etwas schwerer als die absinkende, so daß im Endeffekt für die turbulente Durchmischung Energie benötigt wird. Die Energie wird geliefert aus der Bewegungsenergie des horizontalen Strömungsfeldes. Die erforderliche Menge ist um so größer, je größer der Unterschied des spezifischen Gewichtes der Luftschichten in verschiedenen Höhen ist. Liegt unten besonders kalte Luft, ist der Aufwand besonders groß. Kalte Luft unten, wärmere oben bedeutet eine stabile Schichtung in der Atmosphäre (s. Abschn. 15.7).

*Ergebnis: Die für turbulente Vertikalbewegungen benötigte Energie wird vom horizontalen Strömungsfeld geliefert. Sie ist besonders groß bei thermisch stabiler Schichtung der Luftmassen,* d.h. bei sehr kleinem hypsometrischen Temperaturgradienten oder gar bei einer Inversion. Die benötigte Energie wird kleiner bei relativ labiler Luftschichtung.

*Konsequenzen:*

1. Nur starke horizontale Windfelder können eine turbulente Durchmischung einer thermisch stabil geschichteten Luftmasse bewirken.

Bezeichnendes Beispiel ist die sog. *Kaltlufthaut*, welche sich nach winterlichen Frostlagen mit einer Schneedecke in den untersten 100 bis 200 m über dem Tiefland noch ein oder zwei Tage hält, während in den Höhen der Mittelgebirge einsetzende Westströmung schon zu Tauwetter geführt hat. Erst wenn der Westwind genügend stark geworden ist, kann er die Kaltlufthaut ausräumen.

Mit kräftigen horizontalen Windfeldern sind die hochreichenden *Meernebel vor der Küste Neufundlands* verbunden. Ostwärts der Insel werden von SW her vom Golfstrom erwärmte und feuchtereiche Luftmassen über die von N kommenden kalten Wasser des Labradorstroms geführt. Mit der Abkühlung der Luft tritt meist auch Nebelbildung auf. Da die Abkühlung aber von der Unterlage her erfolgt, wird gleichzeitig eine stabile Schichtung geschaffen, so daß die Nebeldecke ohne turbulente Durchmischung auf eine flache Luftschicht von wenigen Metern über der Wasseroberfläche beschränkt bleiben müßte. Daß sie trotzdem oft 100 oder 200 m hoch reicht, ist eine Folge der Durchmischung gegen eine stabile Luftschicht.

2. Kräftige Temperaturinversionen (s. Abschn. 15.6) in der Höhe sind nicht nur Sperrschichten des konvektiven, sondern auch des turbulenten Vertikalaustausches. Deutlich wird das daran, daß *Temperaturinversionen* in wolkenloser Atmosphäre als *optische Diskontinuitätsflächen* sichtbar sind. Die von der thermischen Konvektion und der dynamischen Turbulenz zusammen in die Höhe verfrachteten Trübungsteilchen konzentrieren sich nämlich an der Untergrenze der Inversionen und markieren diese als grau-violette Schicht gegen die klare Atmosphäre darüber. Würde die Turbulenz durch die Inversion hindurchgreifen, würden die Trübungsteilchen gleichmäßiger verteilt und die optische Diskontinuität erst gar nicht entstehen.

3. Turbulenz und der mit ihr verbundene Vertikalaustausch weisen einen täglichen und jährlichen Gang in Abhängigkeit von der Ein- und Ausstrahlung auf. *Am Tage und im Sommer*, wenn die Einstrahlung die Temperaturgradienten vergrößert (s. Abschn. 11.3) und dadurch die Schichtung labiler macht (s. Abschn. 15.7), *ist die turbulente Durchmischung relativ am größten, nachts und im Winter am kleinsten.*

## 15.3 Die thermische Konvektion

*Definition:*

*Unter thermischer Konvektion wird die vertikale Aufwärtsbewegung von Luftquanten als Folge des Auftriebs bei labiler Luftschichtung verstanden.*

Der Zusatz „thermisch" soll eine Eingrenzung auf die eigentliche und schärfere Fassung des Begriffes deutlich machen und die im horizontalen Strömungsfeld angelegte sog. „erzwungene Konvektion" erst einmal ausschließen (vgl. dazu 15.8).

Bezüglich der *Ursache* wurde in Kap. 5 bereits abgeleitet, daß jeder Körper in einem Gas (oder einer Flüssigkeit) einen Auftrieb erfährt, welcher dem Gewicht des verdrängten Mediums entspricht und welcher entgegengesetzt zur Richtung der Schwerkraft senkrecht nach oben wirkt (Archimedisches Prinzip).

*Gedankenexperiment:*

Stellen wir uns ein Stadion mit seinen ansteigenden Betonrängen auf freiem Feld oder eine Rodungsinsel von knapp einem Kilometer Durchmesser im Wald vor und überlegen uns die thermische und dynamische Entwicklung nach Sonnenaufgang an einem windstillen Tag über diesen singulären Stellen im Vergleich zur Umgebung. Mit zunehmender Einstrahlung werden die Luftschichten nahe dem Erdboden angeheizt. Wegen des unterschiedlichen Energieumsatzes an der Feld-, Wald- und Betonoberfläche erhitzen sich die Unterlagen verschieden stark, der Beton stärker als das Feld, das Feld stärker als der Wald. Entsprechend dieser Abstufung wird auch die Wärmeabgabe an die überlagernde Luft sein. Das Luftvolumen im Stadion wird mehr erwärmt als die Luftschichten über dem umgebenden Feld, dasjenige über der Rodungsinsel mehr als über dem Wald. Erwärmung bedeutet Zunahme der molekularen Bewegungsenergie, die wiederum Zunahme des (inneren) Gasdruckes zur Folge hat (s. 5.1). Höherer Gasdruck über dem stärker erwärmten Gebiet bedeutet, daß sich die Luft dort auf Kosten der umgebenden Luftschichten ausdehnt. Dadurch sinkt die Zahl der Moleküle pro Volumeneinheit, die Luftdichte über dem Stadion wird kleiner. Die gesamte Luftmasse im Stadion wiegt weniger als eine gleichen Volumens in der Umgebung. Da der Auftrieb aber dem Gewicht des verdrängten Mediums entspricht, ist er in der Luftmasse über dem Stadion größer, als das Gewicht des Luftvolumens im Stadion ausmacht. Es bleibt demnach eine resultierende freie Kraft senkrecht nach oben. Zunächst ist sie noch klein und kann sich gegen die Haftwiderstände an allen möglichen Ecken und Winkeln des Bauwerks nicht durchsetzen. Wenn aber die Temperaturdifferenz gegenüber dem Freiland weiter steigt und damit die Restkraft von Auftrieb minus Gewicht (= freie Auftriebsgröße) größer wird, reißt das Luftvolumen im Stadion ab und steigt wie eine riesige Luftblase auf. Da diese sich dabei durch ruhende Luftschichten hindurchzwängen muß, wird sie an den Seiten abgebremst, so daß sich im Endeffekt ein *Schlauch mit starker Aufwärtsbewegung* als Folge des Auftriebs ergibt (= „*Thermikschlauch*“).

Als Ersatz für das aufgestiegene Volumen müssen in das Stadion von der Seite her andere Luftmassen zugeführt werden, die im Endeffekt wieder ersetzt werden müssen durch diejenigen Luftvolumina, die in der Höhe vom Thermikschlauch verdrängt werden. Die thermische Konvektion hat also in der Umgebung *Abwindfelder als Kompensationsströme* zur Folge. Da diese sich auf größere Flächen verteilen, sind die Abwindgeschwindigkeiten kleiner als die konvektiven Aufwärtsbewegungen.

Die Aufwärtsbeschleunigung durch die Restkraft des freien Auftriebs hält so lange an, bis der Auftrieb wieder dem Gewicht des Luftvolumens entspricht. Ist dieser Punkt erreicht, schießt das Volumen wegen der Massenträgheit noch etwas über die Gleichgewichtslage hinaus mit der Folge, daß nun das Gewicht größer als der Auftrieb wird und eine Beschleunigung nach unten eintritt. So pendelt sich das Luftvolumen letztlich in einer neuen Gleichgewichtslage wieder ein.

Aus dem Gedankenexperiment kann man folgende *Konsequenzen* ableiten:

1. *Im zeitlichen Ablauf ist die thermische Konvektion dann besonders stark, wenn von der Unterlage her die relativ stärkste Heizwirkung ausgeht. Über Land* heißt das: *Mittags- und Sommermaximum bei nächtlichem und winterlichem Minimum.* Über dem Wärmespeicher der Ozeane (vgl. Kap. 8) hingegen kann dieser Gang ins Gegenteil verkehrt werden, weil von der Ozeanoberfläche bei Nacht und im Winter die relativ stärkere Heizwirkung ausgeht.

2. *Regional gesehen ist die thermische Konvektion ganzjährig besonders intensiv in den niederen Breiten und im Sommer der jeweiligen Halbkugel über den Kontinenten im Vergleich zu den Ozeanen.*

## 15.4 Die trockenadiabatische Zustandsänderung bei vertikalen Luftbewegungen

Nach den in 5.1 und 14.2 bereits in den Grundzügen angesprochenen kinetischen Gas- bzw. mechanischen Wärmetheorien befinden sich in einem $cm^3$ eines idealen Gases (trockene Luft kann als solches angesehen werden) rund 27 Trillionen Moleküle in ständiger ungeordneter Bewegung mit Geschwindigkeiten von mehreren hundert bis ein paar tausend m/s und ständigen Zusammenstößen (einige tausend auf einer Strecke von 1 mm). Sie üben auf eine umgebende Volumenbegrenzung durch die Stöße der Vielzahl von auftreffenden Molekülen einen Druck (= Kraft/Fläche) aus. Das Zurückwerfen der Moleküle von der ruhenden Volumenbegrenzung erfolgt nach den Gesetzen des elastischen Stoßes, d.h. die Geschwindigkeit des Moleküls ist auf dem Rückweg nach dem Stoß genauso groß wie vor dem Auftreffen. Dadurch bleibt die Summe der Bewegungsenergie aller Moleküle in dem $cm^3$ bei unveränderten äußeren Bedingungen konstant. Diese Summe der Bewegungsenergie aller Moleküle ist das Maß für den Wärmeinhalt des Gasvolumens. Es durch Zufuhr von Kalorien von außen erwärmen, seine Temperatur erhöhen, heißt, daß man die Bewegungsenergie der Moleküle vergrößert (*kinetische oder mechanische Wärmetheorie*).

Wir denken uns nun nahe dem Meeresniveau beim Luftdruck $p$ einen Kubikmeter Luft, der zur Vereinfachung der Vorstellung von einer idealen, massenlosen Volumenbegrenzung umgeben sei.

(In der Realität wird die Begrenzung vom „Molekülvorhang" gestellt, der in jedem Augenblick in einer beliebigen Querschnittfläche durch ein Gasvolumen zum Schockieren mit den ankommenden Molekülen bereitsteht. Es stehen dazu ja im ganzen $m^3$ rund $27 \cdot 10^{25}$ Moleküle zur Verfügung.)

Das Volumen habe eine bestimmte Temperatur $T$ und enthalte keinen Wasserdampf. In seiner Umgebung sollen die Luftmassen in der gleichen Niveaufläche bei gleichem Druck $p$ eine etwas niedrigere Temperatur haben. Das ist – auf einen $m^3$ reduziert – die Situation, die der in Abschn. 15.3 beschriebenen zwischen der Luft im Stadion und in der Umgebung nach der Einstrahlung entspricht. Freier Auftrieb, Bewegung nach oben, wurde als Folge schon abgeleitet, und es ist nun die Frage zu stellen, was mit der Luft bei der Aufwärtsbewegung passiert und wie sich eine neue Gleichgewichtslage ergibt.

Der freie Auftrieb bringt den $m^3$ Luft in ein Niveau niedrigeren Luftdruckes. Auf die Volumenbegrenzung wirkt dann von außen ein Druck, der geringer ist als der Innendruck. Folge ist, daß sich der $m^3$ auf ein größeres Volumen ausdehnt. Dabei wird die Begrenzung nach außen bewegt. Wenn nun die Moleküle von innen gegen die nach außen bewegte Wand stoßen, so werden sie nicht mit unveränderter Geschwindigkeit zurückgeworfen, wie es bei ruhender Wand der Fall wäre. Vielmehr wird von der zurückweichenden Begrenzung ein Teil der Bewegungsenergie aufgenommen, jedes Molekül fliegt mit geringerer Geschwindigkeit zurück.

(Das wird deutlich am Beispiel eines sog. „Stoppballes" beim Tennis oder beim Fußball, wenn nämlich der mit hoher Geschwindigkeit ankommende Ball vom Tennisschläger oder vom Fuß des Spielers kaum zurückfliegt, weil dieser die Bewegungsenergie im zurückweichenden Schläger oder Fuß aufgefangen hat. Dasselbe wird von jedermann beim Fangen eines auf ihn zufliegenden Gegenstandes praktiziert. Er fängt nämlich die Bewegungsenergie im Arm auf.)

Die geringere Rückfluggeschwindigkeit der vielen, von der weichenden Wand abgestoppten Moleküle bedeutet für das Gasvolumen eine Verminderung der inneren Energie; seine Temperatur nimmt ab.

Wird der angehobene $m^3$ Luft wieder unter den Druck der Ausgangslage zurückgebracht, bewegt sich die Begrenzung den von innen ankommenden Molekülen entgegen. Sie fliegen (wie ein zurückgeschlagener Tennis- oder Fußball) mit größerer Geschwindigkeit zurück, als sie vor dem Stoß angekommen sind. Die innere Energie des Gasvolumens wird erhöht, die Temperatur steigt wieder an.

Bei diesen Vorgängen wird vorausgesetzt, daß dem Luftvolumen keine kalorische Energie von außen zu- oder von ihm nach außen abgeführt wird. Diese Bedingung definiert die *adiabatische Zustandsänderung eines Gases* (abgeleitet vom griechischen Begriff für nicht hindurchschreiten). Sie ist in der Atmosphäre erfüllt, weil das Wärmeleitungsvermögen der Luft zu klein ist, als daß über sie die Veränderungen der inneren Energie vertikal bewegter Luftvolumina schnell genug ausgeglichen werden könnten.

*Ergebnis: Adiabatische Dilatation (Ausdehnung) der Luft bei vertikaler Aufwärtsverlagerung durch freien Auftrieb hat eine Temperaturerniedrigung, adiabatische Kompression bei abwärtsgerichteter Bewegung eine Temperaturerhöhung innerhalb des bewegten Luftvolumens zur Folge.*

Diese deduktiv gewonnene Einsicht entspricht genau der quantitativ-experimentellen Feststellung, daß die *spezifische Wärme eines Gases verschieden ist, je nachdem, ob mit der Zufuhr von Kalorien eine Volumenveränderung des Gases verbunden ist oder nicht.*

Soll das Volumen von einem Gramm Luft um 1° C erwärmt werden, so sind dafür bei konstantem Volumen 0,17 cal notwendig ($c_v = 0{,}17$ cal/g · Grad). Der Temperaturerhöhung entspricht eine größere Energie, die wiederum eine stärkere Stoßwirkung der Moleküle, also eine Erhöhung des Druckes im Volumen der Einheitsmasse zur Folge hat.

Soll bei der Energiezufuhr aber der Druck gleich bleiben, muß sich das Volumen ausdehnen können. In diesem Fall werden für die Erwärmung der Masseneinheit von

1 g Luft um 1° C 0,24 cal benötigt ($c_p = 0{,}24$ cal/g · Grad). Die Differenz der spezifischen Wärmen ($c_p - c_v$) entspricht nach dem ersten Hauptsatz der Wärmelehre der zusätzlichen Energie, welche zur Ausdehnungsarbeit auf ein größeres Volumen benötigt wird.

Für die adiabatische Zustandsänderung eines Gases läßt sich aus den physikalischen Regeln folgende Gesetzmäßigkeit ableiten und mit thermodynamischen Experimenten belegen:

$$\frac{dT}{T} = \frac{c_p - c_v}{c_p} \cdot \frac{dp}{p}.$$

Das ist die Differentialform der Poissonschen Gleichung

$$\frac{T}{T_0} = \left(\frac{p}{p_0}\right)^{\frac{c_p - c_v}{c_p}}$$ und besagt:

*Bei adiabatischen Zustandsänderungen ist die relative Änderung der absoluten Temperatur der relativen Druckänderung direkt proportional.* Der Proportionalitätsfaktor ist eine Konstante und wird aus den spezifischen Wärmen durch den Quotienten $\frac{c_p - c_v}{c_p}$ gebildet. Für Luft hat der Quotient den Wert 0,288 ($\approx 1/4$), so daß die *Adiabatengleichung für Luft* $dT/T = 0{,}288\ dp/p$ lautet und sich wegen $0{,}288 \approx 1/4$ auf die *Faustformel* verkürzt:

*Die relative Änderung der absoluten Temperatur macht bei trockenadiabatischen Vorgängen in der Luft den vierten Teil der relativen Druckänderung aus.*

*Beispiel:* Hebung einer Luftmasse von $t = 25°$ C vom 1000- zum 900-mb-Niveau. $T = 273 + 25 = 298$ K

$$\frac{dT}{298} = 0{,}288 \cdot \frac{100}{1000}; \quad dT \approx 1/4 \cdot 298 \cdot \frac{1}{10} \approx 7{,}5°$$

Aufgabe: Berechne den Temperaturrückgang für weitere Hebung bis zum 800-mb-Niveau.

Bei der Umrechnung der o.g. Temperatur-Druck- in eine Temperatur-Höhenabhängigkeit vereinfacht sich schließlich alles auf die allgemein gewußte *Regel über den trockenadiabatischen vertikalen Temperaturgradienten*:

*In trockenadiabatisch aufsteigender Luft sinkt die Temperatur pro 100 m Vertikalbewegung um 1° C, bei absteigender Bewegung nimmt sie um 1° C pro 100 m zu.*

Diese Regel vermag allerdings nur das rezeptive Wissen zu stärken, zum Verständnis der Prozesse benötigt man ein Mindestmaß an Kenntnissen über die physikalischen Zusammenhänge. Zu der Regel kommt man über folgende *Ableitung*: In der Differentialform der Adiabatengleichung $dT/T = 0{,}288 \cdot dp/p$ wird $dp$ mit Hilfe der statischen Grundgleichung (vgl. Abschn. 5.4) $dp = -g^* \cdot \varrho \cdot dz$ ersetzt ($\varrho$ = Luftdichte, $g^*$= Schwerebeschleunigung). Dann lautet die Formel:

$$\frac{dT}{T} = -0{,}288 \cdot g^* \cdot \frac{\varrho}{p} \cdot dz\,.$$

Nach der allgemeinen Gasgleichung ist $p/\varrho = R \cdot T$, wobei $R$ die Gaskonstante für trockene Luft mit dem Wert $2{,}87 \cdot 10^3\ cm^2/s^2 \cdot$ Grad ist.

Eingesetzt, umgeformt und gekürzt resultiert:

$$\frac{dT}{T} = -0{,}288 \cdot g^* \cdot \frac{dz}{R \cdot T}; \frac{dT}{dz} = -0{,}288 \cdot 981 \cdot \frac{1}{2870} \frac{\text{Grad}}{\text{cm}}\,.$$

Man ersieht, daß der trockenadiabatische Temperaturgradient eine konstante Größe ist. Sein *Wert* ergibt sich, auf 100 m umgerechnet, zu

$$\frac{dT}{dz} = -0{,}98 \frac{°C}{100\ m}\,,$$

zur Faustformel aufgerundet:

$$\frac{dT}{dz} \approx -1°\ C/100\ m\,.$$

Aufgabe: Nachvollziehen der Ableitung mit den Transformationen der Gleichungen.

Bei den voraufgegangenen Ableitungen war als Bedingung gestellt, daß es sich um trockene Luft handelt. Die dabei gewonnenen Regeln gelten aber auch alle noch für Zustandsänderungen wasserdampfhaltiger Luft, solange der tatsächliche Dampfdruck $e$ kleiner als der maximal mögliche $E$ ist (vgl. Abschn. 14.1).

*Ergebnis: Solange der Sättigungswert des Dampfdruckes in vertikal bewegten Luftmassen nicht erreicht ist, laufen alle Zustandsänderungen trockenadiabatisch ab. Die Temperaturänderung beträgt kontant 0,98° C/100 m, abnehmend bei Hebung, zunehmend bei Absinken der Luftvolumen.*

Für Luftvolumina, die wegen ihrer höheren Temperatur einen freien Auftrieb erfahren, hat die bei Vertikalbewegungen auftretende adiabatische Abkühlung die Konsequenz, daß nach einer gewissen Aufstiegshöhe die Temperaturdifferenz gegenüber ihrer neuen Umgebung kleiner wird und schließlich ganz verloren geht. Im Abschn. 11.3 wurde ausgeführt, daß in der Troposphäre eine hypsometrische Temperaturabnahme in der Größenordnung von 0,5 bis 0,8°/100 m herrscht. Abseits und unabhängig von vertikal bewegten Luftvolumina wird also in der Regel ein geringerer Temperaturrückgang pro 100 m registriert, als die adiabatische Abkühlung in einem Thermikschlauch beträgt. Das bedeutet, daß die Luft im Thermikschlauch den thermischen Vorteil, der ihr zum Auftrieb verholfen hat, im Normalfall nach Zurücklegen einer gewissen Vertikaldistanz einbüßt. Der freie Auftrieb ist damit zu Ende, die neue *Gleichgewichtslage erreicht.* Die Distanz vom Boden bis dahin ist um so kleiner, je geringer die hypsometrische Temperaturabnahme (Abschn. 11.3) und je kleiner die anfängliche Temperaturdifferenz zur Umgebung ist.

*Beispiel:* Die Luft im Stadion soll im Moment des Abreißens 2° wärmer sein als die der Umgebung. Der hypsometrische Temperaturgradient betrage in der Nähe des Thermikschlauches 0,5°/100 m. Dann verliert die trockenadiabatisch abgekühlte Luft im Thermikschlauch pro 100 m Vertikalbewegung 0,5° ihres anfänglichen Temperaturüberschusses. In 400 m Höhe kommt sie mit derselben Temperatur an, wie sie die Umgebung aufweist. Ist der hypsometrische Temperaturgradient größer (z.B. 0,8°/100 m), kann die Luft mit der gleichen anfänglichen Temperaturdifferenz höher gelangen (1000 m), da sie pro 100 m nur 0,2° ihres ursprünglichen Temperaturüberschusses einbüßt.

Über die Verallgemeinerung dieses Sachverhaltes zu Stabilitätskriterien s. Abschn. 15.7.

## 15.5 Taupunktstemperatur, Kondensationspunkt, Kondensationsniveau und die kondensations-(feucht-)adiabatische Zustandsänderung

Für feuchte Luft, in welcher der tatsächliche Dampfdruck $e$ kleiner als der (bei der gegebenen Temperatur $t$) maximal mögliche $E$ ist (vgl. Kap. 14), hat eine vertikale Aufwärtsbewegung mit der entsprechenden trockenadiabatischen Abkühlung zur Folge, daß sich in ihr die Feuchteverhältnisse mehr und mehr in Richtung auf Wasserdampfsättigung hin ändern. Während nämlich die Menge des vorhandenen Wasserdampfes zunächst konstant bleibt, verringert sich mit sinkender Temperatur der Grenzwert der maximal möglichen. Die relative Feuchte ($e/E \cdot 100$) steigt fortlaufend in der aufwärts bewegten Luft.

Reicht die Aufwärtsbewegung hoch genug, muß schließlich eine Situation eintreten, in welcher der tatsächliche Wasserdampfgehalt in der Luft gleich dem bei der inzwischen erreichten Temperatur maximal möglichen ist. Die relative Feuchte ist dann 100 %. Weitere Aufwärtsbewegung mit adiabatischer Abkühlung muß zwangsläufig zur Übersättigung mit Wasserdampf und Überführung eines Teils von ihm in die flüssige Phase, also zur Kondensation führen. *Die Temperatur, bei der Feuchtesättigung erreicht wird, wird als Kondensationspunkt, die Höhe, in welcher das passiert, als Kondensationsniveau bezeichnet.*

Die *physikalischen Prozesse* müssen noch mit Hilfe eines Gedankenexperimentes *genauer gefaßt* und gleichzeitig auch durchschaubarer gemacht *werden*:

Ein Kubikmeter feuchter Luft habe im Ausgangszustand im Meeresniveau bei einem Luftdruck von 1000 mb eine Temperatur $t$ von 20° C und die relative Feuchte $U$ von 52 %.

Aus der in 14.1 abgeleiteten Dampfdruckkurve läßt sich der Wert des maximalen Dampfdruckes $E$ für 20° C zu 23,4 mb entnehmen. Mit ihm kann man mit Hilfe der in 14.2 angeführten Definitionsformel für die relative Feuchte den tatsächlichen Dampfdruck $e$ berechnen, der in dem Kubikmeter herrscht.

$$U = 100 \cdot \frac{e}{E}; \quad 52 = 100 \cdot \frac{e}{23{,}4}; \quad \frac{52}{100} \cdot 23{,}4 = e = 12{,}2 \text{ mb}.$$

Für diesen Wert 12,2 mb läßt sich wiederum aus der Kurve des Sättigungsdruckes (Fig. 48 in 14.1) die Temperatur entnehmen, für die der Dampfdruck 12,2 mb der maximal mögliche ist. Das ist laut Definition die *Taupunktstemperatur* des oben angenommenen Luftvolumens von 20° C und 52 % relativer Feuchte. Sie beträgt 10° C.

Nun kann man in Kenntnis der trockenadiabatischen Zustandsänderung und des entsprechenden Temperaturgradienten ($dT/dz \approx 1°/100$ m, Abschn. 15.4) bereits überschlagsmäßig ausrechnen, daß das Luftvolumen um 1000 m gehoben werden muß, damit es bis zur Taupunktstemperatur von 10° abgekühlt wird.

In manchen vereinfachten Einführungsdarstellungen wird an dieser Stelle der Überlegung der Schluß gezogen, daß mit 10° C der Kondensationspunkt und in 1000 m Höhe das Kondensationsniveau erreicht sei. Bedenkt man die Sache aber etwas genauer, so stimmt das nicht. In 14.2 wurden nämlich verschiedene Feuchtemaße unterschieden, welche gegenüber Höhen- und damit Luftdruckänderungen invariabel oder aber variabel sind. Der Dampfdruck gehört zu jenen Größen, die sich in Abhängigkeit vom Luftdruck verändern. Wie und welche Konsequenzen das hat, läßt sich leicht plausibel machen. Der in der Ausgangssituation angenommene $m^3$ feuchter Luft dehnt sich bei der Vertikalbewegung als Folge des abnehmenden Druckes aus. Die in ihm enthaltenen Dampfmoleküle verteilen sich somit auf ein größeres Volumen. Entsprechend den in Abschnitt 5.1 entwickelten Vorstellungen der kinetischen Entstehung des Gasdruckes muß der Dampfdruck wegen der Verringerung der Moleküldichte bei der Volumenvergrößerung abnehmen. Das ins Auge gefaßte Luftvolumen kommt also in 1000 m Höhe mit einem Dampfdruckwert kleiner als 12,2 mb an; es hat bei 10° C den Sättigungsdruck noch nicht erreicht.

Die Größe der Dampfdruckabnahme bei der Vertikalbewegung kann man aus dem Ansatz ableiten, daß die Wasserdampfmoleküle sich bei der Expansion genauso verhalten wie diejenigen der trockenen Luft. Damit muß der Dampfdruck im gleichen Verhältnis abnehmen wie der Luftdruck. Es gilt somit für das angezogene Beispiel:

$$\frac{p\text{ (in 1000 m Höhe)}}{1000\text{ mb}} = \frac{e\text{ (in 1000 m)}}{12{,}2\text{ mb}}$$

$$\text{oder} \quad e_p = 12{,}2 \cdot \frac{p}{1000}\,.$$

Aus der barometrischen Höhenformel (Abschn. 5.4) oder dem Diagrammpapier der Fig. 51 kann man entnehmen, daß in 1000 m ein Luftdruck von rund 900 mb herrscht. Daraus resultiert, daß der Dampfdruck $e_p$ in 1000 m Höhe um $^1/_{10}$ kleiner als 12,2 mb ist, also nur 11 mb beträgt. Die Taupunktstemperatur für einen Dampfdruck von 11 mb ist nach der Kurve des Sättigungsdruckes rund 8° C. Während der trockenadiabatischen Hebung um 1000 m ist also eine Taupunktserniedrigung um 2° eingetreten.

In der folgenden Tabelle sind die genauen Werte der *Taupunktsänderung* $d\tau/dh$ *als Funktion der Taupunktstemperatur* $\tau$ aufgeführt:

| $\tau$ | +30 | +20 | +10 | 0 | −10 | −20 | −30° C |
|---|---|---|---|---|---|---|---|
| $d\tau/dh$ | 0,197 | 0,189 | 0,181 | 0,172 | 0,163 | 0,155 | 0,147°/100 m |

Da unter normalen Bedingungen der unteren Troposphäre die Taupunktstemperaturen meist zwischen +10 und −10° C liegen, beträgt der Unterschied in der Taupunktsänderung normalerweise nur 0,02° pro 100 m (0,181 − 0,163). Auf einer Höhendifferenz von 1000 m macht man also nur einen Fehler von ± 0,1°, wenn man mit einem *Mittelwert der Taupunktsänderung* von 0,17°/100 m rechnet.

*Ergebnis: Bei trockenadiabatischen Hebungsvorgängen muß man für die Errechnung des Kondensationspunktes und des (Hebungs-)Kondensationsniveaus eine mittlere Taupunktsänderung von 0,17°/100 m gegenüber der Ausgangslage in Rechnung stellen.*

*Konsequenz:*

*Bei einer Hebung in der Größenordnung von 1000 m liegt das tatsächliche Kondensationsniveau rund 200 m höher als das unter Vernachlässigung der Taupunktsänderung errechnete.*

(Bei 1000 m ist der Taupunkt um 1,7° erniedrigt. Das auszugleichen ist eine weitere trockenadiabatische Hebung von 170 m notwendig. Auf dieser Strecke hat sich der Taupunkt erneut um 1,7 · 0,17 = 0,28° erniedrigt, so daß noch eine Hebungszugabe von 28 m notwendig ist, um tatsächlich den Kondensationspunkt zu erreichen.)

Mit Hilfe des trockenadiabatischen Temperaturgradienten und der mittleren Taupunktsänderung läßt sich bei Kenntnis der Temperatur $t$ und des Taupunktes in der Ausgangslage eine *Berechnung der Höhe des Kondensationsniveaus* vornehmen ($H$ in Hektometern gerechnet).

Im Kondensationsniveau muß nämlich die auf dem Wege der trockenadiabatischen Abkühlung erreichte Temperatur $t_H = t - 0{,}98 \cdot H$ der erniedrigten Taupunktstemperatur $\tau_H = \tau - 0{,}17 \cdot H$ entsprechen. Es muß dann die Gleichung gelten: $t_H = \tau_H$ oder $t - 0{,}98 \cdot H = \tau - 0{,}17 \cdot H$.

Eine Umformung ergibt $t - \tau = H \cdot (0{,}98 - 0{,}17)$ und das *Ergebnis*:

$$\boldsymbol{H}\,(\text{in Hektometern}) = \frac{1}{0{,}81} \cdot (t - \tau) = \mathbf{1{,}2} \cdot (\boldsymbol{t} - \boldsymbol{\tau})\,.$$

*Die Höhe des Kondensationsniveaus in Hektometern entspricht bei trockenadiabatischen Hebungsvorgängen dem 1,2fachen Wert der Differenz von Luft- und Taupunktstemperatur in der Ausgangslage.*

Für das Beispiel der Luftmasse mit 20° und 52% relativer Feuchte war die Taupunktstemperatur 10° C. Die Werte in obige Formel eingesetzt ergeben eine Höhe des Kondensationsniveaus von 12 Hektometern, also 1200 m.

Zugegeben, das vorauf gewählte Ableitungsverfahren ist etwas komplizierter als die unter Geographen normalerweise angebotene vereinfachte Sicht der Dinge. Aber abgesehen von der sachlichen Unzulänglichkeit beträgt der eingehandelte Fehler in allen Kalkulationen der Kondensationsniveaus rund 20%. Um den zu vermeiden, lohnt es, sich mit der letztlich wieder sehr einfachen Regel für die Kalkulation des (Hebungs-)Kondensationsniveaus vertraut zu machen.

Nach der Darstellung der Zusammenhänge von trockenadiabatischer Zustands-, Dampfdruck- und Taupunktsänderung sei noch *das praktische Verfahren* kurz angesprochen, welches in der Meteorologie *zur Bestimmung von Kondensationspunkt und -niveau* angewendet wird. Es ist eine ausgeklügelte Technik, welche die physikalischen Zusammenhänge nur noch sehr schwer erkennen läßt. Deshalb wird deren Darstellung auch an den Schluß gesetzt.

Grundlage ist das sog. *Stüvesche Adiabatenpapier* (Fig. 51 zeigt einen Ausschnitt). Es enthält als Grundkoordinaten die Temperatur auf der Abszisse und den Luftdruck auf der Ordinate. Letzterer ist in exponentieller ($p^k$) Teilung aufgetragen. In dieses Diagramm kann man für bestimmte Ausgangstemperaturen die Kurven für trockenadiabatische Zustandsänderungen eintragen. Es sind wegen der exponentiellen Druckeinteilung gerade Linien. Außerdem sind die Kurven des maximalen Mischungsverhältnisses eingezeichnet. Sie lassen sich mit Hilfe der in 14.2 angegebenen Formel aus dem maximalen Dampfdruck für jede Temperatur- und Druckkombination berechnen. Auf das Mischungsverhältnis als Feuchtemaß wird deshalb zurückgegriffen, weil es eine sog. konservative Eigenschaft ist, die sich also bei trockenadiabatischen Vertikalbewegungen nicht ändert (vgl. 14.2).

Wenn man nun wieder die Ausgangswerte von 20° und 52% relativer Feuchte nimmt, dann kann man für den entsprechenden Taupunkt von 10° C im Niveau 1000 mb den zugehörigen Wert des maximalen Mischungsverhältnisses ablesen. Er beträgt ca. 8 g/kg. Der Schnittpunkt der

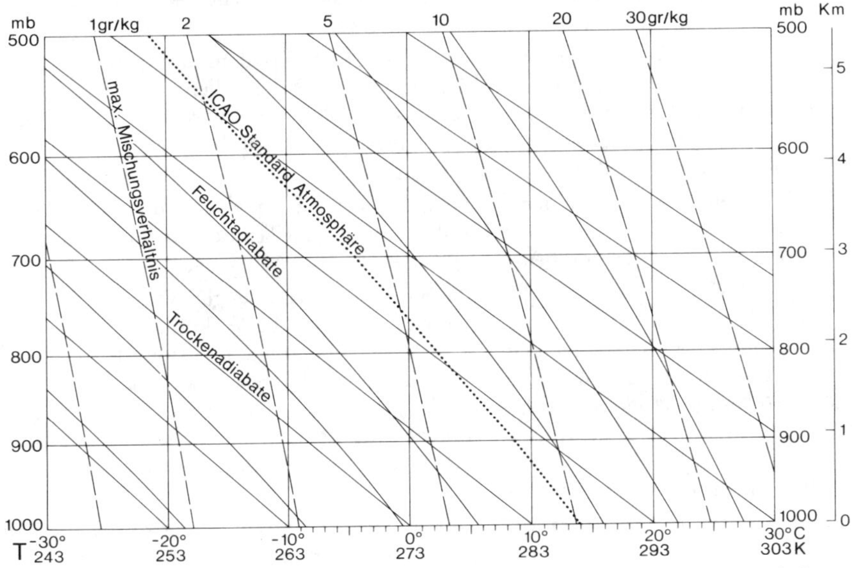


Fig. 51 Ausschnitt aus dem thermodynamischen Diagrammpapier nach Stüve, vereinfacht

8-g/kg-Linie des Mischungsverhältnisses mit der Trockenadiabate, die von +20° C in 1000 mb ausgeht, ist der Kondensationspunkt. Er beträgt rund 8°, wie man aus der Vertikalprojektion des Schnittpunktes auf die Temperaturskala in der Abszisse ablesen kann. Die Höhe des Kondensationsniveaus muß streng genommen mit Hilfe der tatsächlich vorhandenen vertikalen Temperaturverteilung aus der barometrischen Höhenformel errechnet werden. Direkt ablesen kann man den Luftdruck, der in der Höhe des Kondensationsniveaus herrscht. Als Hilfskonstruktion ist meistens in den Adiabatenblättern eine standardisierte vertikale Temperaturverteilung eingezeichnet (die sog. ICAO-Standard-Atmosphäre), aus der sich dann mit der barometrischen Höhenformel die Höhenwerte errechnen lassen, die neben der Druckeinteilung auf dem Adiabatenpapier noch angegeben sind.

Bei der als Beispiel gewählten Temperaturverteilung im 1000 mb-Niveau wird der Kondensationspunkt in einem Niveau von rund 1200 m erreicht.

Aufgabe: Es sollen eine andere realistische vertikale Temperaturverteilung eingezeichnet, ein Wert für die relative Feuchte der Luft am Boden angenommen und dann Kondensationspunkt und -niveau bestimmt werden.

## *Die kondensations-(feucht-)adiabatische Zustandsänderung*

Endpunkt der trockenadiabatischen Zustandsänderung ist im Zuge aufsteigender Luftbewegungen der Kondensationspunkt und das Kondensationsniveau. Da an diesem Punkt der Zustandsänderung der maximal mögliche Dampfdruck in einem Luftvolumen erreicht ist, muß eine weitere adiabatische Abkühlung zur Überführung eines Teiles des Wasserdampfes in die flüssige Phase führen, Kondensation eintreten. Die Kondensationsprodukte befinden sich dann in Form von kleinsten Wolkentröpfchen in der Luft. Diese werden durch die Aufwärtskomponente der Luftbewegung in der Schwebe gehalten und sind Teile einer Wolke.

Die physikalischen Bedingungen und Vorgänge beim Kondensationsprozeß werden im Kap. 16 noch im einzelnen zu besprechen sein. Hier sollen sie erst einmal als gegeben vorausgesetzt werden. Bei diesem sog. „black-case-Verfahren" nimmt man die Eingangs- und Ausgangsbedingungen eines Prozesses als bekannt, arbeitet damit und läßt den Prozeß selbst im Dunkeln.

Eingangsbedingung ist nach dem in 15.4 behandelten Beispiel, daß in 1200 m NN das vom Meeresspiegel aus angehobene Luftvolumen eine Temperatur von 8° C, einen Dampfdruck von 11 mb und eine relative Feuchte von 100% hat.

Ausgangsbedingung ist nach Durchlaufen einer geringfügigen weiteren Hebung (100 m z.B.), daß die Temperatur durch adiabatische Abkühlung unter 8° C abgenommen hat, die relative Feuchte weiter 100 % beträgt, der Dampfdruck kleiner als 11 mb ist und daß durch die Überführung einer relativ kleinen Menge von Wasserdampf in Wolkentröpfchen Kondensationswärme freigesetzt worden ist (vgl. Abschn. 14.1). Da diese Kondensationswärme beim adiabatischen Prozeß nicht abgeführt werden kann, muß sie dem bei der Hebung zustandsveränderten Luftvolumen selbst zugute kommen.

*Ergebnis: Bei der kondensationsadiabatischen Zustandsänderung durch Hebung überlagern sich zwei gegenläufige Temperaturänderungen: die trockenadiabatische Abkühlung (a) und die Erwärmung durch freigesetzte Kondensationsenergie (k).*

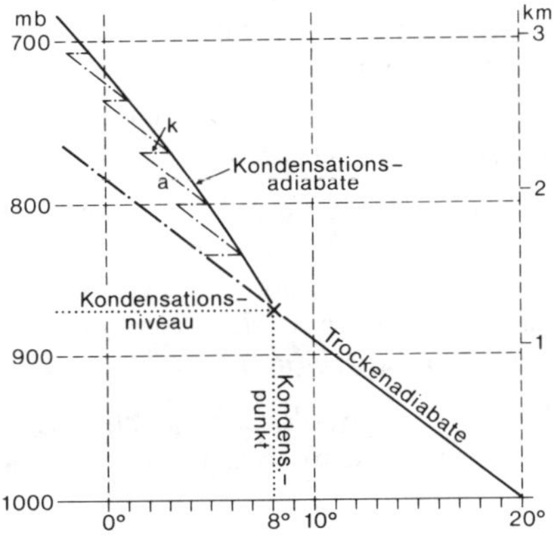


Fig. 52
Schema zur differentiellen Auflösung einer feuchtadiabatischen Zustandsänderung

Es läßt sich dies durch Auflösung der Zustandsänderung in differentielle Schritte verdeutlichen, wie es die Fig. 52 als beispielbezogener Ausschnitt aus dem Adiabatenblatt der Fig. 51 versucht. Man ersieht daraus, daß die resultierende kondensationsadiabatische vertikale Temperaturänderung vom Verhältnis der beiden Komponenten *a* und *k* abhängt. Da *a* als trockenadiabatischer Temperaturgradient mit dem konstanten Wert $dT/dz = 0{,}98°/100$ m bekannt ist, kommt es auf die Bestimmung der Größe *k* an.

In 14.1 wurde festgestellt, daß rund 600 cal frei werden, wenn 1 g Wasserdampf im Temperaturbereich um 10° kondensiert (Kondensationswärme; sie ist etwas temperaturabhängig). 0,24 cal werden benötigt, um 1 g Luft bei konstantem Druck um 1° C zu erwärmen (spezifische Wärme der Luft; vgl. Abschn. 15.4). Für 1 kg sind es 240 cal. Daraus ergibt sich, daß jedes g Wasserdampf, das in einem kg Luft kondensiert, dieses um rund 2,5° C erwärmen kann (600/240). Die Relation Gramm Wasserdampf pro kg Luft ist die Definition der spezifischen Feuchte. Sie ist nicht sehr verschieden vom Mischungsverhältnis (vgl. Abschn. 14.2).

*Ergebnis: Bei kondensationsadiabatischer Zustandsänderung bewirkt der Rückgang der spezifischen Feuchte (oder des Mischungsverhältnisses) um 1 g/kg eine Erwärmung der Luft um 2,5° C.*

Das Problem ist nun im Hinblick auf den kondensationsadiabatischen Temperaturgradient, um welchen Höhenbetrag die Luft gehoben werden muß, damit gerade 1 g Wasserdampf ausfällt. Die genaue theoretische Ableitung ist zu umfänglich, als daß sie hier ausgeführt werden könnte. Wir müssen uns mit der Erklärung einiger Prinzipien und der Feststellung des Endergebnisses begnügen.

Die Prinzipien lassen sich mit Hilfe der Kurve des Sättigungsdampfdruckes (Fig. 48 in Abschn. 14.1) leicht einsehen. Da der maximale Dampfdruck in Form einer Exponentialfunktion von der Temperatur abhängt, muß pro Grad Temperaturabnahme eine progressiv wachsende Menge Wasserdampf kondensieren, je höher die Temperaturen sind, bei denen die Zustandsänderung abläuft. Bei sinkenden Temperaturen nimmt die ausfallende Wasserdampfmenge sehr rasch ab. Das hat bei relativ hohen Temperaturen eine relativ große, bei niedrigen eine relativ kleine Kompensation der adiabatischen Abkühlung durch Kondensationswärme zur Folge.

Auf die Atmosphäre übertragen folgt die allgemeine *Regel für den kondensations-adiabatischen Temperaturgradienten*:

Bei hohen Lufttemperaturen, räumlich betrachtet also *in warmen Klimaten und in den unteren Troposphärenschichten, ist der feuchtadiabatische Temperaturgradient wesentlich kleiner als der trockenadiabatische. Mit abnehmender Temperatur, also in kalten Klimaten und in den höheren Atmosphärenschichten, gleicht sich der feuchtadiabatische immer mehr dem trockenadiabatischen Temperaturgradienten an.*

Die genauen physikalischen Abhängigkeiten werden durch die folgende Funktion für den feuchtadiabatischen Temperaturgradienten beschrieben:

$$\frac{\mathrm{d}T}{\mathrm{d}z}\,\text{feucht} = \frac{p + 0{,}623\,\dfrac{V}{c_p - c_v}\cdot\dfrac{E}{T}}{p + 0{,}623\,\dfrac{V}{c_p}\cdot\dfrac{\mathrm{d}E}{\mathrm{d}T}}\cdot 0{,}98\,^\circ\mathrm{C}/100\ \mathrm{m}\,.$$

$V$ ist die Kondensationswärme, $E$ der Sättigungsdampfdruck, $T$ die absolute Temperatur, $\mathrm{d}E/\mathrm{d}T$ die Änderung des Sättigungsdruckes mit der Temperatur (s. Fig. 48), $p$ der Luftdruck, $c_p$ die spezifische Wärme bei konstantem Druck (Abschn. 15.4), $c_v$ die bei konstantem Volumen.

Da $E$ schon Werte nahe Null aufweist, wenn die absolute Temperatur $T$ noch rund 200 K beträgt, geht $E/T$ mit sinkender Temperatur gegen Null. $\mathrm{d}E/\mathrm{d}T$ wird bei tiefen Temperaturen ebenfalls Null. Damit geht für tiefe Temperaturen der ganze Bruch vor dem Wert 0,98° C/100 m gegen 1. D.h. der kondensationsadiabatische Temperaturgradient konvergiert bei tiefen Temperaturen mit dem trockenadiabatischen.

*Praktische Werte* des kondensations- oder feuchtadiabatischen Temperaturgradienten sind in °C/100 m:

| | 1000 mb | 700 mb | 500 mb | 300 mb |
|---|---|---|---|---|
| − 60° | | | 0,98 | 0,98 |
| − 30° | 0,94 | 0,92 | 0,89 | 0,84 |
| − 10° | 0,78 | 0,71 | 0,65 | 0,54 |
| 0° | 0,66 | 0,58 | 0,51 | |
| 10° | 0,54 | 0,47 | 0,41 | |
| 20° | 0,44 | 0,38 | | |

Die für die Mittelbreiten häufigsten Werte sind eingerahmt. In einer vereinfachten *Faustformel* kann man sich merken: *Der kondensationsadiabatische Temperaturgradient hat im Atmosphärenstockwerk mit den häufigsten Kondensationsvorgängen (1000 bis 5000 m) Werte in der Größenordnung von 0,5 bis 0,7° C/100 m. Bei relativ hohen Wärmegraden (20 bis 10° C) gilt der kleinere Wert.*

## 15.6 Die Umkehr adiabatischer Prozesse bei absteigender Luftbewegung und ihre Konsequenzen

Die Umkehr kondensationsadiabatischer Prozesse im Zuge absteigender Luftbewegung läßt sich verstehen als die Superposition von trockenadiabatischer Erwärmung (ca. 1°/100 m) und Wärmeentzug durch Entzug von Verdunstungsenergie. Der erste Vorgang setzt nämlich durch Erhöhung der Temperatur den maximal möglichen Dampfdruck in der Luft herauf. Dadurch können Wassermoleküle von den Wolkentröpfchen in die Dampfphase übergehen und gleichen den wirklichen Dampfdruck dem maximal möglichen an. Die Wolkenluft wird dabei tröpfchenärmer, ein Vorgang, den man mit „*Wolkenauflösung*" zu bezeichnen pflegt. Die notwendige Umwandlungsenergie (Abschn. 14.1) wird der Wärmeenergie der Wolkenluft entzogen, die adiabatische Erwärmung wird teilweise wieder rückgängig gemacht.

*Resultat: Abwärts gerichtete Bewegung von Wolkenluft hat eine Temperaturzunahme mit demselben absoluten Betrag zur Folge, wie er beim kondensationsadiabatischen Aufsteigen unter den gleichen Temperatur- und Druckbedingungen als Temperaturabnahme auftritt* (vgl. die voraufgegangene Tabelle).

Wenn kein Wasser durch Niederschlag aus der Wolkenluft ausgefallen ist, muß der nach dieser Regel ablaufende Absinkvorgang wieder bis zum ursprünglichen Kondensationsniveau reichen, wo dann auch die letzten Wolkentröpfchen verdampft sind. Die Wolke als konkret begrenzter „Hydrometeor" ist freilich schon etwas oberhalb in einzelne Verdunstungsfetzen aufgelöst worden, wie man häufig in absteigender Luftströmung hinter Gebirgszügen beobachten kann. Bei Eiswolken im hohen Niveau und bei unterkühlten Wolken in den mittleren Troposphärenschichten geht die Verdampfung wegen des geringen Wärmeinhaltes der Luftschichten relativ langsam vor sich. Die Wolken zeigen die der absteigenden Strömung entsprechenden „*Abschmelzformen mittelhoher und hoher Wolken*" (s. Lenticularis-Formen in Abschn. 16.2).

*Unterhalb des Kondensationsniveaus erfolgt die dynamische Erwärmung der absteigenden Luft nach Maßgabe des trockenadiabatischen Temperaturgradienten mit ca. 1°/100 m.* Mit steigender Temperatur wächst der maximal mögliche Dampfdruck progressiv an. Da aber kein Wasser mehr in Form von Wolkentröpfchen zur Verfügung steht, nimmt das Sättigungsdefizit ($E - e$; s. Abschn. 14.2) rasch zu, die relative Feuchte sinkt. Im Fachjargon heißt das: „*die Luft trocknet ab*". Großes Sättigungsdefizit hat zur Folge, daß auch noch ein Teil *des* Wassers verdampft wird, welches normalerweise im Vorstadium der Kondensation an dunstbildenden Kernen des Aerosols in der Atmosphäre (Kap. 4 und 16) angelagert ist. Folge ist Dunstauflösung, geringe Extinktion der Strahlung (Kap. 6), „*Brillanz der Atmosphäre*" und gute Fernsicht.

Mit wachsender Annäherung an die Erdoberfläche muß notwendigerweise die reine Vertikalkomponente der Abwärtsbewegung kleiner werden, da die absteigende Luft letzten Endes nur nach der Seite ausweichen kann. Das Ausweichen findet in der Realität aber schon in einem Abstand von der Oberfläche statt, der in der

Reibungshöhe des Bodenwindes zwischen 1000 und 1500 m seine größte Häufigkeit hat. (Ein Grund für die Peplopause; vgl. Abschn. 4.2.) Vom Erdboden her bewirkt nämlich der Umsatz der kurzwelligen Strahlung (Abschn. 8.3) eine gewisse Aufwärtsbewegung durch Thermik (Abschn. 15.3), so daß für die absteigende Luftströmung bereits in relativ großem Abstand vom Boden ein dynamisches Widerlager auftritt. Oberhalb dieses Widerlagers dominieren die absteigenden Bewegungen mit dynamischer Erwärmung, unterhalb die aufsteigenden mit dynamischer Abkühlung (s. Fig. 53). Etwas idealisiert stehen sich also drei verschiedene Luftkörper mit unterschiedlicher Bewegungstendenz gegenüber: die absinkende oben, die turbulent durchmischte mit geringem Übergewicht der Aufwärtsbewegung unten und die Trennschicht mit horizontaler Bewegungsrichtung in der Mitte.

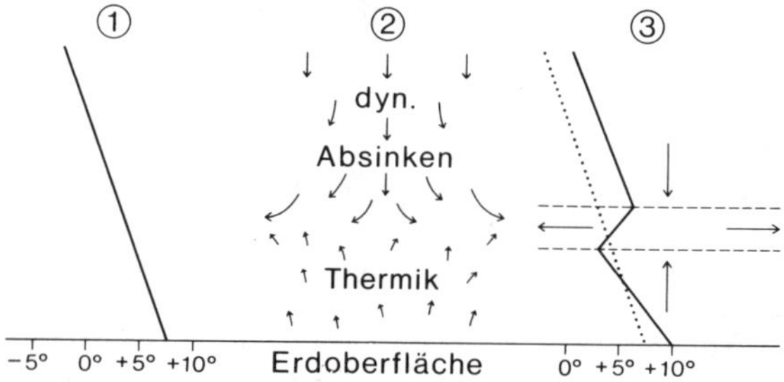


Fig. 53
Schema der Strömungsverhältnisse bei der Bildung einer Absinkinversion

Nimmt man im Anfangsstadium ① vor Einsetzen der Bewegung eine bestimmte Temperaturverteilung mit der Höhe an, so muß die im Stadium ② dargestellte Bewegungsschichtung oberhalb der Trennschicht eine dynamische Erwärmung der gesamten Luftmasse, unterhalb eine leichte Abkühlung der oberen und stärkere Erwärmung der bodennahen Teile zur Folge haben (Stadium ③). Im Bereich der Zwischenschicht ist dadurch die normale Temperaturabnahme mit der Höhe ins Gegenteil, in eine Zunahme umgekehrt, eine *Inversion* gebildet worden.

Was hier für die Richtungsdiskontinuität im Strömungsfeld in der Reibungshöhe über der Erdoberfläche abgeleitet wurde, läßt sich in abgewandelter Form auch für andere Diskontinuitäten in höheren Niveaus demonstrieren.

*Ergebnis: Im Zuge dynamischer Absinkbewegungen bilden sich in der thermischen Vertikalschichtung der Troposphäre Temperaturumkehrschichten, die als dynamische Inversionen oder Absinkinversionen bezeichnet werden.*

Die *Konsequenzen einer dynamisch bedingten Temperaturinversion* für vertikale Luftbewegungen kann man sich schnell durch folgendes Gedankenexperiment klar machen:

Man überlagere (durch Einzeichnen) der in der Fig. 51 für das Beispiel der Stadionluft eingezeichneten Kurve der unten trocken- und oben feuchtadiabatischen Zustandsänderung im Thermikschlauch die in der Fig. 54 unter a gezeichnete hypsometrische Temperaturverteilung, welche die thermische Schichtung in der Luft neben und über dem Stadion wiedergeben und eine Möglichkeit „sommerlicher Inversionswetterla-

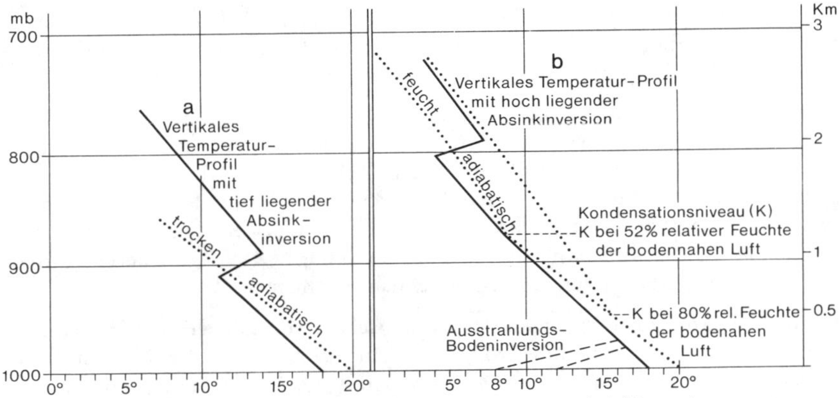


Fig. 54 Beispiele hypsometrischer Temperaturverteilungen mit Absinkinversionen

gen" darstellen soll. In diesem Fall ist die Luft im Thermikschlauch auf den ersten 900 bis 1000 m ihres Aufstieges auf Grund ihres anfänglichen Temperaturüberschusses von 2° immer etwas wärmer als die Umgebung. Der freie Auftrieb hebt sie also ständig an. Beim Durchschreiten des 900-mb-Druckniveaus aber stößt sie im unteren Teil der Inversion in eine Luftschicht, in welcher die Temperatur mit der Höhe zunimmt. Sie selbst ist plötzlich kälter als die Umgebung, wird im Auftrieb abgebremst und sinkt schließlich soweit zurück, daß ihre Temperatur mit der der Umgebung übereinstimmt, sie das gleiche spezifische Gewicht wie diese hat und damit eine neue Gleichgewichtslage erreicht.

*Eine Inversion unterbindet also vertikale Aufwärtsbewegungen über die Höhe ihres Auftretens hinaus; sie wirkt als Sperre für hochreichende konvektive Prozesse.*

Mit der Aufwärtsbewegung entfällt auch ein wesentlicher Grund für abwärts gerichtete Ausgleichsbewegungen, so daß für die vorhandene Anordnung der Luftmassen oberhalb und unterhalb der Inversion keine Umlagerungsmöglichkeit besteht, ein Austausch von Masse und Eigenschaften zwischen oben und unten unterbunden ist. *Eine Temperaturumkehrschicht gewährleistet also eine extreme Stabilität der Schichtung in der Atmosphäre.* Hält sie längere Zeit an, so herrscht eine „*austauscharme Wetter- oder Witterungslage*", da die Inversion außer dem konvektiven auch den turbulenten Austausch unterbindet, wie bereits in 15.2 dargelegt wurde.

Im vorgegebenen Fall erreicht die im Thermikschlauch aufsteigende Luft nicht das Kondensationsniveau. Die relativ tief liegende Inversion verhindert also auch die Wolkenbildung. Nimmt man dagegen eine sommerliche Inversionswetterlage mit höher liegender Temperaturumkehrschicht an (Fall b in Fig. 54), so kann die Luft im Thermikschlauch noch über das Kondensationsniveau gelangen und oberhalb 1200 m eine Wolke bilden. Erst ca. 800 m höher verhindert die dynamische Inversion im 800-mb-Niveau in diesem Fall weitere Konvektion. Es bleibt bei einer niedrigen Haufenwolke, dem sog. „Schönwettercumulus" (s. Abschn. 16.2).

Wenn man sich nun noch an die *kinematische Ursache von Absinkbewegung und Inversionsbildung*, nämlich an die in Abschn. 12.2 und 13.3 abgeleitete Kompensationsströmung *als Folge des divergierenden horizontalen Windfeldes*, das mit einer Antizyklone verbunden ist, erinnert, so kann man in Form einer Ursache-Wirkungs-Kette den *Charakter des Wetters in einem Hochdruckgebiet* ableiten:

Hochdruckgebiet – antizyklonale Strömung – Divergenz im horizontalen Windfeld – abwärts gerichtete Kompensationsströmung im Hoch – dynamische Erwärmung der absinkenden Luft – Wolkenauflösung – Abtrocknen der Luft – Ausbildung einer dynamischen Absinkinversion – stabile Schichtung – Verhinderung des Vertikalaustausches zwischen bodennaher Reibungsschicht und der freien Troposphäre – Wolken höchstens als Schönwettercumuli – Strahlungswetter – gute Fernsicht in der Höhe – Aerosolanreicherung in den bodennahen Schichten.

Mit den direkten Konsequenzen der dynamischen Absinkbewegung in Form von Abtrocknen der Luft, Stabilisierung der Schichtung, Verhinderung konvektiver Bewegung und Wolkenbildung sowie Drosselung des vertikalen Austausches sind *unter Ausstrahlungsbedingungen noch mittelbare Veränderungen in der bodennahen Luftschicht verbunden, die ihrerseits zu einer weiteren Verschlechterung vertikalen Austausches führen.*

Unter dem Schutz einer dynamischen Inversion können sich nahe der Erdoberfläche *Strahlungs- oder Kaltluftinversionen* bilden. Da sich im Laufe einer Strahlungsnacht die unmittelbar dem Boden aufliegende Luft am stärksten abkühlt und mit wachsendem Abstand von der Oberfläche der Temperaturrückgang geringer wird, muß sich an der Basis der in Fig. 54a und b dargestellten Temperaturverteilung z.B. eine Temperaturzunahme mit der Höhe, eine *Bodeninversion als Ausstrahlungsfolge*, ausbilden (Abwandlung a'). Innerhalb der Bodenkaltluft kann die Abkühlung so weit gehen, daß der Taupunkt unterschritten, *Bodennebel* gebildet wird (Abwandlung b'). Im Sommer verschwinden Nebel und Inversion relativ rasch schon in den ersten Stunden nach Sonnenaufgang durch Aufheizen der Luft unter der Wirkung der Einstrahlung. Im Herbst und Winter jedoch können, wenn die Strahlungsperiode mit negativer Energiebilanz länger andauert, besonders wenn in topographischen Hohlformen zusätzliche Kaltluft von der Seite zufließt (Beispiele: Oberrheintalgraben, Hessische Senke, Baar), Kaltluftinversion und Bodennebel tage- und manchmal auch wochenlang anhalten. Während dieser Zeit muß natürlich eine fortlaufende Anreicherung der Luftverunreinigungn in den untersten Luftschichten stattfinden. *Aus smoke (Rauch) und fog (Nebel) bildet sich im Extremfall* deren meteorologisches (und linguistisches) Mischungsprodukt „*smog*".

Bei relativ langer Dauer der Austauschunterbindung durch hoch gelegene Absinkinversionen wird sich an deren Untergrenze im Laufe der Zeit so viel an Aerosolen und Wasserdampf anreichern, daß sich eine Luftschicht mit sehr schlechter Transparenz ausbildet. Sie wird als grau-violette Dunstlage sichtbar und wirkt während der Ausstrahlungszeit als Schicht erhöhter Energieabgabe, mit der häufigen Folge von Kondensation und *Hochnebelbildung*. Klassische Beispiele sind neben den Hochnebellagen am Oberrhein die *Küstennebel über den Kaltwasserkörpern* im Bereich der subtropisch-randtropischen Hochdruckgebiete vor der Westküste Südamerikas und Südafrikas. Antizyklonales Absinken bewirkt die Inversion, die meist in Höhen zwischen 800 und 1200 m liegt, und blockiert damit Konvektion und Niederschlagsbildung. Das kalte Wasser verhindert lediglich die Auflösung der dynamisch verursachten Absinkinversion und liefert den nötigen Wasserdampf für die „Hochnebelküstenwüsten" in den genannten Bereichen.

## 15.7 Stabilitätskriterien und ihre klimatologischen Konsequenzen für turbulenten Austausch und konvektive Prozesse

In den Ableitungen der vorausgegangenen Abschnitte wurde jeweils nach der Begründung des Beginns einer vertikalen Aufwärtsbewegung im Rahmen der dynamischen Turbulenz bzw. der thermischen Konvektion deren Erhaltung über größere Vertikalerstreckungen vorausgesetzt und lediglich der Einfluß einer dynamischen Inversion auf den Ablauf der Vertikalbewegung dargelegt. Dabei ließ sich als erstes Ergebnis feststellen, daß eine Temperaturinversion sowohl die konvektive Umlagerung als auch den turbulenten Austausch zwischen den Luftschichten unter- und oberhalb der Inversion unterbindet.

Nun ist die Ausbildung einer Temperaturinversion eine Extremsituation, durch welche die normale thermische Schichtung der Atmosphäre mit Temperaturabnahme nach der Höhe (vgl. 11.3) für einen gegebenen Ausschnitt der Atmosphäre unter bestimmten dynamischen und strahlungsmäßigen Voraussetzungen (s. 15.6) für eine gewisse Zeit ins Gegenteil verkehrt wird. Diese Situation hält so lange, wie die Voraussetzungen halten. Zwischen normaler und Extremsituation müssen in der Natur aber alle Übergangsstadien vorhanden sein, welche eine Verallgemeinerung der Aussagen über Möglichkeit und Blockierung von Austausch und Konvektion zu allgemein anwendbaren Stabilitätskriterien notwendig machen.

Aus den Darlegungen über die Entstehung der dynamischen und der Bodeninversion in 15.6 läßt sich die erste Verallgemeinerung schon leicht einsehen:

1. *Bei einer atmosphärischen Schichtung von relativ warmer Luft in der Höhe und relativ kalter am Boden,* also bei unterdurchschnittlich kleiner hypsometrischer Temperaturabnahme, *sind Konvektion und turbulenter Austausch erschwert.* Die Schichtung ist stabil, die Konvektion höhenmäßig begrenzt. *Extremfall* dieser Situation *ist eine Temperaturinversion*, die als echtes Hindernis für Turbulenz und Austausch wirkt.

2. Umgekehrt muß *Abkühlung oben bzw. Erwärmung unten bei den dadurch entstehenden überdurchschnittlich großen geometrischen Temperaturgradienten Turbulenz und Konvektion fördern.* Erreicht der geometrische Temperaturgradient Werte von über 1°/100 m, herrscht eine „*überadiabatische Schichtung*", die „*trockenlabil*" ist und zur vertikalen Umlagerung der Luftmassen ohne weiteren Anstoß führt.

### *Klimatologische Konsequenzen*

Erwärmung von unten ist zunächst der Normalfall der Energieübertragung an die Atmosphäre beim Strahlungshaushalt (Kap. 10), wobei das Ausmaß von planetarischen Gegebenheiten (Abschn. 10.2), dem Zustand der Atmosphäre (Kap. 7) sowie der Natur der Unterlage (Kap. 8) abhängt. Aus den dazu gemachten Ausführungen läßt sich folgern:

*Konvektion und Turbulenz* sind *am relativ stärksten* um die Mittagszeit (Minimum nachts), im Sommer (Winterminimum), in den tropischen Gebieten (geringer in hohen Breiten), über Land (im Vergleich zu Wasserflächen).

Eine andere klimatologisch wichtige Möglichkeit, die vertikale Schichtung im Sinne einer Labilisierung bzw. Stabilisierung zu beeinflussen, ist die *Verdriftung einer kalten Luftmasse auf warme bzw. einer warmen auf kalte Unterlage.*

Beim Übertritt relativ kalter Luft auf eine relativ wärmere Unterlage werden Turbulenz und Konvektion verstärkt. Das ist ganzjährig in den Tropen sowie in ausgeprägtem Maße im Frühling und Sommer der Mittelbreiten beim Übertritt maritimer Luftmassen auf den Kontinent der Fall. In schwächerer Form geschieht das auch bei der Verdriftung kalter Festlandsluft im Herbst und Winter auf das dann wärmere Meer. Die Festlandsränder tropischer Meere sind tagsüber regelmäßig durch höhere Bewölkungsdichte markiert. Im Frühling und Frühsommer zeichnen sich häufig die den nordwesteuropäischen Küsten vorgelagerten Inseln durch geringere Bewölkung und größeren Strahlungsreichtum gegenüber dem Binnenland aus. (Es ist das einer der *Vorteile des „Inselklimas"*.)

Zu den thermischen kommt noch ein wichtiges *hygrisches Stabilitätskriterium.* Nehmen wir an, daß in dem vorauf häufig verwendeten Beispiel einer Luftmasse von 20° C und 52 % relativer Feuchte der Wasserdampfgehalt so weit erhöht wird, daß die relative Feuchte auf 80 % steigt. Dann herrscht in ihr ein Dampfdruck $e$ von 23 mb · 0,8 = 18,5 mb. Der Taupunkt ist ca. 16° C (s. Fig. 48 in 14.1). Die Kondensationshöhe errechnet sich nach 15.5 unter diesen Bedingungen zu $H = 120 \cdot (20 - 16) = 480$ m. Wird das oben definierte Luftvolumen durch freien Auftrieb angehoben, erfolgt ab rund 500 m Höhe also bereits die Zustandsänderung feuchtadiabatisch. Legt man in der Fig. 54 parallel zur eingezeichneten Feuchtadiabate die entsprechende durch den Schnittpunkt von Trockenadiabate 20° und Kondensationsniveau 500 m, das ist die feuchtadiabatische Zustandskurve für die wasserdampfreichere Luft, so geht diese rechts an der höchsten Inversionstemperatur vorbei. In der Realität heißt das, daß die Luft des Thermikschlauchs in der Inversionsschicht wärmer ankommt als die dort vorhandene Luft ist, deshalb weiter steigen kann und etwas oberhalb der Inversion einen erheblichen Temperatur- und Dichteunterschied gegenüber der Umgebung besitzt. Entsprechend stark ist dann dort der freie Auftrieb; die Aufwärtsbewegung wird erheblich beschleunigt. Im Fachjargon heißt das, die Luft im Thermikschlauch „schießt durch" (die Inversion). In diesem Fall wird durch die sehr wasserdampfreiche Luft selbst die für trocknere Luft als Sperrschicht wirkende „*Inversion durchbrochen*".

Als Verallgemeinerung folgt als zusätzliches Stabilitätskriterium für die Konvektion (die dynamische Turbulenz spielt jenseits des Kondensationsniveaus nur eine untergeordnete Rolle):

3. *Luft mit großer relativer Feuchte begünstigt hochreichende Konvektion, weil sie tiefliegende Kondensationsniveaus, frühes Freiwerden der latenten Wärme (Abschn.*

*14.1) und damit Vergrößerung des freien Auftriebes zur Folge hat. Relativ trockene Luft erschwert die Konvektion.*

*Klimatologische Konsequenzen:*

Wenn für die Tropen schon festgestellt wurde, daß dort Konvektion relativ stärker ist als in den höheren Breiten, so kann das dahingehend präzisiert werden, daß sie besonders effektiv in jenen Regionen und zu denjenigen Jahreszeiten ist, in welchen die Luft nicht nur von der Unterlage her stark angewärmt wird, sondern auch noch hohe absolute und relative Feuchtewerte aufweist. Im Endeffekt heißt das, daß in den dauernd niederschlagsreichen tropischen Festlandsregionen ganz allgemein, in den wechselfeuchten während der Regenzeit und in den dauernd trockenen nur in Ausnahmefällen die Atmosphäre für Konvektionsvorgänge optimal disponiert ist. *Wo und wann also Niederschlag fällt, dann und dort ist es leichter, daß sich neue Konvektionswolken mit der Möglichkeit neuerlicher Niederschläge bilden als sonstwo und -wann.* Das mag an die Prioritätsfrage von Huhn und Ei erinnern, hat aber erhebliche Bedeutung für den hygrischen Klimacharakter großer Teile der Tropen, besonders der wechselfeuchten Teile. Wenn beispielsweise in den Randtropen mit relativ kurzer Regenzeit in einem Jahr die Niederschlagsperiode schwer in Gang kommt, so führt das normalerweise nach dem Selbstverstärkungsprinzip dazu, daß die ganze Regenzeit unergiebig bleibt. Umgekehrt eröffnen relativ starke Regen zu Beginn nach dem gleichen Prinzip die Möglichkeit für ein relativ niederschlagsreiches Jahr. Daraus resultiert die *klimatologische Regel, daß in den wechselfeuchten Tropen die Variabilität der Niederschlagssummen von Jahr zu Jahr um so größer ist, je geringer der langjährige Mittelwert ist.* Das kann besonders für manche Lebensräume nahe der Trockengrenze des Feldbaues den Rang einer ökologischen Existenzfrage annehmen. (Das Sahelproblem hängt eng damit zusammen.)

Eine andere Konsequenz ist, daß *in den feuchteren Teilen der wechselfeuchten Tropen ein relativ scharfer, d.h. zeitlich eng begrenzter Übergang von der Trocken- zur Regenzeit* charakteristisch ist. Wenn der erste Niederschlag gefallen ist, so steht Wasser zur Verdunstung zur Verfügung, die relative Feuchte steigt und damit die Disposition zu verstärkter Konvektion.

Und schließlich müssen ausgedehnte *Hochgebirge innerhalb der Tropen* nach dem gleichen Selbstverstärkungsprinzip *relative Trockeninseln* in einer bewölkungs- und regenreicheren Umgebung sein. Der geringere Wasserdampfgehalt in der gegenüber dem Tiefland kühleren Luft (s. Fig. 50 in 14.3) kann bei vorwiegend konvektiver Wolken- und Niederschlagsbildung (s. 16.3) nur geringere Regenmengen liefern. Bei vergleichsweise großer Einstrahlung (s. 7.3) ist die relative Luftfeuchte geringer als im Tiefland. Das hat zusammen mit der niedrigen absoluten Feuchte eine geringere Disposition zu konvektiver Wolken- und Niederschlagsbildung zur Folge.

Eine andere wichtige klimatologische Konsequenz resultiert aus der *Kombination von thermischer und hygrischer Labilisierung trockener und relativ kühler Luftmassen bei der Drift über relativ warme Wasseroberflächen.* So erhält die *Westseite der japanischen Inseln* besonders ergiebige Winterniederschläge, weil die vom Kontinent kommende kontinentale Kaltluft auf dem Weg über das japanische Meer von unten erwärmt und mit Wasserdampf angereichert wird und so in stark labilem Zustand die japanische Küste erreicht. Die hohen Niederschlagssummen der Wintermonate in Italien oder an der Westseite der Balkanhalbinsel hängen ebenfalls häufig damit zusammen, daß die von Norden eingedrungene Kaltluft über dem warmen *Mittelmeer* stark labilisiert wird. Ein regional enger begrenztes Beispiel liefern die zuweilen extrem starken Schneefälle auf der *Südseite von Erie- und Ontariosee*, wenn im Frühwinter kalte Kontinentalluft nach Süden über die noch offenen Seeflächen vordringt und im Zusammenwirken von Verwirbelung und orographischem Hebungseffekt zu hochreichenden Konvektionswolken mit entsprechend starkem Niederschlag führt.

## 15.8 Das Föhnprinzip und seine Konsequenzen

*Föhn ist* zwar eigentlich ein spezieller Fallwind, der als Folge der Angleichung der Luftströmung an die topographischen Gegebenheiten nach Übersteigen der Kammregion der Alpen schräg abwärts ins bayerisch-österreichische Alpenvorland weht. Der Name wird aber verallgemeinert für den *Prototyp des warmen Fallwindes* überhaupt gebraucht.

Das *Föhnprinzip ist der verallgemeinerungsfähige atmosphärische Prozeß, der beim Übersteigen eines orographischen Hindernisses in einer Luftmasse abläuft.* Es faßt praktisch die verschiedenen thermodynamischen Zustandsänderungen zu einem Gesamtablauf zusammen und verdeutlicht die klimatologischen Konsequenzen.

In der Fig. 55 ist über einem stark schematisierten N-S-Schnitt zwischen Oberitalien und dem nördlichen Alpenvorland eine Luftströmung eingezeichnet, die aus Gründen der großräumigen Druckverteilung quer zum Alpenkörper verläuft, dessen Kammhöhe mit 3500 m angesetzt ist. Auf der (dem Wind entgegenstehenden)

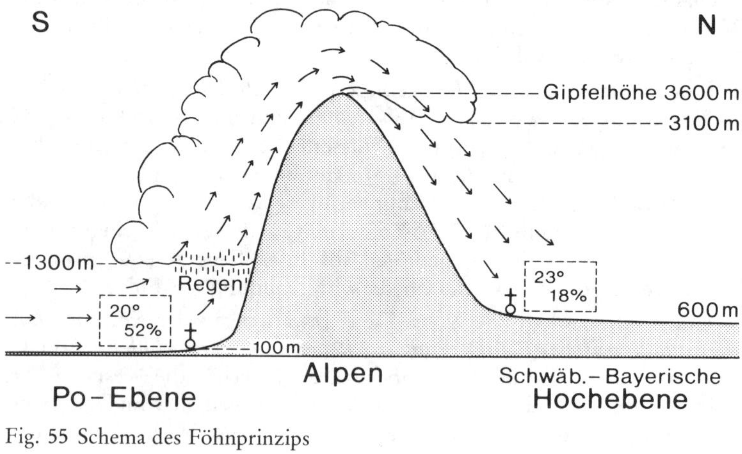


Fig. 55 Schema des Föhnprinzips

*Luvseite* findet eine erzwungene Anhebung (Aufwindfeld!), auf der (dem Wind abgekehrten) *Leeseite* des Gebirges eine ebenso erzwungene Abwärtsbewegung der Luft (Fallwind!) statt. Wir wollen die Veränderungen in einem Luftvolumen aus der bodennahen Schicht auf dem Weg über das Gebirge betrachten. Es habe im Ausgangszustand bei 100 m NN eine Temperatur von 20° C und eine relative Feuchte von 52 % (das entspricht ungefähr den sommerlichen Bedingungen im Südvorland der Alpen). Aus den vorausgegangenen Ableitungen ist schon bekannt, daß nach 1200 m Hebung der Kondensationspunkt mit 8° C und 11 mb Dampfdruck erreicht wird. Das Kondensationsniveau liegt also in 1300 m NN. Von hier an bis zur Gipfelhöhe der Aufwärtsbewegung in 3600 m tritt feuchtadiabatische Abkühlung auf, deren Endwert man aus dem Adiabatenblatt (s. Fig. 51) in Verfolgung der Feuchtadiabate, die durch den Kondensationspunkt führt, als −5° C entnehmen kann. Bei dieser Temperatur beträgt der maximale Dampfdruck (Fig. 48 in Abschn. 14.1) rund 4 mb. Vom Kondensationsniveau bis zur Gipfelhöhe muß also der Wasserdampf für die Dampfdruckdifferenz von 11 mb bis 4 mb = 7 mb kondensiert sein. Aus den Umrechnungsformeln in Abschn. 14.2 ergab sich, daß die absolute Feuchte in g/m³ zahlenmäßig mit dem Wert des Dampfdruckes übereinstimmt, wenn man ihn in mm Hg angibt. 7 mb entsprechen rund 5 mm Hg (s. Abschn. 5.3). Man kann also schließen, daß in der aufsteigenden Luft zwischen 1300 und 3600 m NN 5 g Wasser pro m³ kondensiert wurde. Ein m³ Wolkenluft enthält aber in solchem Fall höchstens 1 g Wasser in Form von Tröpfchen (s. Kap. 17). 5 g − 1 g = 4 g, also rund 80 % der kondensierten Wassermenge, müssen mindestens als Regen ausgefallen sein (*Stauregen sind sehr effektive Ausfällungsprozesse für Wasserdampf*). Nur höchstens 20 % der kondensierten Wassermenge sind in dem m³ noch in Form von Tröpfchen zur Verfügung, wenn am Beginn der absteigenden Bewegung die adiabatische Erwärmung einsetzt. Das reicht natürlich auch nur für eine Strecke von rund 20 % der kondensationsadiabatischen Aufstiegshöhe (3600 m − 1300 m = 2300 m), um den trockenadiabatischen Temperaturgradienten durch Verdunstung der Tröpfchen auf das Maß des feuchtadiabatischen zu reduzieren. In 3100 m (3600 m − 20% von 2300 m) ist spätestens das verbleibende Wasser verdampft. (*Die Stauwolke reicht nur ein kurzes Stück als sog. „Föhnmauer" über den Kamm!*) Die Temperatur hat am Ende der kondensationsadiabatischen Abstiegsstrecke bei einem Temperaturgradienten von 0,6°/100 m (s. Tab. Abschn. 15.5) − 5 + 3 = −2° C erreicht. Der Dampfdruck beträgt dann rund 5 mb. Auf der verbleibenden Fallstrecke von 3100 bis 600 m NN erwärmt sich die Luft trockenadiabatisch, und zwar um 25°. Sie kommt in dem gewählten Beispiel also mit +23°, d. h. 3° wärmer im Nordvorland der Alpen an, als sie das Südvorland verlassen hat, obwohl dieses 500 m tiefer als die schwäbisch-bayerische Hochebene liegt. (Wäre letztere genauso hoch wie die Po-Ebene, würde der Unterschied statt 3° ca. 8° C betragen.) Die relative Feuchte ist auf unter 20 % gesunken ($E$ für 23° C = 28 mb, Fig. 48 in 14.1, $R = 5/28 \cdot 100 = 18$ %; s. Abschn. 14.2).

Da die normale Sommertemperatur (solche war als Ausgangspunkt in der Po-Ebene angesetzt worden) im nördlichen Alpenvorland um 17° liegt, bringt eine Südföhnlage außer einer extrem trockenen auch merkbar wärmere Luft.

Aus dem Föhnprinzip ergeben sich also folgende *Regeln*:

1. *Hohe Gebirge sind aus thermodynamischen Gründen Engpässe für den Wasserdampftransport.* Auf der Luvseite wird der größte Teil als Niederschlag ausgefällt.

2. *Die Luft kommt auf der Leeseite des Gebirges in vergleichbaren Niveaus um einige Grad wärmer an, als ihre Ausgangstemperatur auf der Luvseite betrug.*

3. Föhngebiete zeichnen sich durch Wolkenauflösung aus.

4. *Durch den Föhnprozeß transformierte Luftmassen haben immer ein großes Sättigungsdefizit und Minimalwerte der relativen Feuchte.* Sie führen zu hohen Verdunstungsraten im Einfallsgebiet der Föhnwinde.

5. Geringe relative Feuchte und eine durch die voraufgegangene Niederschlagsbildung von Aerosol weitgehend gereinigte Luft haben *außergewöhnliche Fernsichten und eine allgemeine Brillanz des Lichtes im Föhngebiet* zur Folge.

Außerdem sind 6. *mit Föhn bioklimatische Auswirkungen auf den menschlichen Organismus verbunden*, die sich in Herzklopfen, Kopfschmerzen, Zunahme von Kreislaufbeschwerden, größerer Neigung zu seelischen Depressionen, Apathie, Lustlosigkeit einerseits sowie Streit- und Jähzornsdelikten andererseits ausdrücken. Es wird angenommen, daß die Wirkung über das vegetative Nervensystem geht, obwohl der eigentlich auslösende Faktor noch nicht sicher bekannt ist.

Regional kommen Föhnprozesse an allen Gebirgen der Erde vor. Klimatologisch sind sie dort besonders wichtig, wo hohe Gebirge quer zur allgemeinen Zirkulationsrichtung verlaufen. Markanteste Beispiele sind das nordamerikanische Felsengebirge und die südamerikanische Kordillere, jeweils im Bereich der Westwindzirkulation polwärts 45 bis 40° N bzw. S, wo im Ostvorland jeweils ausgesprochene Trockengebiete als Folge permanenter Föhneinflüsse ausgebildet sind. Wegen ihrer charakteristischen Eigenschaften haben die Föhnströmungen überall in der Welt lokale Windnamen („Chinook" in Nord-, „Zonda" in Südamerika).

## 15.9 Vertikalbewegungen im Bereich von Fronten

In Abschn. 11.5 wurde bereits darauf hingewiesen, daß die planetarische Frontalzone bei Überschreiten kritischer horizontaler Temperaturgegensätze zu großen Mäanderwellen ausschlägt, in denen Kaltluft äquatorwärts und Warmluft in höhere Breiten geführt wird. Der Vorgang der zyklonalen Verwirbelung wird in Kap. 17 noch eingehender behandelt. Hier muß auf die dabei ablaufenden vertikalen Luftbewegungen kurz eingegangen werden.

Die Fig. 56 stellt die Bewegungskomponenten in einem schematisierten vertikalen Querschnitt durch eine Idealzyklone auf der in Fig. 75 (Kap. 17) angegebenen Schnittlinie BB dar. Eine Warmluftmasse ist auf der Vorder- und Rückseite des Warmsektors in Kaltluft eingebettet. Das ganze System wird mit der Höhenströmung verlagert (häufigste Verlagerungsrichtung ist die nach E). Dadurch wandern die Grenzen zwischen Warm- und Kaltluft mit der Fortpflanzungsgeschwindigkeit des Gesamtsystems über ein Gebiet hinweg. Die idealisierte Grenzlinie zwischen Vorderseitenkaltluft und der nachfolgenden wärmeren Luftmasse ist am Boden die

„*Warmfront*", diejenige zwischen Warmluft und der Rückseitenkaltluft, die „*Kaltfront*". In der Fig. 56 sind beide, gewissermaßen aus der Horizontal- in die Vertikalebene umgeklappt, ein Stück weit eingezeichnet. Wichtig festzustellen ist, daß solche Fronten in der Natur Längen in der Größenordnung von etwa 1000 bis 2000 km haben.

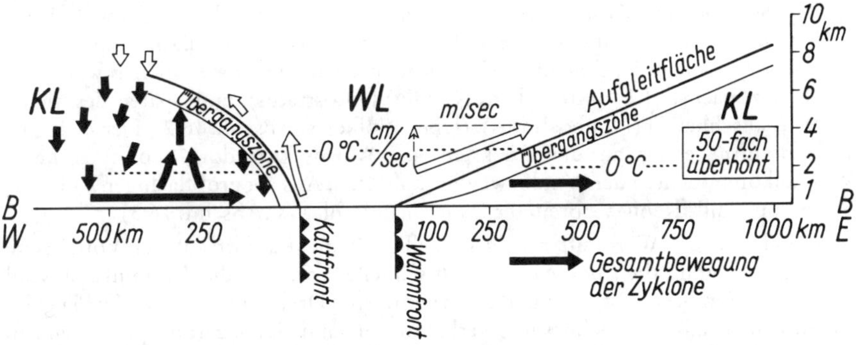


Fig. 56 Strömungsbedingungen an einer Aufgleit- und Einbruchsfront, schematisch

Die in der Fig. 56 eingezeichneten Bewegungspfeile repräsentieren – mit gewisser Übertreibung – die Bewegungskomponenten in ihrer Relation in der Schnittebene zueinander. Nehmen wir – zur Vereinfachung – an, letztere verlaufe von W nach E.

Erstes Faktum ist, daß die *Warmluft* sich relativ zur Vorderseitenkaltluft *schneller bewegt.* Das liegt erstens daran, daß vor der Warmfront der Wind eine starke Südkomponente hat (im Schnitt nur die W-E-Komponente zur Darstellung kommt), während die Bewegungsrichtung der Warmluft ungefähr mit der Zonalrichtung übereinstimmt. (An der Warmfront ist also eine Richtungskonvergenz im horizontalen Windfeld ausgebildet.) Außerdem ist zweitens die Warmluft auch absolut etwas schneller. Sie kommt nämlich aus niedrigeren Breiten und bringt dorther die größere Mitführungsgeschwindigkeit durch die Erdrotation (s. Abschn. 1.2) und den größeren Drehimpuls mit. Und zudem wird die Kaltluft am Boden stärker von der Reibung abgebremst. *Folge der relativ schnelleren Bewegung der Warmluft ist, daß sie als leichtere Masse auf die Vorderseitenkaltluft aufgeschoben wird. Die Aufschiebungsebene wird als „Aufgleitfläche" bezeichnet.* Sie hat ein sehr kleines Steigungsverhältnis von 1 bis 0,3 %, d.h. 1 m auf 100 bis 300 m Horizontalentfernung (in der Fig. 56 fünfzigfach vergrößert!). Man kann sich dann leicht ausrechnen, daß bei Relativgeschwindigkeiten der Warmluft gegenüber der Vorderseitenkaltluft von ein paar m/s die *Vertikalkomponente der Aufgleitbewegung ein paar cm/s beträgt.*

Beim Aufgleitvorgang muß die Luft regelrecht hochgeschoben werden, da kein Grund für Konvektion durch freien Auftrieb gegeben ist. Die Energie für den Hebungsprozeß kommt aus dem größeren Drehimpuls, welche die Warmluft aus den niederen Breiten mitbringt. (Es wird Bewegungs- in Lageenergie überführt.)

Das Aufgleiten führt natürlich auch zu adiabatischer Abkühlung und den in den voraufgegangenen Abschnitten dargelegten Folgen Kondensation und Wolkenbildung. Da der ganze Prozeß aber normalerweise bei stabiler Schichtung vor sich geht, resultieren Wolken, welche in Form, Ausdehnung und Niederschlagslieferung von den aus Konvektionsprozessen resultierenden Konvektionswolken grundsätzlich verschieden sind. *Aufgleit-(Warmfront-)bewölkung ist eine Schichtbewölkung großer horizontaler Ausdehnung.* Die am weitesten vor der Bodenwarmfront auftretenden Wolken sind dünne hohe Eiswolken (Cirren-Aufzug), an die mit wachsender Annäherung an die Warmfront nach unten immer dicker werdende Wolken zunächst des mittelhohen Niveaus (Altostratus) und später des tiefen Niveaus anschließen (Nimbostratus). (Über Wolken s. Abschn. 16.2.) Der Aufgleitwolkenschirm endet an der Rückseite im Warmsektor dort, wo noch keine Vertikalkomponenten der Windbewegung auftreten. Aus der großflächigen Aufgleitbewölkung fällt flächig verbreiteter Dauerniederschlag (s. Abschn. 16.3).

Während sich die Warmluft relativ schneller als die Kaltluft auf der Vorderseite bewegt, so kommt die *Rückseitenkaltluft* schneller voran als die Warmluft, obwohl sie aus höheren Breiten stammt und einen geringeren Drehimpuls besitzt. Das liegt im wesentlichen an den Schichtungsverhältnissen und Umlagerungsprozessen im Bereich der *Kaltfront*. Da die Kaltluft spezifisch schwerer ist als die Luft des Warmsektors, muß sie sich unter die letztere schieben. Beim Vorrücken der Kaltluft kommen nun die bodennahen Luftschichten wegen der größeren Reibung weniger schnell voran als die höheren; die Kaltfront steilt sich dadurch auf. Sie kann in der Höhe sogar kurzfristig etwas voreilen. Die Folge davon ist starke Labilisierung der Schichtung (Abschn. 15.7), so daß die Warmluft unmittelbar vor der Kaltfront mit erheblichen Vertikalgeschwindigkeiten von einigen m/s aufschießt und eine hochreichende Konvektionsbewölkung bildet. Die absteigenden Kompensationsströme bewirken eine intensive vertikale Durchmischung und Verstärkung der Windgeschwindigkeit in Bodennähe (s. Abschn. 13.3). So „springt" die Kaltfront mit Hilfe der heftigen Konvektionsvorgänge stückweise gegen die Warmluft vor, die durch freien Auftrieb vom Boden abgehoben wird. *Eine Kaltfront ist eine „Einbruchsfront" mit einer Zone hochreichender Konvektionswolken und Schauerniederschlägen.*

Die Begrenzungsfläche von Warm- und Kaltluft ist im Bereich der Kaltfront wesentlich weniger eine Fläche als an der Warmfront. Nur im Mittel lassen sich grobe Werte des Steigungsverhältnisses angeben. Sie liegen zwischen 1:30 und 1:80, doch haben diese Werte wenig Bedeutung, da die entscheidenden Prozesse der Wolken- und Niederschlagsbildung in vertikalen Kreisläufen vor sich gehen.

# 16 Wolken und Niederschlag

## 16.1 Kondensation und Sublimation in der Atmosphäre

Für die Ausfällung des Wasserdampfes durch Kondensation zu Wasser oder Sublimation zu Eiskristallen reichen die bisher behandelten, zur Wasserdampfsättigung führenden Abkühlungsvorgänge allein nicht aus.

Der in den thermodynamischen Ableitungen des Kap. 15 eingehende Sättigungsdampfdruck ist definiert für den Gleichgewichtszustand über ebener Oberfläche reinen Wassers. Beim Zusammenschluß von Dampfmolekülen zu Wasser müssen aber notwendig kugelige Tröpfchen, und zwar zunächst solche mit sehr kleinem Radius und dementsprechend sehr stark konvex gekrümmter Oberfläche entstehen. Über solchen ist der Sättigungsdampfdruck wesentlich größer als über ebenen Flächen (s. Abschn. 14.1). Soll an ihnen Kondensation stattfinden, muß dieser höhere Sättigungsdruck erreicht werden. Gegenüber einer (definitorisch angenommenen) ebenen Wasserfläche würde dann mehr oder weniger große „*Wasserdampfübersättigung*“ herrschen. Wie groß diese sein müßte, läßt sich nach dem von Thomson entwickelten Gesetz errechnen, wonach *die relative Erhöhung des maximalen Dampfdruckes* $dE/E$ *ungefähr umgekehrt proportional dem Krümmungsradius* $r$ *des Tröpfchens ist.*

Also: $dE/E = K/r$. $K$ ist etwas temperaturabhängig und hat für 0° C den Wert $1{,}2/10^7$ cm.

Die Anwendung der Formel ergibt z. B. für $r = 10^{-7}$ cm, also einen Tröpfchenradius, der größenordnungsmäßig bereits 10mal größer ist als der Radius der Dampfmoleküle, eine Dampfdruckerhöhung $dE = 1{,}2 \cdot E$, also um das 1,2fache des Sättigungsdampfdruckes über ebener Wasserfläche. Bezogen auf letztere wäre über den Tropfen vom Radius $10^{-7}$ cm ein Dampfdruck von $E + 1{,}2\ E$ und dementsprechend eine relative Feuchte von $100 + 120 = 220\%$ vorhanden. Sollen sich die Wasserdampfmoleküle zu einem Tröpfchen der angegebenen Größe bei reinem Wasser zusammenschließen, muß eine sehr große Dampfdruckübersättigung vorhanden sein. Diese sinkt mit wachsendem Radius, beträgt aber bei $r = 10^{-5}$ cm (50000 Tröpfchen würden nebeneinander auf einen cm passen) immer noch 1,2%. Erst von $10^{-3}$ cm, d. h. vom 10000fachen Wert der Molekülradien an (500 Tröpfchen pro cm) sind die Bedingungen über gekrümmter und ebener Oberfläche praktisch dieselben.

Würde z. B. bei der Nebelbildung am Boden die Kondensation auf dem einfachen Wege des Zusammenschlusses von einzelnen Dampfmolekülen zu kleinsten Tröpfchen erfolgen, so wäre im Übergangsstadium, bevor sich die sichtbaren Nebeltröpfchen ausgebildet haben, eine Übersättigung notwendig, die eine für den Menschen unerträgliche Schwüle zur Folge hätte.

*Übersättigungen von mehr als wenigen % sind am Boden nie beobachtet worden* und komplizierte Untersuchungen an der Basis von Wolken haben ergeben, daß dort in 50% aller Fälle die Übersättigung kleiner als 0,1%, nur in 3% der Fälle größer als 1% war.

Daß einerseits eine Übersättigung nachweisbar ist, diese andererseits aber nur kleine Werte erreicht, deutet darauf hin, daß bei der Kondensation die Tröpfchen nicht aus den kleinsten Anfängen durch Zusammenschluß von Molekülen aufgebaut werden, sondern die Anfangsgröße der Kondensationsprodukte gleich bei Durchmessern von $10^{-4}$ bis $10^{-5}$ cm (1 – 0,1 $\mu$m) liegt. Es erhebt sich die Frage nach den Gründen.

Aus Experimenten mit der Aitkenschen Nebelkammer weiß man, daß *in der Luft Stoffe vorhanden sind, welche als Anlagerungs-, „Kondensations- bzw. Sublimations-" oder allgemein „Wolkenkerne" dienen und die Übersättigungsschwelle entscheidend herabdrücken.*

Als *Wolkenkerne* können wasserlösliche Salze eine wichtige Rolle spielen, da der Sättigungsdampfdruck über einer Salzlösung ($E_s$) geringer ist als über reinem Wasser ($E_w$) (s. Abschn. 14.1). Die Differenz ist nach dem Gesetz von Raoult dem Verhältnis der an der Lösung beteiligten Salz- und Wassermenge $N_s$ bzw. $N_w$ proportional.

Für die *Dampfdruckerniedrigung über Lösungen* gilt die Formel

$$E_w - E_s = E_w \cdot \frac{N_s}{N_w + N_s}.$$

Je größer also die Salzkonzentration ist, um so größer ist die Dampfdruckerniedrigung. Dementsprechend muß beim Anwachsen eines Lösungströpfchens durch Anlagerung von Wassermolekülen eine Verdünnung der Lösung eintreten und der Effekt der Dampfdruckerniedrigung immer kleiner werden.

*Ergebnis: Im Anfangsstadium der Kondensation sind zwei gegenläufig wirkende Prozesse beteiligt, ein erleichternder durch Dampfdruckerniedrigung über Kondensationskernen aus wasserlöslichen Salzen und ein erschwerender durch Dampfdruckerhöhung über der stark gekrümmten Oberfläche der kleinsten Kondensationsprodukte.* Beide Prozesse verlieren mit fortschreitendem Volumen der Kondensationsprodukte an Wirksamkeit.

Mason hat den *Kondensationsprozeß modellartig* in einem Diagramm dargestellt (s. Fig. 57). Als Kerne, an denen die Kondensation beginnt, sind Kochsalzpartikel mit den angegebenen Massen und entsprechenden Radien von $4 \cdot 10^{-1}$, $1{,}9 \cdot 10^{-1}$, $9 \cdot 10^{-2}$ und $4 \cdot 10^{-2}$ $\mu$m angesetzt. Zu Beginn dominiert die Dampfdruckerniedrigung über dem hygroskopischen Salzkristall gegenüber der -erhöhung trotz des sehr kleinen Radius so, daß bereits bei 80 % relativer Feuchte die erste Anlagerung von Wasserdampfmolekülen erfolgt. Je mehr aber das noch submikroskopische Kondensationsprodukt wächst, je mehr aus dem Kristall eine Lösung und je dünner die Lösung wird, um so mehr kompensiert die Dampfdruckerhöhung über der gekrümmten Oberfläche die Erniedrigung. Bei Tropfengrößen von 3, 1, $3{,}5 \cdot 10^{-1}$ bzw. $1{,}2 \cdot 10^{-1}$ $\mu$m heben sich die Effekte bei 100% relativer Feuchte gerade gegenseitig auf, und im Verlauf des weiteren Wachstums überwiegt nun die Dampfdruckerhöhung. Es muß eine kleine Wasserdampfübersättigung aufgebaut werden (die Steilheit der Kurve resultiert aus der starken Überhöhung), bis der jeweilige Tropfen die kritische Größe erreicht hat, bei welcher die Dampfdruckerhöhung über der dann gegebenen Oberfläche wieder nicht mehr ausreicht, um den

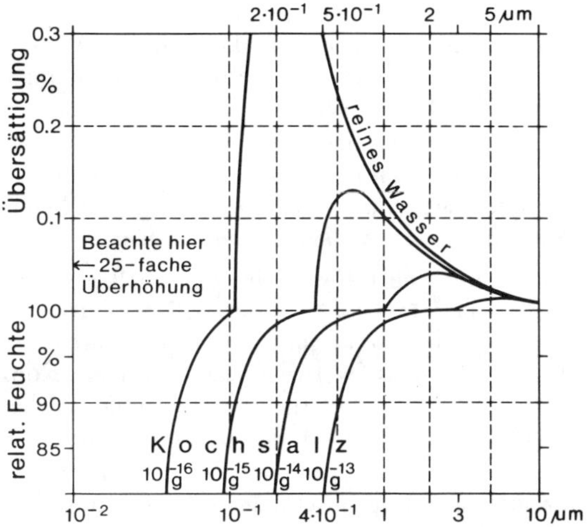


Fig. 57
Modellhafte Darstellung des Kondensationsvorganges (nach B. J. MASON aus FORTAK, 1971)

Lösungseffekt zu kompensieren. Von diesem Punkt an nimmt das Tropfenvolumen rasch zu und nähert sich jenen Größen, welche Tropfen aus reinem Wasser bei der gegebenen Übersättigung haben würden. Je kleiner das anfängliche Salzpartikel ist, um so größere Übersättigungen sind zur Erreichung des kritischen Punktes notwendig.

Was an dem Modell für Kochsalz demonstriert wird, gilt im Prinzip für die *Wirkung aller wasserlöslichen Kondensationskerne. Sie leiten* in sog. „reiner", d.h. nicht übernormal verschmutzter Luft *bereits bei relativen Feuchten erheblich unter 100% die ersten Schritte zur Kondensation ein.* Diese gehen freilich sehr langsam vor sich, weil bei den noch winzigen Kernen der Anlagerung von Wasserdampfmolekülen von der Dampfdruckerhöhung stark gegengesteuert wird. Trotzdem bringen die salzigen Kondensationskerne die Kondensationsprodukte aus der optisch noch unwirksamen Größenordnung in solche von $10^{-5}$ bis $10^{-4}$ cm, welche die Atmosphäre immerhin schon „*diesig*" machen. Bei feinster Verteilung pro Volumeneinheit sind bei diesem Sichtzustand der Atmosphäre in dem Gesamtvolumen von 5 bis 10 km Luftstrecke schon so viele der kleinsten, weißes Licht diffus streuenden Kondensationsprodukte vorhanden (s. Abschn. 6.2), daß die Durchsicht auf dieser Entfernung nicht mehr klar bleibt, sondern milchig wird. Nähert sich die Feuchte 100%, so sind die Kondensationsprodukte bereits so groß und zahlreich, daß der o.g. Effekt schon auf Luftstrecken von 1 bis 5 km erreicht wird. Die Atmosphäre ist dann „*dunstig*".

Dieselben Effekte wie in reiner Luft bei relativen Feuchten über 80% werden bei wesentlich geringeren Feuchten bereits durch luftverunreinigende Stoffe erreicht, die als Staub oder Abgas in die Atmosphäre gelangt sind.

*Konsequenz: Aus den entscheidenden Kondensationserleichterungen muß man die Folgerung ziehen, daß nicht-hygroskopische, nicht-wasserlösliche Kondensationskerne überhaupt keine Chance haben, beim Kondensationsprozeß aktiv zu werden, wenn nur genügend Salzkerne vorhanden sind.*

Wegen ihrer wichtigen Geburtshelfereigenschaften bei der Kondensation müssen Zahl, Größenspektrum, stoffliche Zusammensetzung, räumliche Verteilung und Entstehung der als „Wolkenkerne" in Frage kommenden Partikel in der Atmosphäre näher behandelt werden.

*Wolkenkerne sind die bei Kondensationsprozessen aktivierbaren Bestandteile des Aerosols.* Wenngleich dessen Zusammensetzung erheblichen lokalen und zeitlichen Veränderungen unterliegt, so kann man doch bereits folgende *Grundregeln über das Vorkommen von Wolkenkernen* feststellen:

1. Die fernab aller Verunreinigungsquellen vertretene sog. *„Reinluft" enthält ein „background-Aerosol"*, als dessen Herkunftsgebiete zwar vorwiegend die Kontinente angesehen werden müssen, das aber durch die atmosphärischen Austausch- und Mischungsprozesse weltweit verteilt in einer Konzentration zwischen 200 (kontinentferne Ozeane, Polargebiete) und 600 Teilchen pro $cm^3$ ($10^8$ bis $10^9$ pro $m^3$) praktisch *überall in der Troposphäre vorkommt.*

Über den Kontinenten werden diesem Reinluft-Aerosol noch *anthropogene Luftverunreinigungen* beigemischt, deren Konzentration je nach Standort sehr unterschiedlich ist, die aber im allgemeinen nur bis Höhen um 5 km reichen und *im weltweiten Maßstab nur eine geringe Bedeutung für die Kondensationsprozesse* haben. Entscheidend wichtig ist der Vorrat an Wolkenkernen im background-Aerosol.

2. Charakteristisch für die ozeanische Atmosphäre ist das maritime Seesalzaerosol, feinste Kochsalzkristalle als Rückstände aus zerspratztem und verdampftem Ozeanwasser. Entgegen älteren Ansichten spielen sie aber als Wolkenkerne keine entscheidende Rolle, da sie auf die unteren 2 km der Troposphäre beschränkt bleiben und auch dort nur in Konzentrationen von höchstens 1 Kern/$cm^3$ vorkommen.

3. Nach der Größe werden *im background-Aerosol drei Gruppen* unterschieden: die sog. *Aitken-Kerne* mit Radien unter 0,1 $\mu$m (unter $10^{-5}$ cm), die *großen Kerne* von 0,1 bis 1 $\mu$m ($10^{-5}$ bis $10^{-4}$ cm) und die *Riesenkerne* von 1 bis 10 $\mu$m ($10^{-4}$ bis $10^{-3}$ cm).

4. *Chemisch bestehen die als Wolkenkerne aktiven Bestandteile des Aerosols aus leicht flüchtigen Verbindungen, in der Mehrzahl aus Ammoniumsulfat.* Die Beobachtungstatsache, daß solche Wolkenkerne im Bereich sich auflösender Wolken in höherer Konzentration festgestellt wurden als sonstwo in der Atmosphäre, deutet darauf hin, daß ein erheblicher Teil von ihnen im Zusammenhang mit der Wolkenbildung selbst entsteht.

5. Für einen anderen Teil der Wolkenkerne wird allerdings die Erdoberfläche als Herkunftsgebiet anzusetzen sein, wobei *natürliche Quellen bisher noch die absolut dominierende Rolle spielen. Der Anteil anthropogen in die Atmosphäre injizierter Wolkenkerne wird auf wenige Prozent geschätzt.* Nur in besonders belasteten Bereichen ist bereits nachgewiesen, daß durch anthropogene Vermehrung der Wolkenkernkonzentration die Tröpfchenkonzentration in Wolken erhöht, die mittlere Tröpfchengröße vermindert worden ist, was theoretisch zu einem verminderten Wirkungsgrad der noch zu besprechenden Mechanismen führen kann, welche die Niederschlagsbildung bewirken.

Die *Sublimation*, also *die Bildung von festen Kondensationsprodukten in der Atmosphäre*, stellt ein von der Kondensation getrenntes Problem dar. Zunächst sei dazu eine allgemein zugängliche Erfahrung angeführt: Wenn sich bei winterlichem Ausstrahlungswetter Nebel bildet, so besteht dieser aus Wassertröpfchen, nicht aus Eiskristallen, selbst wenn die Temperaturen 10° unter Null liegen und gleichzeitig alle Wasserlachen und Tümpel am Boden gefroren sind. Erst wenn bei leichtem Wind die offensichtlich „unterkühlten" Nebeltröpfchen verdriftet werden und auf Zweige, Drähte oder Pfähle auftreffen, gefrieren sie zu Eiskristallen. An den genannten Gegenständen bildet sich, gegen die Windrichtung wachsend, *Rauhreif*.

Ganz *entsprechend dem Nebel in Bodennähe bestehen auch winterliche Hochnebeldecken oder Cumuluswolken aus unterkühlten Wassertröpfchen.*

*Folgerung:* Die Tatsache der Unterkühlung bis weit unter den Gefrierpunkt des Wassers zeigt, daß die Bildung von Eiskristallen in der Atmosphäre noch eine Stufe schwieriger sein muß als die Entstehung von Wassertröpfchen bei der Kondensation.

*Eiskristalle entstehen* auf zwei Wegen: Durch Gefrieren von Wasser oder durch Sublimation. *Gefrieren von Wasser* bedeutet, daß die $H_2O$-Moleküle aus dem Zustand der noch relativ freien, ungeordneten Bewegung in der flüssigen Phase in fixierte Positionen innerhalb eines Raumgitters (Kristallgitters) überführt werden, um die sie nur noch Schwingungsbewegungen ausführen können. Die geordnete Festlegung wird von Kräften herbeigeführt, die von den Molekülen selbst, und zwar in ganz bestimmten Richtungen ausgehen (Dipolmomente) und welche die werdende Kristallstruktur bestimmen (beim Eiskristall ist diese hexagonal).

In relativ warmem Wasser ist die ungeordnete Bewegung noch so lebhaft, daß die Moleküle mit ihren gerichteten Kraftvalenzen aneinander vorbeischießen, ohne daß sie von diesen gebremst und in ein Ordnungssystem gezwungen werden können. Je kühler Wasser wird, je mehr seine thermische Energie abnimmt, um so „müder" ist die Bewegung der Moleküle. *Der entscheidende Phasenwandel tritt dann ein, wenn die ordnungsverhindernde Molekularbewegung so klein geworden ist, daß die ersten Moleküle sich in den entsprechenden Positionen gegenseitig fixieren können.* Von nun an sind die jeweils auf den neuen Nachbarn gerichteten Valenzen räumlich feststehende Anlegestellen für neue Moleküle, die Eiskristalle beginnen zu wachsen. Diese autochthone Eiskristallbildung *setzt* bei Laborexperimenten *mit chemisch reinem $H_2O$ bei −40° C ein.*

*In der Natur gefriert aber Wasser,* sei es als Schicht auf Gegenständen, einem Tümpel bzw. See oder als Tropfen an der Wasserleitung, bereits *bei einer Temperatur von 0° C,* die ja geradezu als „Gefrierpunkt des Wassers" definiert ist. Wie erklärt sich dieser Unterschied? (Ein Widerspruch ist es nicht, denn in einem Fall war von Labor und chemisch reinem $H_2O$, im anderen von Natur und Wasser die Rede.)

Man weiß aus entsprechenden Experimenten, daß unter 0° C abgekühltes, sog. „*unterkühltes Wasser*" in Sekundenschnelle zu Eis erstarrt, wenn man einen Splitter von einem Eiskristall hineinwirft. Es genügt auch der winzige Teil eines anderen Kristalls unter der Voraussetzung, daß dieser weitgehende Strukturähnlichkeit mit einem Eiskristall aufweist, „isomorph" gebaut ist. Je geringer die Ähnlichkeit, um so tiefer muß abgekühlt werden. Verständlich wird die plötzliche Eisbildung aus der

Überlegung, daß jener Splitter des Eiskristalls im Durcheinander der bewegten Moleküle eine ruhende, mit ortsfesten Anziehungskräften ausgerüstete, noch dazu vergleichsweise große Anlegestelle darstellt, die mit viel größerer Effektivität Moleküle anhalten kann, zumal die von dem eingebrachten Eis ausgehenden gerichteten Kräfte genau das Ordnungssystem offerieren, in welches die $H_2O$-Moleküle hineinpassen. Je weniger das letztere der Fall ist, je größer der sog. „misfit" zwischen Unterlage und Eiskristall ist, um so schwerer wird die Einordnung und gelingt nur bei immer langsameren Molekülen (tieferen Temperaturen). *Daß Wasser, welches mit Gegenständen der Erdoberfläche in Kontakt gekommen ist, fast regelmäßig bei 0° C gefriert, liegt daran, daß es genügend Kristallisationskeime enthält,* die den Erstarrungsprozeß bereits bei einem molekularen Bewegungszustand einleiten können, der in der konventionellen Temperaturskala als 0° C definiert ist.
*In der Atmosphäre fehlen solche früh wirksamen Kristallisationskeime.* Die Folge ist, daß sich oberhalb −10° praktisch überhaupt noch keine Eisteilchen, bis −30° nur relativ wenige bilden. Die Wolken bestehen bis zu dieser Temperatur immer noch in der Hauptsache aus unterkühlten Wassertröpfchen. Erst unter −30° C nimmt der Anteil der Eispartikel in den Wolken rapide zu.

Bezüglich der *Seltenheit früh wirksamer Kristallisationskerne* muß man sich daran erinnern, daß die meisten Wolkentröpfchen um hygroskopische, wasserlösliche Substanzen aus dem background-Aerosol entstehen, weil diese die effektivsten Kondensationskerne darstellen. Bei der Lösung der Salzkristalle im wachsenden Wassertropfen wird die Kristallstruktur aufgelöst und damit jener Ordnungszustand beseitigt, der als Ansatz für die Bildung von Eiskristallen hätte dienen können. Mehr noch, in wässeriger Lösung binden die Salzionen einen Teil der Wassermoleküle als sog. „Hydrathüllen" in kugeliger Form um sich, ein Verteilungszustand der Materie, der selbst völlig ungeeignet für geordnetes Aufwachsen ist. Das führt selbst im Wasser, welches mit den Gegenständen der Erdoberfläche in Berührung gekommen ist, zu einer Gefrierpunktserniedrigung, die man beim Streuen der Straßen zur Verhinderung der Eisbildung technisch ausnutzt. In atmosphärischem Wasser ist diese Gefrierpunktserniedrigung noch sehr viel größer als an der Erdoberfläche. *Erst unter −30° beginnt die große Menge der Wolkentröpfchen mit der Eiskristallbildung.*

Die angeführten wolkenphysikalischen Umstände werden bei den Versuchen, *künstlichen Regen* zu erzeugen, oder durch sog. *Hagelschießen* Hagelschäden zu verhindern, ausgenutzt. Der Eingriff besteht beim künstlichen Regen darin, daß in unterkühlte Wasserwolken vom Flugzeug aus oder mit Hilfe von Raketen feinverteilte Silberjodid- oder Kohlensäureeiskristalle (Trockeneis) eingebracht werden, die beide isomorph zum Eiskristall gebaut sind. Beim Berührungskontakt mit unterkühlten Wassertröpfchen wirken sie in diesen als Gefrierkerne und leiten die Umwandlung der Tröpfchen zu Eispartikeln ein, die dann als Eiskerne in der unterkühlten Wasserwolke die Bildung von Niederschlagströpfchen beschleunigen (vgl. 16.3). Beim Hagelschießen will man ebenfalls durch isomorph gebaute Kristallisationskerne die Menge des unterkühlten Wassers ausfällen, welches eine der Hauptursachen für die Bildung der verschiedenen Eisschalen des Hagels um ursprünglich kleinere Niederschlagspartikel beim wiederholten Durchgang durch die unterkühlte Wasserwolke in den Aufwindfeldern hochreichender Cumulonimben bilden (s. Abschn. 16.3).

Daß die Sublimation, also der direkte Übergang des Wasserdampfes in die feste Eisphase in der Atmosphäre relativ selten vorkommt, läßt sich ebenfalls mit Hilfe der Vorstellungen der mechanischen Gastheorie einsichtig machen. In gasförmigem Zustand haben die Moleküle eine viel größere Bewegungsenergie als im Wasser. Sie zu stoppen und in ein Kristallgitter zu zwingen, bedarf es zunächst eines völlig mit Eis isomorphen Kristallisationskeimes. Schon *geringer „misfit" genügt, um eine Sublimation unmöglich zu machen.* Völlig isomorphe Kristallisationskeime sind aber sehr selten. Wenn einer vorhanden ist, kann das Wachstum auch nur äußerst langsam vor sich gehen, weil die vergleichsweise große Sublimationswärme (s. Abschn. 14.1) bei der Anlagerung der ersten Moleküle zur erneuten Beschleunigung der anderen beiträgt. Nur wenn die Sublimationswärme rasch durch Strahlung oder Leitung nach außen abgeführt werden kann, läuft auch der Sublimationsvorgang rascher ab.

Für die Beurteilung der Frage, in welchem Maße eventuelle Unterschiede von Konzentration und Zusammensetzung des background-Aerosols Einfluß auf die Wolkenbildung nehmen können, muß man die *Tropfenkonzentration in Wolken* als Grad der Inanspruchnahme der Kerne kennen. Dazu seien aus den Meßergebnissen von Diem die zusammenfassenden Übersichten der folgenden Tabelle und der Abb. 58 und 59 herangezogen.

Man sollte sich zunächst *durchschnittliche Orientierungsdaten* vor Augen führen und in der Vorstellung verankern, bevor wolkenspezifische und regionale Unterschiede diskutiert werden. *Wolkenluft enthält im Normalfall unter 100, meist um 40 Wolkentröpfchen pro cm³* (maximal sind 800 gemessen worden). Der mittlere Durchmesser beträgt $2 \cdot 10^{-3}$ cm (20 $\mu$m). 500 solcher Tröpfchen hätten also nebeneinander allein auf einer Kante des cm³ Platz. Aber es ist nicht sicher, daß in allen Wolken überhaupt nur einer von dieser genannten mittleren Größenordnung in einem singularisierten cm³ vorkommt. Wenn man nämlich die *spektrale Verteilung*

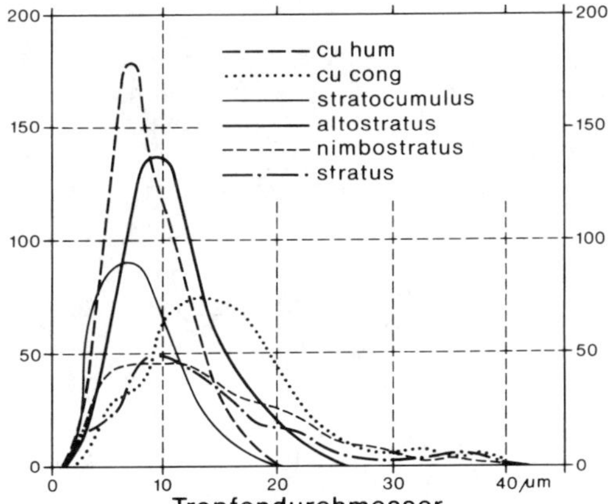


Fig. 58
Verteilungskurven der Tropfengröße in unterschiedlichen Wolkenarten (nach Diem, 1947)

*der Tropfengröße* berücksichtigt, wie sie in der Fig. 58 dargestellt ist, so besteht der weitaus größte Anteil der Tropfen aus solchen unter 10 μm Durchmesser. Der Mittelwert ergibt sich erst aus der Betrachtung größerer Volumina als Durchschnittswert von vielen Tropfen in der Größenklasse zwischen 5 und 10 μm und wenigen großen, die maximale Durchmesser von 150 bis 200 μm haben können. Von letzteren gibt es ungefähr einen in einem Liter (1000 $cm^3$).

Wenn man *über 1000 Liter (1 $m^3$) Wolkenluft alle Tropfen addiert, geben* sie eine *Wassermenge von normalerweise 0,2, nur in seltenen Ausnahmefällen mehr als 1 $g/m^3$.*

Die *Differenzierung nach Wolkenart und Region* ihres Vorkommens zeigt folgende Grundtatsachen (s. Tab. und Fig. 59):

1. Alle Wolken bestehen aus einem kleintropfigen Grundspektrum, das nur wenig Unterschiede von Wolkenart zu Wolkenart und von Klimaregion zu Klimaregion aufweist, ergänzt durch einen dünn verteilten Zusatz an größeren Tropfen, der im wesentlichen erst den Unterschied nach Wolkenart und Klimaregion ausmacht.

2. *Die Eigenschaften einer Wolke hängen in erster Linie von der Art der Entstehung und dem Entwicklungszustand ab, während Differenzierungen nach der Klimaregion nur sekundärer Natur sind.* Das ergibt sich daraus, daß nach Fig. 59 der Unterschied zwischen den extremen Arten Altostratus und Cumulus congestus in Karlsruhe größer ist als der Unterschied zu den vergleichbaren Wolkenarten in Afrika (Entebbe).

3. *In den Tropen sind die größeren Tropfen häufiger vertreten und der Wassergehalt der Wolken ist ungefähr doppelt so hoch wie in den Außertropen.* Der Grund dafür ist sehr wahrscheinlich der größere Wasserdampfgehalt der Luft in warmen Regionen der Erde.

Mittelwerte der mittleren (*d*) und maximalen Tropfendurchmesser (*d* max) in μm sowie der Tropfenzahl (*N*) pro $cm^3$ und des Gehalts an Flüssigwasser (*W*) in $g/m^3$ für verschiedene Wolkenarten und Klimaregionen (nach Diem, 1973).

| | Aufgetürmte Haufenwolke (Cu cong) | | | | Mäßig aufgetürmte Haufenwolke (Cu med) | | | | Schönwetterwolke (Cu hum) | | | |
|---|---|---|---|---|---|---|---|---|---|---|---|---|
| | *d* | *d*max | *N* | *W* | *d* | *d*max | *N* | *W* | *d* | *d*max | *N* | *W* |
| Karlsruhe (Oberrhein) | 19,5 | 250 | 39,4 | 0,15 | 17,3 | 540 | 63,1 | 0,17 | 10,3 | 98 | 94,6 | 0,05 |
| Shannon (SW-Irland) | 19,0 | 322 | 73,2 | 0,26 | 19,1 | 260 | 42,0 | 0,15 | 17,1 | 194 | 31,0 | 0,08 |
| Palma (Mallorca) | | | | | 24,8 | 390 | 28,3 | 0,23 | 12,4 | 146 | 40,6 | 0,04 |
| Entebbe (E-Afrika) | 18,4 | 280 | 103 | 0,33 | | | | | | | | |

| | Haufen-Schicht-Wolke (Sc. cast) | | | | Mächtige Schichtwolke (Nimbostratus) | | | | Mittelhohe Schichtwolke (Altostratus u. -cum) | | | |
|---|---|---|---|---|---|---|---|---|---|---|---|---|
| | *d* | *d*max | *N* | *W* | *d* | *d*max | *N* | *W* | *d* | *d*max | *N* | *W* |
| Karlsruhe | 17,8 | 196 | 45,8 | 0,13 | 21,7 | 260 | 29,4 | 0,16 | 24,0 | 406 | 17,6 | 0,10 |
| Shannon | 21,6 | 340 | 39,6 | 0,21 | | | | | | | | |
| Palma | 31,1 | 390 | 18,4 | 0,29 | | | | | 24,6 | 360 | 19,1 | 0,15 |
| Entebbe | 15,7 | 208 | 49,4 | 0,10 | 21,4 | 260 | 41,1 | 0,21 | 21,5 | 260 | 29,1 | 0,15 |

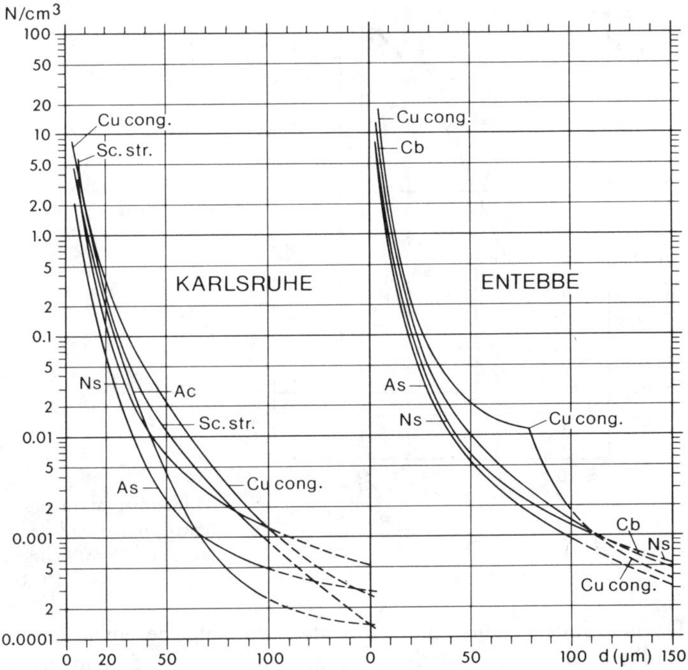


Fig. 59 Unterschiede der Tropfenverteilung in Wolken der Tropen und Außertropen (nach Diem, 1973)

## 16.2 Genetische Wolkentypen und die Grundregeln ihrer regionalen Verbreitung

Das Ergebnis der Kondensations- oder Sublimationsvorgänge in der Atmosphäre sind *Wolken* (mit der Sonderform des Nebels). Sie *bestehen laut Definition aus einer Ansammlung von winzigen, aber sichtbaren, in der Luft schwebenden Wasser- oder Eisteilchen bzw. von beiden.*

Sichtbar werden die Kondensationsprodukte dadurch, daß sie im Gegensatz zu den Luftmolekülen und zu den Kondensationskernen des background-Aerosols sowie den feuchten Dunstpartikeln mit $10^{-4}$ bis $10^{-3}$ cm (0,001 bis 0,01 mm, s. Fig. 60) bereits so groß geworden sind, daß sie alle Wellenlängen des Lichtes gleichmäßig diffus reflektieren, also in der Ansammlung weiß erscheinen (s. Abschn. 6.2). Schweben können sie deshalb, weil andererseits ihre Masse noch so klein ist, daß Reibungswiderstand beim Absinken und Auftrieb durch vertikale Luftströme ein Ausfallen verhindern.

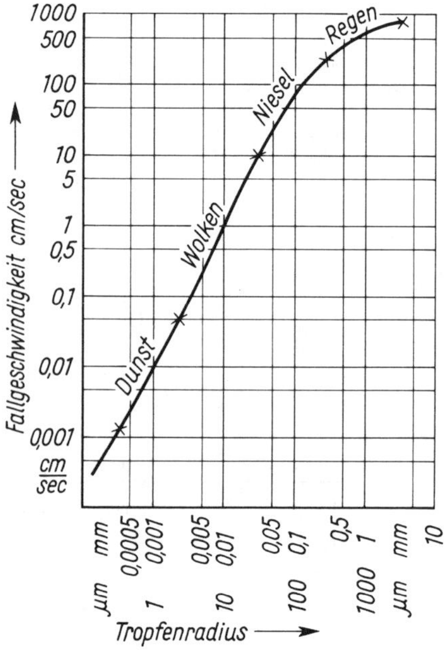


Fig. 60
Größendiagramm des Aerosols, der Wolkentröpfchen und des Niederschlags sowie deren mittlere Fallgeschwindigkeit (nach STÜVE aus BERG, 1948)

Da die Kondensations- und Sublimationsvorgänge bei einem entscheidenden Teil der Wolkenbildung in kausalem Zusammenhang mit den in Kap. 15 behandelten Vertikalbewegungen in der Atmosphäre stehen, läßt sich aus Ursachen und Abläufen der Vertikalbewegungen der Luft eine *genetische Klassifikation der Wolken* ableiten, welche durch die zusätzlichen Gesichtspunkte der Vertikalerstreckung und der Zuordnung zu verschiedenen thermischen Wolkenstockwerken zu einer Übersicht der Hauptwolkenarten ausgebaut werden kann (s. Fig. 61).

Mit der thermisch bedingten Konvektion sind als Charakteristika ursächlich verbunden: Räumliche Begrenzung auf Thermikschläuche, relativ große Vertikalerstreckung von diesen bei vergleichsweise kleinem Grundriß, starke Aufwärtsbewegung innerhalb der Thermikschläuche, schwächere und auf größeren Raum verteilte abwärts gerichtete Kompensationsströmungen zwischen ihnen sowie außerdem ein einheitliches Kondensationsniveau.

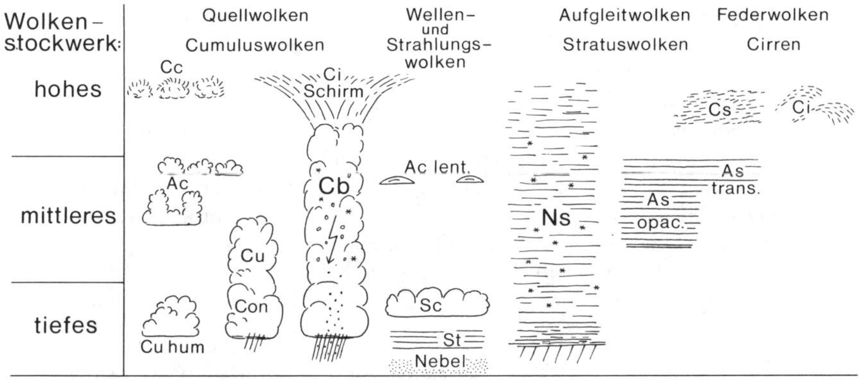


Fig. 61 Übersicht über die Hauptwolkenarten

Dementsprechend zeigen *Konvektionswolken*

1. relativ große Vertikalerstreckung bei begrenzter Grundfläche,
2. lockere Verteilung mit wolkenfreien Zwischenräumen,
3. Quellformen („Blumenkohloberfläche“) nach oben, und
4. flache, deutlich markierte einheitliche Begrenzung nach unten.

*Morphographisch werden Konvektionswolken mit* den gleichbedeutenden Begriffen *Haufen-, Quell- oder Cumulus-Wolken typisiert.*

Je nach *der Vertikalerstreckung werden unterschieden:* Quellwolken mit geringer Vertikalerstreckung (Cumulus humilis = Cu hum), aufgetürmte Haufenwolken (Cumulus congestus = Cu con) und hochreichende Haufenwolken (Cumulonimbus = Cb).

*Cu hum* hat eine Höhe von einigen hundert bis maximal 1500 m. Er tritt bei begrenzter Labilität (Abschn. 15.7) in der Atmosphäre auf und kann außerhalb der Tropen und warmer Meere keinen Niederschlag liefern (s. Abschn. 16.3). Die Wolkenluft enthält in der Regel nur Wassertröpfchen. Das hat optisch eine scharfe äußere Begrenzung der Wolke zur Folge (s. 6.2), wenigstens solange sie sich in aktiver Ausbildungsphase befindet. In der Abbauphase kann der Rand der Wolken bei Verdampfen der Wolkentröpfchen faserig werden. Solche Cumuli sind typische „Schönwetterwolken“.

*Cu con* erreicht eine Vertikalerstreckung von 2 bis 4 km, bleibt aber immer unterhalb der Eiskeimgrenze (s. Abschn. 16.3), so daß er bis in die obersten Teile Quellformen behält. Er besteht vorwiegend aus Wassertröpfchen, hat also in der Aktivphase eine scharfe Begrenzung. Unter günstigen Voraussetzungen, d.h. großem Wasserdampfgehalt und geringer Dichte von Kondensationskernen (s. 16.3), kann aus Cu con ein schwacher Regenschauer fallen. Das Auftreten von Cu con ist an mäßige Labilität der atmosphärischen Schichtung gebunden.

Der *Cb* reicht vom tiefen bis ins hohe Wolkenstockwerk, hat in den Außertropen also eine Vertikalerstreckung von 3 bis 6, in den Tropen meist von 8, zuweilen sogar über

12 km. Er gelangt in den obersten Teilen immer in Höhen über der Eiskeimgrenze (s. Abschn. 16.3) und besteht demzufolge aus wolkenphysikalisch und morphographisch verschiedenen Stockwerken: der Wasserwolke im unteren, der Mischwolke im mittleren und im oberen Teil. Letzterer zeichnet sich durch einen diffusen Rand aus, der vor allem Eiswolken eigen ist, und nimmt oft über dem Quellwolkenturm die Form eines riesigen, oben abgeplatteten Schirmes an („Cirrenschirm" oder „Amboß" genannt). Cumulonimben sind gebunden an hochreichend labile Schichtung und liefern heftige Schauerniederschläge (s. Abschn. 16.3), die häufig von elektrischen Entladungen zwischen verschiedenen Wolkenteilen unter sich oder der Erde (*Blitze*) und deren von den Wolken vielfach grollend zurückgeworfenen Blitzknallen (*Donner*) begleitet sind. Gewitter und Hagel sind an Cb gebunden (*Gewitterwolke*, Hagelwolke).

Am Beispiel des Cb ist schon *das Einteilungsprinzip der Wolkenstockwerke* angewendet worden:

nicht unterkühlte Wasserwolken im tiefen,
unterkühlte und Mischwolken im mittleren und
Eiswolken im hohen Wolkenstockwerk.

Es sind somit wolkenphysikalisch verschiedene Zustände auf der Basis der thermischen Vertikalgliederung mit den Temperaturbereichen größer −10°, −10° bis −35° und unter −35° C. Die Höhenlage, in welcher diese Temperaturen erreicht werden, ist je nach Klimaregion und Jahreszeit verschieden. Aus der mittleren vertikalen Temperaturverteilung kann man folgende Übersicht ansetzen:

| Stockwerk | Tropen | Mittelbreiten | Polargebiete |
|---|---|---|---|
| hohes | 6–18 km | 5–13 km | 3–8 km |
| mittelhohes | 2– 8 km | 2– 5 km | 2–4 km |
| tiefes | 0– 2 km | 0– 2 km | 0–2 km |

Bei der Namengebung der Stockwerke erhalten alle Wolken des mittelhohen Niveaus das Präfix „alto-", die Eiswolken des hohen Niveaus werden als Cirren bezeichnet. Die entsprechenden Konvektionswolken sind im mittelhohen Stockwerk der Altocumulus (Ac) und im hohen Stockwerk der Cirrocumulus (Cc).

*Cirrocumuli* bestehen ausschließlich aus Eiskristallen. Der äußeren Form nach sind es Büschel oder Flocken, zu Feldern angeordnet. Die Wolken sind so durchscheinend, daß sie keinen Eigenschatten entwickeln. Niederschlag fällt aus ihnen nicht.

Typische Vertreter der *Altocumuli* sind die sog. Schäfchen- und Türmchenwolken. Sie bestehen aus unterkühlten Wassertröpfchen, lassen einerseits an den Rändern noch die Sonne durchscheinen, haben im Zentrum aber auch schon einen Eigenschatten. Zur Entstehung ist eine gewisse Labilität der Schichtung im mittelhohen Niveau notwendig, so daß sie als Vorboten von später entstehenden Cu con und Cb gelten können. Aus Altocumuli selbst fällt kein Niederschlag.

Für die Erkennung und klimatologische Auswertung von *Konvektionswolken in Satelliten-Aufnahmen,* z.B. des METEOSAT 1 und 2 der European Space Agency (s. Falttafel), muß man sich zunächst über einige geometrische Randbedingungen und radiometrische Verfälschungen im Klaren sein. Senkrecht unter dem Satelliten-Standort (Nadir, im vorliegenden Fall in der geographischen Länge von Greenwich über dem Äquator etwas ostwärts der Insel Sao Tomé) erfassen die Sensoren mit jedem registrierten elektrischen Impuls („pictureelement", „Pixel") eine Fläche von 5 × 5 km. Das bedeutet, daß die kleinsten Konvektionswolken wie Cirro- und Altocumuli und selbst Schönwettercumuli (Cu hum) als Einzelphänomene nicht mehr abgebildet werden können. (Die Anwesenheit solcher Wolken läßt sich allenfalls daran erkennen, daß die unterliegenden Land- oder Wasserflächen wegen der Mischelemente aus hellen Wolken und dunklerem Untergrund im ganzen etwas heller erscheinen als die völlig wolkenfreien Gebiete nebendran). In W-E-Richtung muß sich die Pixel-Grundfläche wegen der Schiefe des Blickwinkels als Resultat aus Schwenkung der Aufnahmerichtung plus Erdkrümmung (beide ergeben den Zenitwinkel der Aufnahme) in der Längsrichtung dehen; in der N-S-Richtung vergrößert sich zudem auch noch die Breite des Pixels. Während sich diese geometrische Verzerrung durch geeignete Rechenverfahren korrigieren läßt, bleibt aber auch dann das Faktum erhalten, daß Wolken von gleicher Grundflächengröße weit abseits des Nadirpunktes des Satelliten größer abgebildet werden als im Nadirbereich selbst, da der Sensor bei schräger Sicht auch Teile der Vertikalerstreckung der Wolken, und nicht nur die Grundrißfläche erfaßt. Wolkenfreie Räume werden weit abseits des Nadirpunktes verkleinert.

Als radiometrische Verfälschung tritt als Folge der mit der großen Weglänge der Strahlung durch die Atmosphäre verbundenen Extension eine Randverdunkelung („limb darkening") auf, welche die äußeren Ränder der Aufnahme betrifft (nicht zu verwechseln mit der tatsächlichen Dunkelheit im Südpolargebiet während der Aufnahmezeit 7. Juli, Polarnacht).

Konvektionswolken größeren Volumens wie Cu con und Cb erscheinen im Satellitenbild als isolierte, durch wolkenfreie (dunkle) Räume getrennte Einzelvorkommen unterschiedlicher Größe und Anordnung. Die aufgetürmten Cumuli (Cu con) zeichnen sich als kleine weiße Tupfer mit scharfen Konturen ab, die in großer Zahl in Wolkenfeldern auftreten, in denen oft Lineamente auszumachen sind; so in der Abb. z.B. über dem mittleren und westlichen Südatlantik, oder über dem tropischen Nordatlantik nahe der afrikanischen Küste. Von dort weiter nach Westen werden die Elemente über dem mittleren Teil des tropischen Nordatlantik größer und manche haben bereits eine faserig-diffuse Kontur. Besonders markant ist letzteres in einer Zone, die von WNW nach ESE quer über den Südatlantik äquatorwärts des vorauf geschilderten Cu con-Feldes verläuft. In beiden Fällen handelt es sich um die Abbildungen von Cumulonimben in ihrer Kombination von scharf begrenzter Wasserwolke mit dem Schirm aus faserig auslaufenden Cirren. Ein ähnliches Cu con- plus Cb-Feld befindet sich nördlich des Schwarzen Meeres. (Bei ihm ist zu beachten, daß wegen der optischen Verzerrung aus der gröberen Struktur nicht notwendigerweise auch auf größere Wolken als in der Äquatorzone zu schließen ist.)

Der innertropische Bewölkungsgürtel, der sich von der Karibischen See über die Guinea-Länder bis nach Ostafrika erstreckt, ist ausgezeichnet durch wattebauschartige Wolkenhaufen, sog. Cluster (der Begriff ist in die deutsche Fachnomenklatur übernommen worden) sehr unterschiedlicher Größe und Anordnung. Die kleinsten Cluster haben Durchmesser von 100 bis 200 km, wie der an der SW-Ecke der Arabischen Halbinsel, die größeren von rund 1000 km. Alle zeichnen sich dadurch aus, daß sie unscharfe faserige Ränder haben. In der Wirklichkeit handelt es sich um dicht zusammenstehende Gewitterwolken, deren Cirren-Schirme sich in der Vertikalprojektion partiell überdecken. Die dichte Stellung der Quelltürme ist ein Hinweis auf den hohen Wasserdampfgehalt der innertropischen Luftmassen, der solche Wolken bei relativ kleinem Einströmungs- und damit Wasserdampfeinzugsgebiet in der unteren Atmosphäre zuläßt.

Wenn Konvektionswolken zu Niederschlag führen, so kann der wegen der Bindung an die Charakteristika der Wolke und ihrer Dynamik auch nur von begrenzter räumlicher Ausdehnung sein. Das kann bei Verlagerung der Wolke und ihres Niederschlagsfeldes für einen festen Beobachtungsort nur bedeuten, daß der Niederschlag aus Konvektionswolken ein kurzfristiges Ereignis ist. Darüber hinaus bewirken die Aufwärtsbewegung und ihre Veränderlichkeit sowie die damit zusammenhängenden Vorgänge der Niederschlagsbildung in und der Ausfällung aus der Wolke (s. Abschn. 16.3) ein plötzliches Einsetzen, relativ große Intensität, kurzfristige Schwankungen der Niederschlagsstärke und ein abruptes Ende. Dies sind die *Charakteristika des Schauerniederschlags.* Er kann aus Regen, Schnee, Reifgraupel, Frostgraupel, Hagel oder verschiedenen Mischungen der genannten bestehen (s. Abschn. 16.3).

Nach der kausal verknüpften Ableitung von Konvektion, Konvektionswolken und -niederschlag kann man nun alle Feststellungen, die in den Abschnitten 15.3 bis 15.7 über den zeitlichen Gang, die meteorologischen Bedingungen und die regionale Differenzierung der Konvektionsbewegungen gemacht werden, auch auf Wolken und Niederschlag anwenden. Damit kommt man über das verstandene physikalische Prinzip zu begründeten Vorstellungen *klimatologischer Phänomene als Konsequenz.*

1. Über Land ist die Konvektion am Tage verstärkt (s. 15.3 und 15.7). Folge: Konvektionswolken und Schauerniederschläge haben einen deutlichen täglichen Gang. Bildung von Cu hum, Cu con oder Cb, je nach thermischer Schichtung und Feuchtezustand (s. 15.7) früher oder später am Vormittag. Maximum am Nachmittag, Wolkenauflösung gegen Abend (spez. Form der zusammensinkenden flachen Cumuli als Cu vesperalis = Abendwolke). Wenn Schauer auftreten, so setzen sie nur bei großer Labilität schon vormittags, sonst am Mittag oder frühen Nachmittag ein. Gewitter haben ein eindeutiges Maximum am späteren Nachmittag (Cb benötigt Zeit zur Formierung des riesigen Turmes und der Niederschläge; s. Abschn. 16.3).

2. In den Außertropen über Land verstärkte Konvektion im Sommer (15.3 und 15.7). Folge: Typische Wolken des Sommers sind die verschiedenen Quellwolkenarten. Sommerregen sind Konvektions-Schauer-Regen. Gewitter und Hagel sind vorwiegend Sommer- und Herbstphänomene (Winter- und Frühjahrsgewitter gelten als bemerkenswerte Ausnahmen). Wegen des Zusammenhanges von thermisch beding-

ten Luftdruckunterschieden (12.1 und 12.3), der resultierenden Strömungsverhältnisse (13.3), der Feuchteverhältnisse (14.1 und 14.3) und der Stabilitätskriterien (15.7) sind kontinentale Gebiete auf der Erde notwendig Sommerregengebiete.

3. Konvektion in tropischen Gebieten effektiver als in Außertropen (15.7). Folge: Charakteristische Wolken der Tropen sind Quellwolken aller Art. Niederschläge sind fast ausnahmslos Konvektionsniederschläge. Wegen der ganzjährigen Alleinherrschaft von konvektiven Prozessen unterscheiden sich die Tropen in der ganzen Witterungsgestaltung grundsätzlich von den Außertropen. Daß tropische Regen immer heftige Platzregen sind, die gewissermaßen als Erlösung von der Tageshitze mit schöner Regelmäßigkeit am späten Nachmittag hereinbrechen, ist allerdings ein Kinomärchen. In der Regenzeit ist die Luft nämlich so wasserdampfhaltig, daß auch reine Wasserwolken wie Cu con bereits Regen bilden, der dann aber kein Platzregen sein kann (s. Abschn. 16.3) und der gar kein Ausnahmeereignis ist, auf das man lange warten muß. Die Ausfällung des Niederschlags beginnt in feuchten Tropen schon irgendwann im Laufe des Tages.

4. In den feuchten Tropen ist wegen des hohen Taupunktes die Konvektion besonders effektiv (15.7). Folge: Hygrisches Charakteristikum des dauernd feuchten Äquatorialklimas ist nicht so sehr die Intensität der Niederschläge, sondern die Häufigkeit von Schauerregen und ihre sehr unterschiedliche Stärke (hohe Quellwolkendichte; häufig Koagulationsregen aus warmen Wasserwolken; s. Abschn. 16.3; Platzregen [16.3] seltener).

5. Da die Konvektion in den Tropen der entscheidende Prozeß der Wolken- und Niederschlagsbildung ist, müssen die Fußregionen tropischer Gebirge wegen der Konvektionsverstärkung durch topographisch erzwungene Aufwinde (15.8) gegenüber den Vorländern besonders niederschlagsreich sein. Das kommt besonders kraß dort zum Ausdruck, wo die großräumige Strömung über längere Zeit im Jahr quer zu einem Hochgebirge verläuft (Westseite der kolumbianischen Anden mit dem absoluten Niederschlagsmaximum Südamerikas, Himalayavorland in Assam mit den höchsten Niederschlagssummen der Erde). In der Höhe sind dieselben Gebirge aber wegen der exponentiellen Abnahme des Wasserdampfdruckes mit der Temperatur (14.1) relativ niederschlagsarm.

6. Beim Übertritt kalter Luft vom Wasser auf den erwärmten Kontinent tritt Labilisierung ein (15.7). Folge: Während vor und an der Küste noch geringe Konvektionsbewölkung herrscht und kein Niederschlag möglich ist, nehmen der Bewölkungsgrad und die Niederschlagsneigung über Land rasch zu (Inseln und Küstenstreifen sind im Sommer im Vergleich zum Innern strahlungsreich und regenarm; „Inselklima"). Vor hohen topographischen Hindernissen laufen die Schauerwolken auf, die Konvektion wird orographisch verstärkt. Im Stau der Gebirge sind sommerliche Konvektionsregen besonders häufig und ergiebig (Niederschlagsmaximum des Frühsommers am nördlichen Alpenrand).

Den genetischen Gegensatz zu den verschiedenen Arten der Konvektionswolken bilden die *Schicht- oder Stratuswolken.* Sie verdanken ihre Entstehung Aufgleitvorgängen (*Aufgleitwolken*) bei stabiler Schichtung der Atmosphäre. Entsprechend der Bindung an Frontflächen (Abschn. 15.9) bilden sie im Stadium aktiver Ausbreitung riesige, zusammenhängende Wolkenareale, die sich über hunderttausende von km$^2$ erstrecken können. Da die Aufgleitfläche weit vor der Bodenwarmfront im Stockwerk der hohen Wolken liegt (Fig. 56 in 15.9), besteht der äußere Rand des Aufgleitwolkensystems aus Eiswolken (Cirren). Nach den Hakencirren als Vorboten ist der *Cirrostratus* (Cs) die erste echte Schichtwolke. Die sie bildenden Eiskristalle sind oft so fein verteilt, daß die Wolke nur einen zarten, milchigen Schleier am Himmel ausmacht (Schleierwolke) und erst durch den „*Halo*" sichtbar wird, der infolge der Lichtbrechung an den Eiskristallen des Cs als farbiger Ring im Abstand von 22° (und eventuell 45°) um Sonne oder Mond erscheint.

Je tiefer die Frontfläche ins mittelhohe Stockwerk zu liegen kommt, um so größere vertikale Mächtigkeit nimmt die Schicht der Aufgleitwolken an. Zunächst folgt unterhalb des Cs ein *dünner Altostratus* (As), durch welchen Sonne und Mond mit einem milchigen *Hof* noch zu erkennen sind (As translucidus), abgelöst von *dichtem As opacus*, der Sonne und Mond verdeckt. As ist eine Mischwolke aus Eiskristallen und unterkühlten Wassertröpfchen, in welcher sich Schneeflocken bilden (s. 16.3) können, die als solche oder nach dem Schmelzen als Regen ausfallen. Meist verdunsten sie aber noch, bevor sie an der Erde ankommen, doch sind die Fallstreifen aus der Wolke deutlich sichtbar.

An den As schließt sich mit wachsender Annäherung der Bodenwarmfront im Tiefenstockwerk noch eine Wasserwolke, der *Stratus* an, so daß schließlich nahe der Warmfront eine Schichtwolke großer Vertikalerstreckung vom tiefen bis ins hohe Stockwerk, der *Nimbostratus*, resultiert. Von unten betrachtet ist es eine gleichmäßig graue, strukturlose Wolkenschicht. In ihr folgen übereinander Wasser-, Misch- und Eiswolkenstockwerk. Diese Kombination führt zu sehr effektiver Niederschlagsbildung über die Eisphase (16.3).

Frontgebundene Schichtwolken dominieren entsprechend ihrer Entstehung in den hohen Mittelbreiten und Polargebieten. Sie bilden *im Satellitenbild* (s. Abb.), langgestreckte, zusammenhängende Wolkenfelder, die an den Rändern oder auch im Feld selbst häufig eine Streifung in Richtung der Längsstreckung des Wolkenfeldes aufweisen und an einem Ende bei zunehmender Krümmung sich zu einer Spirale winden. Der Wolkenstreifen hat eine kompaktere Innenzone und weniger dichte, zuweilen diffus auslaufende Außenränder. Erstere repräsentiert den Nimbostratus, letztere stellen die Aufgleitbewölkung aus Cirren und Altostratus dar. Über dem westlichen Nordatlantik sind die Eigenschaften solcher frontgebundener Schichtwolkenfelder im Zusammenhang mit einem Wirbelzentrum (Zyklone) vertreten. Ein anderes zieht von der Barent-See bis an die Nordostecke des Kaspischen Meeres.

Bei der Stetigkeit des Aufgleitvorganges und der großen Ausdehnung der Wolkenbildung resultieren für den Niederschlag die Charakteristika des *Aufgleit- oder Dauerniederschlags*: flächenhaft, langdauernd, gleichmäßig, nicht besonders intensiv. Es kann Regen (*Landregen*) oder Schnee, bei sehr schwachem Aufgleitvorgang auch Niesel sein.

Unter den *klimatologischen Konsequenzen* müssen im Zusammenhang mit den Schichtwolken und Aufgleitniederschlägen folgende hervorgehoben werden:

1. Aufgleitflächen sind an großräumige Austauschvorgänge im Bereich der planetarischen Frontalzone gebunden (11.5 und 13.4). Folge: Aufgleitwolken und -niederschläge sind Phänomene, die vorwiegend im Wirkungsbereich der planetarischen Frontalzone, d.h. in den Mittelbreiten beider Halbkugeln auftreten.

2. Im Winter der jeweiligen Halbkugel ist im Bereich der planetarischen Frontalzone sowohl das meridionale Temperatur- als auch Druckgefälle (11.5 bzw. 11.1) am größten, die Frontalzone „verschärft". Folge: Aufgleitwolken und -niederschläge treten in den Mittelbreiten verstärkt im Winterhalbjahr auf.

3. Während in den Mittelbreiten die kontinentalen Teile ein Sommerregenmaximum aufweisen, sind in ozeanischen Gebieten die von Aufgleitvorgängen herrührenden die ergiebigeren mit Maximum im Herbst und Winter.

Neben Konvektions- und Aufgleitwolken kann durch Turbulenz, Wellenbewegungen und Ausstrahlungsvorgänge in der Atmosphäre noch eine Vielzahl von anderen Wolkenarten und -unterarten entstehen, die aber bis auf zwei mögliche Ausnahmen alle keine Niederschläge liefern und von denen auch nur wenige anderweitig klimatologisch bedeutungsvoll sind. Die Ausnahmen bilden der *Stratus* (St) und der *Stratocumulus* (Sc). Beides sind Wolken des tiefen Niveaus und bestehen vorwiegend aus Wassertröpfchen, unterkühlten im Winter. Sie unterscheiden sich dadurch, daß der Sc eine gewisse Struktur durch Dickenunterschiede zeigt, der St in reiner Form eine gleichmäßig graue Wolkenschicht darstellt. Aus beiden kann feintropfiger Niesel oder kleinflockiger Schnee fallen (s. 16.3).

Der *Sc* ist eine typische Wolke der Außertropen, die bei allen möglichen Anlässen durch Turbulenz, durch schwache Konvektion in feuchten Stratusschichten, durch Wellenvorgänge an Scherflächen, beim Zerfall von Nimbostratus nach Beendigung des Aufgleitens oder bei der Rückbildung von Quellwolken nach Aufhören der Thermik entstehen kann. Ihre Bedeutung resultiert vorwiegend aus der Häufigkeit des Auftretens und damit dem Einfluß auf Sonnenscheindauer und Strahlung.

Der *Stratus* ist eine typische Ausstrahlungswolke, die charakteristisch ist für Gebiete mit langanhaltend stabiler Schichtung. Z.B. bilden sie in herbstlichen und winterlichen Antizyklonen der Mittelbreiten über großen Gebieten stabile, ein paar hundert Meter mächtige Wolkenschichten, die über Wochen keinen Sonnenstrahl zur Erde kommen lassen, obwohl in der Höhe strahlendes, wolkenloses Wetter herrscht. (Winterliche *Hochnebellagen* vor allem im Innern der Kontinente, in topographischen Senken und über den Polarmeeren.) Ein zweites Verbreitungsgebiet sind die subtropisch-randtropischen Küstenwüsten im Bereich kalter Meeresströmungen (kalifornische, nordchilenisch-peruanische und SW-afrikanische Küste).

Stratocumulus- und Altocumulusbewölkung zeichnet sich *in Satellitenaufnahmen* durch sog. „geschlossene Zellenstruktur" aus. Damit wird ein Verband von Wolkenzellen beschrieben, die durch polygonale, wolkenfreie Umrahmung gegeneinander abgesetzt sind. Dieses Muster spiegelt die begrenzten Quellvorgänge im Zentrum sowie die damit verbundenen Absinkbewegungen an den Rändern wider. Wenn die Polygone im Vergleich zum Auflösungsvermögen des Sensors zu klein sind, stellt sich dasFeld als mehr oder weniger dichter, grau-weißer Schleier dar. Auf der Abb.

sind klare Beispiele dazu um die Kongomündung auf dem Kontinent und südwestlich davon vor der Angolanischen Küste zu finden. „Offene Zellenstruktur" als Ausdruck von Quellwolken in polygonaler Anordnung mit wolkenfreiem Innenfeld ist vor der SW-Afrikanischen Küste ausgeprägt.

## 16.3 Die Niederschlagsbildung und Niederschlagsarten

Der feinste Niederschlag (*Niesel*) hat Tropfendurchmesser, welche mit 0,1 mm rund 10mal, normaler Regen solche, die mit 1 bis 2 mm im Mittel rund 100mal größer sind als Wolkentröpfchen (s. Fig. 60). Man kann davon ausgehen, daß zur Bildung eines *Nieseltropfens* die Vereinigung von *einigen tausend*, zur Entstehung eines *Regentropfens* der *Zusammenschluß von ein paar Millionen Wolkentröpfchen* notwendig ist. Eine solche Anzahl ist normalerweise auf ein Volumen von rund 100 Litern Wolkenluft verteilt, und es fragt sich, welche Vorgänge zu ihrem Zusammenschluß und damit zur Bildung von Niederschlag führen.

Es gibt für die Niederschlagsbildung in der Atmosphäre zwei Möglichkeiten: 1. die Koagulation von Wolkentröpfchen sowie 2. der Weg über die Eisphase mit Sublimationswachstum, Vergraupelung oder Schneeflockenbildung und eventuell anschließendem Schmelzen.

Die *Niederschlagsbildung durch Koagulation*, d.h. durch direkten Zusammenschluß einer großen Zahl von Wolkentröpfchen, ist beschränkt auf reine Wasserwolken und *liefert* als Endprodukt unter günstigsten Bedingungen nur kleintropfigen Regen, *im Normalfall* sogar *nur Niesel.*

*Zwei Voraussetzungen* müssen erfüllt sein: genügend große „*kolloide Labilität*" und eine ausreichende *Koagulationsstrecke.* Kolloid-labil ist Wolkenluft, deren Tröpfchenspektrum auch große Tröpfchen mit einem Durchmesser über 36 $\mu$m ($3{,}6 \cdot 10^{-3}$ cm) aufweist. Erst diese unterscheiden sich nämlich in ihrer Sinkgeschwindigkeit bei Wolken ohne Aufwind oder in ihrer Steiggeschwindigkeit bei Wolken mit Aufwind so deutlich von dem Gros der kleineren Tröpfchen, daß bei den Bewegungen in der Wolke die Wahrscheinlichkeit von Zusammenstößen groß genug ist, damit bei dem damit verbundenen Zusammenfließen (koagulieren) auf einer realistischen Wegstrecke durch die Wolken am Ende ein Tropfen ausreichender Größe entstehen kann, um trotz des Verdunstungsverlustes auf der Fallstrecke zwischen Wolkenuntergrenze und Erdoberfläche noch als Niederschlagströpfchen am Boden anzukommen. Große Wolkentröpfchen gibt es vorwiegend nur in wasserdampfreichen, sog. „warmen Wolken" mit hoher Taupunktstemperatur (Abschn. 15.5 ) und in Gebieten mit relativ geringer Konzentration des background-Aerosols (Abschn. 16.1), also vorwiegend über den Meeren und in den niederschlagsreichen inneren Tropen.

Die Koagulationsstrecke hängt von der Vertikalerstreckung der Wolken und dem Weg des koagulierenden Tröpfchens durch die Wolke ab. Nimmt man zunächst einmal *Wasserwolken ohne Auftrieb*, was praktisch in einer Schichtwolke des tiefen Niveaus (= Stratus) verwirklicht ist, so muß diese bei großer kolloider Labilität rund

1000 m mächtig sein, um ausfallenden Niederschlag zu liefern. Die großen Tröpfchen aus den oberen Teilen der Wolke stoßen bei ihrem relativ raschen Absinken von rund 20 cm/s mit den kleineren zusammen, wachsen dadurch, vergrößern ihre Sinkgeschwindigkeit, stoßen pro Zeiteinheit noch häufiger auf andere und erreichen schließlich die Wolkenuntergrenze als ausfallendes Niederschlagströpfchen. Da aufwindlose Wasserwolken nur selten mächtiger als 1000 m werden, bleibt die Tropfengröße aus ihnen immer beschränkt. Typische Niederschlagsform ist der sehr langsam niedergehende *Niesel.*

Bei *Wasserwolken mit Auftrieb*, in der Realität sind das nur Haufenwolken mit beschränkter Vertikalausdehnung (Cu hum), wird der Ablauf der Niederschlagsbildung etwas komplizierter. Um gegen einen Aufwind von 1 m/s abzusinken, muß ein Tröpfchen nach dem Diagramm der Fig. 60 auf über 200 $\mu$m Durchmesser angewachsen sein. Die Länge des Auftriebsweges, auf der das erreicht wird, hängt vom Tröpfchenspektrum in der Wolke ab. Auf alle Fälle muß wieder die kolloide Labilität durch das Auftreten von Tröpfchen mit 36 $\mu$m Mindestdurchmesser gewährleistet sein. Selbst wenn man zudem noch extrem warme und wasserdampfreiche Wolkenluft der Tropen mit einem Taupunkt von rund 20° C annimmt, ist eine vertikale Mächtigkeit der Wolke von $1^1/_2$ km erforderlich, damit ein Tröpfchen im Gipfel der Wolke die notwendige Größe erreicht, um gegen den Aufwind von 1 m/s noch ausfallen zu können.

Daraus kann man bereits die erste *Konsequenz* ziehen: *Konvektionswolken, die bei geringer Vertikalerstreckung nicht über das untere Wolkenstockwerk hinausragen (Cu hum), können unter normalen Temperatur- und Feuchtebedingungen außerhalb der Äquatorialzone und warmer Meere überhaupt keinen Niederschlag liefern.*

Je stärker der Aufwind, um so größer muß der Tropfen durch Koagulation werden, um nach unten fallen zu können. Eine entscheidende *Grenze für das Wachstum der Tropfen*, sei es auf dem Weg auf- oder abwärts, wird bei einem Durchmesser von *5 mm* erreicht. Größere Regentropfen kann es nicht geben, da sie auf Grund ihrer eigenen Fallgeschwindigkeit von rund 8 m/s so stark deformiert werden, daß sie in kleinere Tröpfchen auseinanderplatzen. Aus einer Konvektionswolke mit Aufwind von 8 m/s und mehr kann demnach zunächst einmal kein Niederschlag ausfallen, da die kleineren Tröpfchen mit ihrer geringeren Fallgeschwindigkeit sowieso nicht gegen den Aufwind durchkommen und diejenigen, die groß genug wären, in kleinere Tröpfchen zerstäubt werden. Alle zusammen werden vom Aufwind hochgehalten oder hochgetragen und machen so in derselben Wolke den Koagulationsvorgang ein zweites, eventuell sogar ein drittes Mal durch. Folge ist, daß jene Tropfengröße, die gerade unterhalb der Zerplatzgrenze liegt, stark angereichert wird, das Wassergewicht der Wolke erheblich zunimmt. Wenn nun der Aufwind nachläßt, fällt plötzlich ein konzentrierter Regen aus großen Tropfen mit großer Tropfendichte aus (*Platzregen, Starkregen*).

Aufwinde von 8 m/s kommen aber außerhalb der Tropen normalerweise nur in Cumulonimben vor, also in Konvektionswolken, die auch hoch genug reichen, um in die Eisphase der Wolkenbildung zu gelangen. Dann vollzieht sich die Niederschlagsbildung im wesentlichen nach den Regeln für Mischwolken.

Daraus kann man als zweite klimatologische *Konsequenz* die folgende ziehen:

*Aus aufgetürmten Haufenwolken (Cu congesti), die bis ins mittelhohe Wolkenniveau vorstoßen,* aber nicht die Eisphase erreichen, *können in den Außertropen nur Schauerniederschläge mäßiger Stärke fallen,* wobei über den Kontinenten im Vergleich zu den Ozeanen noch die Tendenz zu weiterer Abschwächung besteht (Grund: größere Tröpfchenzahl wegen größerer Zahl von Wolkenkernen). In den meisten Fällen reicht es in den Außertropen sogar nicht zur Niederschlagsausfällung, weil der Wasserdampfgehalt der Luft zu niedrig ist. *In den Tropen dagegen sind solche warmen, aufgetürmten Wasserwolken regelmäßig auch Regenwolken,* die sogar Schauer mittlerer Intensität liefern können.

Die *Niederschlagsbildung mit Hilfe des Sublimationswachstums* ist an Mischwolken gebunden, in denen Eiskristalle und unterkühlte Wassertröpfchen nebeneinander vorkommen. Sie liefert überall die ergiebigsten Niederschläge und ist *für die Außertropen der häufigste und wichtigste Vorgang.* Zwei Tatsachen spielen bei dieser Art der Niederschlagsbildung die entscheidende Rolle: Das luftchemische Faktum, daß Sublimationskerne und Eiskerne in der unteren Troposphäre in viel geringerer Konzentration vorhanden sind als Kondensationskerne (s. Abschn. 16.1) sowie das physikalische Gesetz der Dampfdruckerniedrigung über Eis (Abschn. 14.1). Voraussetzung für den Ablauf ist, daß die Wolke über die *Eiskeimgrenze* hinausreicht, also bis in jene Höhen vorstößt, in welchen es entweder Reste hoher Eiswolken gibt oder in welchen nur ganz dünn verteilte, noch nicht sichtbare Produkte intensiver Sublimation an entsprechend günstigen Kernen schon vorhanden sind, oder im obersten Teil der sich bildenden Wolke entstehen können. Das ist normalerweise erst bei Temperaturen unter −20° C der Fall. In den Mittelbreiten entspricht das im Sommer Höhen von 5 bis 6 km, in den Tropen ganzjährig von 6 bis 8 km. Zwar können während des Winters in kontinentalen Gebieten der Mittelbreiten und über den Polarregionen auch die erforderlichen tiefen Temperaturen in wesentlich niedrigeren Niveaus erreicht werden, aber dann fehlt auch zwangsläufig der Wasserdampf, um eine ausreichende Menge unterkühlter Wassertröpfchen zu bilden, die ebenso notwendig sind wie die Eiskeime.

*Konsequenz: Ausgiebige Niederschlagsbildung mit Hilfe des Sublimationswachstums ist immer an Wolken großer Vertikalerstreckung gebunden* (Cumulonimben, Nimbostratus). Aus flachen Quell- oder Schichtwolken (Cumulus, Stratocumulus oder Altocumulus) kann allenfalls bei niedrigen Temperaturen (Winter der Mittelbreiten oder ganzjährig in hohen Breiten) etwas Schnee fallen. Regen liefern diese Wolken nicht.

Der *Vorgang des Sublimationswachstums* besteht darin, daß binnen relativ kurzer Zeit (10 bis 20 Minuten) fast das gesamte Wasser von unterkühlten Wolkentröpfchen auf einen Eiskristall übergeht, der in ihrer Nähe (Abstand wenige Zentimeter) auftaucht. In der Mischung von vielen unterkühlten Wassertröpfchen und wenigen Eiskristallen (allenfalls einer pro $cm^3$) wachsen also die letzteren rasch auf Kosten der ersteren an. Es bilden sich aus kleinsten Eiskristallen in relativ kurzer Zeit durch verzweigtes Ankristallisieren der ankommenden Wassermoleküle zunächst kleine, mehr oder weniger verzweigte *Schneekristalle (-sterne).* Wenn sie einen Durchmesser von 1 mm erreicht haben, wird ihr Geschwindigkeitsunterschied gegenüber den Wassertröpfchen in der bewegten Wolkenluft so groß, daß von nun an der Effekt der Vergraupelung oder der Schneeflockenbildung das Übergewicht gegenüber dem Sublimationswachstum erlangt.

Die *Vergraupelung* besteht darin, daß die Schneekristalle mit unterkühlten Wassertröpfchen zusammenstoßen und letztere an ihnen gefrieren. Dabei wird die Erstarrungswärme (Abschn. 14.1) frei. Wenn die Zusammenstöße nicht schneller aufeinander folgen als die Abführdauer der Sublimationswärme beträgt, so kann jedes Tröpfchen für sich sofort an der Stelle des Auftreffens zu Eis kristallisieren. Das ist der Fall bei tiefen Temperaturen und geringer Auftriebsbewegung. Als Produkt entsteht der *Reifgraupel*, ein weißes, poröses, noch leicht zusammendrückbares Kügelchen (welches beim Auftreffen auf unbewachsenen Boden nicht mehr aufspringt). Bei weniger tiefen Temperaturen, also geringerer Unterkühlung der Wassertröpfchen, und/oder heftiger Bewegung in der Wolke verteilt sich das Wasser nach dem Auftreffen auf den Schneekristall oder den wachsenden Graupel erst in einer Schicht, bevor es gefriert. Um ein Schneekristall oder ein kleines Reifgraupelkorn bildet sich eine glasige, feste Eisschale. Bei kleinem Durchmesser nennt man das resultierende Produkt „*Frostgraupel*". Diese können aber je nach Aufwindstärken und Weglängen durch die Wolke zu dicken Körnern werden, die als „*Hagel*" bezeichnet werden (10 cm Durchmesser sollen beobachtet worden sein).

*Konsequenz: Hagel ist nur aus Mischwolken großer Vertikalerstreckung mit heftigen Aufwinden zu erwarten. Diese Bedingungen zugleich erfüllt nur der Cumulonimbus.*

Bei Graupel ist die Zuordnung nicht so eindeutig. Sie sind zwar auch an Konvektionswolken gebunden, doch müssen es nicht notwendigerweise Cumulonimben sein.

In Mischwolken mit geringen Aufwindkomponenten, also bei ruhig, ohne bedeutende Turbulenz ablaufenden Kondensationsvorgängen, und in Gegenwart einer relativ großen Zahl von Eiskeimen werden aus den Schneekristallen bzw. -sternen statt Graupel *Schneeflocken* gebildet. Und zwar geschieht das dadurch, daß Schneesterne mit Hilfe von nicht zu stark unterkühlten Wassertröpfchen aneinandergekoppelt werden. Wenn nämlich die Temperatur in der Wolke relativ wenig unter dem Gefrierpunkt liegt, erstarrt ein am Schneekristall auftreffendes Tröpfchen nicht sofort zu Eis, da erst die Sublimationswärme abgeführt werden muß. Wenn während dieser Zeitspanne ein zweites Schneekristall an der gleichen Stelle auftrifft, beschleunigt es durch seine zusätzliche Masse die Aufnahme der Sublimationsenergie, hilft dadurch beim Gefrieren und koppelt gleichzeitig am anderen Schneekristall an.

Bei tiefen Temperaturen ist es sehr viel unwahrscheinlicher, daß bei der relativ kurzen Erstarrungszeit noch ein zweites Schneesternchen auf die gleiche Stelle trifft.

*Konsequenz: Bei tiefen Temperaturen (unter −10° C) enthält niedergehender Schnee kaum größere Flocken. Er kommt als feiner Pulverschnee zur Erde. Großflockiger Schnee entsteht nur nahe dem Gefrierpunkt.*

In welcher Form die in der Mischwolke gebildeten Graupel- oder Hagelkörner bzw. Schneeflocken letztlich am Boden ankommen, hängt erstens davon ab, mit welcher

Größe sie den Mischwolkenteil der Gesamtwolke verlassen, und bis zu welchem Grade zweitens auf dem Weg zwischen Untergrenze der Mischwolke und Erdoberfläche noch Schmelzen und eventuelles Zerstäuben der zu großen Wassertropfen möglich sind. In warmer Troposphäre wird immer Niederschlag in ausschließlich flüssiger Form mit relativ großen Tropfen (Regen) resultieren. Zwischen ihm und den reinen festen Niederschlägen gibt es alle Mischungsmöglichkeiten.

## 16.4 Niederschlagsmessung

Das *Maß für den Niederschlag* ist die Menge des an einem Ort der Erdoberfläche in einem bestimmten Zeitintervall aufgefangenen Niederschlagswassers. Sie wird angegeben als die Dicke der Wasserschicht in mm bzw. cm (im Einflußbereich des englischen Maßsystems in inches), die den Boden bedecken würde, wenn aller Niederschlag in Wasser verwandelt und kein Verlust durch Abfluß, Versickerung oder Verdunstung oder dergleichen eingetreten wäre. Da 1 Liter Wasser auf 1 $m^2$ eine gleichmäßige Schicht von 1 mm Dicke ergibt, so entsprechen die *Angaben der Regenhöhe in mm* gleichzeitig der Anzahl von kg Wasser pro $m^2$ horizontaler Erdoberfläche.

Vom Schneeniederschlag wird die Schneedeckenhöhe gemessen, mit dem sog. Schneestecher eine vertikale Kolumne mit bestimmtem Volumen herausgenommen, geschmolzen und als Niederschlagswassermenge angegeben.

Als Grundzeitintervall gilt der Tag. Gemessen wird jeweils zum Morgentermin. Aus den Tageswerten lassen sich die Niederschlagssummen für längere Zeitabschnitte (Monats- und Jahressummen z. B.) leicht berechnen.

Zur genaueren Erfassung der Niederschlagsstruktur sowie zur Beurteilung ihrer hydrologischen und ökologischen Konsequenzen ist die Auflösung in kürzere Meßintervalle erforderlich. Die *Niederschlagsintensität* ist als Quotient von Niederschlagshöhe und -dauer definiert.

Als *Starkregen* werden solche angesehen, die in 5 Minuten wenigstens 5 mm, in 10 Minuten 7 mm, in 20 Minuten 10 mm, in 30 Minuten 12 mm, in 60 Minuten 16 mm, 120 Minuten 24 mm gebracht haben.

Das *Kernproblem der Niederschlagsmessung* besteht im Auffangen des niedergehenden Wassers oder Eises. Der Prototyp eines „*Regenmessers*“ besteht aus einem Blechgefäß mit definierter Öffnungsfläche, dessen Boden trichterförmig auf einen kleinen Durchlaß zentriert ist, durch den das aufgefangene Wasser in ein darunter stehendes Kännchen mit engem Hals läuft (Schutz vor Verdunstung). Mit Hilfe eines Meßzylinders, der gleich in bestimmter Relation zur Öffnungsfläche geeicht ist, wird die Niederschlagshöhe bestimmt. Der in Deutschland gebräuchliche Regenmesser nach Hellmann hat eine Öffnungsfläche von 200 $cm^2$, die in Amerika üblichen sind etwas größer. Bringt man die Auffangfläche in Höhe des Bodens an, besteht die Fehlerquelle des Spritzwassers von der Seite. Sorgt man für einen genügend großen Freiraum um die Gefäßoberfläche, bilden sich Wirbel, welche die Tropfen neben das

Gefäß tragen. Also installiert man normalerweise das Gerät $^1/_2$ bis 2 m über der Erdoberfläche. Den Wirbeln ist man damit entgangen, einer gewissen Düsenwirkung des Windes über dem Meßgerät nicht (deshalb hat der Hellmannsche Regenmesser eine vergleichsweise kleine Öffnungsfläche). Eine ganze Reihe von Forschungsanstalten hat inzwischen systematische Versuche mit wechselnder Orientierung und Höhenanordnung unterschiedlich dimensionierter Geräte gemacht. Sicheres *Ergebnis* ist, daß gegenüber dem wahren Niederschlag die gebräuchlichen *Messungen zu niedrig* liegen und der *Fehlbetrag mit wachsender Windexposition* der Meßstandorte *zunimmt*. Die Größenordnung des Defizits wird für Großbritannien mit 3 bis 20%, für die UdSSR mit 8 bis 40% angegeben.

Ein besonderes Problem stellt die *Niederschlagsmessung über den Ozeanen* dar, weil sich nur unter erheblichem technischen Aufwand eine Auffangvorrichtung konstruieren läßt, die trotz bewegter See immer horizontal ausgerichtet bleibt, und weil außerdem ein fahrendes Schiff einen permanenten Aufwind hervorruft, welcher einen erheblichen Teil des Niederschlags über den auf Deck installierten Regenmesser hinwegträgt. So beruhen die Angaben der Niederschlagsverteilung über den Ozeanen in der Fig. 62 z.B. mehr auf Abschätzungen mit Hilfe der Wasserhaushaltsgleichung und der meteorologischen Prozesse durch Möller als auf Meßwerten.

Schließlich sollte man aber auch für die Kontinente in Rechnung stellen, daß dort, wo die Niederschläge relativ am höchsten sind, die Beobachtungsbasis für die Quantifizierung am schlechtesten ist. Es handelt sich einerseits um die Gebirge der Erde, andererseits um die Urwaldgebiete der inneren Tropen. In den südamerikanischen Anden z.B. gibt es zwischen dem Wendekreis und der Südspitze des Kontinentes, also auf fast 4000 km Gebirgslänge, oberhalb 2000 m auf der chilenischen Seite sechs Meßstationen (drei davon in der Wüste!). Auf der argentinischen mögen es doppelt so viele sein. Das ist aber auch noch eine hundertmal zu kleine Zahl, um eine halbwegs sichere Meßinformation in einem Gebiet zu bekommen, wo zuweilen auf 30 km Horizontalentfernung eine so starke hygrische Differenzierung vorhanden ist, daß die natürliche Vegetation einen Übergang vom immergrünen Wald bis zur Steppe aufweist. In den Gebirgen Vorder- und Südasiens, in den nördlichen Rocky Mountains, in den tropischen Anden ist es nicht viel anders. Bedenkt man noch, daß topographische Effekte eine überaus große Veränderlichkeit von Ort zu Ort hervorrufen, und daß im Vergleich zu anderen Klimaelementen wie Strahlung, Temperatur oder Feuchte eine viel schlechtere Interpolation auf der Basis von klimatologischen Gesetzen oder Regeln möglich ist, so wird man als *Ergebnis* festhalten müssen: *Niederschlagskarten sind bestmögliche Interpretationen auf mangelhafter Meßgrundlage, vor allem, was die Hochgebirge und die Ozeane betrifft.*

## 16.5 Grundregeln der regionalen Verteilung der Niederschläge

Die Grundzüge der Niederschlagsverteilung auf der Erde werden bestimmt von der allgemeinen Zirkulation der Atmosphäre. Eine empirische Karte der Niederschlagsverteilung (s. Fig. 62) kann also einerseits eine Zusammenfassung von Ableitungsketten der in den voraufgegangenen Kapiteln besprochenen klimatologischen Prozesse sein und andererseits eine Bezugsbasis für die Darstellung der allgemeinen Zirkulation der Atmosphäre abgeben.

Den *Gürtel größter Niederschlagsmengen* stellen die inneren Tropen. Hier ist, besonders in der *Äquatorialzone*, bei hohen Temperaturen der Wasserdampfgehalt der Luft groß und findet bei konvergenter Bodenströmung und labiler Schichtung der Atmosphäre durch Konvektion eine intensive Vertikalbewegung der Luft statt. Jahressummen von 2000 bis 3000 mm sind weit verbreitet. *Fast die Hälfte der Niederschläge der Erde fällt auf dem Oberflächendrittel zwischen 20° N und 20° S.* Innerhalb dieses Breitengürtels hebt sich zwischen 0 und 10° N eine Zone besonders hoher Niederschlagssummen heraus („*Hygrischer Äquator*").

Von den inneren zu den äußeren Tropen nimmt die Niederschlagsmenge rasch ab. Das ist im wesentlichen eine Folge verkürzter Regen- und verlängerter Trockenzeit. Beiderseits des nördlichen und südlichen Wendekreises verläuft um die Erde ein *randtropisch-subtropischer Trockengürtel*, in dessen Kern die Minimalwerte der Niederschlagssummen überhaupt auftreten. Dort können im extremen Fall viele Jahre vergehen, ohne daß an einer Beobachtungsstation meßbarer Niederschlag festgestellt wird. Vollkommen niederschlagsfreie Gebiete gibt es aber auch hier nicht. Da die Einstrahlung das ganze Jahr über extrem groß, die Erwärmung der Luft über der Erdoberfläche sehr stark, die Neigung zu thermischer Konvektion erheblich ist, kann die *Ursache* der extremen Niederschlagsarmut nur *in der Stabilität der atmosphärischen Schichtung* im mittelhohen Niveau und im großen Sättigungsdefizit der Luftmassen begründet sein.

Bemerkenswert ist, daß der nordhemisphärische Trockengürtel in den Randtropen über Südostasien unterbrochen ist. Vom Indischen Subkontinent bis zu den Philippinen werden Niederschlagssummen von tropischen Ausmaßen registriert. Ein Trockengebiet schließt sich nördlich im Bereich des Zentralasiatischen Hochlandes an. (Begründung folgt.)

Polwärts des subtropisch-randtropischen Trockengebietes nehmen die Jahressummen der Niederschläge wieder zu und erreichen *zwischen 45° und 60°* auf beiden Halbkugeln *ein sekundäres Maximum*, in dem aber die flächenhaft auftretenden Höchstwerte der Jahressummen nur noch halb so groß sind wie in den inneren Tropen. Aus der Darstellung der Strahlungsverhältnisse (3.2 und 10.2) und der meridionalen Temperaturverteilung (11.5) ist bekannt, daß in dem genannten Breitenausschnitt die planetarische Frontalzone liegt, mit welcher zyklonale Verwirbelungen und Aufgleitprozesse (15.9) verbunden sind. Da die höchsten Niederschlagssummen in der in Frage stehenden hygrischen Zone in den ozeanischen Bereichen auftreten, die kontinentaleren Gebiete mit den dort dominierenden konvektiven Sommerregen (15.7) dagegen relativ niederschlagsarm sind, muß man das sekundäre Maximum der Niederschläge im Bereich der hohen Mittelbreiten in der Hauptsache *als Folge von frontgebundenen Niederschlagsprozessen* ansehen. In diesem Zusammenhang ist die Tatsache noch zu beachten, daß über dem Nordatlantik und -pazifik das Gebiet maximaler Niederschlagssummen nicht breitenparallel, sondern von SW nach NE „schief" über die Ozeane verläuft (Grund s. 17.4).

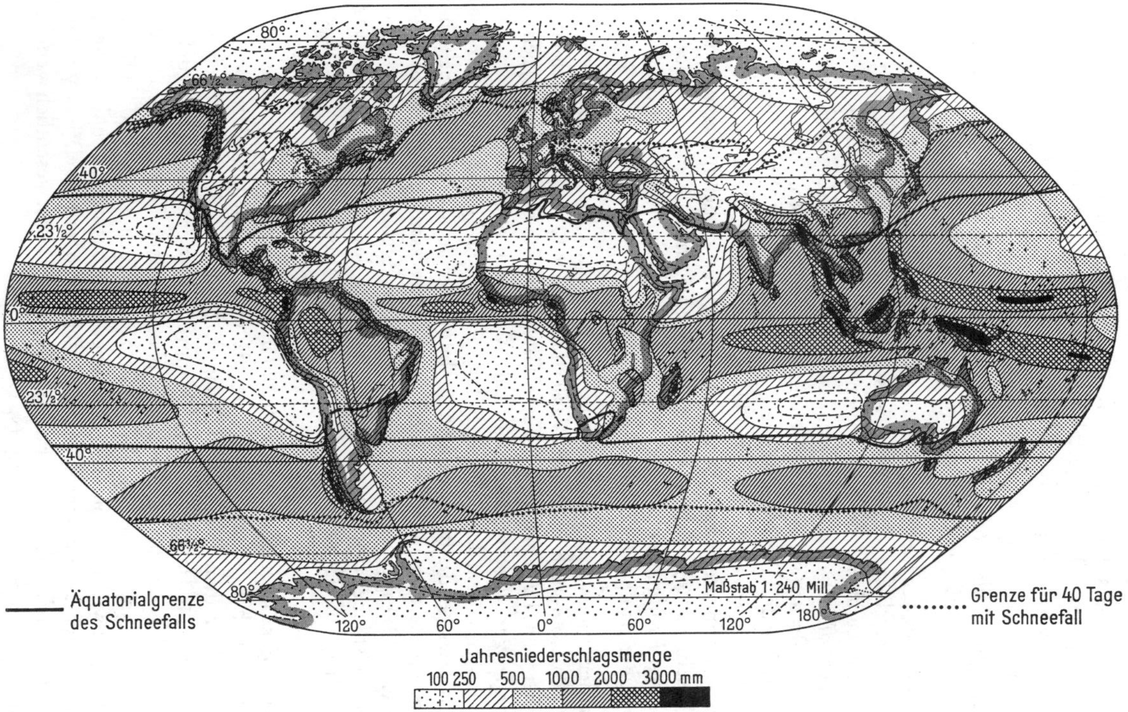


Fig. 62 Verteilung der jährlichen Niederschlagsmenge auf der Erde (nach W. Meinardus und F. Möller aus: Blüthgen, 1966)

Gegen die kalten und deshalb wasserdampfarmen *Polarregionen nimmt die Niederschlagsmenge wieder* bis auf jene Werte *ab*, die auch in den Randbereichen des subtropisch-randtropischen Trockengürtels erreicht werden. Es ist das aber weniger eine *Folge* seltener Niederschlagsereignisse als *der geringen -ergiebigkeit.*

Diese planetarische Gliederung in idealisiert breitenparallele Niederschlagsgürtel wird modifiziert von einigen *tellurischen Einflüssen.* Systematisch der wichtigste unter ihnen ist der *Einfluß von Land- und Wasserflächen.*

Mit Ausnahme der Breitenzone unmittelbar südlich des Äquators, in der Gebiete extrem hoher Niederschläge über den SE-asiatischen Inseln mit solchen relativ geringer Regensummen über dem äquatorialen Ostpazifik und Ostatlantik vereinigt sind, erweisen sich *die Ozeane überall auf der Erde niederschlagsreicher als die Kontinente* gleicher Breite (Wasserdampfreichtum fördert nach 15.7 die Konvektion und nach 15.5 die Niederschlagsergiebigkeit). Von den $511 \cdot 10^3$ $km^3$ Wasser, die jährlich auf der Erde niedergehen, fallen $411 \cdot 10^3$ $km^3$ über Ozeanen und $100 \cdot 10^3$ $km^3$ auf die Kontinente. Unter Berücksichtigung der größeren Flächenanteile der Ozeane (Abschnitt 1.1) ist die *mittlere Niederschlagshöhe über den Ozeanen 1139 mm, über den Landmassen nur 670 mm. Der Durchschnittswert für die ganze Erde liegt ziemlich genau bei 1000 mm.*

Relativ klein ist der Unterschied Ozean/Kontinent im Bereich des Trockengürtels am Rande der Tropen, weil auch über den Wasserflächen der Ozeane klimatisch eine Trockenwüste herrscht. Extrem hohe Werte der Globalstrahlung (Abschn. 7.3) geben genügend Energie zur Verdunstung und zur Wasserdampfanreicherung in der Atmosphäre. Daß trotzdem keine Niederschlag liefernden Umlagerungsprozesse stattfinden, weist zwingend auf permanente Stabilität der atmosphärischen Schichtung hin. In diesem Zusammenhang ist die Tatsache interessant, daß die westlichen Teile der tropischen Ozeane aus den extremen Trockengebieten ausgenommen sind (Karibische See, westlicher tropischer Atlantik, Ostseite des südlichen Afrikas, vor Ostaustralien). Hier muß nach der vorherigen Argumentation die Stabilität geringer sein (s. 17.3).

*Besonders groß ist der Unterschied Wasser/Land in den Mittelbreiten, vor allem der Nordhalbkugel.* Zwischen 40 und 60° N ist die mittlere Niederschlagshöhe im Breitenkreismittel über dem Pazifik und Atlantik $2^1/_2$mal so groß wie über den Kontinenten (1200 bis 1400 mm gegen rund 500 mm). Das weist zwingend darauf hin, daß die zyklonalen Austauschvorgänge in der planetarischen Frontalzone und die damit zusammenhängenden meteorologischen Prozesse an den Warm- und Kaltfronten über den Ozeanen wesentlich intensiver als über den Kontinenten sind und zeigt außerdem, daß kontinentale Sommerregen der Mittelbreiten wegen relativer Wasserdampfarmut der Luft in der Summe über die Niederschlagssaison wesentlich weniger liefern als frontgebundene Niederschläge (s. 17.4).

In der kurz skizzierten großräumigen Differenzierung fällt bei genauerer Betrachtung der in sich abgeschlossenen, begrenzten Bereiche maximaler und minimaler Niederschlagshöhen noch als zweites, tellurisch bedingtes Phänomen *die hygrische Asymmetrie der Kontinente* in verschiedenen Breitenzonen auf. Im Bereich des hygrischen Äquators verzeichnet sowohl die Westseite Südamerikas an der kolumbianischen Küste als auch die W-Seite Afrikas an der Guinea-Küste und in Kamerun Gebiete, die zu den regenreichsten der Erde gehören. Im Fall von Kolumbien liegt der Bereich exzessiver Regensummen (im Jahresmittel um 10000 mm, 1936 die Rekordsumme von 19839 mm) am Westabfall der W-Kordillere ca. 4° nördlich des Äquators. Da großräumig gesehen in dieser Zone sonst die Gebiete über den Ozeanen die größeren Niederschlagssummen aufweisen und da die Ostabdachung der W-Kordillere wesentlich niederschlagsärmer ist, muß man erstens auf eine Verstärkung der Konvektion über Land und zweitens auf eine Luv- und Leewirkung bei einer Driftrichtung der Luft von West nach Ost schließen. Vom Ozean her wird feuchte Luft zum Land verfrachtet und außerdem die Konvektion über dem Westanstieg orographisch verstärkt. Die Ostseite der Kontinente ist in dieser Breite bei ablandiger Strömung wesentlich trockener.

In den äußeren Tropen kehrt sich die Asymmetrie um. Hier sind die Ostseiten der Kontinente die feuchten, die Westseiten die relativ trockenen Teile. Bezeichnend ist dabei, daß auch hier die Extremwerte hoher Niederschläge nicht über dem Ozean, sondern über Land dicht an der Küste auftreten (Madagaskar, Ostküste Brasiliens). Entsprechend der Ableitung für die Äquatorialzone muß man annehmen, daß in den äußeren Tropen eine Driftrichtung von Ost nach West besteht.

Polwärts 40° kehrt sich das Verhältnis noch einmal um. Besonders deutlich kann man am Beispiel des südlichen Südamerikas die regennasse West- und die relativ trockene Ostseite unterscheiden. Im Prinzip ist es in Nordamerika und Eurasien aber das gleiche. Aus den in Kap. 13 abgeleiteten Grundregeln horizontaler Luftbewegung ist bekannt, daß im Bereich der planetarischen Frontalzone zwischen 40° und 60° großräumig eine Westwindzirkulation herrscht. Es sind also wieder die Luv-Seiten der Kontinente, welche die höheren Niederschläge empfangen.

*Zusammenfassend läßt sich also feststellen, daß die hygrische Asymmetrie der Kontinente aus einer in verschiedenen Breitenzonen unterschiedlichen Exposition der Kontinente gegenüber den planetarischen Zirkulationssystemen resultiert.*

An den beiden Nordkontinenten ist darüber hinaus noch ein dritter tellurischer Einfluß zu erkennen: die mehr oder weniger große *orographische Abgeschlossenheit der Landmassen.* In Nordamerika blockiert das meridionale Gebirgsmassiv der Rocky Mountains das Eingreifen der ozeanisch-effektiven zyklonalen Westdrift in den Kontinent (Gebirge als Engpässe des Wasserdampftransportes, s. 15.8). Die Westseite Eurasiens ist wesentlich aufgeschlossener.

Bei den subtropisch-randtropischen Trockengebieten über den Ozeanen fällt im Vergleich von Nord- und Südhemisphäre auf, daß diejenigen an der Westseite Südamerikas und Südafrikas besonders weit äquatorwärts reichen, wobei dasjenige über dem tropischen Ostpazifik eine besonders enge Anlehnung an den Küstenverlauf im Südteil und ein zungenförmiges Absetzen von der Küste nahe dem Äquator aufweist. Diese spezielle Konstellation deutet auf eine extreme Stabilität der Atmosphäre dicht unter der Küste hin. Die küstennahen Trockengebiete sind eine *Folge der äquatorwärts versetzten subantarktischen Wassermassen,* die vor der Küste

Nordchiles und Perus als *kalter Küstenstrom* aufquellen und ihrerseits zur Stabilisierung der Atmosphäre beitragen (s. 15.7). Vor der Küste SW-Afrikas ist es ähnlich.

Über die *Vertikalverteilung der Niederschläge* in den Gebirgen der Erde informieren die beiden hygrischen Querprofile über die Schweizer Alpen (Fig. 63) bzw. die Kolumbianischen Anden (Fig. 64). Die allgemeine Auffassung war bis in die sechziger Jahre, daß wie in den Alpen – von denen man es durch entsprechende Messungen sicher wußte – so auch in allen anderen Gebirgen der Erde die Niederschlagssumme bis in Höhen um 3000 bis 4000 m zunimmt. Nachdem ich 1965 die Begründung für eine unterschiedliche Höhenlage der Stufe maximaler Niederschläge in den Gebirgen der Tropen und der Mittelbreiten abgeleitet hatte, sind inzwischen in vielen Gebieten folgende *Regeln* als gesetzmäßig erhärtet worden:

1. *In den Gebirgen der Tropen nehmen die Niederschlagssummen* mit wachsender Höhe zwar im Bereich der Fußstufe *bis zur Höhenzone maximaler Niederschläge in 900 bis 1400 m NN deutlich zu, darüber aber ebenso deutlich ab,* so daß echte tropische Hochgebirge regelmäßig relativ niederschlagsarme Gebiete im Vergleich zum Gebirgsfuß sind (s. Fig. 64) („Konvektionstyp der vertikalen Niederschlagsverteilung“).

2. *Die Gebirge der Außertropen weisen* eine Differenzierung in dem Sinne auf, daß unter dem Einfluß dominierender konvektiver Niederschlagsbildung die Vertikalverteilung der Niederschläge wie in den Tropen ist, *bei dominierenden Aufgleitniederschlägen hingegen die Höhenstufe maximaler Niederschläge* bis in ein Niveau *zwischen 3500 und 4000 m* NN angehoben wird (s. Fig. 63) („Advektionstyp der vertikalen Niederschlagsverteilung“).

Regionalklimatisch bedeutet die Differenzierung, daß die Gebirge im Einflußbereich der zyklonalen Westwinddrift der ganzjährig feuchten Außertropen sowie der Winterregensubtropen (s. Kap. 17.4) bis über 3500 m hoch reichende Niederschlagszunahme aufweisen (Beispiele: Die Gebirge von den Pyrenäen und den nordafrikanischen Atlasketten bis hin zum Hindukusch in Eurasien, in Nordamerika die Rocky Mountains bis nach Niederkalifornien, in Südamerika die außertropischen Anden bis ca. 38° S und von den subtropischen Anden zwischen 38 und 23° S nur die Westabdachung). Ek- und subtropische Gebirge im Bereich dominierender kontinentaler Sommerregen und winterlicher Trockenheit haben dagegen die Maximalzone im tiefen Niveau um 1000 m (Beispiel: die Anden NW-Argentiniens und die Gebirge Zentralasiens).

3. Wenn im Bereich der konvektiv gestalteten Vertikalverteilung des Niederschlags ausgedehnte Hochplateaus von Randhöhen oder aufgesetzten Einzelmassiven überragt werden, so zeigen diese auf ihrer Abdachung zum Hochplateau ein *sekundäres Randhöhen-Maximum* der Niederschläge (s. Westseite Cordillera oriental in Fig. 64).

4. *Enge Durchbruchstäler* sind zwar in allen Gebirgen der Erde relativ niederschlagsarm, *zeichnen sich aber in den Tropen durch extreme Trockenheit aus,* selbst wenn sie höhenmäßig mit der Stufe maximaler Niederschläge übereinstimmen.

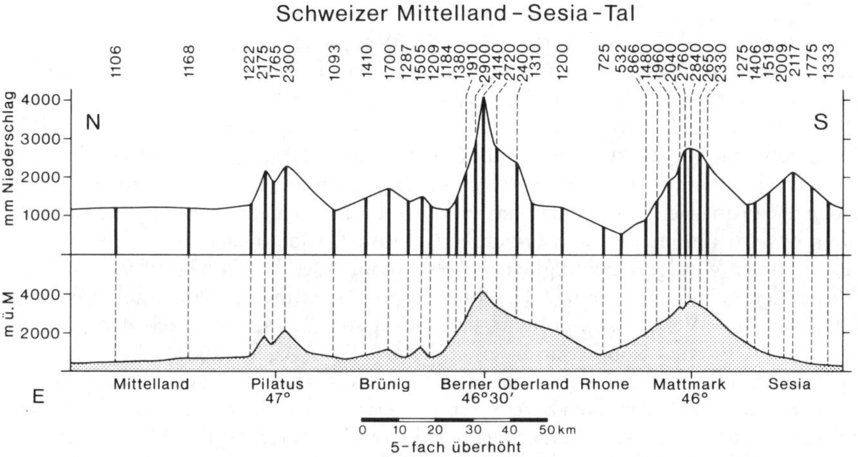


Fig. 63 Hygrisches Querprofil über die Westalpen als Beispiel für den außertropischen Advektionstyp der vertikalen Niederschlagsverteilung (aus HAVLIK, Freiburger Geogr. Hefte 7, 1969)

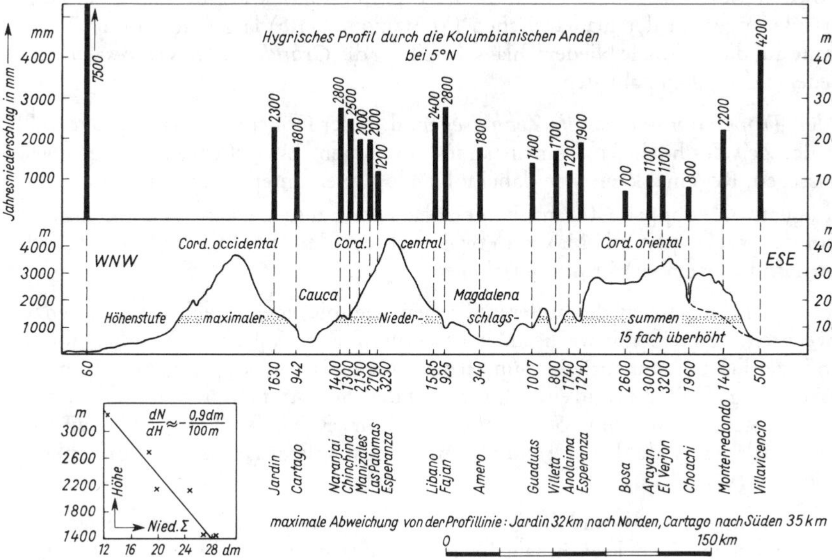


Fig. 64 Hygrisches Querprofil über die kolumbianischen Anden als Beispiel für den tropischen Konvektionstyp der vertikalen Niederschlagsverteilung (nach WEISCHET, Die Erde, 1969)

Die *Begründung* des Konvektionstyps folgt aus der Ursachenkette Niederschlagsbildung durch vertikale Konvektionszellen (15.3), exponentielle Abnahme des Wasserdampfgehaltes mit der Höhe (14.3) und geringerer Effektivität feuchtadiabatischer Prozesse mit abnehmendem Wasserdampfgehalt der Atmosphäre (15.5). Daß Aufgleitniederschläge bis über 3500 m zunehmen, liegt daran, daß die advektiv herangeführte Warmluft einen relativ großen Wasserdampfgehalt im Vergleich zur Vorderseitenkaltluft aufweist, so daß zuweilen sogar mit der Temperaturinversion im Zuge der Frontfläche eine Feuchteinversion verbunden sein kann, nach Havlik immer aber das Maximum der Wasserdampfadvektion (Produkt aus spez. Feuchte und horizontaler Windgeschwindigkeit) im Niveau um 3000 m NN liegt. Wenn in dieser Höhe der größte horizontale Feuchtetransport stattfindet, dann muß dort eine entsprechende Vertikalkomponente der Bewegung (s. Fig. 56) auch den größten feuchtadiabatischen Kondensationseffekt liefern. Beim Advektionstyp liegt die Zone größter Effektivität der Niederschlagsproduktion also in einer Höhe, die bei Tieflandskonvektionswolken bereits deren oberen Teilen entsprechen würde, Teilen, in welchen die Prozesse zur Bildung ausfällbaren Niederschlags (s. 16.3) wesentlich weniger wirksam sind als weiter unten in der Wolke.

Aus den Ergebnissen der Betrachtung von thermisch bedingten Luftdruckunterschieden (Kap. 12), der Bewegungs- und Zirkulationsmechanismen (13.3), des thermisch gesteuerten Wasserdampfgehaltes der Atmosphäre (14.1 und 14.3), der Stabilitätskriterien für vertikale Austauschvorgänge (15.7), der dynamischen Prozesse bei vertikalen Luftbewegungen (15.4, 15.5, 16.1 und 16.3) sowie der jahreszeitlichen Veränderungen an der planetarischen Frontalzone (11.5) lassen sich unter Bezugnahme auf die regionale Niederschlagsverteilung die *Grundtypen des jahreszeitlichen Niederschlagsganges* ableiten.

*In den Tropen dominieren die Zenitalregen*, d.h. der Höhepunkt der Regenzeit fällt mit der Zeit des höchsten Sonnenstandes zusammen. Es sind vorwiegend Konvektionsregen. Regional kann man dabei folgende Typen unterscheiden:

Die äquatoriale doppelte Regenzeit mit einem relativ ausgeglichenen Jahresgang ohne absolute Trockenzeit mit Maxima etwas nach der Zeit der Tag- und Nachtgleiche (April und November) (*Äquinoktialregen*).

Die einfache Regenzeit der äußeren Tropen, die mit einer regenlosen Trockenzeit abwechselt. Je mehr mit wachsender Entfernung vom Äquator die Sonnenhöchststände zeitlich zusammenrücken, um so mehr wird aus dem doppelten Maximum eine einfache Regenzeit, die rund einen Monat vor dem Solstitium beginnt und die bis zwei Monate nachher andauert (*Solstitialregen*). Zum Rand der Tropen hin wird die Niederschlagsperiode laufend kürzer und hinsichtlich Dauer und Ergiebigkeit unsicherer (vgl. 15.7).

Die *Monsunregen* Süd- und SE-Asiens sind in die randlichen Tropen, ja sogar über den nördlichen Wendekreis hinaus bis in die Subtropen ausgedehnte Solstitialregen, die in ihrer Dauer und Ergiebigkeit sehr stark von Expositionseinflüssen (Wasser, Land und Streichrichtung der Hochgebirge) bestimmt werden (Grund Monsuntief, s. 17.2 und 17.3).

In eng begrenzten Gebieten der Tropen, nämlich auf den Luvseiten der Inseln und Küsten in der passatischen Trockenzone, treten auf Grund orographischer Hebungseffekte (15.8) Steigungsregen (*Passatregen*) auf, die zwar über das ganze Jahr verteilt fallen, aber ihre größte Intensität erreichen, wenn die Passatströmung um die Zeit des tiefsten Sonnenstandes am kräftigsten ausgebildet ist (s. Abschn. 17.3). So ergibt sich in den genannten Bereichen ein *Winterregenmaximum* innerhalb der Tropen.

*In den hohen Mittelbreiten* haben *bei relativ gleichmäßiger Verteilung* über das Jahr, also ohne ausgeprägte Trockenzeit, die ozeanisch beeinflußten Gebiete ein Winterregenmaximum (*ozeanische Winterregen*), die kontinentaleren Teile ein Sommerregenmaximum (*kontinentale Sommerregen*). Bei den ersteren dominieren die Frontalniederschläge, bei den letzteren die Konvektionsschauer.

*Die Subtropen zeichnen sich durch ein Alternieren der Niederschlagsjahreszeiten aus. Auf der Westseite der Kontinente dominieren die Winterregen.* In dieser Zeit können sich von den höheren Breiten her die Zyklonen bis in die Subtropen durchsetzen, weil das Subtropenhoch abgeschwächt und äquatorwärts verlagert ist (s. 17.2). Nahe der Polargrenze der Subtropen haben die Winterregen häufig ein Herbst- und Frühjahrsmaximum (*mediterrane Winterregen*). *Auf den Ostseiten* der *Kontinente werden die Subtropen von den monsunalen Sommerregen beherrscht.* Besonders deutlich ist die Differenzierung in den Subtropen Südamerikas, weil hier der meridional verlaufende Hochgebirgszug der Anden eine markante Klimascheide bildet (vgl. dazu Abschn. 15.8 und 12.3).

# 17 Die Allgemeine Zirkulation der Atmosphäre

Unter Allgemeiner Zirkulation der Atmosphäre (AZA), zuweilen auch einfach als „Zirkulation der A" oder „planetarische Zirkulation" bezeichnet, versteht man *den mittleren Zirkulationsmechanismus in der Lufthülle der Erde, welcher sich,* von der solar bedingten unterschiedlichen Energiezufuhr (Abschn. 3.2) in Gang gesetzt, *zum großräumigen Ausgleich von Masse, Wärme und Bewegungsenergie* unter den erdmechanischen und geographischen Bedingungen *einstellt.* Die AZA ist also der mittlere Ablauf eines weltweiten Austauschvorganges in der Atmosphäre. Dynamische Eigenschaften der einzelnen Teilstücke der Gesamtzirkulation und ihre geographische Lage bestimmen zusammen mit den Strahlungs- und den geographisch-räumlichen Randbedingungen die regionale Klimadifferenzierung auf der Erde. Damit bietet die AZA das Fundament für eine Klimagliederung nach genetischen Gesichtspunkten.

## 17.1 Die Dynamik der planetarischen Höhenwestwindzone und ihre Konsequenzen

Im Kap. 10 über die Strahlungsbilanz war festgestellt worden, daß

1. die Einnahme der Strahlungsenergie von der Sonne im wesentlichen an der Erdoberfläche, die Energierückgabe an den Weltraum hauptsächlich von den höheren Atmosphärenschichten erfolgt (Abschn. 10.1),
2. der größte Teil des Energiegefälles zwischen den hohen Einnahmewerten der Tropen und den vier- bis sechsfach kleineren der Polarkalotte auf die niederen Mittelbreiten zwischen 30° und 50° auf beiden Halbkugeln konzentriert ist (10.2),
3. das Energiegefälle im Winter der jeweiligen Halbkugel erheblich stärker ist als im Sommer (10.2),
4. auf der Südhalbkugel im Winter ein geringfügig stärkeres, im Sommer ein doppelt so großes Gefälle als auf der Nordhalbkugel vorhanden ist (10.2).

Diese strahlungsklimatischen Tatsachen führen zu der in 11.5 behandelten meridionalen thermischen Differenzierung, wonach

5. der größte Teil des hemisphärischen Temperaturgefälles in der „planetarischen Frontalzone" im Breitenring zwischen 30° und 50° konzentriert ist,
6. der thermische Gegensatz im Winter der jeweiligen Halbkugel größer als im Sommer ist,
7. vom Sommer zum Winter eine Verlagerung der Zone stärksten thermischen Gefälles um 5 bis 10° äquatorwärts stattfindet und
8. die Südhemisphäre besonders im Sommerhalbjahr und in den tieferen Schichten der Troposphäre einen wesentlich stärkeren Gegensatz zwischen Tropen und Polarregion aufweist.

Nach dem in Abschn. 12.1 abgeleiteten Mechanismus über die Entstehung thermisch bedingter horizontaler Luftdruckunterschiede folgt aus Punkt 2 und 5, daß in den höheren Schichten der Atmosphäre ein durchgehendes Luftdruckgefälle von den

Tropen zu den Polargebieten ausgebildet wird, wobei die größten meridionalen Luftdruckgradienten (s. 12.2) im Bereich der Mittelbreiten auftreten und dort von den unteren zu den oberen Troposphärenschichten zunehmen. Da oberhalb der Tropopause in der unteren Stratosphäre eine Umkehr des meridionalen Temperaturgefälles eintritt (Begründung s. 11.3), muß die Schicht größten Druckgefälles in der hohen Troposphäre dicht unterhalb der Tropopause liegen. In der Fig. 39 ist der Gegensatz zwischen tropischem Hochdruckgürtel und polarem Zentraltief („Polarzyklone") in der Art der mittleren absoluten Topographie der 500-mb-Fläche (Ableitung s. 5.5) für das mittlere Stockwerk der Troposphäre dargestellt.

*Nach den Gesetzen des geostrophischen Windes (s. 13.1) verursacht das polwärts gerichtete meridionale Druckgefälle eine westliche Höhenströmung, die am stärksten in der hohen Troposphäre der Mittelbreiten sein muß.* Da der geostrophische Wind eine isobarenparallele Strömung ist, muß sie nach der bisherigen Ableitung auch breitenparallel verlaufen und kann somit keine austauschende Wirkung haben. Liefe das System eine Zeitlang so, wie bisher dargelegt, müßte sich der thermische Gegensatz zwischen Tropen und hohen Breiten immer weiter verstärken, der Luftdruckgradient und dementsprechend die Stärke des Höhenwindes laufend größer werden. Solch ein System kann nicht stabil sein. Es muß kritische Situationen geben, bei denen die reine Zonalzirkulation instabil wird. Prinzipiell sind zwei Möglichkeiten denkbar: der völlige Zusammenbruch gerichteter Strömung und Auflösung in ein Chaos von Wirbeln, die nach Art des turbulenten Fließens in einem Fluß (der ja beim Austritt aus dem Hochgebirge am Ende der Gefällstrecke auch nicht wesentlich schneller fließt als an deren Anfang) die Bewegungsenergie in einer gigantischen Wirbelstrombremse in Wärme überführen und gleichzeitig das angestaute Wärmegefälle ausgleichen, oder der relativ frühzeitige Übergang zu großräumigen Wellen mit meridionalen Amplituden. Unter den Randbedingungen, welche die Erde durch Dimension, Rotationsgeschwindigkeit und physisch-geographische Großgliederung in Kontinente und Ozeane sowie Hochgebirgszüge stellt, ist die zweite Möglichkeit in der Atmosphäre verwirklicht („Mäanderwellen der Höhenströmung").

*Wenn in der Breite 45° in der mittleren Troposphäre (500 mb-Niveau) der meridionale Temperaturgradient 6° C/1000 km überschreitet, wird die Zonalzirkulation instabil und geht in eine Wellenzirkulation über, bei der sich im mittleren Niveau normalerweise 5 bis 6 Wellen bilden* (s. Fig. 65), die sich langsam mit einer Geschwindigkeit von ein paar hundert km pro Tag von W nach E bewegen, wobei die Amplitude im Laufe der Zeit größer wird (in den oberen Schichten der Troposphäre ist die Wellenzahl und die Verlagerungsgeschwindigkeit kleiner). Durch die Wellen wird ein intensiver Energieaustausch zwischen niederen und höheren Breiten vollzogen. Tropische Warmluft wird polwärts, polare Kaltluft äquatorwärts transportiert. *Über der vorstoßenden Warmluft* wölben sich die Isobarenflächen auf (Begründung s. 5.5). Es *bildet sich ein Hochdruckkeil aus, während über der Kaltluft ein entsprechender Trog tiefen Druckes entsteht.*

Da die Warmluft aus Breiten mit einer höheren Mitführungsgeschwindigkeit (s. Kap. 1) kommt, führt sie einen größeren Drehimpuls mit sich polwärts. Umgekehrt bringt

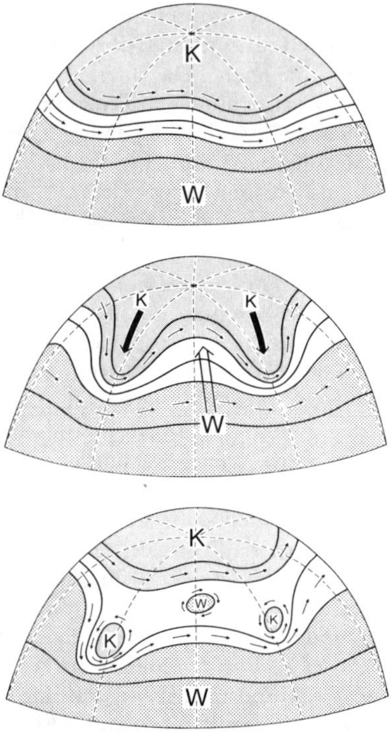


Fig. 65
Schematische Darstellung des Überganges von der Zonalzirkulation in die Wellenzirkulation und die Entstehung von cut-off-Effekt und blokking action im Bereich der planetarischen Höhenströmung

die Kaltluft aus dem Bereich geringerer Mitführungsgeschwindigkeit einen geringeren Drehimpuls mit. Daraus resultiert *auf der Ostseite (Vorderseite) des Warmluftkeiles* eine Relativbewegung in zonaler Richtung der Warmluft gegen die langsamere Kaltluft mit der Folge, daß die Warmluft sich auf die kältere aufschiebt. Es *bildet sich eine Aufgleitfläche* (s. 15.9). An ihr wird die Energie des größeren Drehimpulses zur Hebungsarbeit benutzt und in potentielle Energie überführt. Die Hebung hat adiabatische Abkühlung (s. 15.4, 15.5, 15.9) und Kondensation zur Folge. Dabei wird in der Höhe die Kondensationsenergie frei, welche als Verdunstungsenergie an der Oberfläche in niederen Breiten in die tropische Luftmasse eingebracht worden war (s. 8.4).

*Auf der Westseite des Warmluftkeiles muß die schwerere polare Kaltluft sich unter die wärmeren Luftmassen schieben.* Dabei wird die potentielle Energie, welche beim früheren Aufschiebungsvorgang aufgebaut worden war, wieder in Form kinetischer Bewegungsenergie gewonnen und die Kaltluft beschleunigt. Außerdem wird die tropische Warmluft durch das Unterschieben der Kaltluft und die damit verbundene Labilisierung der Schichtung im Bereich der Einbruchsfront (s. 15.9 und 15.7) auf der W-Seite des Warmluftsektors zu konvektiver Wolkenbildung veranlaßt. Wieder wird dabei die latente Energie frei, welche zusammen mit der fühlbaren Wärme aus den niederen Breiten herantransportiert worden ist.

Im ganzen bewirkt also der Warmluftvorstoß einen Transport von Masse, Wärme und Bewegungsenergie polwärts. Der wird noch dadurch verstärkt, daß mit der Kondensation und Wolkenbildung an den Frontensystemen im Zuge der Wellenströmung der kritische meridionale Temperaturgradient von 6°C/1000 km auf 3,5°C/1000 km sinkt. Die bei dem größeren Gradienten angeregten Wellen sind dadurch in ein Stadium erhöhter Labilität geraten. Sie reagieren mit einer rasch wachsenden Schwingungsamplitude, was einen noch schnelleren Austausch und Ausgleich des Temperaturgefälles zur Folge hat. Wenn dieses von oben her die genannten kritischen Schwellen für Stabilität und Instabilität erreicht, ist die Rückkehr zu einer Zirkulation mit überwiegender Zonalbewegung möglich. Im Stadium der Rückentwicklung werden dann häufig Kaltlufttropfen und Warmluftinseln mit entsprechenden zyklonalen bzw. antizyklonalen Wirbeln abgeschnitten, die sich langsam in der nun breit auseinandergezogenen „Frontalzone" auflösen (Stadium 3 der Fig. 65). In dieser Strömungssituation findet praktisch kein meridionaler Austausch mehr statt, so daß sich ein neuer Wärmestau entlang einer neu formierten planetarischen Frontalzone bilden kann, der dann von neuem den geschilderten Mechanismus in Gang setzt.

*Eine erste wichtige Folge des Pendelmechanismus im Höhenwestwindgürtel der planetarischen Frontalzone ist der Witterungswechsel in den Mittelbreiten.* Unter „*Witterung*" versteht man einen mehrere Tage oder allenfalls wenige Wochen dauernden Abschnitt mit einheitlichem Grundcharakter der kurzfristigen Wetterentwicklung. Sie wird von einer sog. „*Großwetterlage*" über einem gewählten Raum bestimmt (z.B. Westwetterlage, Hochdrucklage, Ostlage).

Der Wechsel zwischen Zonal- und Wellenzirkulation bedingt nämlich in den verschiedenen Regionen der betroffenen Mittelbreiten einen in der Regel nach Tagen zählenden Wechsel der Strömungsrichtung und damit des Einflusses von Luftmassen unterschiedlicher Herkunft und dementsprechend unterschiedlichen Eigenschaften (*Wetterluftmassen*). Denkt man sich eine bestimmte Region in Europa, z.B. die Britischen Inseln, Frankreich oder Deutschland, so werden bei Zonalzirkulation Luftmassen von Westen, d.h. vom Atlantik, herantransportiert und bringen von dort ihre typischen Luftmasseneigenschaften mit, die von ihrem Quellgebiet, dem Ozean der „gemäßigten Zone", geformt sind („*maritim gemäßigte* [Tropik-]*Luft*, $mT_P$", in der Nomenklatur der Meteorologen). Der Übergang zum Stadium der Mäanderwellen der Höhenströmung (Stadium 2 in Fig. 65) hat beim Herannahen des ersten Höhentroges ein Drehen der Strömung auf südliche Richtung und Heranführung subtropischer bzw. tropischer Luftmassen („*maritime Tropikluft, mT*") mit ihren Eigenschaften zur Folge. Im Bereich des durchziehenden Troges selbst wechselt die beherrschende Luftmasse zunächst auf die über Süden herangeführte „*gealterte Polarluft* ($mP_T$)" und westlich der Trogachse mit erneuter Winddrehung, diesmal auf nordwestliche Richtung, zur „frischen *maritimen Polarluft* ($mP$)". Im Winter, wenn die Kaltluftvorstöße sehr intensiv sind, kann hinter der maritimen Polarluft auch noch die „*maritime arktische Polarluft* ($mP_A$)" nach Europa gelangen.

Der Wechsel stark meridional verlaufender Strömungsrichtung wird als „Meridionalzirkulation" oder „Low-index-Typ der Zirkulation" bezeichnet. (Die Zonalzirkulation ist der „High-index-Typ".)

Im Fall fortgeschrittener Labilisierung der Frontalzone und beginnender Rückbildung zur vorwiegenden Zonalzirkulation (Stadium 3 in Fig. 65) sind sowohl im Bereich der ausgeweiteten Tröge als auch des polaren Endes des zurückweichenden Hochdruckkeils vom Quellgebiet abgeschnittene Reste der verwirbelnden Luftmassen vorhanden („*Cut-off-Effekt*"), die „*Kaltlufttropfen*" bw. „*Warmluftinseln*". Da die letzteren als abgehobene Warmluftschüsseln nur in der Höhe auftreten, sind sie für die Witterungsgestaltung weniger einflußreich als die vom Boden aus mit unterschiedlicher Mächtigkeit bis weit in die Troposphäre reichenden Kaltlufttropfen. Letztere bilden eine Zelle tiefen Luftdruckes und führen zu einem Wirbel mit zyklonalem Drehsinn. Das hat in der Einflußzone des Kaltlufttropfens selbst all jene Konsequenzen, die in 13.2 über zyklonale Luftbewegung und ihre Folgen dargelegt wurden. Im Umkreis des Kaltlufttropfens und im Gebiet nördlich davon bis zur sich neu formierenden Polarfront hat es außerdem die Konsequenz, daß die troposphärische Westdrift vom Boden bis in große Höhen unterbrochen ist. Mit der abgeschnittenen Warmluftinsel des tropischen Systems ist ein antizyklonaler Wirbel, ein Höhenhoch, verbunden, das auch die Westwinddrift unterbricht.

In beiden Fällen ist also *mit dem Cut-off-Effekt eine Blockierung der planetarischen Westwindströmung verbunden („blocking action").* Sie ist die Voraussetzung dafür, daß in die vorauf genannten Beispielsregionen entweder Luftmassen kontinentaler Herkunft geführt werden, oder sich gegenüber all den bisher genannten „allochthonen (außenbürtigen) Einflüssen" eine Witterungsperiode einstellen kann, die allein von den regionseigenen Einflußfaktoren gestaltet wird („autochthone = eigenbürtige Witterungslage"). Die letztere setzt Windruhe in der unteren Troposphäre – wenigstens was überörtliche Strömungen betrifft – voraus. Die Bedingung ist erfüllt im Bereich eines relativ großräumigen Hochdruckgebietes, welches vom o.g. antizyklonalen Wirbel bis zum Boden durchgesetzt wird und sich nur langsam verlagert. Alle mit einer Antizyklone verbundenen Strömungs- (13.3), Zirkulations- (12.3) und Stabilisierungsvorgänge (15.6) führen dazu, daß sich die für die geographische Breite, Jahreszeit und Untergrundbedingungen maßgeblichen autochthonen Strahlungsklimacharakteristika auswirken können („*autochthone Strahlungswetterlage*"). Am Rande der Antizyklone können je nach Lage einer Beispielsregion zum Zentrum des Hochdruckgebietes Luftmassen unterschiedlicher Herkunft herangeführt werden. Die klimatologisch wichtigste Situation ist die, wenn im Winter der Hochdruckkern über der südlichen Ostsee oder über dem Baltikum liegt. Dann gelangt mit nordöstlicher Strömung die „*kontinentale Polarluft* (*cP*)" aus dem nördlichen Rußland oder sogar die „*kontinentale arktische Polarluft* ($cP_A$)" aus Nordsibirien nach Westen und verursacht zuweilen bis nach Frankreich extreme Kälteperioden, die landläufig als „sibirischer Winter" bekannt sind.

Für die *Witterungsgestaltung im Umkreis von Kaltlufttropfen* ist für Mitteleuropa die Südostwetterlage charakteristisch. Der Kern des zyklonalen Wirbels liegt dabei über Süddeutschland und der nördlichen Adria („Adriatief"). Dementsprechend wird „*Mittelmeer-Tropikluft* ($mT_S$)" im Osten um den Kaltlufttropfen herumgeführt und durch die konvergente Strömung zum Aufgleiten auf die Kaltluft gebracht. Das führt zu oft tagelang andauernden großflächigen und ergiebigen Niederschlägen im südöstlichen Mitteleuropa von Ungarn bis nach Polen. Man nennt diese Wetterlage nach einer alten Zugstraßenbezeichnung van Bebbers auch *Vb-Wetterlage*. Mit ihr sind häufig die Hochwässer an Elbe und Oder verbunden.

*Eine weitere wichtige Folge der Labilisierung der planetarischen Westwindströmung ist die Entwicklung von Strahlströmen, Jetstreams.* Es sind einige hundert Meter mächtige, 100 bis 200 km breite, langgestreckte Zonen im oberen Teil der allgemeinen Westdrift, in denen maximale Windgeschwindigkeit mit Mittelwerten von 100 bis 200 km/h, kurzzeitig und regional begrenzt aber auch 400 bis maximal 600 km/h auftreten. Die Jet-Stream-Zonen bilden sich dort aus, wo die mit relativ steiler Front südwärts dringenden polaren Kaltluftmassen auf der Äquatorseite des mit ihnen verbundenen Höhentroges eine Verschärfung des meridionalen Druckgefälles verursachen. Gleichzeitig ist auf der westlichen und östlichen Flanke des Troges eine Konvergenz bzw. Divergenz der Höhenisobaren ausgebildet (s. Fig. 66). Im Abschn. 13.4 wurde abgeleitet, daß im Divergenzgebiet (Delta) ein ageostrophischer Massentransport zur Äquatorseite hin erfolgt, daß dieser einen Luftdruckanstieg in den tieferen Luftschichten verursacht und daß die Stärke dieses (Ryd-Scherhag-) Effektes von der Windgeschwindigkeit und der Größe der Divergenz abhängt. Auf der Polseite resultiert der korrespondierende Luftdruckfall.

Aerodynamischen Folgen der Mäanderwellen sind Vorticity-Advektion (s. Fig. 43) und auf den Seiten des Strahlstroms (wie bei einer schießenden Wasserströmung) Nährwirbel. Ihre Überlagerung ergeben auf der Polseite der äquatorwärtigen Ausbuchtung einen Zyklonal-, auf der Äquatorseite der polwärts gerichteten Ausbuchtung einen Antizyklonalwirbel (s. Fig. 66).

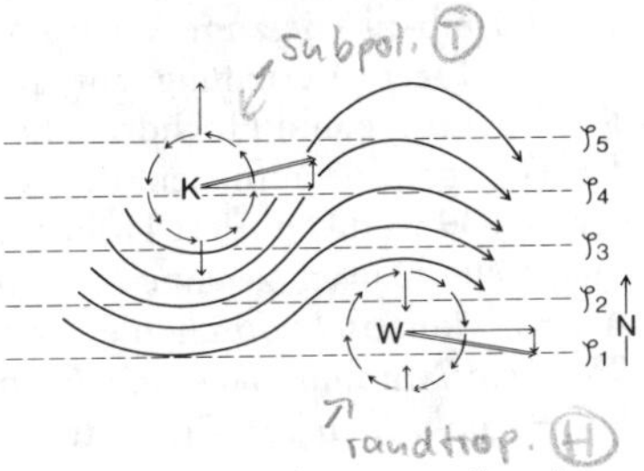


Fig. 66
Mäanderwelle, Konvergenz und Divergenz der Höhenströmung sowie zyklonale bzw- antizyklonale Wirbel im Bereich der planetarischen Höhenwestwinddrift

Die Superposition von Druckanstieg und antizyklonalem Drehsinn ergibt einen antizyklonalen Wirbel. Das Pendant ist der zyklonale Wirbel auf der Polseite. Sie ziehen mit der Gesamtverlagerung der Welle ostwärts, scheren aber aus der allgemeinen Strömungsrichtung aus, der antizyklonale etwas nach rechts, also äquatorwärts, der zyklonale etwas nach links von der W-E-Bewegung. Den Grund kann man in der mit wachsender Breite größer werdenden Corioliskraft sehen (s. Abschn. 1.4). Da die Wirbel nämlich eine Ausdehnung von ein paar hundert km haben, ist jeweils auf ihrer Polarseite die ablenkende Kraft etwas größer als auf der Äquatorseite (s. Fig. 66). Das bedeutet für den zyklonalen Wirbel, der auf der Polarseite einen E-, auf der anderen Seite einen W-Wind aufweist, daß die (senkrecht auf dem E-Wind nach rechts gerichtete) Nordkomponente der Corioliskraft größer als die entsprechende Südkomponente für den W-Wind auf der Südseite des Wirbels ist. Für den Wirbel als ganzen bleibt eine Kraftresultierende in Richtung zum Pol. Die wird der allgemeinen W-E-Bewegung überlagert, so daß eine Bewegung nach E mit nördlicher Komponente resultiert. Letztere muß um so größer sein, je größer die Windgeschwindigkeit im Wirbel ist. Für den antizyklonalen Wirbel kann man auf die gleiche Weise eine Ablenkung der W-E-Bewegung äquatorwärts ableiten. Da die antizyklonalen Wirbel regelmäßig etwas weiter äquatorwärts als die zyklonalen auftreten, wird man aus denselben Gründen der Breitenabhängigkeit der Corioliskraft auch schließen müssen, daß ihre Ablenkung von der Zonalrichtung geringer ist als die der zyklonalen Wirbel. Letztere werden auf ihrer Bahn von oben her der Polarfront überlagert. Ist in dieser ein genügend großer Temperaturgegensatz konzentriert, so führen sie zur Ausbildung von Frontalzyklonen (s. Abschn. 17.4).

*Die Folge der Mäanderwellen muß also sein, daß auf der Polarseite des Divergenzgebietes der Höhenstrahlströmung in den tieferen Schichten der Atmosphäre relativ häufig zyklonale Wirbel mit schwacher polwärtiger Komponente ostwärts ziehen und auf der Äquatorseite antizyklonale Wirbel mit leichter Komponente in Richtung zum Äquator nach Osten wandern.*

Die beschriebenen Wellen in der planetarischen Westwindströmung können prinzipiell überall im Wirkungsbereich der planetarischen Frontalzone entstehen, die geschilderten Folgen zeitigen und wieder vergehen. Es gibt aber innerhalb des Gürtels der nordhemisphärischen Mittelbreiten bestimmte Längenabschnitte, in welchen die Tiefdrucktröge bzw. Hochdruckkeile besonders häufig und in kräftiger Form ausgebildet werden, so daß sie auch in Mittelwertskarten der absoluten Topographie der 500-mb-Fläche zum Ausdruck kommen. (Bei einer nach Häufigkeit und Stärke gleichmäßigen Verteilung auf alle Längen müßten sich im langjährigen Mittel Tiefdrucktröge und Hochdruckkeile gegenseitig in ihrem Einfluß auf die Gestaltung der Topographie aufheben, die Polarzyklone müßte rotationssymmetrisch sein.) In der Fig. 39 ist die mittlere Höhendruckverteilung für den Januar der Nordhalbkugel dargestellt. Danach zeichnen sich *die Sektoren über den Ostseiten Nordamerikas und Asiens klimatisch durch die Dominanz von Höhentrögen, die Ozeane vor der W-Küste Nordamerikas und Europas durch etwas schwächere Vorherrschaft von Hochdruckkeilen aus.* Ein dritter Trog ist noch über Osteuropa angedeutet.

Als *Begründung* für das häufige Auftreten kräftiger Höhentröge über dem Osten Nordamerikas und Eurasiens werden verschiedene Ursachen angeführt. Eine Gruppe von Autoren sieht den Haupteffekt in der Abbremsung der Westwindströmung über den Kontinenten. Dadurch soll ein Auseinanderströmen der nachdrängenden Massen in Form eines Höhenwinddeltas hervorgerufen werden, das über dem Ozean von einer erneuten Konzentration der Strömung abgelöst wird (Rossby, Bolin, Rex z.B.). Andere (Charney und Eliassen) haben mit aerodynamischen Rechnungen nahegelegt, daß unter bestimmten Randbedingungen der Höhenwind beim Überströmen der Hochgebirge im Westen Nordamerikas und in Zentralasien zu einem „Wellenausschlag" äquatorwärts angeregt wird. Und eine dritte These ist, daß sich unter dem Einfluß der Land-Wasser-Verteilung aus Gründen des Wärmehaushaltes über Ostsibirien und Ostamerika Kältezentren ausbilden, die vom Kern über Jakutien bzw. Baffin-Land mit je einem Höhentrog weit nach Süden bis zum südlichen Japan bzw. dem Osten der USA reichen. Im Grenzgebiet gegen die warmen Meeresströmungen (Kuro-shio bzw. Golfstrom) bilden sich dabei die großen Temperatur- und in der Folge Höhendruckgegensätze zu den Hochdruckkeilen über den Ozeanen aus (Scherhag).

An die empirisch gewonnenen Tatsachen der Dominanz der Höhentröge in bestimmten Sektoren der Nordhalbkugel sind folgende *Konsequenzen* anzuschließen:

1. Das Vorhandensein der Tröge in Mittelwertskarten belegt, daß über dem Osten N-Amerikas und im ostasiatischen Küstenbereich besonders häufiger Kaltlufttransport äquatorwärts stattfindet, vor der amerikanischen und europäischen Westküste dagegen der Einfluß von Luftmassen überwiegt, die von Südwesten herantransportiert werden.

Wie weitreichend die Folgen sind, kann dadurch verdeutlicht werden, daß man sich auf den Isothermenkarten für Sommer und Winter (s. Fig. 32 und 33) den Temperaturunterschied zwischen gleichen Breitengraden auf den Ost- und Westseiten der Nordkontinente oder mit Hilfe eines Schulatlasses den Breitenunterschied der natürlichen Vegetations- und der kultürlichen Anbauzonen vor Augen führt. Im bekannten agrarwirtschaftlichen Gegensatz zwischen Kalifornien und den breitengleichen Gebieten an der E-Küste Nordamerikas wird der ökologisch weitreichende Unterschied zwischen „*Westküstenklima*" und „*Ostküstenklima*" besonders eindrücklich aufgezeigt.

2. Das starke Druckgefälle auf der Äquatorseite der Tröge muß über der amerikanischen Atlantikküste und über dem Japanischen Meer Gebiete mit häufigem Auftreten kräftiger Höhenstrahlströme sowie ostwärts davon je ein ausgeprägtes Divergenzgebiet der Höhenströmung zur Folge haben (s. Fig. 39). In Anwendung der in Abschn. 13.4 abgeleiteten und im Zusammenhang mit den Wellenstörungen der Frontalzone näher besprochenen aerodynamischen Gesetze ergeben sich dann für das Luftdruckfeld in den unteren Schichten der Troposphäre auf der Äquatorseite vom Strahlstrom und Divergenzgebiet ein Breitengürtel, in welchem infolge des anisobaren Transportes in der Höhe (s. Abschn. 13.4) relativer Massenüberschuß und antizyklonale Wirbel dominieren, und auf der Polarseite ein anderer, der durch das entsprechende Massendefizit zusammen mit zyklonalen Wirbeln charakterisiert ist. Es sind das die dynamisch bedingten Luftdruckgürtel des subtropisch-randtropischen Hochs („Roßbreitenhochs") und des subpolaren Tiefs. So wie die Tröge über dem Osten Amerikas und Japans die größte Häufigkeit aufweisen, müssen innerhalb der genannten Druckgürtel besondere Schwerpunktsbereiche ausgebildet sein, in welchen einerseits der antizyklonale Hochdruck- und andererseits der zyklonale Tiefdruckeinfluß besonders ausgeprägt ist. Solche Schwerpunkte sind das *Azorenhoch* und *Islandtief* über dem Atlantik sowie das *Pazifische Hoch* und das *Alëutentief* über dem mittleren und östlichen Pazifik. Sie sind im Luftdruckfeld am Boden bei gewisser zeitlicher und räumlicher Lageveränderung und Intensitätsschwankung quasipermanente, klimatisch dominierende dynamische Druckgebilde und werden als „*Aktionszentren der Atmosphäre*" bezeichnet.

Für die Südhalbkugel ist die Ableitung der Bodendruckgürtel prinzipiell die gleiche, nur fehlt nach den bisherigen Kenntnissen über das Höhendruckfeld die Konzentration ausgeprägter, weit äquatorwärts reichender Höhentröge auf bestimmte Sektoren. Zwar sind die Bereiche ostwärts von Neuseeland und der Südspitze Südamerikas sowie des südwestlichen Indischen Ozeans in gewisser Weise bei Kaltluftausbrüchen aus der Antarktis bevorzugt, doch sind *in der südhemisphärischen Westdrift weiträumige Mäanderwellen, cut-off-Effekte und blocking-action äußerst selten.*

Andererseits ist, wie in 10.2 und 11.5 dargelegt, der thermische Gegensatz im Bereich der Frontalzone stärker als auf der Nordhalbkugel. Deshalb müssen über ihr das Druckgefälle größer, die Westwindzirkulation stärker sein. Bei den hohen Windgeschwindigkeiten reicht dann eine wesentlich kleinere Mäanderwelle mit relativ geringer Divergenz der Stromlinien, um die gleichen anisobaren Massentransporte zu verursachen, wie bei stärker divergierenden Isobaren auf der Nordhalbkugel (s. Abschn. 13.4). So resultieren je ein kräftiger, dynamisch bedingter subtropisch-randtropischer Hochdruck- und subpolarer Tiefdruckgürtel, doch sind sie weniger deutlich in „Aktionszentren" gegliedert. Das trifft besonders auf das Subpolartief zu. (Der Hochdruckgürtel weist noch eine monsunal bedingte Unterbrechung über den Kontinenten auf, die noch zu besprechen sein wird.)

## 17.2 Die planetarischen Luftdruckgürtel im Meeresniveau und ihre tellurische Aufgliederung

Wenn man die noch zu besprechenden Einflüsse von Jahreszeiten sowie Land-Wasser-Verteilung auf der Nord- bzw. Südhalbkugel beiseite läßt, so können wir als Zwischenergebnis folgende schematische Gliederung der Erde in *Luftdruckgürtel im Meeresniveau* festhalten (s. Fig. 67):

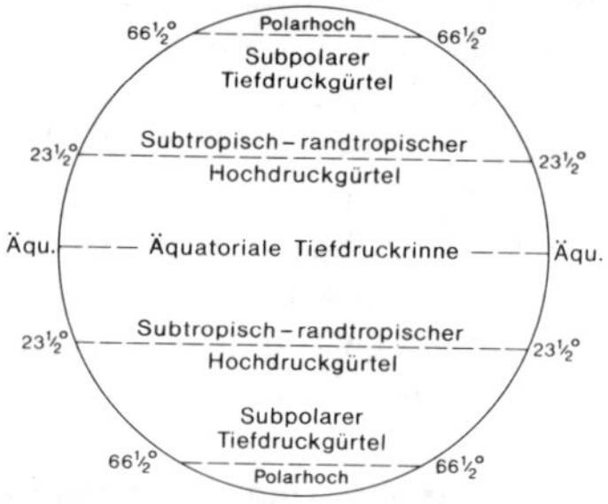


Fig. 67
Die Luftdruckgürtel der Erde, schematisch

Auf beiden Halbkugeln ist in der Breitenzone beiderseits 30° ein dynamisch bedingter, hoch reichender Hochdruckgürtel in warmer Luft ausgebildet. Sie werden normalerweise als Subtropenhochs bezeichnet. In Mittelwertskarten reichen sie aber über den Wendekreis hinaus bis in die äußere Tropenzone. „*Subtropisch-randtropische Hochdruckgürtel*" ist die korrektere Bezeichnung.

Zwei Hochdruckgürtel müssen notwendigerweise zwischen sich eine Zone relativ niedrigen Luftdrucks ausbilden. Sie liegt mit ihrem Kern nahe dem Äquator und wird als „*Äquatoriale Tiefdruckrinne*" (oder -furche) bezeichnet. Der Luftdruckunterschied zum Subtropenhoch ist mit 4 bis 8 mb relativ klein.

Polwärts der subtropisch-randtropischen Hochdruckgürtel folgen auf der N- und S-Halbkugel je ein kräftiger, ebenfalls dynamisch bedingter Tiefdruckgürtel, deren

Achsen im Mittel nahe dem Polarkreis liegen. Sie werden als „*subpolare Tiefs*" bezeichnet. Der Druckunterschied zum Hochdruckgürtel ist wesentlich größer als der zur äquatorialen Tiefdruckfurche, aber auf N- und S-Halbkugel sehr verschieden.

Polwärts der Subpolartiefs steigt der Druck noch einmal etwas zu den *Polarhochs* an. Es sind Kaltluftantizyklonen, die auf die unteren Troposphärenschichten beschränkt sind und in der Höhe von der Polarzyklone abgelöst werden.

Von den sog. Luftdruck-„Gürteln" sind in der Realität allenfalls das südhemisphärische subpolare Tiefdrucksystem und – schon wesentlich undeutlicher – noch die äquatoriale Tiefdruckrinne zirkumglobal als durchgehende Gürtel einheitlichen barischen Charakters ausgebildet. Die anderen sind als Folge der Land-Wasser-Verteilung auf der Erde und der daraus resultierenden unterschiedlichen thermischen Beeinflussung der Troposphäre in einzelne, räumlich getrennte Zyklonen bzw. Antizyklonen aufgegliedert, wobei die Unterbrechungsstellen im Gürtel nicht nur Schwächezonen des jeweils herrschenden barischen Systems sind, sondern durchaus vom oppositionellen barischen System (im Hochdruckgürtel also Zyklonen, im Tiefdruckgürtel Antizyklonen) eingenommen werden können. *Die Luftdruck-„Gürtel" sind,* abgesehen von den beiden genannten Ausnahmen, *klimatologische Fiktionen*, die nur deshalb in den Breitenkreismitteln des Luftdrucks (s. Fig. 67) zum Ausdruck kommen, weil die vorher schon genannten Aktionszentren eine dominante Rolle im jeweiligen „Gürtel" spielen.

*Für die allgemeine atmosphärische Zirkulation und die regionale Differenzierung der Klimagestaltung ausschlaggebend und entscheidend ist aber das Nebeneinander von barischen Aktionszentren, so wie es sich aus der tellurisch bedingten Aufgliederung der Luftdruckgürtel im Wechsel der Jahreszeiten ergibt.* Die Grundzüge dafür lassen sich am übersichtlichsten unter Anwendung der Regeln ableiten, die in den Kapiteln 8 und 10 über den Strahlungsumsatz bzw. die Strahlungsbilanz an der Erdoberfläche sowie 12.1 und 12.3 über die Entstehung thermisch bedingter Luftdruckunterschiede gewonnen worden waren.

Zunächst kann man an der Meridionalverteilung der Breitenkreismittel des Luftdrukkes in Bodennähe über beiden Halbkugeln (Fig. 68) neben der vorher schon abgeleiteten Gliederung in äquatoriale Tiefdruckfurche (ÄT), subtropisch-randtropisches Hoch (S-R H), Subpolartief (SPT) und Polarhoch (PH) noch folgende *jahreszeitliche Veränderung der Luftdruckgürtel* ablesen:

1. *Im Winter der jeweiligen Halbkugel sind sowohl das S-R H als auch das SPT stärker ausgebildet.* Im Hoch ist der Druck 4 mb höher, im Tief etwas niedriger, wobei die Differenz im SPT auf der S-Halbkugel mit 4 mb doppelt so groß wie auf der N-Halbkugel ist.

2. Bei ganzjährig fast gleichem Druck in der ÄT ist wegen 1. das *Druckgefälle zwischen S-R H und ÄT im Winter ungefähr doppelt so groß wie im Sommer.*

3. *ÄT und S-R H unterliegen im Jahresverlauf einer gleichsinnigen meridionalen Verlagerung mit dem Sonnenstand.* Im Juli liegt die Achse der ÄT ca. 5 bis 8° nördlich vom mathematischen Äquator, der höchste Druck des nordhemisphärischen S-R H zwischen 30 und 40° N, derjenige des südhemisphärischen S-R H bei 30° S. Bis zum Januar verlagert sich die ÄT auf die S-Seite des mathematischen Äquators, die Achse

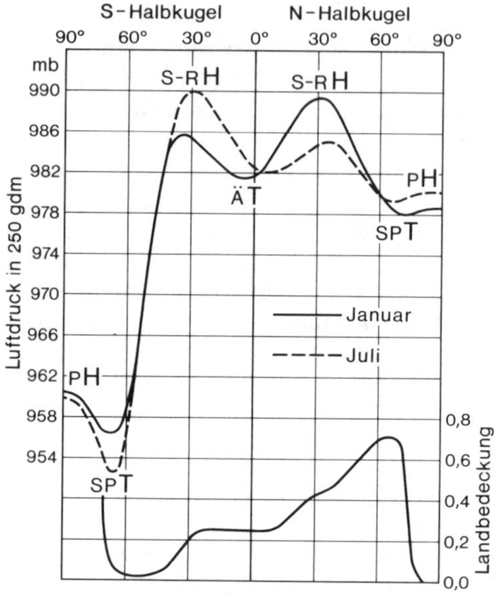


Fig. 68
Meridionalverteilung der Breitenkreismittel des Luftdrucks (nach ASSUR aus RAETHJEN, 1953)

des südhemisphärischen S-R Hs in den Gürtel zwischen 30 und 40°, während der Kern des Roßbreitenhochs sich bis 30° N zurückgezogen hat.

4. Durch die unter 1. und 2. genannten Intensitäts- und Lageveränderungen wird das *planetarische Druckgefälle im Bereich der Mittelbreiten im Winter verstärkt.*

5. Während der Luftdruck in den beiden S-R H's in den entsprechenden Jahreszeiten ungefähr den gleichen Wert hat, unterscheiden sich die SPT's erheblich in ihrer Stärke. *Der Druckunterschied zwischen S-R H und SPT ist auf der Südhalbkugel im Winter 3,5mal (37 : 11 mb), im Sommer ca. 6mal (29 : 5 mb) größer als auf der Nordhemisphäre.*

Erinnern wir uns nun an die in 17.1 unter den Punkten 1. bis 8. wiederholten Feststellungen der strahlungsklimatischen und thermischen Fakten und der Tatsache, daß die Druckgürtel am Boden in 17.2 als dynamische Folge der planetarischen Temperatur- und Höhendruckverteilung abgeleitet worden waren, so kann man von den vorauf genannten Fakten die Verstärkung von S-R H und SPT im Winter (Punkt 1) sowie die jahresperiodische meridionale Verlagerung von S-R H und ÄT (Punkt 3) als Folge des Jahreszeitenwechsels im Energiehaushalt der Erde ansehen. Die Verschärfung der Druckgegensätze zwischen S-R H und ÄT einerseits (Punkt 2) und SPT andererseits (Punk 4) sind dann notwendige Konsequenzen derselben Ursache.

Auch die unter 5. festgelegte Asymmetrie des Luftdruckfeldes polwärts der S-R H's kann qualitativ auf eine entsprechende Asymmetrie der Strahlungsbilanz und der thermischen Bedingungen zwischen der Landhalbkugel mit arktischem Ozeanbecken und der Wasserhalbkugel mit antarktischem Eiskontinent zurückgeführt werden.

Quantitativ wird aber eine Ursache-Wirkung-Beziehung nicht gedeckt, da die Strahlungsbilanz im Winter nur geringfügig, im Sommer um den Faktor 2 verschieden ist (s. 17.1, Punkt 4), und der Temperaturgegensatz sich auch nur um das $2^1/_2$fache im Sommer sowie $1^1/_2$fache im Winter unterscheidet (s. Abschn. 11.5, Punkt 6) und nicht um das 6- bzw. $3^1/_2$fache, wie sich für den Druck aus den Werten der Fig. 68 ergibt. Es müssen noch andere Gründe für den großen Unterschied in der Differenz der Breitenkreismittel zwischen S-R H und SPT auf den beiden Halbkugeln vorliegen. Sie ergeben sich bei einer genaueren Betrachtung der *regionalen Differenzierung der Luftdruckverhältnisse innerhalb der „Gürtel" als Folge der geographischen Verteilung von Ozeanen und Kontinenten.*

In der Fig. 69 ist das Ergebnis zunächst für ÄT und S-R H der Nordhalbkugel schematisch dargestellt. *Im Sommer* erstrecken sich über dem Atlantischen und Pazifischen Ozean beide Drucksysteme etwas weiter polwärts und haben einen etwas niedrigeren Kerndruck als im Januar. Hinzu kommt, daß auf dem dazwischen gelegenen Kontinent im Sommer der Hochdruckgürtel durch ein thermisch bedingtes Tief („Ferrelsches Hitzetief") unterbrochen wird. Die Gründe dafür und die Prozesse, die dazu führen, sind in Kap. 12 ausführlich behandelt worden. Da zu dieser Jahreszeit die maximale Energieeinnahme an der Erdoberfläche im Breitengürtel um 30° N (s. Kap. 7) liegt und da dieser Gürtel im zentralen Eurasien fast vollständig über Landmassen verläuft, findet hier die relativ stärkste Heizung statt. Der Kern des umfangreichen kontinentalen Hitzetiefs über Eurasien liegt im Bereich zwischen Persischem Golf und Indus-Ebene. Im Zusammenhang mit den noch darzustellenden Strömungssystemen über Südasien wird es meist als „*Monsuntief*" bezeichnet. Als Folge der Bildung dieses Tiefs wird das abseits über den Ozeanen herrschende Luftdruckgefälle zwischen S-R H und ÄT äquatorwärts über der Landmasse Süd-Eurasiens aufgehoben und ins Gegenteil verkehrt.

*Im Winter* (Januar-Situation der Fig. 69) sind über dem Atlantik und Pazifik S-R H und ÄT etwas südwärts gewandert. Die Antizyklonen haben außerdem einen höheren Kerndruck, so daß der Luftdruckgegensatz in den Tropen stärker geworden ist. Gleichzeitig bildet sich über Eurasien ein thermisch bedingtes Hoch, ein „Ferrelsches Kältehoch" (s. Kap. 12) aus. Sein Kern liegt im Bereich stärkster Abkühlung im Innern des schneebedeckten Ost-Sibirien, mit seinen Ausläufern reicht es aber regelmäßig bis nach Vorderasien. Es wird als „*kontinentales oder sibirisches Kältehoch*" bezeichnet.

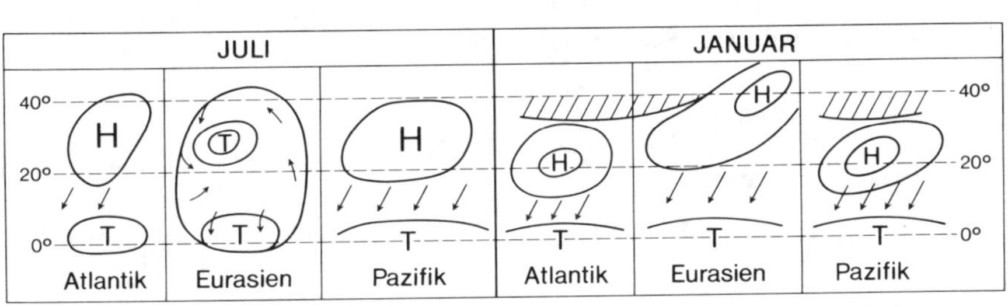


Fig. 69 Monsunale Aufgliederung des subtropischen Hochdruckgürtels, schematisch

In prinzipiell gleicher Weise, jedoch wegen der geringeren Ausdehnung der Landmasse in schwächerer Form, wird über dem Nordamerikanischen Kontinent im Sommer ein Tiefdruckgebiet mit Kern über dem Great Basin und Neu Mexiko, im Winter ein Kältehoch ausgebildet, das am häufigsten über der westlichen Kanadischen Prärie liegt und als „Kanada-Hoch" bezeichnet wird.

Von den Südkontinenten reicht selbst Südamerika nur mit einem schmalen Landkeil über die Subtropen weiter polwärts hinaus, so daß für die Ausbildung eines winterlichen kontinentalen Kältehochs keine Möglichkeit besteht. Dagegen wird im Sommer das S-R H der Südhalbkugel von Hitzetiefs über Nordwest-Argentinien, dem Osten Südafrikas und N-Australien unterbrochen.

Als *Ergebnis* kann man also festhalten:

1. *Der subtropisch-randtropische Hochdruckgürtel wird im Sommer über allen Kontinenten der N- und S-Hemisphäre von Hitzetiefs unterbrochen, deren Umfang und Intensität von der Größe der jeweiligen Landmasse abhängen.*

2. *Im Winter*, wenn über den Ozeanen die subtropisch-randtropischen Hochs äquatorwärts verschoben sind, *werden über dem Innern Nordamerikas und Eurasiens kontinentale Kältehochs aufgebaut*, welche mit ihren Kernen etwas polwärts von der Normalposition des S-R Hochdruckgürtels liegen.

Die Bedingungen, welche sich als *Konsequenz* aus der Verstärkung von Subtropenhoch und Subpolartief über den Ozeanen im Winter sowie der Ausbildung von Kältehochs über den Kontinenten *für die Konstellation der Druckgebilde in den Außertropen der Nordhalbkugel* ergeben, sind in der Fig. 70 schematisch zusammengefaßt. Das S-R H ist durch die voraus begründeten Aktionszentren des Azoren- und Pazifikhochs vertreten, zwischen denen über N-Afrika und über der mexikanischen Landbrücke relativ niedriger Luftdruck herrscht (Raethjen bezeichnet die Drucksituation als „Sahara- bzw. Mexiko-Tief", doch sind beide Druckgebilde nicht vollwertige Aktionszentren). Polwärts der stark ausgebildeten Subtropenhochs folgen Island- und Alëutentief, voneinander durch die kontinentalen Kältehochs über N-Amerika und Eurasien getrennt.

Nachdem in der vorausgehenden Ableitung die dynamischen Regeln dargelegt wurden, welche die mittlere Verteilung der Luftdruckverteilung in der Höhe und im Meeresniveau beherrschen, ist in den Fig. 71 und 72 die regionale Anordnung der klimatischen Luftdruckgebilde für Januar und Juli auf der Erde dargestellt. Die Karten bieten die Grundlage für die Beschreibung der Grundzüge der allgemeinen Zirkulation in den unteren Schichten der Atmosphäre.

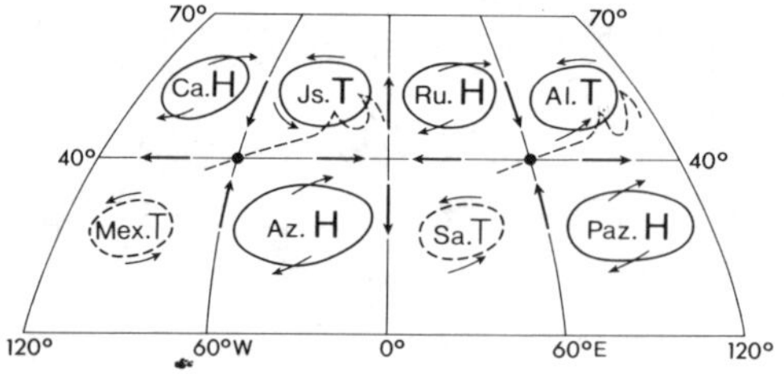


Fig. 70
Die Aktionszentren im Luftdruckfeld der Nordhalbkugel (nach Raethjen, 1953)

• frontogenetische Punkte

## 17.3 Der tropische Zirkulationsmechanismus und seine klimatischen Folgen

Für die Ableitung der Grundzüge der klimatologisch ausschlaggebenden Bewegungsvorgänge und ihre Konsequenzen im tropischen Teil der Atmosphäre wollen wir – zur Vereinfachung – die Betrachtungen zunächst auf den Atlantischen Ozean konzentrieren (s. Fig. 71). Zwischen den mit ihrem jeweiligen Kern auf dem Ostteil des Ozeans liegenden nord- und südhemisphärischen subtropisch-randtropischen Antizyklonen und dem relativen Tiefdruckgebiet in der Äquatorialregion besteht ein Luftdruckgefälle, das nach den Gesetzen des geostrophischen Windes (s. Kap. 13) oberhalb der Bodenreibungszone eine großräumige Strömung in allgemeiner Richtung von Ost nach West zur Folge haben muß. Nach den gleichen Gesetzen nimmt die aus der Gradientrichtung ablenkende Kraft der Erdrotation mit Annäherung an den Äquator ab (s. Abschn. 1.4 und 13.1). Von 30° an reduziert sie sich bei gleicher Windgeschwindigkeit bis 15° auf die Hälfte, bis 7,5° auf den vierten Teil des Wertes bei 30°. Das bedeutet, daß mit schwächer werdender Corioliskraft als „Stellkraft" die anderen Faktoren, welche die Windbewegung noch beeinflussen, also Luftdruckgradient und Reibung, in ihrer Auswirkung je näher zum Äquator um so effektiver werden. Das äußert sich vor allem in dem von der Reibung beeinflußten Strömungsfeld der troposphärischen Grundschicht und hat erhebliche Konsequenzen für die gesamte Klimagestaltung der betroffenen Bereiche.

Verfolgen wir einmal in Gedanken, was mit einer Luftmasse von ein paar Zehnern von km Breite und ein oder zwei km Mächtigkeit geschieht, welche aus dem SE-Teil des Azorenhochs vor der afrikanischen Westküste ausströmt. Auf Grund der in 13.3 aufgeführten Tatsachen über den Ablenkungswinkel des Bodenwindes von der Gradientrichtung in den Tropen bzw. Außertropen muß man bei SW-NE-lichem Verlauf der Isobaren im Meeresniveau (s. Fig. 71) ansetzen, daß die Luftmasse das Azorenhoch in 30° N mit einer Strömungsrichtung fast genau nach Süden bei leichter westlicher Komponente verläßt (Windrichtung also ungefähr NNE). Auf dem ersten Teil ihrer Bahn unterliegt sie noch einer mäßigen Ablenkung nach rechts, so daß eine mehr NE-SW-liche Bewegungsbahn resultiert. Mit abnehmender Breite wird dieser Einfluß aber immer kleiner; bei gleicher Reibung erfolgt nur noch eine geringfügige Richtungsänderung, und die Trajektorie (Bewegungsbahn der Luftmasse) nimmt schließlich die Form einer Geraden mit NE-SW-Richtung an. Man kann zudem nach den in 13.3 abgeleiteten Regeln noch folgern, daß die Gesamtablenkung auf der Trajektorie zwischen Ausgangsrichtung im subtropisch-randtropischen Hoch und Ankunftsrichtung in der äquatorialen Tiefdruckrinne um so kleiner ist, je geringer die geographische Breite des Ausgangspunktes und je stärker das Druckgefälle im durchlaufenen Gebiet ist.

*Konsequenzen:*

1. *Zwischen den S-R H's und der ÄT ist in der Troposphäre auf beiden Halbkugeln eine breite Zone mit östlichen Winden ausgebildet* (als „Zone der tropischen Ostwinde" oder auch „Urpassat" bezeichnet).

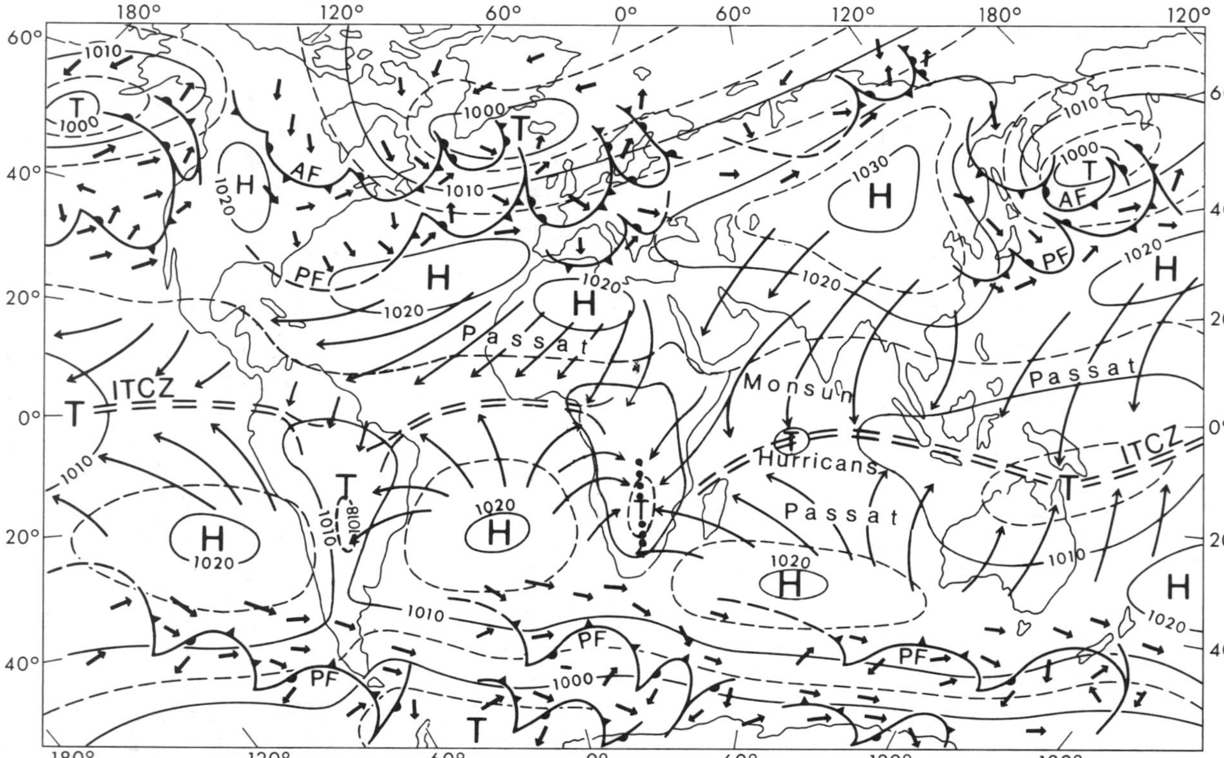


Fig. 71 Luftdruckverteilung und Luftströmung im Mittel für die bodennahe Reibungszone im Januar (unter Verwendung der Karten von ESTIENNE et GODARD 1970, FLOHN 1960, BLÜTHGEN-WEISCHET 1980, SCHWERDTFEGER 1976, GRIFFITHS 1972, RAMAGE 1984 und NIEUWOLT 1981)

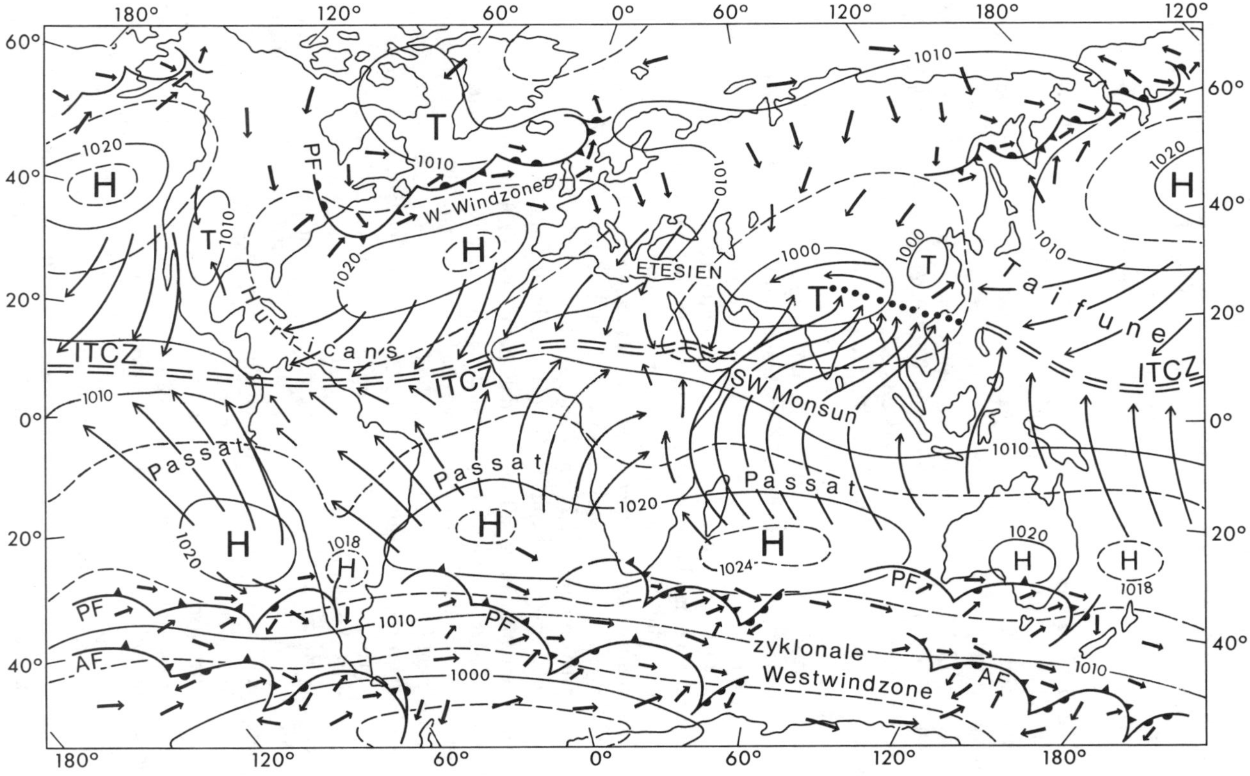


Fig. 72 Mittlere Luftdruckverteilung und Luftströmung in der bodennahen Reibungszone im Juli (unter Verwendung der Karten von ESTIENNE et GODARD 1970, FLOHN 1960, BLÜTHGEN-WEISCHET 1980, SCHWERDTFEGER 1976, GRIFFITHS 1972, RAMAGE 1984 und NIEUWOLT 1981)

2. *In der von der Bodenreibung beeinflußten Schicht* der Troposphäre hat die Strömung eine starke meridionale Komponente, die auf den Bewegungsbahnen der Luftmassen über große Distanzen in ungefähr gleichem Winkel zu den Breitenkreisen beibehalten wird. Auf der Nordhalbkugel resultiert eine nordöstliche, auf der Südhalbkugel eine südöstliche Windrichtung, in großräumiger Betrachtungsweise als *„NE- bzw. SE-Passat"* bezeichnet.

3. Da S-R H und ÄT nach der Ableitung in Abschn. 17.2 persistente Luftdruckgebilde sind, ergibt sich zusammen mit den unter 2. genannten Bedingungen eine *große zeitliche und räumliche Konstanz der Passate nach Richtung und Stärke* (im großräumigen Mittel um 20 km/h).

4. Wegen der in 17.2 festgestellten winterlichen Verstärkung und äquatornäheren Lage der S-R H's ist *in den Passatgebieten im Winter der jeweiligen Halbkugel die Windgeschwindigkeit etwas stärker und der Ablenkungswinkel gegenüber den Breitenkreisen etwas größer* (30 bis 35° im Winter gegenüber ca. 20° im Sommer).

Diesen generellen Feststellungen lassen sich unter Zuhilfenahme der in 17.2 begründeten tellurischen Aufgliederung der Luftdruckgürtel noch folgende über die regionale Differenzierung innerhalb der Zone tropischer Ostwinde hinzufügen:

5. Da der subtropisch-randtropische Hochdruckgürtel im Sommer der jeweiligen Halbkugel über den Kontinenten durch Hitzetiefs unterbrochen ist und da auch im Winter seine Ausprägung über den Kontinenten wesentlich schwächer als über den Ozeanen ist, sind die *Passatströmungen* mit den unter 3. und 4. genannten Charakteristiken *im wesentlichen ein ozeanisches Phänomen.* Lediglich über Westafrika ist im Winter auf der Südflanke des weit auf den Kontinent reichenden S-RH's eine stabile Passatströmung, der Harmattan, ausgebildet. Sonst herrschen über den Kontinenten in den Tropen erhebliche Zirkulationsabwandlungen.

6. Aus 5. folgt zusammen mit der Tatsache, daß die ÄT in weiten Teilen der Erde bei geringer Breitenverlagerung ganzjährig nördlich des mathematischen Äquators bleibt (s. Fig. 71 und 72), daß die *Passatströmungen der Südhemisphäre (Wasserhalbkugel) weiter verbreitet und kräftiger ausgebildet sind mit der Folge, daß sie vor allem während des Südwinters (Nordsommers) auf die Nordhalbkugel übertreten können.* Das geschieht in großem Stil unter Mitwirkung des sommerlichen Monsuntiefs über Südasien und seines Ausläufers in Nordafrika über dem Indischen Ozean und dem Golf von Guinea. Reicht der Übertritt weit genug, erfolgt unter der Einwirkung der Corioliskraft eine Ablenkung nach rechts, so daß die Strömung eine westliche Komponente erhält. An der Guineaküste bleibt sie gering, in Südasien hingegen wird aus dem südhemisphärischen Passat der nordhemisphärische *SW-Monsun. In der übergreifenden Passatströmung muß man die Hauptursache der „äquatorialen Westwinde" sehen.* (Die dynamischen Konsequenzen des Übertrittes von einer Halbkugel auf die andere werden noch zu besprechen sein.)

7. Weil die subtropisch-randtropischen Antizyklonen als Aktionszentren der Atmosphäre die größte Intensität und Stabilität über den östlichen Teilen der tropischen Ozeane beider Halbkugeln aufweisen, die Westflanken hingegen wesentlich „weicher" ausgebildet sind (geringere Beständigkeit hohen Luftdruckes, kleinere Druckgradienten), befinden sich auch die *Gebiete mit der ausgeprägtesten Passatströ-*

*mung jeweils auf der Ostseite der tropischen Ozeane.* Nach Westen zu wird die Strömung schwächer, die Meridionalkomponente kleiner, die Beständigkeit geringer. Kehren wir nach diesen Feststellungen zu der eingangs betrachteten Luftmasse zurück. Sie kommt nach dem Gesagten aus dem Kernbereich der Antizyklone, hat dementsprechend eine kräftige Absinkbewegung durchgemacht und ist als Folge davon relativ trocken (s. Abschn. 15.6). Auf ihrem weiteren Weg durchläuft sie mit der Passatströmung mit deutlich meridionaler Bewegungskomponente Breitenzonen, in welchen mit der Divergenz der Meridiane die Flächen zwischen den Gradfeldern laufend größer werden. Für die Luftmasse bedeutet das, daß sie ihre Anfangsgrundfläche laufend vergrößern muß, was wiederum mit Verringerung der vertikalen Mächtigkeit verbunden ist. Vertikale Schrumpfung des Ganzen hat für die höheren Teile der Luftmasse Absinken zur Folge. Dieser Effekt muß um so stärker sein, je größer die Geschwindigkeit und die Meridionalkomponente der Passatströmung sind.

*Konsequenz: In einer kräftigen Passatströmung wird durch Flächendivergenz Absinken und damit eine stabile Luftschichtung hervorgerufen.*

Gleichzeitig mit der Absinktendenz oben ist auf dem Weg über die Ozeane in den unteren Schichten der Luftmasse eine Wasserdampfanreicherung und auch eine gewisse konvektive Aufwärtsbewegung verbunden. Nach den in Fig. 53 (s. Abschn. 15.6) schematisch dargestellten Vorgängen resultiert aus der Überlagerung der entgegengesetzten Bewegungen eine Inversion, die relativ wasserdampfhaltige Luft unten von etwas wärmerer und trockenerer Luft oben trennt (*Passatinversion*).

Die Höhenlage der Passatinversion hängt in der Hauptsache davon ab, wie mächtig die Passatströmung ist, welche unter dem Einfluß der Bodenreibung noch eine genügend große meridionale Abweichung von der Richtung des geostrophischen Windes (Urpassat) in der Höhe aufweist, um die Flächendivergenz wirksam werden zu lassen. Aus dem Kräfteplan für den Reibungswind (Fig. 41 und Abschn. 13.3) läßt sich leicht ersehen, daß auch eine relativ kleine Reibungskraft eine um so größere Ablenkung des Windes von der Isobarenrichtung verursacht, je kleiner die Corioliskraft ist. Wenn also letztere auf dem Weg der Passatluftmasse in niedere Breiten immer kleiner wird, so kann die mit der Höhe zwar auch abnehmende Reibung in immer größerer Entfernung von der Reibungsfläche, hier also der Ozeanoberfläche, noch eine wirksame Ablenkung des Windes von der reinen Zonalrichtung hervorrufen. D.h., daß unter der Voraussetzung gleichbleibender Druckgradienten auf dem Weg von den äußeren zu den inneren Tropen (beispielsweise von 23° bis 10° oder 8°) eine zunehmend mächtigere Schicht in die reibungsbeeinflußte untere Passatströmung einbezogen wird; die Passatinversion steigt in der gleichen Richtung merklich an.

Zusammenfassend kann also als *Regel* festgehalten werden:

*Die Passatströmung zeichnet sich durch stabile Luftschichtung aus, die ihren aerologischen Ausdruck in der Passatinversion findet. Diese ist um so kräftiger, je stärker die Passatströmung ist und je mehr sie von der Zonalrichtung abweicht. Außerdem steigt die Höhenlage der Passatinversion von 500 bis 600 m in den äußeren auf 1500 bis 2000 m in den inneren Tropen an.*

*Als direkte Konsequenzen ergeben sich* aus dieser Regel unter Anwendung der in Abschn. 15.7 behandelten Stabilitätskriterien und den in Abschn. 16.2 bzw. 16.3 dargestellten genetischen Wolkentypen und Niederschlagsarten *folgende klimatologischen Fakten*:

1. In einer kräftigen Passatströmung können sich *nur Konvektionswolken des unteren Wolkenstockwerks*, Cumulus humilis und niedriger Cumulus congestus, ausbilden. (Beide zeichnen sich im übrigen wegen der Windzunahme in der Höhe regelmäßig durch das Voreilen der oberen Teile in Passatrichtung aus.)
2. Allenfalls die zuletzt genannten Cu con können schwache Schauerniederschläge liefern. *Passatzonen sind also im allgemeinen Trockenzonen.*
3. Wegen des Ansteigens der Passatinversion äquatorwärts sind die „*Wurzelzonen ausgeprägter Passatgebiete*" auf der N- und S-Halbkugel *besonders niederschlagsarm*, während in den Auslaufzonen des Passates schwache Schauerregen häufiger sind.
4. Trifft eine kräftige Passatströmung auf ein genügend hohes topographisches Hindernis, so wird durch die orographisch erzwungene Vertikalbewegung die Passatinversion durchbrochen. Die Folge ist permanente, hochreichende Wolkenbildung auf der Luv-Seite mit entsprechend ergiebigen Stauniederschlägen. Beispiele dafür sind Hawaii, die Inseln über dem Winde in der Karibischen See sowie die Ostküsten Südamerikas und Afrikas im Bereich der südhemisphärischen äußeren Tropen (vgl. Abschn. 16.5). Da die Passatströmung im Winter der jeweiligen Halbkugel am stärksten ist, haben *Passatstauregen* ein entsprechendes Wintermaximum.

Aus den Einsichten über die Bewegungsabläufe innerhalb der Passatströmung und ihren Konsequenzen lassen sich auch weitgehend die *meteorologischen Prozesse in der Auslaufzone der Passate* ableiten. Das entscheidende Kriterium für die Wetter- und Klimagestaltung im Verbreitungsgebiet der Passate ist das Wirksamkeitsverhältnis der zur Stabilisierung der atmosphärischen Schichtung führenden Bewegungsabläufe auf der einen sowie der die Konvektion verursachenden Antriebe und bestimmenden Bedingungen auf der anderen Seite (vgl. dazu Abschn. 15.7 und Fig. 53). Bezüglich der Stabilität war festgestellt worden, daß diese um so größer wird, je stärker die Passatströmung und je größer ihre äquatorwärts gerichtete Komponente ist. Bezüglich der Konvektion muß man ansetzen, daß sie bei Wasserdampfanreicherung der Passatluft generell verstärkt sowie beim Auftreten von Strömungskonvergenzen örtlich und zeitlich besonders aktiviert wird.

Weil der Luftdruckgradient in einer Tiefdruckfurche zwischen zwei Hochdruckgebieten wenigstens in der Tiefdruckachse den Wert Null annehmen muß, wird die für die Stärke der Passatströmung entscheidende Antriebskraft vom Rande der S-R H's aus mit wachsender Annäherung an die ÄT notwendigerweise kleiner. Daraus resultiert geringere Geschwindigkeit und geringere Stabilität der Schichtung in der Passatströmung, je weiter sie äquatorwärts kommt. Da, besonders über den Ozeanen, in der gleichen Richtung in ihr der Wasserdampfgehalt und damit die Konvektionsenergie zunimmt, kann man als *allgemeine Regel* ableiten:

*Die Passate verlieren mit wachsender Annäherung an den Äquator ihren Charakter als stabile, wolken- und niederschlagsarme Strömung; konvektive Wolken- und Niederschlagsbildung gewinnen an Bedeutung.*

Je nach den – dafür bestimmenden – tellurischen Gegebenheiten der Wasser-Land-Verteilung gibt es *drei verschiedene klimatische Ausprägungen der Auslaufzonen der Passate. Die erste ist das allmähliche Auslaufen, gewissermaßen das „Einschlafen" des Passats* in einem Bereich, in welchem über großen Horizontaldistanzen von 500 bis 1000 km im Mittel nur sehr schwache und in ihrer Richtung nicht streng definierte Luftdruckgradienten auftreten. Klassisches Beispiel ist das amerikanische Mittelmeergebiet. Ähnlich ist es aber auch über dem Südpazifik östlich von Australien, und in den Übergangsjahreszeiten um die Äquinoktien trifft es für weite Teile der äquatornahen Tropen ganz allgemein zu.

*Die Witterung* wird *in diesen Regionen* und Zeiten normalerweise von der thermischen Konvektion beherrscht. Im störungsfreien Zustand sind Cu hum und $3^1/_2$ bis 4 km hoch reichende aufgetürmte Haufenwolken (Cu cong) im Wechsel von Aufwind und abwärts gerichteten Kompensationsströmungen in langen Reihen organisiert. Nur sporadisch treten dabei Cumulonimben auf. Niederschlag beschränkt sich auf schwache Schauer aus den Cu cong und auf gelegentliche, intensive Regen aus den Cumulonimben. In dem großräumigen, sehr ausdruckslosen Luftdruckfeld können aber geringfügige Anlässe verschiedener Art schon zu Störungen führen. So wirken alle Küsten derart konvektionsverstärkend, daß sie immer durch eine Zone besonders dicht stehender und häufig von Cumulonimben überragten aufgetürmten Quellwolken markiert werden. Über Wasser können die aus den sporadisch auftretenden Gewitterwolken ausfallenden Niederschläge eine lokale Abkühlung hervorrufen, die dann sofort lokale Druckunterschiede mit Störungen des Strömungsfeldes und entsprechenden Folgen für die Verstärkung oder Abschwächung der Konvektion nach sich ziehen. Wegen der geringen Corioliskraft gleichen sich die meisten Störungen allerdings rasch wieder aus.

All das gibt den sowieso schon sehr schwachen Winden in Bodennähe noch eine große zeitliche und örtliche Unbeständigkeit nach Richtung und Stärke. Aus der Zeit des Segelschiffverkehrs hat man dafür den Ausdruck „*Doldrums*" übernommen („*Zone umlaufender Winde*" in deutscher Nomenklatur).

Störungen großen Ausmaßes werden von wandernden Wellen in der Höhendruckverteilung („easterly waves") und von gelegentlichen Kaltlufteinbrüchen aus den Außertropen hervorgerufen.

„Easterly waves" sind relativ schwache, sich über 20 bis 30 Längengrade spannende Luftdruckwellen, die in trog- und keilförmigen Ausbuchtungen der Höhenisobaren der Niveaus zwischen 2000 und 5000 m zum Ausdruck kommen und die in der tropischen Oströmung langsam nach W wandern. Im bodennahen Windfeld bildet sich auf ihrer Vorderseite eine Divergenz, auf der Rückseite eine Konvergenz aus, welche die Passatinversion verstärkt bzw. abschwächt. Da außerdem die Luft im Bereich des Hochdruckrückens hochreichend feucht ist, bildet sich nach dem oft wolkenlosen Wetter auf der Vorderseite der Welle auf ihrer Rückseite eine Zone von ein paar hundert km Breite mit fast geschlossener, hoch reichender Quellbewölkung aus, in der heftige Schauer dicht aufeinanderfolgen. Der Durchzug einer solchen Welle hat also einen Wetterwechsel zur Folge, wie er bei einer Frontpassage in den Außertropen beobachtet wird, nur sind keine thermisch unterschiedlichen Luftmassen daran beteiligt.

*Kaltlufteinbrüche* wie die bekannten „Nortes“ im Karibischen Raum und in Mittelamerika, die „friagems“ in Brasilien, führen trotz der weitgehenden Abmilderung der Temperaturen auf dem langen Weg bis in die inneren Tropen zu echten frontalen Temperaturgegensätzen gegenüber der tropischen Warmluft mit all den Konsequenzen, die mit einem Kaltfrontdurchzug auch in den Außertropen verbunden sind (s. Abschn. 15.9).

Die *zweite Ausbildungsmöglichkeit* der Auslaufzone der Passate ergibt sich, wenn die Passatströmungen beider Halbkugeln kräftig ausgebildet sind und in einer relativ schmalen Zone von ein- bis zweihundert km Breite konvergieren. Die Folge muß sein, daß entlang dieser „*Innertropischen Konvergenz* (*ITC*)“ aus Kontinuitätsgründen eine sehr ausgeprägte Tendenz zu vertikalen Aufwärtsbewegungen ausgebildet werden muß. (In der englischsprachigen Literatur wird dasselbe Phänomen als „intertropical convergence zone“, abgekürzt I.T.C.Z., bezeichnet.) Um falschen Vorstellungen über Art und Größe der vom Konvergenzeffekt erzwungenen „Aufwinde“ vorzubeugen, sollte man sich aber daran erinnern, daß eine Konvergenz nur zwischen den reibungsbeeinflußten unteren Passatströmungen besteht und sich klarmachen, daß somit Massen, die in einer Schichtdicke von 1 bis 2 km mit rund 4 bis 6 m/s gegeneinander geführt werden, zum vertikalen Ausweichen eine Zone zur Verfügung haben, die hundertmal breiter ist als die Schichten mächtig sind. Es handelt sich also in der Realität um einen relativ kleinen Zustrom in einem sehr breiten Kamin. Die spezifische Wirkung der Konvergenz ist dabei, daß keine Inversion über den Passaten entstehen kann. Den Aufwärtstransport selbst besorgt dann die thermische Konvektion, wobei in den Thermikschläuchen die Vertikalbewegung aber schon wieder das Vielfache der aus Kontinuitätsgründen notwendigen beträgt, so daß neben den Konvektionswolken immer Zwischenräume mit absinkender Luftbewegung und Wolkenfreiheit bleiben.

*Konsequenz: Die innertropische Konvergenz ist eine Zone verstärkter Konvektion. Besitzen die darin einbezogenen Luftmassen genügend Wasserdampfgehalt, können in ihrem Wirkungsbereich hochreichende Cumulonimben mit ihren Konsequenzen (Gewitter und heftige Schauer) wesentlich häufiger auftreten als das normalerweise in den Auslaufbereichen der Passate der Fall ist.*

Wenn die Passate als relativ geschwindigkeits- und richtungsbeständige Luftströmungen abgeleitet wurden, so muß hier im Interesse eines besseren Verständnisses der Vorgänge im Bereich der ITC auf das einschränkende „relativ“ hingewiesen werden. Natürlich müssen alle Veränderungen, welche die in 17.1 dargestellte Dynamik der hohen Westwindströmung bezüglich der Intensität und Lage der subtropisch-randtropischen Antizyklonen hervorrufen, sich unmittelbar auf die jeweilige Passatströmung auswirken und mittelbar Intensitäts- und Lageveränderungen der ITC in der Größenordnung von mehreren Tagen oder wenigen Wochen hervorrufen. Mal ist die ITC ein bißchen schmaler, mal etwas breiter ausgebildet, für Tage verlagert sich ihr Einflußbereich ein paar hundert km weiter gegen die Außertropen, pendelt dann wieder äquatorwärts zurück.

*Konsequenz: Mittelfristige Veränderungen im Bereich der ITC verursachen einen Streubereich der mit der Konvergenzzone gekoppelten Witterungsphänomene. Bewölkung und Niederschlag nehmen von der Mittellage nach außen ab.*

Außer den mittelfristigen Schwankungen findet im Zuge der im Abschn. 17.2 behandelten Verlagerung und Intensitätsschwankung der S-R H's mit dem Sonnenstand eine *jahreszeitliche Verlagerung der Mittellage der ITC* statt. Der im Winter der jeweiligen Halbkugel stärker ausgeprägte Passat vergrößert seinen Einflußbereich gegenüber der schwächeren Passatströmung der Sommerhalbkugel (s. Fig. 73). Über den Ozeanen bleibt die Breitenverlagerung allerdings relativ bescheiden. Da die Passatströmung der Wasserhalbkugel im Januar etwas, im Juli wesentlich stärker als die nordhemisphärische ist, pendelt die ITC über dem Pazifik und Atlantik im Mittel zwischen dem mathematischen Äquator im Januar und 8 bis 10° N im Juli. Über den kontinentalen Tropen Afrikas und Südamerikas sind die Zirkulationsbedingungen wesentlich komplizierter, wie später dargelegt wird.

Genetisch verbunden mit relativ scharf ausgebildeten innertropischen Konvergenzen sind die *tropischen Zyklonen.* Es sind zyklonale Wirbel, die im Reifestadium im Gegensatz zu den Zyklonen der Außertropen (s. 17.4) eine rotationssymmetrische Temperaturverteilung, also keine Luftmassengegensätze in sich aufweisen, mit 60 bis 200 km Durchmesser räumlich relativ begrenzt sind und in den betroffenen Regionen auch relativ selten auftreten. Sie bestehen, etwas vereinfacht sinnfällig gemacht, aus einem rotierenden kompakten Wolkenring des genannten Durchmessers, in welchem die Dynamik feuchtlabiler konvektiver Umlagerung wie in einem überdimensionalen Cumulonimbus herrscht (s. Abschn. 15.7, 16.2 und 16.3) und der häufig im Zentrum eine wolkenfreie, ruhige Zone von rund 15 bis 30 km Durchmesser aufweist, das sog. „Auge des Zyklons". Das entscheidende Charakteristikum tropischer Zyklonen ist die extrem große Wirbelenergie, welche aus der Freisetzung der latenten Energie bei der Wolkenbildung auf relativ kleinem Raum gewonnen wird (vgl. Abschn. 10.1, 14.1 und 15.1). So treten im Wirkungsbereich der Zyklonen ganz regelmäßig nahe dem Erdboden Stürme mit Orkanstärke von 120 bis 130 km/h, häufig sogar von mehr als 200 km/h, Starkregen größter Intensität (ein paar hundert mm in wenigen Stunden) und extrem große Luftdruckschwankungen (20 bis 40 mm Hg zwischen Rand und Kern des Zyklons) auf. Alle absoluten Extrema von Windstärke, Luftdruck und Niederschlagsintensität für Stundenintervalle sind im Zusammenhang mit tropischen Zyklonen registriert worden. Wo solche Wirbelstürme durchziehen, muß immer mit Verheerungen gerechnet werden. Glücklicherweise verlangt ihre Genese auch das Zusammenwirken extremer meteorologischer und geographischer Voraussetzungen, die nur in begrenzten Regionen und dort auch nur relativ selten gleichzeitig zusammentreffen. Tropische Zyklonen entstehen und bestehen nur über Meeren mit einer Oberflächentemperatur von mindestens 26° C (sonst steht nicht genügend latente Energie zur Verfügung). Das hat zur Folge, daß von den Ländern der Erde nur tropische Inseln und Küstenbereiche betroffen werden können und daß außerdem Südatlantik und östlicher Pazifik (wegen des Kaltwassereinflusses von der Subantarktis her) samt ihren Küsten wirbelsturmfrei sind. Bleiben also die Hurricans im amerikanischen Mittelmeer und auf der Westseite Mexikos, die Taifune im Meeresgebiet vor dem südlichen Ostasien, die Zyklonen im Golf von Bengalen und im Arabischen Meer, die Willy-Willies im NE und NW Australiens sowie die Mauritius-Orkane im Seegebiet nordöstlich von Magadaskar. Innerhalb dieser Orkangebiete der Erde tritt eine räumliche und zeitliche Eingrenzung durch die zusätzliche Bedingung ein, daß eine scharf ausgebildete ITC, in der nord- und südhemisphärische Tropikluftmassen zusammengeführt werden, mindestens 8° vom Äquator entfernt auftritt und in dieser Position mit einer aus den Außertropen herangeführten (inzwischen „gealterten", s. 17.2) Kaltluft zusammentrifft und so ein sog. „Dreimasseneck" ausgebildet wird. Dann kann sich eine tropische Zyklone entwickeln, die von der östlichen Höhenströmung mit einer Geschwindigkeit von 20 bis 30 km/h am Südrand der jeweiligen Subtropenhochs zunächst nach W, später nach NW geführt wird. Vor Erreichen des Kontinentes findet im allgemeinen ein rasches Umsteuern nach Norden und schließlich unter Erhöhung der Verlagerungsgeschwindigkeit und Abschwächung bei gleichzeitiger räumlicher Ausweitung der Übergang in die Westwinddrift (s. 17.4) statt. Als *Folge* dieser Bedingungen ergibt sich, *daß die äquatornahen inneren Tropen frei von tropischen Zyklonen sind und nur Gebiete der äußeren und Randtropen vor den Ostseiten der Kontinente mit den genannten Ausnahmen von ihnen betroffen werden.* Wie häufig sie in den verschiedenen Orkangebieten auftreten, hängt davon ab, wie häufig die o.g. Luftmassenkonstellation zustande kommen kann. H. Riehl hat folgende Zahlen für einen Zeitraum von zehn Jahren angegeben:

| | | | |
|---|---|---|---|
| Amerikanisches Mittelmeer | 73, | Westküste Mexikos | 57, |
| Arabisches Meer | 15, | Golf von Bengalen | 60, |
| Südindik (Mauritius-Orkane) | 61, | NW-Küste Australiens | 9, |
| Taifun-Gebiet des Pazifiks | 211. | | |

*Dritte Ausprägungsmöglichkeit der Auslaufzone der Passate ist der weiträumige Übertritt auf die andere Halbkugel.* In begrenztem Ausmaß ist ein Überströmen des mathematischen Äquators, hauptsächlich durch die südhemisphärischen Passatströmungen, eigentlich die Regel, wie die dargelegte Tatsache zeigt, daß die Kernzone der ITC über den Ozeanen ganzjährig nördlich des Äquators bleibt. Es resultiert dabei auch bereits eine schmale und wenig hochreichende Zone, in welcher die Strömung eine westliche Komponente enthält („Äquatoriale Westwinde". Die Konsequenz wurde im Zusammenhang mit der Besprechung der Asymmetrie der Niederschlagsverteilung auf der W- und E-Seite der Kontinente in äquatorialen Breiten am Beispiel Kolumbiens und Afrikas im Abschn. 16.5 behandelt). Doch kommen die dynamischen Veränderungen im Strömungsfeld und ihre Folge erst dort vollständig zur Geltung, wo das Überströmen über große Meridionalentfernungen erfolgt. Den Anlaß dafür geben die in 12.3 und 12.4 begründeten sowie die in 17.2 und Fig. 69 hinsichtlich ihrer geographischen Lage dargestellten Ferrelschen Hitzetiefs über den Kontinenten. Prototyp ist das südasiatische Monsuntief. Entsprechende sommerliche

Tiefdruckgebiete sind aber auch über dem Innern S-Amerikas, S-Afrikas und über N-Australien ausgebildet.

Ausschlaggebend an der Luftdrucksituation ist, daß das jeweilige Hitzetief in S-Asien wie auch Amerika und Afrika mit seinem Kern jeweils am Rande der Tropen nahe dem Wendekreis liegt und einen wesentlich geringeren Luftdruck aufweist als er normalerweise in der ÄT vorkommt. Dadurch wird ein durchgehendes Luftdruckgefälle vom winterlich starken S-R H der anderen Halbkugel quer über den Äquator bis zum betreffenden Hitzetief hergestellt. Die Folge ist, daß die Passatströmung der Winterhalbkugel nicht in einer Tiefdruckfurche nahe dem Äquator endet, sondern weiter in den Wirkungsbereich des Tiefs am Rande der Tropen fortgeführt wird. Dabei kommt sie erstens mit zunehmender Entfernung vom Äquator unter den wachsenden Einfluß der Corioliskraft der anderen Halbkugel, muß also aus der am Äquator gegebenen Passatrichtung auf der N-Halbkugel nach rechts, auf der S-Hemisphäre nach links abgelenkt werden. Aus dem südhemisphärischen SE-Passat wird über dem Indischen Ozean nördlich des Äquators erst eine SW- und später sogar eine WSW-Strömung (s. Fig. 72). Da sie auf dem Weg polwärts statt den für Passate wirksamen Effekten der Flächendivergenz den umgekehrten einer Flächenkonvergenz unterliegt, verliert die weiträumig übertretende Strömung auch die Stabilität der Luftschichtung, welche für die Passate charakteristisch ist. Aus der stabil geschichteten Passat- wird die normal geschichtete Monsunströmung. Wie sich dabei das Wetter in ihr gestaltet, wie wirksam sie vor allem als Niederschlagslieferant ist, hängt entscheidend davon ab, wieviel Wasserdampf die Strömung auf ihrem Wege aufnehmen kann. Im Falle des südasiatischen Monsuns gibt es z.B. schon eine erhebliche Differenzierung, je nachdem, ob man das Dekkan-Plateau, den Pandschab und Bengalen oder den NW-Teil des indischen Subkontinentes betrachtet. In das zuletzt genannte Gebiet gelangt die Monsunströmung von Ostafrika her über den Süden Arabiens, also auf dem Landweg. Sie ist entsprechend trocken, so daß alle Konvektion nichts nützt, der Regen sporadisch und der NW-Teil des Kontinents ein Trockengebiet bleibt. An der Ozeanseite der Westghats hingegen führt der orographische Stau in der ozeanischen Monsunluft zu regenträchtigen Konvektionserscheinungen. Bezeichnend ist allerdings, daß am Ostfuß der mittleren W-Ghats eine deutliche Trockenzone folgt, obwohl das Gebirge nur Scheitelhöhen um 2000 m aufweist. Das zeigt deutlich, daß der feuchtereiche Monsun auch hier noch eine relativ flache Strömung ist, mit der Folge, daß die Zone maximaler Niederschläge an den Gebirgsrändern mit rund 1000 m Höhe sehr niedrig liegt, die Monsunregenzeit über dem flachen Land abseits stauender Gebirge nur aus vereinzelt, nicht täglich auftretenden heftigen Schauerniederschlägen besteht, deren Gesamtsumme über die Regenperiode relativ bescheiden bleibt, und die Variabilität von Jahr zu Jahr sehr groß ist.

Über SE-Asien ist die sommerliche Monsunströmung wegen des geringeren Luftdruckgegensatzes schwächer ausgebildet. Sie kommt aus südlicher Richtung, hat aber im Prinzip die gleichen Eigenschaften wie der SW-Monsun.

Der Nordrand der südasiatischen Monsunströmung wird in der Modellvorstellung von H. Flohn als die weit vom Äquator entfernte nördliche ITC, der SW-Monsun als Glied der „äquatorialen Westwindzone“ aufgefaßt. Die für Südasien ausschlaggebenden Zirkulationsbedingungen werden dadurch aber nur sehr unvollkommen erfaßt. Zunächst darf man schon die Schichtungs- und Feuchteunterschiede nicht übersehen, die zwischen der normalerweise in der ITC zusammengeführten Passat- und der anders gearteten Monsunströmung bestehen. Dabei spielen die unterschiedlichen Herkunftsgebiete der für die verschiedenen Regionen Südasiens maßgeblichen Monsunluftmassen eine wichtigte Rolle. Westlich 100° E kommen die Luftmassen über den Indischen Ozean und die Arabische See, wobei zwischen 65° und 70° E eine bemerkenswerte Differenzierung insofern vorhanden ist, als nach Westen zu die Mächtigkeit der Monsunströmung nur rund 1½ km beträgt, nach oben begrenzt durch eine sehr häufig auftretende Absinkinversion. Die Effektivität dieser Monsunluftmasse als Niederschlagsbringer für NW-Indien und Pakistan ist ensprechend gering. Vom mittleren Dekkan-Plateau an und besonders über dem Golf von Bengalen dominiert eine wasserdampfreiche Monsunströmung, die normalerweise bis 6 km, im Stau vor dem östlichen Himalaya und den Randketten von Burma zuweilen sogar 9 km hoch reicht.

Für Südostasien ostwärts 100° E liegt das hauptsächliche Quellgebiet der Monsunluftmassen im kontinentalen Subtropenhoch über Australien. Sie ist anfangs noch trocken und bekommt erst auf dem längeren Weg über den warmen Ozean ihre Charakteristika als wasserdampfreiche, nicht stabile Strömung. Damit hängt die Tatsache zusammen, daß auf den südostasiatischen Inseln von Timor über Java und Sumatra bis Borneo sowie auf der Halbinsel Malakka in den Monaten Juni bis August relative Trockenheit herrscht, während gleichzeitig weiter im Westen, im kontinentalen Südasien die Monsunregenzeit ihren Höhepunkt hat. Erst wenn nach Umkehr des Monsuns vom Oktober an die NE-Strömung in der Nähe des Äquators eine Konvergenz zur ablandigen Passatströmung aus Australien aufbaut, setzt über dem genannten Gebiet die Hauptregenzeit mit deutlichem Maximum im Dezember ein.

Für die Philippinen ist die Strömungssituation anders als in Indonesien. Der sommerliche Monsun kommt aus südlichen Richtungen über das warme Meer und ist hochreichend mit viel Wasserdampf aufgeladen. Er führt auf den Inseln zu ergiebigen Niederschlägen mit Maximum in den Monaten Juli und August, ausgenommen jene Landesteile, die auf der Nord- und Nordost-Seite von Gebirgsketten starker Leewirkung unterliegen. Diese Gebiete empfangen die meisten Niederschläge während der Zeit des NE-Monsuns zwischen Oktober und Dezember.

Die ostasiatische Monsunströmung hat ihre Wurzel im Südwestteil der pazifischen Antizyklone. Sie ist relativ stabil geschichtet und bildet mit den von Australien ausgehenden Luftmassen häufig eine Konvergenzzone im Bereich der Philippinen.

Wasserdampfgehalt, Mächtigkeit und mangelnde Stabilität der Monsunströmung sind zwar notwendige, aber noch keine hinreichende Voraussetzung für den monsunalen Sommerregen. Für Vorderindien z. B. kann man mit diesen Kriterien zwar die Differenzierung in die regenreiche Westseite im Stau der Westghats und das östlich anschließende Trockengebiet im Lee schon relativ gut erklären. Für die nordöstlichen Teile des indischen Subkontinents hingegen reichen sie nicht. Hier resultiert die Niederschlagsverteilung aus einem sehr komplizierten Ursachenkomplex. Darin spielen, großräumig gesehen, das sommerliche Höhenhoch über dem zentralasiatischen Gebirgsblock sowie wandernde Monsuntiefs eine wesentliche Rolle. Das Höhenhoch bewirkt im Sommer eine Verlagerung des subtropischen westlichen Höhenstrahlstroms auf die Nordseite des „Daches der Alten Welt". Über dem Golf von Bengalen und Nordindien entsteht dafür ein randtropischer östlicher Strahlstrom. Unter dessen Wellen bilden sich in der Hauptmonsunzeit Juli und August über Burma oder dem östlichen Golf von Bengalen Monsundepressionen (über den Mechanismus vgl. Fig. 66), von denen im Mittel je zwei pro Monat von Osten nach Westen über Nordindien ziehen und für jeweils 4–5 Tage intensive Regen bringen. Ähnliche Depressionen bilden sich auch nahe der Westküste Vorderindiens und bringen dem Gebiet um Bombay ergiebige Niederschläge. Veränderungen im tropischen Höhenjet werden auch in Zusammenhang gebracht mit den Pulsationen des monsunalen Niederschlagsgeschehens.

Mit dem Abbau des thermischen Hitzetiefs im Herbst wird auch das entscheidende Luftdruckgefälle und damit der Antrieb für die Monsunströmung aus südlicher Richtung abgebaut. Zum Winter kehrt sich mit dem Aufbau des kontinentalen Kältehochs der Luftdruckgradient um. Über ganz Südasien bildet sich eine nördliche Strömung aus, die entsprechend ihrer Herkunft schon wasserdampfarm ist. Zudem nimmt als Folge der Erwärmung auf dem Weg in die strahlungsreicheren Randtropen das Sättigungsdefizit in den Luftmassen laufend zu. In den Tropen nimmt der Wintermonsun alle Charakteristika des NE-Passats an, so daß die winterliche Jahreszeit über S-Asien generell eine strenge Trockenzeit ist. Lediglich an der SE-Ecke des indischen Subkontinentes und an der Küste Ostafrikas kommt der Wintermonsun nach genügend langem Weg über die Oberfläche warmer Meere mit Feuchtegehalten an, die in schmalen küstennahen Zonen zu Stauniederschlägen führen.

Während man mit den bisher dargelegten Mechanismen des tropischen Zirkulationsmodells die wichtigsten Charakteristika des Klimas für die tropischen Ozeane und die ozeanisch bestimmten Gebiete auf den tropischen Kontinenten (Westseite der Columbianischen Anden, die Guayanas und die brasilianische Ostküste in Südamerika, die Guinealänder, Mozambique und Madagaskar in Afrika sowie Südasien) relativ gut verständlich machen kann, ist das *für die kontinentalen Tropen (das Innere Südamerikas und Afrikas)* nicht möglich. Einerseits ergeben sich Widersprüche zu den Realitäten und andererseits bleiben wichtige klimatologische Fakten ungeklärt. Besonders deutlich wurde das, seit fortlaufende Aufnahmen der Bewölkungsverteilung auf der Erde durch geostationäre Satelliten synoptische Vergleiche zwischen den Vorgängen auf den Ozeanen und den Kontinenten erlauben. Dabei müssen Südamerika und Afrika wegen des sehr verschiedenen orographischen Baus und der unterschiedlichen Lage im Verbreitungsgefüge der Kontinente und Ozeane getrennt betrachtet werden.

Entscheidende Einsichten darüber, daß die *Zirkulationsvorgänge über den großen Landmassen des tropischen Südamerikas* anders sein müssen als über den Meeren, sind folgende:

1. Während über dem Pazifik und dem Atlantik westlich und östlich von Südamerika die den Bereich der ITC markierende Zone sog. „cluster" (Zusammenballungen) aus

hoch reichenden Cumulonimben sich nur über 3 bis allenfalls 5 Breitengrade erstreckt, erreicht gleichzeitig über dem Innern des Kontinentes das Gebiet, in welchem die entsprechenden cluster verteilt sind, Ausdehnungen von mehr als 20 Breitengraden.

2. Über Südamerika weist das kontinentale Konvektionsgebiet zu allen Jahreszeiten fast regelmäßig eine innere Strukturierung auf. Sie besteht einerseits aus kompakten Wolkengebieten, die eine Ausdehnung in der Breite von 500–800 km, in der Länge von 800–1500 km haben („Großcluster"). In ihnen ist eine große Zahl von Cumulonimben so dicht verteilt, daß deren Cirrenschirme aus der Sicht des Satelliten eine fast geschlossene Wolkenbedeckung bilden. Normalerweise liegen 2 oder 3 solcher Großcluster über dem tropischen Südamerika. Sie sind getrennt von Gebieten mit wesentlich geringerem Bewölkungsgrad, die in ihrer Ausdehnung ungefähr den Großclustern entsprechen. In diesen Gebieten sind kleinere Cluster von 100–150 km Durchmesser und einzelstehende Cumulonimben unregelmäßig verteilt. Zwischen ihnen gibt es große Flächen, in denen nur Konvektionswolken von der Art der Cu hum und Cu con vorhanden sind.

3. In Zeitrafferfilmen, die aus Infrarotaufnahmen der amerikanischen geostationären Satelliten GEOS West und GEOS East zusammengesetzt worden sind, zeigen die genannten Bewölkungsfelder innerhalb des kontinentalen Konvektionsgebietes folgendes Verhalten:

a) Die Großcluster unterliegen wie die Konvektionswolken zwischen ihnen einem deutlichen strahlungsbedingten Tagesgang zwischen Ausweitung am Tage und Reduktion in der zweiten Nachthälfte.

b) Unter diesem Tagesgang bleiben die Großcluster bei gewisser Veränderung ihres Umrisses über mehrere Tage erhalten.

c) Während dieser Zeit verlagern sie sich in einer vorgegebenen Richtung.

d) Die Zugrichtung ist sehr unterschiedlich. Häufig ziehen die Großcluster von SE nach NW. Zu anderen Zeiten bewegen sie sich von Norden nach Süden. Es kommt auch vor, daß sie zuerst im NW über Columbien und Ecuador entstehen und dann nach Osten über das Amazonasbecken ziehen.

Diese Charakteristika der großen Ausdehnung, der inneren Struktur und der Bewegungsabläufe im Bereich der kontinentalen Konvektionszonen sind nicht in Übereinstimmung zu bringen mit dem für die ozeanischen Tropengebiete praktikablen Zirkulationsmodell (auch nicht, wenn man für die Kontinente eine besonders große Breitenverlagerung der ITC annimmt, wie das in den Ausführungen der vorauf gegangenen Auflagen dieses Buches noch geschehen ist).

Die neuen Einsichten legen nahe, vom großräumigen „kontinentaltropischen Tief (KTT)" als dem entscheidenden dynamischen System auszugehen. Seiner Entstehung nach ist es ein Ferrel'sches Hitzetief. Da die Landmasse der Südamerikanischen Tropen wesentlich größer auf der Südhemisphäre als nördlich des Äquators ist, weist das südamerikanische KTT seine größte Ausdehnung und Intensität während des Südsommers (Dezember/Januar) auf. Es reicht dann vom Äquator bis weit über den südlichen Wendekreis hinaus und trennt das südpazifische S-R H auf der Westseite der Zentralanden von dem über dem Südatlantik. Der Kern des weiträumigen Tiefs liegt zu dieser Jahreszeit im Mittel am Ostfuß der bolivianisch-nordargentinischen Puna-Anden (des „Daches der Neuen Welt"). Der Druckunterschied zwischen Peripherie und Kern ist im Mittel sehr gering, er beträgt nur 2–3 mb auf einer Entfernung von 15–20 Breitengraden. In diesem großräumig ausdrucklosen Luftdruckfeld herrschen nur im ganzen gesehen zyklonale Bedingungen mit der schwachen Tendenz zu horizontal konvergierender Strömungsanordnung und aufwärts gerichteter vertikaler Ausgleichsströmung (s. Kap. 13.3). Unter diesen Umständen kommt internen mesoskaligen Unterschieden der atmosphärischen Zustände, welche zur Verstärkung bzw. Abschwächung des konvektiven Wettergeschehens führen, die entscheidende Bedeutung zu. Das können Konvergenzen (oder Divergenzen) im bodennahen Strömungsfeld, möglicherweise verursacht durch kurzzeitige und geringfügige thermisch bedingte oder aus dem Höhenwindsystem superponierte Luftdruckunterschiede, oder Unterschiede im Wasserdampfgehalt der Luftmassen oder auch Unterschiede des die thermische Konvektion antreibenden Energieumsatzes an der Erdoberfläche sein. Gesicherte Aussagen, welcher Einflußfaktor zu welcher Wetter- oder Witterungsausprägung führt, sind für Südamerika aus Mangel an synoptisch-meteorologischer Erfahrung über dem riesigen, wenig erschlossenen Raum noch nicht zu machen.

Der Jahresgang des solaren Klimas und der Strahlungsbilanz über den Land- und Wassermassen der verschiedenen geographischen Breitenzonen führt zu jahreszeitlicher Verlagerung und Intensitätsveränderung des KTT's. Von März/April an wird der Südteil abgebaut, der Bereich polwärts 20°S und später im Jahr auch polwärts 10°S gerät mehr und mehr unter den Einfluß einer Hochdruckbrücke zwischen Südatlantik- und Südpazifikhoch; die sommerliche Regenzeit geht in die Trockenperiode über. Dafür wird nördlich des Äquators das Hitzetief ausgeweitet und stellt sich als kontinentale Fortsetzung des Äquatorialen Tiefdrucktrogs mit den entsprechenden Konsquenzen dar.

*Für die kontinentalen Tropen Afrikas* sind im Kap. 17.5 wesentliche Charakteristika des konvektiven Witterungsgeschehens für den Nordsommer an Hand der beigegebenen METEOSAT-Aufnahme vom 7. Juli 1979 dargelegt. Wie in Südamerika ist auch hier ein markanter Unterschied zwischen dem Wirkungsbereich der ITC über dem atlantischen Sektor West-Afrikas und demjenigen in der innertropischen Konvektionszone vorhanden. Daß im Gebiet der Lundaschwelle südlich des Kongo zu dem genannten Termin hochreichende Konvektionsbewölkung fehlt, ist eine Folge des im Südwinter weit auf den Kontinent reichenden Einflusses der südatlantischen Antizyklone; das KTT reicht zu dieser Jahreszeit nur von den Nordtropen bis ins Gebiet des Kongobeckens. Es ist ein Ausläufer des dominierenden Monsuntiefs über Südwestasien (s. Fig. 72). Ostafrika liegt im Bereich des zur Monsunströmung umbiegenden Astes des Südostpassats. Gebirge und Seen üben einen signifikanten Einfluß zur Modifikation der Luftströmungen und der Wetterbedingungen aus, wie in der genannten METEOSAT-Aufnahme auch deutlich wird.

Vom September an setzt sich in den Gebieten nördlich des Äquators mehr und mehr der Hochdruckeinfluß durch, während in den äußeren Tropen des südlichen Afrikas das kontinentale Hitzetief entwickelt wird, das im Dezember und Januar seine größte

Ausdehnung und Intensität aufweist. Zu dieser Zeit werden Luftmassen vom Südatlantik her weit über den Kontinent nach Osten geführt, die häufig mit der über dem östlichen Afrika dominierenden Nordströmung als Verlängerung des Wintermonsuns der Nordhalbkugel die sog. „Monsunkonvergenz" bilden. Dementsprechend ist über der östlichen Hälfte des südlichen Afrikas das konvektive Witterungsgeschehen wesentlich intensiver mit der Folge, daß dort im Mittel auch höhere Niederschläge gemessen werden. Die ITC setzt vor der NW-Küste Madagaskars wieder an.

Als *Ergebnis* der Betrachtungen über den Zirkulationsmechanismus im Bereich der Tropen und seine klimatischen Folgen kann zusammenfassend festgestellt werden (vgl. dazu Fig. 71, 72 und 73):

1. Zwischen den S-R H's und der ÄT ist auf beiden Halbkugeln eine hochreichende tropische Ostströmung ausgebildet (Urpassat).
2. Im Wirkungsbereich der Bodenreibung wird die Strömung von der rein zonalen Richtung zum Äquator hin abgelenkt, wobei der Ablenkungswinkel wegen der Abnahme der Corioliskraft äquatorwärts größer wird (NE-Passat der N-, SE-Passat der S-Halbkugel).
3. Als Folge der tellurisch bedingten Aufgliederung des S-R-Hochdruckgürtels in separate Antizyklonen mit Kernen über den Ostteilen der randtropischen Ozeane sind die Passate vorwiegend ein ozeanisches Phänomen mit Schwerpunkten über den Osthälften der tropischen Meere.
4. Wegen der Flächendivergenz äquatorwärts ist den Passatströmungen eine Absinktendenz überlagert, welche zu stabiler Luftschichtung in ihr führt (Passatinversion). Dementsprechend sind Passatgebiete bzw. -zeiten Trockengebiete bzw. -zeiten.
5. Mit Annäherung an die ÄT laufen die Passate in Gebieten mit sehr schwachen undefinierten Luftdruckgradienten aus.
6. In der Auslaufzone der Passate wird die thermische Konvektion zum meteorologisch bestimmenden Vorgang. Ihre Stärke und damit auch ihre Folge in Form konvektiver Niederschläge hängt von einer Reihe von Einflußfaktoren wie Wasserdampfgehalt der Luftmassen, Ausbildung von Strömungskonvergenzen durch topographische Gegebenheiten, hohe Luftdruckwellen oder Kaltluftzuflüssen aus den höheren Breiten ab.
7. Eine geschlossene Zone relativ starker und ausdauernder Strömungskonvergenz bildet sich dort, wo kräftige Passate von beiden Halbkugeln gegeneinanderströmen (Innertropische Konvergenz, ITC). Das ist im wesentlichen über den Ozeanen, speziell deren Ostseiten, der Fall.
8. Über den kontinental bestimmten Tropen des Inneren von Südamerika und Afrika verliert sich die innertropische Konvergenzzone jeweils in einem großräumigen kontinental-tropischen Tief (KTT), in welchem mesoskalige Unterschiede der Strömungsbedingungen das Wettergeschehen bestimmen.

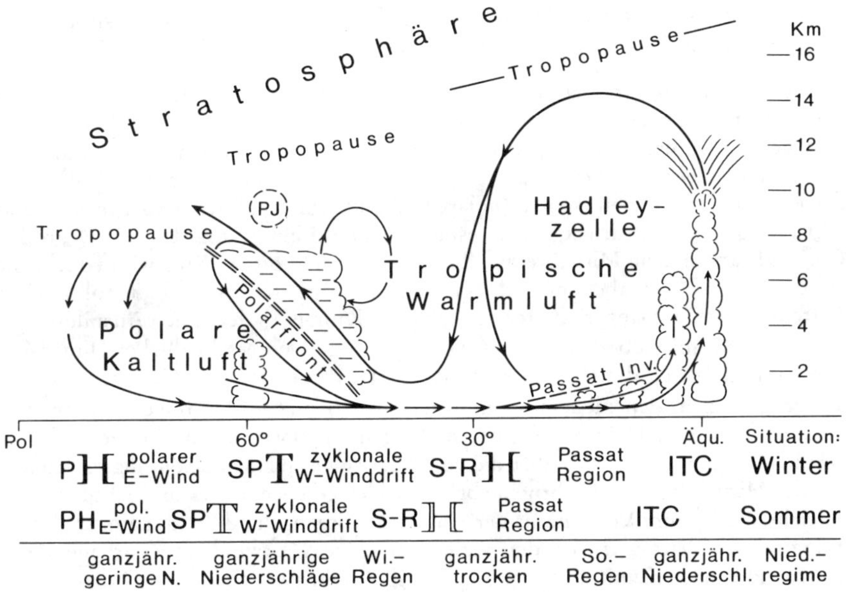


Fig. 73 Schematischer Vertikalschnitt durch die meridionale Querzirkulation auf einer Halbkugel mit der jahreszeitlichen Verlagerung der Zirkulationsglieder und den Folgen für die Niederschlagsregime (unter Verwendung des bekannten Schemas von PALMÉN)

9. Da S-R H, ÄT und kontinental-tropisches Tief (KTT) jahresperiodischen Verlagerungen mit dem Sonnenstand unterworfen sind, verlagern sich auch Passatzone, ITC und kontinentale Konvektionszone mit ihren Wetterfolgen im Sommer der jeweiligen Halbkugel etwas pol-, im Winter äquatorwärts. Daraus resultiert in den Tropen eine – grob gesehen – zonale Gliederung in (s. Fig. 73) immerfeuchte innere Tropen im ganzjährigen Einflußbereich von ITC oder KTT, wechselfeuchte äußere Tropen mit Trockenzeit im „Winter“ und konvektiver Regenzeit bei Eintritt in den Wirkungsbereich von ITC oder KTT im Sommer und trockene Randtropen, in welchen der antizyklonale Einfluß des S-R H's bis auf Ausnahmesituationen absolut dominiert.

10. Die Vertikalbewegungen im Bereich der Konvektionszonen der inneren Tropen können als aufsteigender Ast einer Meridionalzirkulation verstanden werden, die über einen polwärts gerichteten Massenabfluß in der Höhe und die Absinkbewegungen im Bereich der subtropisch-randtropischen Antizyklonen wieder mit der unteren Passatströmung in Verbindung steht (Hadley-Zelle der Meridionalzirkulation, s. Fig. 73). Es sei aber hinzugefügt, daß diese Art der Vertikalzirkulation allein den notwendigen Energie- und Massenaustausch zwischen Äquatorregion und höheren Breiten nicht erfüllen kann. Es müssen noch Formen des horizontalen Austausches hinzukommen. Bislang stellt deren genaue Ableitung aber noch eines der wesentlichen Rätsel der Klimatologie dar.

## 17.4 Die Zirkulation in den unteren Schichten der außertropischen Atmosphäre

Die außertropische Zirkulation wird, vor allem im Bereich der unteren und mittleren Troposphäre, einerseits beherrscht vom Luftdruckgefälle zwischen den Aktionszentren des subtropisch-randtropischen Hochdruckgürtels und den subpolaren Tiefs sowie andererseits vom Temperaturgegensatz zwischen der tropischen Warmluft und der Kaltluft der höheren Breiten (polare und arktische Kaltluft; s. Abschn. 11.5 und 17.1). Aus dem Luftdruckgefälle resultiert unter Einwirkung der relativ großen Corioliskraft in den Mittelbreiten die sog. „außertropische Westwindzone". Sie existiert als solche aber nur als Generalströmung bei einer klimatologischen Mittelbildung über längere Zeiten und größere Räume. In der realen Ausbildung ist sie dagegen immer überlagert von Querzirkulationen unterschiedlicher Dimension, die zum Ausgleich des thermischen Gegensatzes zwischen den Gebieten positiver Energiebilanz in den niederen – und negativer Bilanz in den höheren Breiten (s. Abschn. 10.2 und 11.5) notwendig ist. Wegen der statistischen Unregelmäßigkeit ihres Auftretens heben sich aber die von West abweichenden Strömungsrichtungen bei der Mittelbildung auf; übrig bleibt, im großen gesehen, die Grundrichtung West. Gleichwohl ist zum Verständnis der Austauschvorgänge und der dynamisch-klimatologischen Charakteristika der außertropischen Westwindzone vor allem eine genügend genaue Kenntnis der sog. Störungen in ihr notwendig.

Die großräumig und zeitlich in mehreren Tagen bis zu wenigen Wochen ablaufenden Abwandlungen der allgemeinen außertropischen Westdrift wurden mit ihren Folgen für Austausch und Witterungsgestaltung bereits im Abschn. 17.1 ausführlich behandelt. Nunmehr müssen noch die sog. „synoptic-scale Störungen" dargestellt werden, also jene, welche die vorauf genannten long-scale-Abwandlungen überlagern. Zur Vereinfachung der Betrachtung nehmen wir dafür zunächst einmal den atlantischen Sektor zwischen Nordamerika und Westeurasien heraus und in diesem den Zustand der Zonalzirkulation (High-index-Typ, s. 17.1) als gegeben an.

In Fig. 70 sind für den Winter die als Aktionszentren wirksamen Hoch- und Tiefdruckgebiete in schematischer Lageanordnung dargestellt, so wie sie sich im Mittel nach den in 17.1 dargelegten Regeln ergeben. Im gleichen Abschnitt waren Islandtief und Azorenhoch als das Ergebnis dynamischer Vorgänge auf der Pol- bzw. Äquatorseite der an die planetarische Frontalzone gebundenen Strahlströme in der Höhe abgeleitet worden (s. dazu Fig. 66). Die planetarische Frontalzone ist also in der unteren Troposphäre zwischen den genannten Druckgebilden angeordnet. Vergegenwärtigt man sich nun die Strömungsverhältnisse im Viererdruckfeld von Kanadahoch, Islandtief, Azorenhoch und Mexikotief, so ergibt sich auf der Westseite von Islandtief und Azorenhoch ein Meridianausschnitt, in welchem die zyklonale Nord- bzw. antizyklonale Süd-Strömung polare Kaltluft von der einen und tropische Warmluft von der anderen Seite gegeneinander führen. Die genannten Luftströmungen laufen quer zum Temperaturgefälle der planetarischen Frontalzone aufeinander zu und müssen so den meridionalen Temperaturgradienten verschärfen. Auf der Ostseite der beiden Drucksysteme resultiert aus den betreffenden Zirkulationsästen in genau umgekehrter Weise ein Aufweiten der Temperaturgegensätze.

*Folgerung:*

*In der Mitte des Viererdruckfeldes aus Kanadahoch, Islandtief, Mexikotief und Azorenhoch* wird der normalerweise in der planetarischen Frontalzone auf einen Breitenabschnitt von 15 bis 20° verteilte thermische Gegensatz zwischen tropischer Warmluft und polarer Kaltluft (s. Fig. 30) zur „*Polarfront*" von ein paar hundert km Breite verdichtet. Man nennt diesen Bereich den „*frontogenetischen Punkt*" *zwischen den Aktionszentren.*

Mit der Zusammendrängung der Temperaturgegensätze sowie der daraus nach 12.1 und 12.2 resultierenden Vergrößerung von Luftdruckgefälle und Windgeschwindigkeit wird die Front instabil, so daß aus der Höhe superponierte zyklonale Wirbel (s. Fig. 66) zu Wellenausschlägen an ihr mit Wellenlängen in der Größenordnung von 1000 km führen. Diese Wellen ziehen, gesteuert von der Höhenströmung, bei Annahme vorwiegender Zonalzirkulation in östlicher Richtung ab, und nach ein paar Tagen kann sich im ungefähr gleichen Entstehungsgebiet der ersten eine neue Welle, und wenn diese abgezogen ist, eine dritte und möglicherweise vierte und fünfte entwickeln. Grob verdeutlicht kann man sagen, daß die *Polarfront im Bereich des frontogenetischen Punktes Wellen schlägt, die mit der hohen Westdrift entlang der Frontalzone nach Osten ablaufen.*

Auf ihrem Wege machen die Wellenstörungen eine dynamische *Entwicklung in Form des Auf- und Abbaues einer Frontalzyklone* durch. Die dabei durchlaufenen Stadien sind in Fig. 74 an Hand einer ideal-schematisierten „*Zyklonenfamilie*" dargestellt und werden noch zu besprechen sein. Als Zyklonenfamilie bezeichnet man die hintereinander her ziehenden Zyklonen unterschiedlichen Entwicklungsstandes, die während einer bestimmten long-scale-Phase der planetarischen Westwindzirkulation um den gleichen frontogenetischen Punkt entstanden sind. Meistens gehören vier, zuweilen aber fünf bis sechs Frontalzyklonen zu einer Familie. Die Folge reißt ab, weil die in 17.1 beschriebenen Veränderungen im Höhenwestwindgürtel einen Umbau der Luftdruckkonstellation in der unteren Troposphäre herbeiführen und damit eine Verlegung des frontogenetischen Punktes in ein anderes Gebiet bewirken, das dann zur Ablaufstelle für eine andere Zyklonenfamilie wird. Da dieselbe long-scale-Veränderung im Höhenwestwindgürtel gleichzeitig auch eine Veränderung der Steuerungsrichtung für die entstehenden Zyklonen bedeutet, kann man die *allgemeine Folgerung* anschließen:

Die in 17.1 dargestellten Mechanismen im Höhenwestwindgürtel führen in der außertropischen Westwindzone in Zeitabschnitten von normalerweise ein bis zwei Wochen über die Veränderungen in der Konstellation des Viererdruckfeldes zur räumlichen Verlagerung des Entstehungsgebietes und zur Veränderung der Zugrichtung von Zyklonenfamilien.

Erst aus der statistischen Verteilung über lange Zeiträume ergeben sich bevorzugte Zyklonenbahnen. Eine ist die für den Winter über dem Atlantik ins Auge gefaßte vom zyklogenetischen Gebiet ostwärts Florida in ENE-licher Richtung quer über den Atlantik nach NW-Europa (s. Fig. 74). Die dynamische Entwicklung einer Frontalzyklone auf dieser Bahn ist in großen Zügen die folgende: Im *Wellenstadium* ① beginnt die Warmluft, welche außer der höheren Temperatur auch einen größeren

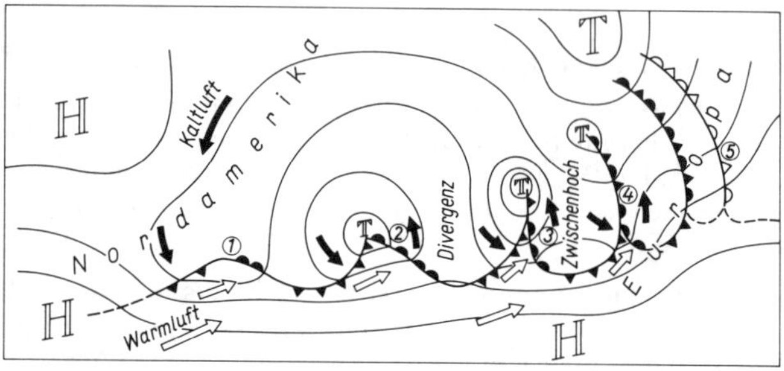


Fig. 74 Die Entwicklungsstadien einer Polarfrontzyklone am Beispiel einer Zyklonenfamilie, schematisch

Drehimpuls aus niederen Breiten mitbringt, auf der Ost- (= Vorder-)seite der Welle gegen die Kaltluft vorzurücken und gleichzeitig entlang einer schwach polwärts ansteigenden Fläche (Steigungsverhältnis s. Fig. 56) über die kältere und deshalb spezifisch schwerere Luftmasse aufzugleiten. Auf der West- (= Rück-)seite drängt dagegen die Kaltluft gegen die Warmluft und hebt sie als leichtere Masse vom Boden ab. Es *bilden sich eine Aufgleitfläche mit Warmfront und eine Einbruchsfläche mit Kaltfront aus,* so wie es in Abschn. 15.9 an Hand der Fig. 55 bereits ausführlich dargestellt wurde. Nach den in Kap. 5 abgeleiteten statischen Gesetzen und den speziell im Abschn. 5.5 dargelegten Regeln über den Einfluß der thermischen Bedingungen in der unteren Troposphäre auf die Gestaltung des Luftdruckfeldes in der Höhe muß sich über dem Warmluftvorstoß ein Hochdruckrücken bilden, der über der südwärts dringenden Kaltluft von einem Tiefdrucktrog abgelöst wird. Entsprechend den geostrophischen Windgesetzen (Abschn. 13.1) entsteht eine Welle in der Höhenströmung, die sich von den in 17.1 behandelten Mäanderwellen der planetarischen Höhenwestwinddrift durch ihre viel kleinere, auf rund 1000 km beschränkte Wellenlänge unterscheidet. (Die meso-scale-Wellen sind also den long-scale-Wellen überlagert.) Gleichwohl werden bei der kleinen in gleicher Weise wie bei der großen Divergenz und Konvergenz im Höhenströmungsfeld mit entsprechenden Steig- und Fallgebieten des Luftdruckes am Boden verursacht (s. Abschn. 13.4). Das Fallgebiet liegt dicht pol- und rückwärts von der Wellenkrone und ruft dort ein Tiefdruckgebiet im Bodendruckfeld hervor. Dadurch entsteht *um die Krone der Wellenstörung ein zyklonaler Wirbel* mit der entsprechenden reibungsbedingten Konvergenz im Strömungsfeld (s. 13.3). Der Wirbel verstärkt die Hebungsvorgänge an der Vorderseitenwarm- und Rückseitenkaltfront mit der Folge großräumiger Kondensationsprozesse (s. 15.9). Bei diesen wird latente Wärme frei, die ihrerseits auf dem Weg über Verstärkung der Welle in der Höhenströmung auch zur Vertiefung der Zyklone beiträgt.

Der in Stadium ② erreichte *Zustand einer jungen Frontalzyklone* ist in Fig. 75 im Grundriß und in Fig. 56 im Vertikalschnitt modellhaft dargestellt. Als Luftdruckgebilde ist die junge Frontalzyklone ein selbständiges Tief mit geschlossenen, konzentrischen Isobaren, als Strömungssystem ein zyklonaler Wirbel mit zum

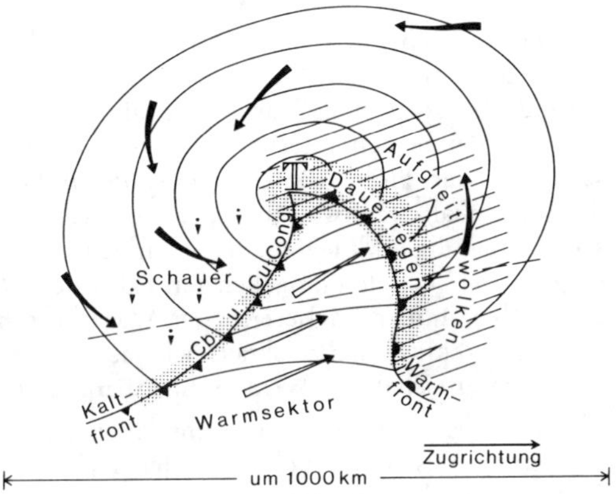


Fig. 75
Modellhafter Aufbau einer jungen Frontalzyklone

Zentrum hin konvergierenden Stromlinien. Der thermische Aufbau der Frontalzyklone ist asymmetrisch. Sie weist am Boden (meistens auf der äquatornahen Seite) einen im Laufe der Entwicklung langsam schmaler werdenden, in seiner Orientierung zum ganzen Wirbel aber festliegenden Sektor mit relativ warmer Luft (Warmsektor) auf, der im übrigen Teil der Zyklone von kälterer Luft umgeben wird. Beim Durchzug einer Zyklone an einem Beobachtungsort tritt also zunächst beim Eintreffen des Warmsektors eine merkliche Temperaturzunahme ein, die später an der Kaltfront von einer Abkühlung abgelöst wird. Gleichzeitig mit der Temperatur ändert sich auch die Windrichtung. Während vor dem Warmsektor auf der Nordhalbkugel meistens südliche Winde vorherrschen, drehen diese im Warmsektor mehr auf zonale Richtung und in der Kaltluft weiter auf Nordwest oder gar Nord. Von der Warmfront am Boden steigt zur Vorderseite der Zyklone die Aufgleitfläche mit einer Neigung von 0,3 bis 1 % an. Mit dem Aufgleitvorgang ist die Ausbildung einer ausgedehnten Aufgleitbewölkung verbunden. Es ist eine Schichtbewölkung großer horizontaler Ausdehnung, welche bereits ein paar hundert km vor der Warmfront mit einem Cirrenaufzug beginnt und mit wachsender Annäherung der Warmfront in Altostratus und später in einen vertikal mächtigen Nimbostratus übergeht (vgl. dazu Abschn. 16.2). Aus dieser von der Eis- bis zur Wasserphase reichenden Mischwolke fallen großflächige Aufgleitdauerniederschläge (s. 16.3). Hinter der Warmfront reißt im Warmsektor die Bewölkung auf. Es herrscht niederschlagsfreies Wetter. Die Kaltfront ist eine Einbruchsfront mit hochreichender Konvektionsbewölkung und Schauerniederschlägen (Begründung s. 15.9). In der nachrückenden Kaltluft können noch weitere Schauer, meist im Zusammenhang mit eingelagerten Konvergenzen des Bodenwindfeldes, auftreten. Der Luftdruck steigt aber allmählich und so setzen sich im Zusammenhang mit divergierender Luftströmung Absinkbewegungen durch, die zu Wetterberuhigung führen.

Für die *Weiterentwicklung der jungen Frontalzyklone* ist entscheidend wichtig, daß die Verlagerungsgeschwindigkeit der instabil geschichteten Rückseitenkaltluft etwas größer ist als die in der stabil geschichteten Luft auf der Vorderseite. Dadurch wird im

Laufe der Zeit der Warmsektor immer enger. Die Kaltluft holt, vom Zentrum der Zyklone ausgehend, die Warmfront allmählich ein und es trifft am Boden die Rückseiten- direkt auf die Vorderseitenkaltluft, während die Warmluft nur noch in der Höhe in Form einer Warmluftschale vorhanden ist. Das System aus Grenzflächen zwischen den beiden unterschiedlich temperierten Kaltluftmassen mit der Warmluftschale in der Höhe wird als *Okklusion* bezeichnet. Im Normalfall wird die Rückseitenkaltluft etwas tiefere Temperaturen aufweisen und spezifisch schwerer sein, so daß die Okklusion am Boden den Charakter einer schwachen Kaltfront hat. Es gibt aber auch den umgekehrten Fall einer „Warmfrontokklusion". In der Höhe bleibt aber immer im Bereich der Warmluftschale eine zusätzliche Aufgleitfläche erhalten. Okklusionen zeichnen sich dadurch aus, daß beiderseits der tiefsten Linie in der Warmluftschale ein Niederschlagsband auftritt.

Bis zum Beginn des Okkludierens laufen die voraus genannten Vorgänge, die zur Vertiefung des Luftdruckes in der Zyklone führen, weiter, so daß auf dem *Höhepunkt der Entwicklung* (Stadium ③) eine *„Sturmzyklone"* mit relativ schmalem Warmsektor und kurzer Okklusion resultiert. Je mehr aber in der Folgezeit die Kaltluft das Bodentief vollständig umfließt, je mehr also der Okklusionsprozeß fortschreitet, um so mehr muß sich die für die Luftdruckabnahme verantwortliche Konstellation von Hochdruckkeil und Tiefdrucktrog in der Höhe und damit der Ryd-Scherhag-Effekt (s. 13.4) verlieren. Nun gewinnt der Massenzuwachs im Sturmtief auf Grund der Konvergenz des Bodenwindfeldes mehr und mehr an Gewicht, so daß sich mit fortschreitendem Okkludieren das Tief aufzufüllen beginnt (Stadium ④). Wesentlich beschleunigt wird dieser *Prozeß des „Alterns einer Frontalzyklone"* beim Übertritt des Wirbels vom Ozean auf den Kontinent. Dann wird nämlich die Bodenreibung größer und damit der Konvergenzeffekt wirksamer (s. Abschn. 13.3). Außerdem verringert sich die Verlagerungsgeschwindigkeit der Okklusionen, so daß die nachrückenden auf die vorn „absterbenden" auflaufen. Gebiete, in denen das vorwiegend stattfindet, werden in der Umgangssprache der Meteorologen einprägsam als *„Zyklonenfriedhöfe"* bezeichnet. Der wichtigste in Europa liegt zwischen den baltischen Randgebieten der Ostsee und NW-Rußland.

Aus den voraufgegangenen Ableitungen werden einige *klimatologische Folgerungen* sofort einsichtig:

1. Die sog. „außertropische Westwindzone" sollte man besser als „zyklonale Westwinddrift" bezeichnen.

2. Die zyklonalen Vorgänge sind Austauschprozesse, bei denen entlang der planetarischen Frontalzone Warmluft der niederen und Kaltluft der höheren Breiten verwirbelt und die Unterschiede von Masse, thermischer Energie und Bewegungsgröße ausgeglichen werden.

3. Alle Vorgänge der Zyklogenese und der Zyklonenentwicklung müssen besonders häufig und intensiv in der Zeit stärksten meridionalen Temperaturgefälles sein. Das ist als Konsequenz aus den Ableitungen über die Strahlungsbilanz (Abschn. 10.2) und die Temperaturverteilung auf der Erde (Abschn. 11.4 und 11.5) generell gesehen der Winter. Zyklonal bedingte Regen haben dementsprechend ein Wintermaximum (vgl. 16.5).

6.→2.→4.



4. Besonders begünstigt wird die Zyklonentätigkeit, wenn Warmluft über relativ warme Wasserflächen gegen frisch ausgeflossene polare Kaltluft geführt wird (die Warmluft wird auf ihrem Weg nicht abgekühlt, bekommt hohen Wasserdampfgehalt und damit eine große latente Energie). Diese Bedingung ist wegen des speziellen Wärmehaushaltes der Meere (s. Abschn. 8.4) in den Mittelbreiten der Nordhalbkugel am besten im Spätherbst erfüllt. Dadurch resultiert das entsprechende Spätherbstmaximum der Sturmzyklonen.

5. Das Schwergewicht des außertropischen zyklonalen Geschehens liegt über den Meeren. Auf die angrenzenden Kontinente vermag es um so weiter vorzudringen, je offener der Kontinent im meteorologischen Sinne ist (kein Hochgebirge als Wasserdampfsperre, offenes Flachland, möglichst noch durchsetzt von großen Randmeeren, damit die Bodenreibung des Windes gering bleibt und die Wasserdampfzufuhr von der Unterlage her optimal ist). Die beeinflußten Randgebiete der Kontinente weisen ganzjährige Regen mit Wintermaximum auf. (Im Inneren der Kontinente dominieren die Sommerregen konvektiven Ursprungs; s. Abschn. 15.7 und 16.3.)

6. Die den Nordatlantik von WSW nach NNE querende Zone maximaler Niederschläge (s. Fig. 62 und Abschn. 16.5) muß als Bereich besonders häufiger Zyklonendurchzüge interpretiert werden.

7. Da mit der Verschärfung des meridionalen Temperaturgefälles und der daraus resultierenden Verstärkung des zyklonalen Geschehens im Winter eine Verlagerung des S-R-H's äquatorwärts parallel geht (s. 17.2), kann ein Breitenabschnitt der strahlungsklimatischen Subtropen (s. Abschn. 2.2) im Winter in den Einflußbereich der außertropischen zyklonalen Westwinddrift einbezogen werden, der im Sommer permanent unter der polwärts ausgedehnten subtropisch-randtropischen Antizyklone liegt. Das Klima ist durch ein jahreszeitliches Alternieren von zyklonaler Witterung mit entsprechenden Regen im Winter und antizyklonal bestimmter sommerlicher Trockenperiode gekennzeichnet. Da aber aus den unter 5. genannten Gründen der zyklonale Einfluß auf den Rand der Kontinente beschränkt bleibt und da der Schwerpunkt der subtropisch-randtropischen Antizyklonen über dem Ostteil der Ozeane liegt, ist das *Verbreitungsgebiet der „subtropischen Winterregenklimate“ auf die Westseite der Kontinente beschränkt.* (Der zentrale und der Ostteil werden dagegen, wie in 17.3 bereits behandelt, vom Monsunsystem beherrscht.)

8. Über dem südeuropäischen Mittelmeer reicht die Verbreitung der subtropischen Winterregen wegen der unter Punkt 4 spezifizierten meteorologischen Offenheit des Gebietes besonders weit ostwärts.

Bei der Darstellung der Vorgänge im Zusammenhang mit Frontbildung und zyklonaler Verwirbelung wurde bisher allein die Polarfront betrachtet. Sie ist zwar die bei weitem wetterwirksamste, aber doch nicht die einzige Front, an der Zyklonen ausgebildet werden. Über bestimmten Gebieten tritt, besonders im Winter, noch als zweite die „*Arktikfront*“ auf. Ihre Entstehung läßt sich in Fortführung der geschilderten Entwicklung der Zyklonenfamilie an der Polarfront erklären. Mit den okkludierten Wirbeln wird auf der Ostseite des Islandtiefs am Boden Kaltluft nach

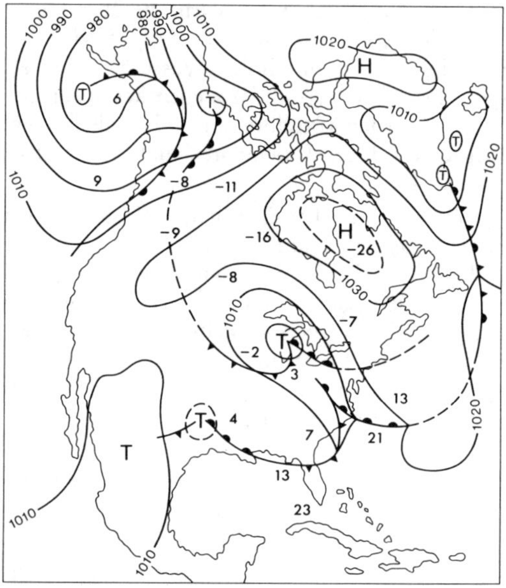


Fig. 76
Polar- und Arktikfrontzyklonen im Winter über Nordamerika

Norden transportiert, die zwar polaren Ursprungs ist, die aber auf dem weiten Weg über die Ozeanfläche in den Mittelbreiten erwärmt und zu einer gemäßigten Kaltluft umgewandelt worden ist. Sie wirkt im Vergleich zur frischen Arktikluft als relative Warmluft und bildet mit jener eine neue Luftmassengrenze, die bei entsprechendem Luftdruckfeld zur Arktikfront verschärft werden kann. An dieser entstehen ähnliche Wellenstörungen wie an der Polarfront. Ihre *häufigste Zugbahn* verläuft *vom Seegebiet zwischen dem Nordkap und Spitzbergen nach W-Sibirien.*

Eine ähnliche Situation wie auf der Ostseite des Islandtiefs entsteht im Zusammenhang mit der Pazifikluft, die auf der Ostseite des Aleutentiefs gegen die kontinentale Kaltluft geführt wird, die *über dem Innern des nordamerikanischen Kontinentes* lagert. In der Fig. 76 sind am konkreten Beispiel der Wetterlage vom 8. Dezember 1969 die Temperaturgegensätze zwischen kontinentaler arktischer Polarluft (−8 bis −16° C), gealterter Polarluft (+3 bis 7° C) und tropischer Warmluft (13 bis 21° C), der Verlauf der Arktik- und Polarfront sowie die Zyklonen an beiden Fronten klar unterscheidbar. Die häufigste *Zugbahn der Arktikfrontzyklonen verläuft im Hochwinter von Alberta (Kanada) über die Großen Seen ins Gebiet von Neufundland.* Dort münden die Wirbel in die Polarfront ein. Die Häufigkeit durchziehender Arktikfrontzyklonen ist in den Prärieprovinzen Kanadas und im Mittelwesten der USA im Winter relativ groß, das Winterwetter also durch Unbeständigkeit ausgezeichnet. Wegen der tiefen Temperaturen der an der Wirbelbildung beteiligten Luftmassen bleiben allerdings die Niederschläge und die winterlichen Schneedeckenhöhen im kontinentalen Innern Nordamerikas bescheiden.

Mit relativ geringen Abwandlungen lassen sich die für den atlantischen Sektor der Nordhalbkugel gewonnenen Ergebnisse über die Zirkulationsmechanismen in der zyklonalen Westwinddrift auch auf die *anderen Gebiete der Außertropen der Erde* übertragen. In den Übersichten der Fig. 71 und 72 sind für Sommer und Winter der beiden Halbkugeln die Lage der bestimmenden Aktionszentren im Luftdruckfeld sowie die wichtigsten Zyklonenverbreitungsgebiete an der Polar- und Arktikfront in der gleichen Art wie bei der genauer behandelten Zyklonenfamilie über dem Nordatlantik dargestellt. Eine Beschreibung der Einzelheiten erübrigt sich. Es muß nur noch einmal auf den *Unterschied zwischen Nord- und Südhalbkugel* hingewiesen werden. Erstens reicht die zyklonale Westwinddrift auf der Südhemisphäre wegen der größeren meridionalen Temperaturgradienten im Winter wie im Sommer rund 8 bis 10 Breitengrade weiter äquatorwärts als auf der Nordhalbkugel. Zweitens gibt es kaum einen Intensitätsunterschied im zyklonalen Geschehen zwischen Sommer und Winter. Drittens ist die Zyklonenfrequenz im Sommer der Südhalbkugel fast doppelt so hoch wie in vergleichbaren Gebieten der Nordhalbkugel während der entsprechenden Jahreszeit. Und viertens ist die Zahl der Sturmzyklonen wesentlich höher. All das ist eine Folge der speziellen tellurischen Situation der extremen Kältesenke über dem antarktischen Kontinent inmitten eines zirkumantarktischen Meeres.

## 17.5 Die Glieder der Allgemeinen Zirkulation im Satellitenbild

In der als Faltkarte nach S. 192 eingefügten METEOSAT-Aufnahme vom 7. Juli 1979 mittags lassen sich im planetarischen Überblick *5 quasi-zonale Großglieder der AZA* an ihrem unterschiedlichen Bild von Wolkenformen und -anordnung unterscheiden:

1. Die wolkenreichen hohen Mittelbreiten und Polargebiete beider Halbkugeln mit den dominierenden Schichtwolkenfeldern und deutlich sichtbaren Wirbelzentren. Die Gesamtsysteme repräsentieren *die zyklonalen Westwinddriften beider Halbkugeln.* Der Drehsinn der Wirbel ist wegen der entgegengesetzt gerichteten Wirkung der Corioliskraft auf der N- und S-Halbkugel spiegelbildlich gegen bzw. mit dem Uhrzeiger.

2. Je einen breiten, wolkenarmen, über den Kontinenten sogar weitgehend wolkenfreien Gürtel in den Sub- und Randtropen jeder Halbkugel als Ausdruck der *subtropisch-randtropischen Hochdruckgürtel.* Und

3. die durch Cluster hochreichender Cumulonimben ausgezeichnete *innere Tropenzone.* Der Jahreszeit entsprechend (Hochsommer der Nordhalbkugel) liegt der Schwerpunktsbereich der Cluster nördlich des Äquators im Breitenabschnitt zwischen 5 und 10° N. Über den Wasserflächen des tropischen Atlantik deuten auf der Nordseite der Clusterreihe die NE-SW-verlaufenden Lineamente aus aufgetürmten Quellwolken die Zone des auslaufenden NE-Passats an. Südlich der Cluster sind die Lineamente undeutlicher, jedoch lassen sich vor der Elfenbeinküste und westlich davon einige ausmachen, welche die Krümmung aus der südhemisphärischen SE-

Passat-Richtung über S auf SW im Nahbereich der Cluster nachzeichnen. Die Clusterzone repräsentiert also *im westlichen und mittleren Abschnitt die innertropische Konvergenzzone (ITCZ).* Über den Landmassen Afrikas erstrecken sich die Cluster von Nord-Äthiopien bis nach Katanga, also über 25 Breitengrade. Von Konvergenzzone kann hier keine Rede sein. Der Unterschied zwischen der innertropischen Konvergenzzone im atlantischen Sektor und der „innertropischen Konvektionszone" im kontinental-afrikanischen Teil der inneren Tropen ist schon Teil der terrestren Differenzierungen der planetarischen Zirkulationsgürtel.

Als *Folge der Land-Wasser-Verteilung und der orographischen Großgliederung der Festländer* weisen die vorher genannten planetarischen Zirkulationsgürtel charakteristische großräumige Unterschiede ihrer Ausprägung auf. Die vorauf angeführte Ausweitung der innertropischen Konvektionszone über dem Festland ist ein allgemeines Phänomen, das davon zeugt, daß die starke konvektive Tätigkeit mit den Solstizialregen im Gefolge nicht als die Auswirkung einer Konvergenz der Passate beider Halbkugeln angesehen werden können. Sie ist vielmehr darin begründet, daß über den Landflächen sehr großräumige thermische Tiefs entstehen, in denen die Luftdruckgegensätze relativ gering sind, die thermische Konvektion wegen der labilen Schichtung im allgemeinen schon freies Spiel hat und durch zeitlich und örtlich stark wechselnde Konvergenzen besonders effektiv werden kann. Das thermische Tief ist unter die monsunalen Effekte zu rechnen, ohne daß man aber gleichzeitig eine monsunale, landeinwärts gerichtete Strömung wie in Südasien als Wasserdampflieferant annehmen muß. Der größte Teil des Konvektionsniederschlags entsteht im Zuge des „Kleinen Wasserdampfkreislaufes" (Konvektion – Regen – Landverdunstung – Konvektion – usw.) bei geringem Input über den „Großen Kreislauf" (Konvektion – Regen – Abfluß – Meeresverdunstung – Wasserdampftransport landeinwärts – Konvektion – usw.).

Im Zusammenhang mit der ostafrikanischen Konvektionszone ist bemerkenswert, daß innerhalb die Flächen der großen Binnenseen wolkenfrei sind, und daß vor dem nordöstlichen Rand nur noch die Gebirgsränder im Dreieck um die Danakil-Senke sowie auf der anderen Seite des Roten Meeres im Gebirgsland von Yemen und am Anstieg zum Hochland von Adramaut von Quellwolken markiert sind. Im Falle der Seen muß die Unterbindung der thermischen Konvektion über den tagsüber relativ kühleren Wasserflächen, im Falle der Gebirgsränder die Konvektionsverstärkung durch hangaufwärts gerichtete Strömungen als Ursache angesehen werden, wahrscheinlich unter Mitwirkung des mittäglichen See- und Bergwindes. Ähnliche Beispiele von Konvektionsverstärkung am Gebirgshang sind die kleinen Wolkencluster, die weitab der eigentlichen Konvektionszone über den Bergen von Dafur und über dem Air-Massiv der südlichen Sahara stehen. An der Guineaküste weist die scharfe Übereinstimmung des Randes der fast geschlossenen Bewölkung über Land mit der Küstenlinie auf eine auflandige Strömung hin. Sobald nämlich die wasserdampfreichen Luftmassen vom kühleren Wasser auf das wärmere Land treffen, beginnt die thermische Konvektion und Wolkenbildung.

Im Bereich der subtropisch-randtropischen Hochdruckgürtel wirkt sich der Land-Wasser-Gegensatz genau umgekehrt wie in der innertropischen Konvektionszone aus: markante Bewölkungsfelder über den betreffenden Teilen des Nord- und Südatlantiks, Wolkenlosigkeit über den angrenzenden Festländern. Besonders interessant sind im Hinblick auf die Dynamik und die klimatischen Auswirkungen die Wolkenfelder über dem Südatlantik. Dort, wo der Bedeckungsgrad am größten ist, hat die Bewölkung die Form „geschlossener Zellen“. Das ist eine bezeichnende Eigenschaft von Stratocumulus-Bewölkung (s. Abschn. 16.2), die sich unter einer quasipermanenten, tiefliegenden Absinkinversion über relativ kühler (nicht kalter) Wasserfläche ausbildet. Diese Bedingungen sind charakteristisch für die südöstlichen Teile des Südatlantiks (St. Helena hat permanent eine starke Himmelsbedeckung bei gleichzeitiger Armut an Niederschlägen), wo die kalten Wasser des Benguela-Stromes nordwestwärts in den freien Ozean setzen und der quasipermanente Kern des Südatlantik-Hochs liegt. In Richtung auf die tropischen Teile des Südatlantiks werden aus den geschlossenen Zellen offene. Das bedeutet Übergang zu Quellwolken, zunächst (in Höhe des Wendekreises vor der SW-afrikanischen Küste) relativ niedrigen, mit polygonal oder ringförmig angeordneten Wolkenstreifen, und dann mit Annäherung an den äquatorwärtigen Rand des Hochs und bei zunehmender Wassertemperatur zu vertikal mächtigen Cu con, die meist in langen Reihen angeordnet sind. Zwischen 8 und 10° S stehen Cluster aus Cumulomimben, die aber nicht das Format derjenigen haben, die in der gleichen Breitenzone nördlich des Äquators im Bereich der Solstizialregen stehen.

Über dem randtropischen und subtropischen Nordatlantik sind zwei unterschiedlich strukturierte Gebiete hochreichender Quellwolken vorhanden. Anschließend an die ITCZ kann man aus der linienhaften Anordnung der Quellbewölkung die vorherrschende Passatrichtung ableiten. Bemerkenswert ist aber, daß die passatische Konvektionsbewölkung nicht sukzessive und ohne Bruch in die Clusterzone der ITCZ übergeht, sondern von dieser durch einen relativ breiten wolkenarmen Raum getrennt ist. Das wird man als Folge verstärkter Absinktendenz deuten müssen, die als Kompensation zu der Aufwärtsbewegung im Bereich der Konvergenzzone auftritt. Polwärts der wolkenfreien Wurzelzone des NE-Passates (hier liegt zur Zeit der Aufnahme möglicherweise die Achse des subtropisch-randtropischen Hochs) sind am NW-Rand der Antizyklone in sackförmiger Anordnung die Konvektionswolken eines Kaltlufteinbruches ausgebildet, der auf der Westseite des im Seegebiet südwestlich der Iberischen Halbinsel liegenden Wirbels nach Süden geführt wird. (Relativ kalte Luft über dem warmen Wasser führt zu Labilisierung und damit zur Quellwolkenbildung.)

Ausführlichere Darstellungen dazu in 12 Aufsätzen Weischet, Geographische Rundschau 8, 1979 bis 8, 1980.

## 17.6 Zusammenfassender Überblick mit schematischer Gliederung der Klimate der Erde

Aus den Fakten der Allgemeinen Zirkulation läßt sich unter Zuhilfenahme der in den einzelnen Kapiteln abgeleiteten Regeln eine erste Übersicht über die großräumige Ordnung der Klimate gewinnen. In der Fig. 77 sind über einem sog. *Idealkontinent*, der entsprechend dem Vorschlag des Klassikers der Klimatologie, Wladimir Köppen, für die einzelnen geographischen Breiten jeweils den Anteil der Landmasse am Gesamtumfang der Erde repräsentiert, die wichtigen *Klimaregionen in schematischer Lageanordnung* eingezeichnet. Zur Unterstützung des Verständnisses auf dynamischer Grundlage sind die Aktionszentren für die Sommer- und Wintersituation hinzugefügt. Die entsprechenden Zirkulationen lassen sich in groben Zügen nach dem vorauf Dargelegten hinzudenken.

Über eine zweckdienliche Nomenklatur kann man lange Diskussionen führen. Die von mir verwendete versucht, Schlüsselbegriffe in einfacher Weise so miteinander zu kombinieren, daß damit die dominierenden strahlungsklimatischen, thermischen und hygrischen Charakteristika angesprochen werden. Bezüge auf einen locus typicus (z.B. „Mediterranklima" oder „Etesienklima") oder auf Vegetationsformationen (z.B. „Tundrenklima", „Regenwaldklima") sollte man vermeiden, da Klimate an Hand ihrer eigenen dominierenden Charakteristika und nicht mit Hilfsbezügen gekennzeichnet werden müssen.

*Die immerfeuchten inneren Tropen* sind Gebiete mit ganzjährigen konvektiven Niederschlägen im Einflußbereich der Kernzone des kontinental-tropischen Tiefdruckgebietes. Bei gleichmäßig hoher positiver Strahlungsbilanz weisen die Tagesmitteltemperaturen nur sehr geringe Schwankungen im Laufe des Jahres auf. Über dem Ostteil der Kontinente (besonders in Afrika, aber auch in Südamerika) nimmt die Niederschlagsaktivität unter dem Einfluß von Luftströmungen kontinentaler Herkunft allgemein ab, so daß nur noch bei der starken Konvektion zur Zeit des höchsten Sonnenstandes regelmäßig eine an Schauerregen reiche Jahreszeit auftritt, so wie es in den äußeren Tropen generell der Fall ist.

Das Klima der *sommerfeuchten äußeren Tropen wird beherrscht von der passatischen Trockenzeit, ausgebildet, wenn während des Winters der entsprechenden* Halbkugel die subtropisch-randtropischen Hochdruckgebiete relativ weit äquatorwärts liegen und damit der Druckgradient zur äquatorialen Tiefdruckrinne besonders kräftig ist, sowie der Schauerregenzeit, die bei schwachem Passat und starker Konvektion in der Zeit um den höchsten Sonnenstand auftritt. Aus der Superposition bereits schwach periodischer, aber ganzjährig noch positiver Strahlungsbilanz und dem genannten Bewölkungs- und Niederschlagsgang ergibt sich ein mäßiger Jahresgang der Temperatur, welcher die höchsten Werte kurz vor Einsetzen der Regenzeit aufweist. Ausnahmegebiet der äußeren Tropen ist die brasilianische Ostküste, wo tropische Sommerregen und passatische Steigungsregen mit Wintermaximum sich zeitlich so ergänzen, daß das ganze Jahr über Schauerniederschläge fallen können.

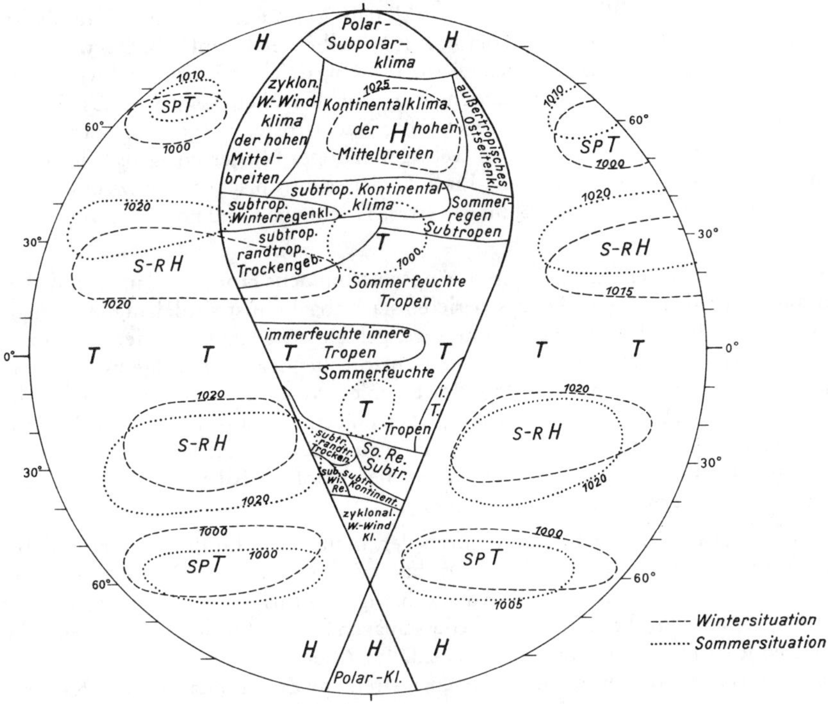


Fig. 77 Schematische Anordnung der Klimagroßregionen auf einem Ideal-Kontinent.
Der Ideal-Kontinent wurde von Wladimir KÖPPEN aus dem Verhältnis der Oberflächenanteile von Land und Wasser in den verschiedenen Breiten konstruiert. Der daraus resultierende Entwurf wird zuweilen als „Köppensche Klimarübe" apostrophiert. Die Verteilung der Klimaregionen auf dem Ideal-Kontinent wird im Text behandelt.

Die Regenzeiten der äußeren Tropen werden mit wachsender Entfernung vom Äquator unter dem zunehmenden Einfluß der subtropisch-randtropischen Antizyklonen kürzer, unergiebiger und unsicherer. Ostwärts des Schwerpunktbereiches der Antizyklonen über dem Ostteil der Ozeane liegen auf den Westseiten der Kontinente die *subtropisch-randtropischen Trockengebiete.* In der gleichen Breitenzone reichen über den Ostseiten unter wachsendem Einfluß der sommerlichen Monsuntiefs die tropischen Zenitalregen wesentlich weiter polwärts bis an den Rand der Subtropen (Südasien, Westseite des Golfes von Mexiko, Brasilien). Zonale Begrenzung und meridionale Ausweitung des entsprechenden Trockengebietes auf der Westseite Südamerikas ist eine Konsequenz der Kordilleren auf der einen bzw. des kalten Peru-Stromes auf der anderen Seite.

*Der strahlungsklimatische Subtropengürtel* wird *auf der Westseite der Kontinente* in der Winterzeit (wenn nämlich die subtropisch-randtropischen Antizyklonen im Mittel relativ weit äquatorwärts liegen, der thermische Gegensatz in der planetarischen Frontalzone groß und damit der zyklonale Austausch besonders intensiv ist) vom zyklonalen Wettergeschehen der hohen Mittelbreiten beeinflußt. Das wirkt sich in einem häufigen Wechsel zwischen relativ strahlungsreichem Hochdruckwetter und Kaltlufteinbrüchen mit frontgebundenen, zyklonalen Niederschlägen aus. In den tieferen Gebieten kommen schon regelmäßig Nachtfröste, gelegentlich auch länger dauernde Frostperioden vor. In den Gebirgen fällt der Niederschlag als Schnee. Im Sommer dagegen dominiert der Einfluß der subtropischen Antizyklone mit entsprechendem intensivem Strahlungswetter, Trockenheit und hohen Lufttemperaturen.

Da der mit zyklonalen Zirkulationsvorgängen verbundene Horizontalaustausch über Land und vor allem durch Gebirgsbarrieren stark abgebremst wird, hängt die zonale Ausdehnung der subtropischen Winterregengebiete sehr stark von der Auf- bzw. Abgeschlossenheit der Kontinente in der entsprechenden Breitenlage zwischen 30 und 45° ab. Das europäische Mittelmeergebiet weist in dieser Beziehung die günstigsten geographischen Randbedingungen und eine entsprechend große Ausdehnung, das subtropische Südamerika mit der nur rund 200 km von der Küste entfernten Kordillere die ungünstigsten und einen sehr beschränkten Auswirkungsbereich der zyklonalen Winterregen auf.

*Auf der Ostseite der Kontinente* sorgt der monsunale Einfluß dafür, daß bei Verstärkung des kontinentalen Hitzetiefs besonders während der Sommermonate in kräftigem Strom ozeanische, wasserdampfhaltige Luftmassen landeinwärts geführt werden, die zu konvektiven Schauerniederschlägen führen. Sie liefern das regelmäßig auftretende Sommermaximum der Regenfälle. Aber auch der Winter ist in den *Sommerregen-Subtropen* nicht niederschlagsfrei. Im Zusammenhang mit Kaltlufteinbrüchen treten zuweilen Niederschläge auf, die nicht selten als Schnee fallen.

Zwischen den Winterregengebieten auf der West- und dem Bereich vorwiegender Sommerregen auf der Ostseite der subtropischen Kontinentalgebiete liegt eine dritte Region, in welcher sich die Einflüsse von beiden Seiten her nur gelegentlich und in abgeschwächter Form durchsetzen können. Seltenheit und Unergiebigkeit der Niederschläge bei unregelmäßiger Verteilung über das Jahr ist das Charakteristikum dieses *subtropischen Kontinentalklimas*, das meist die Verlängerung des subtropisch-randtropischen Trockengebietes darstellt.

Thermisch sind die Winterregen-Subtropen durch relativ milde, die Sommerregen- und kontinentalen Subtropen durch bedeutend kältere Winter ausgezeichnet. Die Sommer sind bei der hohen Einstrahlungsenergie überall heiß.

Die hohen Mittelbreiten werden häufig als „gemäßigte Breiten" bezeichnet. Das ist eine irreführende Verallgemeinerung aus Jahresdurchschnittswerten oder westeuropäischen Erfahrungen. Tatsache ist nämlich, daß innerhalb der hohen Mittelbreiten weithin die größten jahreszeitlichen Temperaturunterschiede und auch die tiefsten Temperaturen, bezogen auf das Meeresniveau, auftreten. Das kann man nicht als „gemäßigt" bezeichnen.

Bestimmt werden die *Klimate der hohen Mittelbreiten* und der Polarregion von den jahreszeitlichen Unterschieden im Strahlungshaushalt und von den Austauschvorgängen an der planetarischen Frontalzone. Der Wechsel zwischen negativem und positivem Energiehaushalt in Abhängigkeit von Sonnenhöhe und Tageslänge verursacht den Wechsel der für die Mittelbreiten so charakteristischen vier thermischen Jahreszeiten. Die Größe des Temperaturunterschiedes zwischen Sommer und Winter wird im wesentlichen davon bestimmt, wie weit der ausgleichende Einfluß der Ozeane auf den Kontinenten reicht.

Die Austauschvorgänge an der süd- und der nordhemisphärischen planetarischen Frontalzone vollziehen sich im Rahmen einer hochreichenden zirkumpolaren Westdrift und beziehen jeweils den gesamten Breitenausschnitt zwischen Subtropenhoch und Polargebiet in ihren Wirkungsbereich ein. Sie bestehen einerseits in einem großräumigen Wechsel zwischen vorwiegend zonaler und mehr meridionaler Zirkulation mit einer Periodenlänge von wenigen Wochen sowie andererseits zyklonalen Wirbeln, welche der großräumigen Zirkulation entlang den Arktik- und den Polarfronten überlagert sind. Der erstere bedingt den Wechsel in der Großwetterlage und der Witterung eines Gebietes; die zyklonalen Wirbel verursachen die kurzfristigen Wetteränderungen. Die Zyklonentätigkeit ist besonders intensiv über den Ozeanen, sie verliert zum Innern der Kontinente hin an Wirksamkeit.

Aus den strahlungsklimatischen Gegebenheiten und den genannten Zirkulationsmechanismen läßt sich unter Berücksichtigung der Land-Wasser-Verteilung eine Gliederung der hohen Mittelbreiten in drei große Klimaregionen ableiten. Im *zyklonalen Westwindklima an der Westseite der Kontinente* dominiert ganzjährig der Luftmassentransport vom Ozean her, die Temperaturen sind tatsächlich Sommer wie Winter gemäßigt, die zyklonalen Witterungsperioden herrschen ganzjährig vor, das Maximum ihrer Wirksamkeit liegt im Winter, dementsprechend überwiegen bei ganzjährig auftretenden Niederschlägen diejenigen des Winters, vor allem hinsichtlich der Häufigkeit.

*Das Kontinentalklima* hat eine extrem große Jahresamplitude der Temperatur. Niederschläge gibt es ebenfalls das ganze Jahr über. Im Winter sind sie vorwiegend zyklonaler Entstehung, wegen der niedrigen Temperatur aber relativ unergiebig. Im Sommer dominieren konvektive Schauerregen. Sie bringen eindeutig den größeren Anteil am gesamten Jahresniederschlag.

*Das außertropische Ostseitenklima* zeichnet sich vor allem durch häufige Kaltlufteinbrüche aus, welche im Winter aus dem Kontinent, im Sommer aus polaren Breiten kommen können. Die Niederschläge sind vorwiegend zyklonaler Herkunft, haben aber – zum Unterschied von der Westseite – ein Sommermaximum.

Ausschlaggebend für das *Klima der Polarregionen* ist, daß sie ganzjährig Kältesenken der Atmosphäre sind. Entsprechend den tiefen Temperaturen sind die Niederschläge gering. Sie stehen vorwiegend im Zusammenhang mit Warmluftadvektionen in der Höhe und sind beschränkt auf die relativ wenigen Fälle, wenn die polwärtigen Enden von Okklusionen um die subpolaren Tiefs herumgeführt werden und bis in die polnahen Gebiete gelangen. Das ist hauptsächlich in den Sommermonaten der jeweiligen Halbkugel der Fall. Zu den Subpolarregionen hin nimmt die sommerliche Erwärmung und die Wahrscheinlichkeit von zyklonal bedingten Niederschlägen etwas zu.

## Sachverzeichnis